医院高质量发展丛书

夏培勇 主编

李昌琪 彭颖 副主编

U0781207

公立医院成本核算
理论与实务

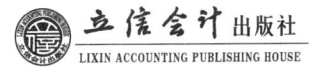

立信会计出版社
LIXIN ACCOUNTING PUBLISHING HOUSE

图书在版编目（CIP）数据

公立医院成本核算理论与实务 / 夏培勇主编. -- 上海：立信会计出版社，2025.5
ISBN 978-7-5429-7558-4

Ⅰ. ①公… Ⅱ. ①夏… Ⅲ. ①医院-成本管理 Ⅳ. ①R197.322

中国国家版本馆 CIP 数据核字（2024）第 030792 号

策划编辑　　　张巧玲
责任编辑　　　胡　静
美术编辑　　　吴博闻

公立医院成本核算理论与实务

GONGLI YIYUAN CHENGBEN HESUAN LILUN YU SHIWU

出版发行	立信会计出版社		
地　　址	上海市中山西路 2230 号	邮政编码	200235
电　　话	(021)64411389	传　　真	(021)64411325
网　　址	www.lixinaph.com	电子邮箱	lixinaph2019@126.com
网上书店	http://lixin.jd.com		http://lxkjcbs.tmall.com
经　　销	各地新华书店		

印　　刷	常熟市人民印刷有限公司	
开　　本	787 毫米×1092 毫米	1/16
印　　张	30	
字　　数	656 千字	
版　　次	2025 年 5 月第 1 版	
印　　次	2025 年 5 月第 1 次	
书　　号	ISBN 978-7-5429-7558-4/R	
定　　价	158.00 元	

如有印订差错，请与本社联系调换

序

随着经济社会发展和居民健康需求的不断提升,公立医院服务量不断增加,收支规模不断扩大,医院运营管理日趋复杂,运营压力不断加大。在《中共中央 国务院关于深化医药卫生体制改革的意见》对医院高质量发展提出要求和疾病诊断相关分组(DRG)支付制度改革背景下,公立医院亟需建立一套有效的精细化成本核算管理工具和机制,以满足内部成本控制、医疗服务定价、绩效评价等特定成本信息管理需求,优化资源配置、提高运营效率,保障公立医院健康、可持续发展,更好地满足人民群众的基本医疗卫生服务需求。因此,国家出台了多份强化医院成本核算管理的文件,提出了具体的要求:如2009年国务院印发的《医药卫生体制改革近期重点实施方案(2009—2011年)》明确指出要加强成本核算与控制,定期开展医疗服务成本测算;2017年国务院办公厅印发的《关于建立现代医院管理制度的指导意见》明确提出要强化成本核算与控制,逐步实行医院全成本核算,逐步建立以成本和收入结构变化为基础的医疗服务价格动态调整机制;2017年国务院办公厅印发的《关于进一步深化基本医疗保险支付方式改革的指导意见》要求激发医疗机构控制成本的内生动力,提出以疾病诊断相关分组技术为支撑进行医疗机构诊疗成本与疗效测量评价;2021年国家医保局等八部门联合印发的《深化医疗服务价格改革试点方案》提出,复杂型医疗服务的政府指导价引入公立医疗机构参与形成,公立医疗机构在成本核算基础上按规则提出价格建议。

为了适应上述改革要求,2015年国家卫生计生委办公厅、国家中医药管理局办公室印发了《县级公立医院成本核算操作办法》(国卫办财务发〔2015〕39号附件),2021年国家卫生健康委、国家中医药管理局印发了《公立医院成本核算规范》(国卫财务发〔2021〕4号),2023年国家卫生健康委办公厅、国家中医药局综合司、国家疾控局综合司印发了《公立医院成本核算指导手册》(国卫办财务函〔2023〕377号附件1)。此外,2021年财政部也印发了《事业单位成本核算具体指引——公立医院》（财会〔2021〕26号附件）。这些制度对公立医院开展成本核算与成本管理作出了明确规范与指引，对医院加强运营管理、全面提升成本核算与控制水平提供了有力的理论支持和技术指导，并为今后相关部门制定医疗服务价格和财政补偿政策提供了重要的决策参考依据。

与此同时，许多医院的卫生经济和财务条线的工作者也对成本核算管理进行了大量的理论探索与工作实践。本书作者具有多年财务成本理论研究基础及企业成本管理、医院成本核算管理的工作经历，在已有经验的基础上进行了大胆改革创新、专心致志探索、不断深入实践，取得了一定的成果；特别是针对医疗服务项目成本核算这一医院精细化管理的难点，本书作者开创性地提出了点数成本法，为医院的项目成本核算及成本管理提供了新的会计方法。

医院成本核算和成本管理工作的全面推进不仅需要广大医院财务管理人员掌握相关的各项规定及细则，而且需要他们理解理论体系框架，更需要他们在实践中灵活应用这些理论。因此，出版一本既能够系统地阐述医院成本管理与成本核算理论，又具有操作指导性的专著是非常有必要的。本书应时所需、应运而生，遵循理论性和实践性相结合、基础性与前沿性相呼应、普遍性与特殊性相统一的原则，对长期以来我国医院成本管理与成本核算研究的主要理论与方法进行了梳理与总结；以案例为主线阐述了医院科室成本核算、医疗服务项目成本核算，以及医院病种成本核算的具体方法和实践操作；针对医院成本报表进行了成本分析，总结了当前我国各地公立医院成本管控与应用案例及信息化实施方法论。

本书通过理论与案例的相互渗透帮助读者掌握医院成本核算与管理的精髓，对医院财务人员及医院管理者在医院成本管理方面的学习、理解、运用和决策起到了很好的参考作用，是目前医院成本管理领域较为系统全面、理论与实践结合较好的一本专著。

希望所有阅读、使用本书的从事医院成本管理实践及教学研究的读者能够从中获益。

上海市卫生和健康发展研究中心主任

2024年10月

目 录

第一章

医院成本核算绪论

公立医院是社会主义公益性事业单位,担负着医疗、预防、保健、科研、教学等任务。在完成大量业务活动的过程中,医院还发生着大量经济活动与服务所产生的必要消耗,医院是一个相对独立的经济实体,其经营不仅需要人、财、物等物质和技术的保障,同时还需要与之相适应的科学经营制度和管理手段。强化成本核算与控制是增强公立医院经济运行效能的重要抓手和有效手段,是建立现代化医院管理制度的必然要求。《公立医院成本核算规范》(以下简称《成本规范》)将医院成本核算定义为:医院对其业务活动中实际发生的各种耗费,按照确定的成本核算对象和成本项目进行归集、分配,计算确定各成本核算对象的总成本、单位成本等,并向有关使用者提供成本信息的活动。

第一节　新医改下医院成本核算概述

2020 年,在防控新型冠状病毒感染过程中,公立医院承担了最紧急、最危险、最艰苦的医疗救治工作,发挥了主力军的作用。从抗击病毒感染的中国经验中也不难看出,我们不仅在控制病毒感染、及时救治患者等方面取得了显著成绩,而且在病毒感染得到有效控制后,中国在经济恢复以及增长方面都取得了举世瞩目的成绩,这更让抗击病毒感染的成果具有了非凡的价值。而在成功抗击病毒感染的经验中,公立医院的贡献不容忽略。在危急关头,公立医院在国家号召下,迅速组织医疗救治队伍,冲到前线集中救治,不仅挽救了大量患者的生命,也体现了公立医院国有体制的优势,这种优势是其他体制不可比拟的,应该保持并在现代医疗服务模式的建设中得到加强。但是,当前出现的一些医院以此为由盲目扩大规模的现象,也是必须要注意的。公立医院地位提升,不是单方面地扩大规模,更不能再走无序扩张的老路。2021 年 6 月,国务院办公厅印发《关于推动公立医院高质量发展的意见》(国办发〔2021〕18 号,以下简称《意见》),明确了公立医院高质量发展的目标、方向、举措,是新阶段公立医院改革发展的根本依据。《意见》提出推动公立医院高质量发展要坚持以人民健康为中心,加强公立医院主体地位,坚持政府主导、公益性主导、公立医院主导,坚持医防融合、平急结合、中西医并重,以健全现代医院管理制度为目标,强化体系创新、技术创新、模式创新、管理创新,加快优质医疗资源扩容和区域均衡布局,为更好地提供优质高效医疗卫生服务、防范化解重大疫情和突发公共卫生风险、建设健康中国提供有力支撑。在此基础上,《意见》提出推动公立医院高质量发展的其中一个方面是要提升新效能,即健全运营管理体系,引导医院回归功能定位,提高效率、节约费用。公立医院要走向高质量发展的道路,核心是实现三个转变、三个提高。第一个转变是在发展方式上向内涵建设为主转变,提高质量;第二个转变是在发展的内涵上向集约型、高效的管理转变,主要是通过信息化的手段来提高效率;第三个转变是在资源配置上逐渐转向人力资源发展,提高人的积极性,提高广大医务人员的待遇。由此,国家在公立医院运营的理念层面、宗旨层面、目标层面、地位层面都指出了更为清晰的方向。公立医院要实现高质量发展,关键在"质",不在"量"。公立医院必须深刻认识其发展所面临的外部形势和内在机制变化,牢牢把握高质量发展的战略机遇期,这就需要公立医院从战略层面着手,创新医院体制、改革医院结构、合理资源配置、完善管理制度、提高运营效率,同时加强全面预算、内部控制、成本核算、财务分析、绩效考核,提高管理效率,以适应我国医疗卫生体制改革的深化和公立医院高质量发展的内在要求。

一、公立医院开展成本核算工作的背景

(一)医疗保险支付制度改革的必然选择

医疗保险(以下简称"医保")制度是一个国家或地区按保险原则为解决居民防病治病问题而筹集、分配和使用医保基金的制度。其中,医疗费用支付是医保制度的核心,是调节医疗服务行为、引导医疗资源配置的重要杠杆,是促进整合医疗卫生服务的关键激励机制。近年来,我国卫生总费用呈快速增长趋势,卫生总费用由 2009 年的 17 542 亿元增至 2020 年的 72 306 亿元,增长 312%,该费用的增速是 GDP 增速的近 2 倍,如图 1-1 所示[①]。

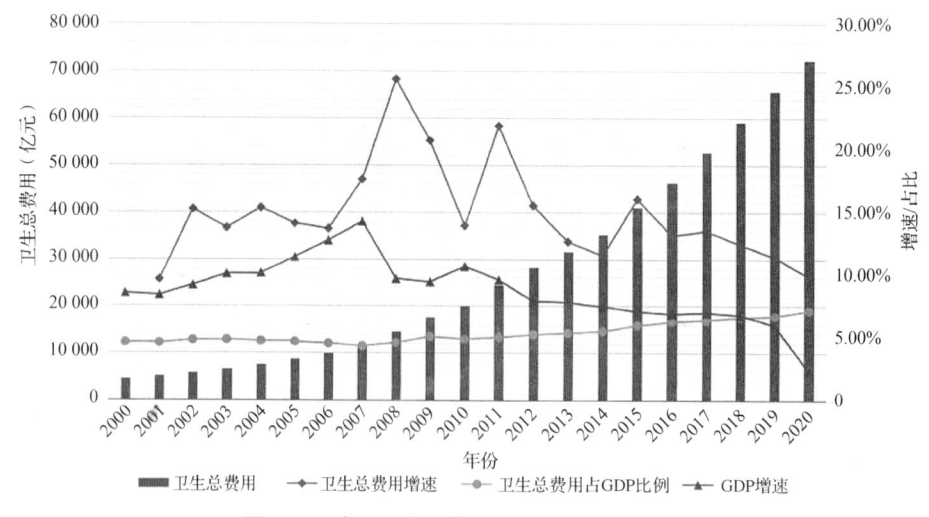

图 1-1　我国卫生总费用及其占 GDP 的比例

① 国家卫生健康委员会. 2021 中国卫生健康统计年鉴[M]. 北京:中国协和医科大学出版社,2021.

卫生总费用的高速增长使得医疗保险基金支出面临持续快速增长的强大压力。如图 1-2 所示[①],2020 年医保基金支出达到 21 032 亿元,超越 2 万亿元大关,是 2009 年的 7.52 倍,但同期医保基金收入仅是 2009 年的 6.77 倍,医保支付制度改革大幕由此拉开。

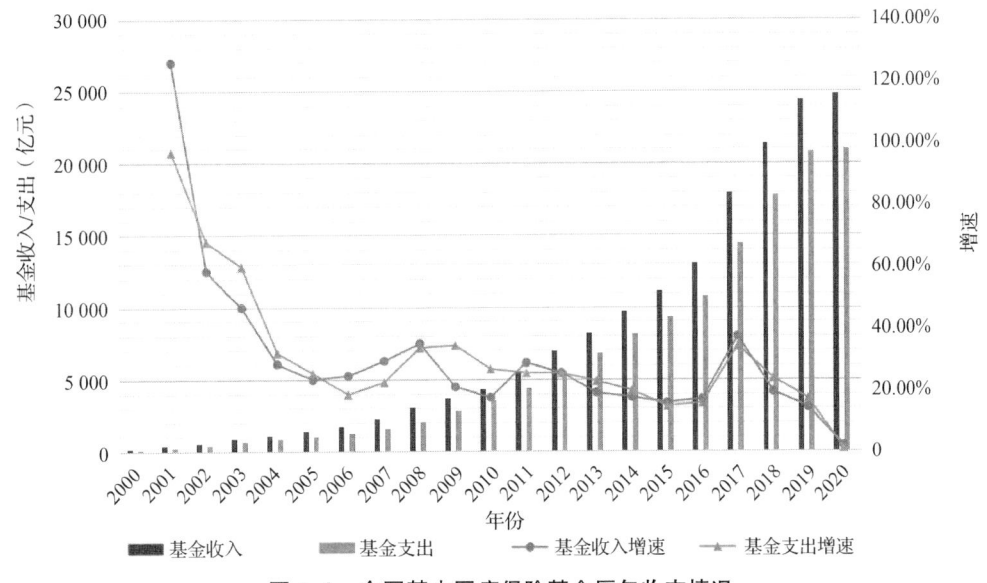

图 1-2　全国基本医疗保险基金历年收支情况

目前,医保支付制度改革作为国家战略,旨在以新医保付费方式多元组合代替既往单一付费方式,希望既能控制医疗费用的不合理增长,又能激励定点医疗机构提高服务效率和提供高质量的服务,保证医保基金的安全与可持续性,促使医疗保险与医疗服务健康协调地发展。对医院而言,一方面,按疾病诊断相关分组(DRG)付费、按病种分值(DIP)付费支付方式改革下,医院住院"包干收费",在收入固定的前提下,过度服务带来的是医院成本的增加,原来不关注的药品、耗材成本,以及依赖过度检查和治疗增加收入的不良行为都需要加以严格管控,支付方式改革对医院追求粗放式规模扩张"亮红灯";另一方面,当前的医疗服务劳务技术定价偏低,部分医疗项目已经严重背离了医技人员的劳动价值,这也是以人力为主的医疗服务项目严重收不抵支的最重要原因。一些优秀医务人员的高技术风险劳动付出得不到认可,临床医技人员缺乏知识积累更新的动力,这些都已成隐患,其后果的最终承受者还是患者和整个社会。2016 年国家发改委会同卫生计生委、人社部、财政部发布《推进医疗服务价格改革的意见的通知》(发改价格〔2016〕1431 号),提出合理制定和调整医疗服务价格,逐步理顺医疗服务比价关系,重点提高诊疗、手术、康复、护理、中医等体现医务人员技术劳务价值的医疗服务价格,逐步建立以成本和收入结构变化为基础的价格动态调整机制,同时兼顾群众和基本医疗保障承受能力。2017 年国务院办公厅印发《关于进一步深化基本医疗保险支付方式改革的指导意见》(国办发〔2017〕55 号)中明确提出,要实

---

① 国家医疗保障局. 2020 年医疗保障事业发展统计快报[EB/OL]. (2021-06-08)[2025-04-21]. http://www. nhsa. gov. cn/art/2021/6/8/art_7_5232. html.

行多元复合式医保支付方式,针对不同医疗服务特点,推进医保支付方式分类改革:对住院医疗服务,主要按病种、按疾病诊断相关分组付费,长期、慢性病住院医疗服务可按床日付费;对基层医疗服务,可按人头付费,积极探索将按人头付费与慢性病管理相结合;对不宜打包付费的复杂病例和门诊费用,可按项目付费;探索符合中医药服务特点的支付方式,鼓励提供和使用适宜的中医药服务。同时,该意见要求,到2020年医保支付方式改革覆盖所有医疗机构及医疗服务,全国范围内普遍实施适应不同疾病、不同服务特点的多元复合式医保支付方式,按项目付费占比明显下降。2021年国家医保局、国家卫生健康委、国家发展改革委、财政部、人力资源和社会保障部、市场监管总局、国家中医药局、国家药监局联合发布《深化医疗服务价格改革试点方案》(医保发〔2021〕41号),指出"复杂型医疗服务的政府指导价引入公立医疗机构参与形成""公立医疗机构在成本核算基础上按规则提出价格建议"。该方案强调政府在医疗服务价格中"定规则、当裁判",管住调价的"笼子"和"尺子",同时引入公立医院参与,在给定的"笼子"和"尺子"内形成价格,既发挥公立医院的专业优势,也引导公立医院加强内部精细化管理。

高质量发展环境下,公立医院生存和发展的规则已发生根本性变化,转折与分化已然显现,新的竞争格局也将逐步确立。在目前支付方式改革大潮下,建设以成本管控为核心的财务管理体系对医院可持续发展至关重要,大型公立医院必须开展和加强成本核算工作,建立健全医院全成本核算体系,为提升医院成本管理能力和医疗支付合理定价提供参考依据。

(二)现代医院管理制度与医院财务成本管理的必然要求

2009年国务院发布了《中共中央 国务院关于深化医药卫生体制改革的意见》,标志着新医改的启动,该《意见》明确提出"要加强公立医院成本核算与控制,定期开展医疗服务成本测算,科学考评医疗服务效率"。财政部2011年颁布了新的《医院财务制度》,第一次对医院成本管理从科室全成本管理的角度作出了较详细的阐述,并要求三级医院开展医疗服务项目和病种成本核算工作,为开展医院成本核算奠定了必要基础。一些地方管理部门,如上海市财政局在2014年6月发布了《上海市医院成本管理暂行办法》,对全成本核算工作也提出了专业要求。2015年12月,财政部、国家卫生计生委、国家中医药局发布的《关于加强公立医院财务和预算管理的指导意见》(财社〔2015〕263号)指出,要在实行医疗业务成本核算的基础上,逐步实行医院全成本核算,以全面反映医院经济运行状况。要以科室、诊次、床日为核算对象,结合医保支付方式改革和临床路径的建立开展按项目、按病种核算成本。基于党的十九大提出的"实施健康中国战略",医疗行业战略是建立优质高效的医疗卫生服务体系,健全现代医院管理制度。《国务院办公厅关于建立现代医院管理制度的指导意见》(国办发〔2017〕67号)指出公立医院作为预算单位要强化成本核算与控制,逐步实行医院全成本核算。2019年12月,财政部颁布《事业单位成本核算基本指引》(财会〔2019〕25号,以下可简称《基本指引》),明确指出成本核算的基本原则、基本方法及相关定义。2019年实施的《政府会计制度准则》,同样对医院成本核算和管理作出了明确要求。2020年6月,国家卫生健康委员会、国家中医药管理局发布《关于开展"公立医疗机构经济管理年"活动的通知》(国卫财务函〔2020〕262号),提出了重点围绕成本管理、运营管理、内部控制、绩效管理等薄弱环节,健全成本核算体系。2020 年 12 月,国家卫生健康委员会、国家中医药管理局发布《关于加强公立医院运营管理的指导意见》(国卫财务发〔2020〕27 号),明确了强化成本核算、成本控制,从成本等维度评价运营流程等重点任务。2021 年 2 月,国家卫生健康委员会、国家中医药管理局又发布了《成本规范》,旨在规范公立医院成本核算工作,提升医院内部管理水平和运营效率,健全现代医院管理制度建设。文件对成本核算的原则、组织机构设置及职责、分类和方法、成本报表和成本分析等内容进行了规定,对全面推动公立医院成本核算体系建设发挥了重要指导作用。2021 年 11 月,财政部发布了《事业单位成本核算具体指引——公立医院》(以下简称《具体指引》),该《具体指引》对医院成本核算进行了顶层设计,又兼顾实务做法,很大程度上协调了政府会计准则制度、《医院财务制度》和《成本规范》,对医保付费等方面的成本信息需求也进行了呼应,使公立医院更好在新形势下科学、有序地开展医院成本核算工作,促进公立医院经济运营的高质量发展。2022 年 4 月,国家卫生健康委员会、国家中医药管理局发布《关于在全国范围内持续开展"公立医疗机构经济管理年"活动的通知》(国卫财务函〔2022〕72 号),着力推动"以业财融合为重点的运营管理建设,助力提高医疗服务质量、提升资源配置效率效益",加强管理会计工具与方法的运用,充分发挥预算、成本、资源、流程、绩效管理的支撑保障作用。2023 年 12 月,国家卫生健康委员会又发布了《公立医院成本核算指导手册》(以下简称《指导手册》),来作为《具体指引》和《成本规范》的配套文件,从流程引导、案例展示、公式计算到结果分析各个方面,对公立医院成本管理全流程进行了较为系统的介绍。国家相关部门近年来先后针对公立医院成本核算发布了系列具体制度和相关要求,可见针对公立医院成本核算的制度约束力正逐步提升。因此,新医改下医院实行全成本核算是将会计工作向成本会计、管理会计的转变,对医院会计工作提出了更高、更严的要求,是医院财务管理上的一项重要变革。

(三)为医院精细化运营管理提供必要支撑

在改革过程中,公立医院要尤其关注建立完善的激励机制,医院内部要有更多结余用来调动医务人员的积极性,这也是公立医院走向高质量发展的关键举措。新医改下,随着药品和耗材加成的取消,公立医院的补偿渠道由之前三个渠道转变为医疗服务收费和政府补助两个渠道;许多综合性医院形成了多院区运营发展模式,资源配置与运营管理、运行保障服务呈现出空间分散、范围广、体量大、复杂程度高的特征,工作难度进一步加大;医院又面临着人力资源成本不断增长、学科竞争激烈、需要持续加大投入等前所未有的困境。在此形势下,公立医院只有优化医疗服务资源配置,从规模扩张转向提质增效,运行模式从粗放管理转向精细化管理。通过强化成本管理来有效降低医院的成本,间接降低患者的经济压力,实现社会效益与适度经济效益的统一,促进医院的可持续健康发展,这是一件"利院利民"的事。"成本管控"时代的到来必然要求医院有科学的核算和精确的数据分析作为支撑,掌握疾病在诊疗护理过程中的真实消耗,由此,医院进行成本核算的需要自然而然地迫切起来。

现代医院要在激烈的医疗市场竞争中求生存、图发展,一方面,要把医院看成一家企业,像管理企业一样管理医院,考虑收入和成本的关系。医院管理者需要理性思考所做的所有的决策。例如,如何去招聘更多的护士从而使得医生能够接诊更多的病人,购买哪些新的设备能够增加收益,一套新的数据系统如何辅助管理者决策,如何进行更多渠道、更多媒体的宣传报道,把更多的病人吸引到医院,如何进一步地扩大业务规模,提升运营空间等,这些都是应该思考的课题。另一方面,医院不应仅有商业目的,医疗服务行业天生具有"天使"的职责,它面对的是生命,生命至上要求公立医院在运行中将公共利益摆在首位,更清晰地区别于其他商业机构。更进一步说,在目前新医改的背景下,公立医院的公益性不仅应体现在奉献上,也应体现在理念上,要使公益性的内容更加丰富。一方面要求公立医院履行公益职责,提高医疗服务水平、创新医疗技术,解决看病难的问题;另一方面则要求公立医院管理者注重加强运营管理、降低运行成本、提高运行效率,解决看病贵的问题。我们必须认识到,只有医院自身实现可持续经营,那么公益性才能可持续发挥,才能平衡盈利性和社会公益性。公立医院存在的使命是双重的,一方面是要控制成本获得盈利,另一方面,医院肩负着救死扶伤的社会公益责任,任重道远。

二、医院成本核算的目的

随着经济社会发展,居民健康需求的不断提升,一方面公立医院医疗服务量不断增加,承担着全国 95% 的医疗服务量;另一方面医院收支规模不断扩大,业务活动日益复杂,经济运行压力也不断加大。新医改进一步明确了有关医院的补偿、价格,以及支付方式改革的相关经济政策,使得医院过去传统的、依赖外部条件谋求发展的方式实行空间和可能性越来越小,亦即意味着医院需通过向精细化管理要效益,强化成本核算与管理是增强公立医院经济运行效能的重要抓手和有效手段。对于医院来说,成本核算不再是简单核算一个医院全年运行的费用,而是根据核算目的确定成本核算对象,归集、分摊核算对象在一定期间内所发生的各项费用,这标志着公立医院进入了一个节约的、强调成本的时代。

《基本指引》中规定,医院进行成本核算的目的在于满足内部管理和外部管理的特定成本信息需求。成本信息需求包括但不限于以下方面。

(一)成本控制

医院应当完整、准确地核算特定成本核算对象的成本,揭示成本发生和形成的过程,通过分析比较,发现降低成本的途径,以便对影响成本的各种因素、条件施加影响或管控,将实际成本控制在预期目标内。但也必须指出的是,医院无论采取何种成本核算办法和成本控制措施,都必须在确保患者医疗质量与安全的前提下进行。

(二)医疗服务定价

医院应当在统一的核算原则和方法下准确核算医疗服务成本,真实反映医疗服务的劳动价值,以便为政府定价机构、有关单位制定相关价格或收费标准提供依据和参考。

(三)绩效评价

随着 DRG、DIP 等医保支付方式的推动,公立医院在收入、医疗服务行为与能力提升、成本核算与管控、绩效考核方案调整等方面将发生翻天覆地的变化。医院应当设置与成本相关的绩效指标并加以准确核算,以便衡量单位整体和内部各部门的运行效率、核心业务实施效果、政策项目资金实施效益。

因此,医院开展成本核算的目的是:提升单位内部管理水平和运营效率,优化资源配置,发挥成本核算在医疗服务定价、公立医院成本控制和绩效评价中的作用,健全现代医院管理制度,实现医疗质量和成本控制的平衡,推进公立医院高质量发展。

三、医院成本核算的意义

成本核算作为成本管理的重要组成部分,对成本核算的结果的有效分析能够对企业的成本决策与控制发挥指导性作用,从而对降低企业的生产成本发挥重要的作用。医院成本核算也是如此,医院成本核算是深化医改的一项重要基础工作,为完善政府投入机制、理顺医疗服务价格、推进医保支付方式改革,以及加强医院内部精细化管理提供基础支撑,这也是新一轮医药卫生体制改革所期望的。医院成本核算的意义具体表现在以下四个方面。

(一)成本核算是推进公立医院综合改革的需要

为进一步落实公立医院综合改革,建立以成本为基础的收付费标准,医院要强化其成本核算,选择科学有效的成本核算方法,探索建立医疗机构成本信息库,加强信息技术手段的运用,提高公立医院病案、临床路径、药品、耗材、费用审核、财务和预算等方面的精细化管理水平,控制不必要的费用支出。

(二)成本核算是提高医院的社会效益、保障医疗质量、避免过度治疗的需要

对成本进行核算,可以使医院在不断探索中总结经验,使医生在选择治疗方案时,合理地使用医疗资源,提高诊疗水平,使临床路径不断改善,形成良性循环,使患者获取更优的医疗服务质量,间接降低患者的经济压力,促使医院走优质、高效、低耗的可持续发展之路。

(三)成本核算是制定科学合理的收付费标准的需要

支付制度改革是控制医疗费用快速上涨、深化医疗卫生体制改革的重要措施之一,成本是制定收付费标准的基础,而在合理医疗的基础上对成本进行管理就成为确保收付费合理性的重要保障。成本核算可以对医疗资源分配和医疗服务补偿的相关信息进行收集、总结、分析和控制,不仅能够将某些分析单元产生的成本进行关联,还可以制定以标准成本数据为基础的 DRG 费率机制,是减轻患者负担、规范诊疗行为和保证医院生存和发展的有效途径,对制定支付价格也具有重要的指导意义。

(四)成本核算是进一步完善医院成本管理的需要

成本管理处在财务会计和管理会计的交叉边界,无论是在财务会计领域,还是在管理会计领域,都离不开成本管理。成本管理又称为全面成本管理,是一种体系化管理,具有综合性特征。医院成本管理是医院在提供医疗服务活动过程中通过成本核算和分析,提出成本控制措施,以降低医疗成本、提高效益为目标的各项管理活动的总称。其内容包括成本核算、成本分析、成本预测、成本控制、成本评价与结果运用等管理活动。成本管理是医院管理的重要组成部分,对于促进开源节流、改进医院管理、提高医院整体管理水平具有重大

意义。例如,支付方式改革下对于不同的医院来说,病种成本会有差异,病种成本高的医院面临的财务压力大增,而成本低的医院就会获取竞争优势,即运用成本领先战略。支付方式促使医院间形成"成本竞赛"状态,医院必须力争自身的成本低于行业或竞争对手的水平,否则医院就会处于不利状态。这就迫使医院不仅要从内部,还必须从行业的视角思考成本核算与管理问题。

医院成本核算是医院驾驭成本管理的基础和前提,没有准确的成本核算体系,成本管理也就无从谈起。但是,医院成本核算本身不是目的,而是为管理服务的手段。因此,成本核算必须满足成本管理的要求。在实际工作中,要根据医院成本管理的需要进行成本核算,只有正确计算有关成本,才能提供相关的成本指标及核算资料,进行成本预测,为成本决策提供依据。在此基础上,通过成本管理,医院能够以更低廉的价格为广大患者提供更优质的医疗服务,为构建和谐社会、促进全民健康作出贡献;通过成本管理能够使医院保持合理的结余,为购置最先进的医疗设备、延揽优秀的专业人员、营造更温馨的就医环境提供财力支持,进而促进医疗服务质量的提升。医院各岗位/部门运用成本核算的管理策略与措施如表 1-1 所示。

表 1-1　医院各岗位/部门运用成本核算的管理策略与措施

岗位/部门	管理策略	管理措施
院领导	经营决策,有据可依	依据成本核算进行经营决策,避免随意性和盲目性
临床科主任	标杆对比,分析原因,加强科室管理	通过与标杆医院的数据进行对比,分析医院产生差距的原因,为科室经营提供依据。同时积极采取措施改进业务流程,加强目标成本控制
运营部门	科室经营决策,科室持续改进	聚焦专科运营质效提升,根据成本核算数据优化业务内涵和经济结构,实现降本增效,控制费用不合理增长
绩效办	制定考核指标,提高成本意识,控成本提效益	为了提升医务人员控制成本的主观能动性,规范诊疗行为,针对不同的科室,实施不同的绩效考核方案,从而提高全员的成本意识
医保办	医保谈判,减少损失	根据成本核算数据,进行医保付费标准的谈判,维护医院的合法权益
财务处	加强成本预算管理,提高管理水平	根据成本核算的数据来加强成本预算管理,使医院预算编制的工作有据可依,并制定标准成本定额,提高医院成本管理的水平
设备科	设备效益分析,维修采购决策	采集成本核算的数据,进行设备经济效益分析,作出维修或采购的决策
物价科	指导项目定价,避免决策失误	在新项目定价过程中,严格应用成本核算分析论证的机制,真正发挥成本核算工作在决策中的指导作用,减少或避免失误

四、公立医院成本核算存在的问题

医院成本核算是兼具理论性、技术性的一项工作。与企业的成本核算相比,由于产品的性质以及产品的定价原则等都存在着较大的差异,医院成本核算与企业成本核算之间必然存在着一定的不同之处。总体而言,我国公立医院成本管理从理论到实践都大大落后于企业,不能适应新一轮医药卫生体制改革的要求。近年来,公立医院在成本管理与核算领域不断开展研究和探索,国家也已经出台相关方面的制度文件,如在运营方面、成本核算方面等。但从公立医院的执行层面看,成本核算水平参差不齐,总体水平仍不高。这一方面与公立医院在需求侧压力不大有关,另一方面也与公立医院管理人员的职业化水平和专业化管理能力不足有关。在我国,公立医院院长绝大多数是临床医学专家,对医疗质量管理比较熟悉,而对经济管理比较陌生,成本管理大多还停留在经验管理上。而多数医务人员没有成本意识,财会人员也没有专门受过成本管理专业训练。我国医院成本核算存在的问题可综合归纳如下。

(一)成本核算意识薄弱

国家对医疗服务的成本收费补偿不足,其他渠道补偿不畅,医院受"公益性"影响,向外部"等、靠、要"思想严重。医院对加强成本管理的重要意义认识不足,没有充分认识到在激烈的市场经济竞争下,加强成本管理的重要性。医院成本费用意识淡薄,卫生资源不足、利用效率不高,浪费情况严重。特别是部分行政人员与医护人员对于成本理念的认识不够深入,将成本核算工作完全推给财务部门,这就导致医院在收支与业务方面存在着严重问题,缺乏有效的衔接,影响了成本管理工作的有效开展。很多医院普遍存在高层管理者"前瞻焦虑"、中层管理者"不温不火"、基层员工"集体无意识"的现象。

(二)成本核算管理的基础较差

医院成本核算管理基础比较差,财产物资账账不清、账实不符、共同性费用分配不合理,间接成本分摊不科学,成本核算人员水平良莠不齐,这些都严重影响成本核算结果的准确性。例如,信息记录不全、卫生材料没有二级库和以领代支等;在成本归属确认方面,多科室共用的房屋建筑物(如妇科和产科)、多病区成本分摊(如骨科一病区、骨科二病区)、一人多岗人员成本分摊(如同时在医务科和临床科室兼职的人员)、公用资源分摊(如多科室共用的医疗设备)等没有统一的标准和参考依据;在固定资产和无形资产管理、设备折旧等方面存在信息记录不完整等问题。很多医院成本核算仍处于初级阶段,从"全国医疗服务价格和成本监测与研究网络"2019年上报的数据看,1 433家监测机构中设置独立成本核算部门的仅有29家。

(三)成本核算不能适应新医改

相当部分医院的成本核算工作只是初步开展了科室成本核算,围绕科室的收支进行分析,不能细化到项目、病种、DRG/DIP病组成本,使得成本管理难以延伸到业务末端,成本管理是"知其然而不知其所以然",不能适应医保支付制度改革。

(四)成本核算结果应用不充分

大部分医院开展成本核算仍以奖金分配为主要目的,未能与医院经济运营管理相结合,特别是成本核算的结果尚未充分发挥在成本控制、医疗服务定价、新型诊疗模式成本分析与评价等领域。

(五)成本核算岗位设置缺乏合理性

许多医院将内部的成本核算工作交给财务部门来进行管理,忽视了对于专门的成本核算岗位的设置。大部分医院成本核算岗位是兼职岗位,专职岗位处于空缺状态,造成岗位职责区分不明晰的现状,这又加大了财务部门的管理压力。受财务部门人员编制和部门设置的影响,财务人员所肩负的工作职责内容较多,影响了成本核算管理工作的有序开展。

(六)成本核算工作人员整体素质有待提高

从成本核算人员的整体表现来看,大多数成本核算人员缺乏主动性。从事成本核算的财务人员自身缺乏专业成本核算能力,使成本控制工作难以有序开展,不利于成本核算管理质量提高。虽然国家出台了一系列成本核算制度如《具体指引》《成本规范》《指导手册》等,政府仍需要加强对政策文件的解读和培训,帮助成本核算人员提高专业水平和整体素质。通过开展定期的继续教育活动,促进成本核算人员的知识体系不断完善,提高成本核算人员的理论知识与实践经验,促进政策的落地和推行。

(七)成本核算软件配套不到位

由于医疗服务涉及面广,复杂多样,专业分工精细,各学科和保障部门之间联系密切,手工统计既耗费了大量的人力资源,也影响成本核算数据的准确性和及时性。工欲善其事,必先利其器。要让成本核算和成本管控在医院运营管理中真正发挥作用,一个重要前提是构建高质量精细化的医院成本核算信息系统,从而实现成本核算与信息化系统的有机结合,全面提升成本核算的信息化水平。目前,国内主流的成本核算软件难以充分匹配医疗机构成本管理的需求,部分医院成本管理信息化系统建设尚处于缺失状态,信息系统建设的滞后极大地阻碍了成本核算工作的进展。

一系列的政策导向要求医院进行精细化管理,激发医疗机构控制成本的内生动力,这也关系到深化医疗卫生体制改革的成功与否。公立医院是我国医疗服务体系的主体,应以医院成本为基础,通过发挥成本信息在政府决策和监管中的关键作用,引领公立医院高质量发展,建立起维护公益性、调动积极性、保障可持续性的公立医院运行新机制。

当前,各医院已把成本核算作为医院经济管理的重要手段,医院成本核算已经成为卫生经济学和医院经济管理界讨论和研究的热门话题。

第二节　医院成本概述

一、成本的基本概念

"成本"是一个既古老又现代的词汇,我国古代就提倡"取之有度,用之有节"的思想。在现代,成本理念无处不在。无论是企业还是医疗机构,要生存和发展都必须具备强大的核心竞争力,成本优势就是核心竞争力的主要表现。要想在竞争中取胜,必须在保证产品质量的基础上,不断地降低成本,获取成本优势。不同的经济环境和行业特点,决定了不同组织对成本的内涵也有不同的理解。但是归纳起来,成本的经济内容有两点是相同的:一是成本的形成是以某种目标为对象。目标可以是有形或无形的产品,如新工艺、新技术,也可以是某种服务,如医疗卫生系统的服务目标;二是成本是为实现特定的目标而发生的耗费,没有目标的支出则是一种损失,不能叫成本。

医院是资本和劳动高度密集且成本结构变动比较小的组织机构,其成本管理的有效性直接关系到医院的经济运营,或者说成本是医院运营管理问题的累积和集中体现。对于医疗成本的定义,可以从多个角度来看。从政府官员的角度来看,医疗成本即是政府对医疗卫生的投入,包括对医疗机构的财政补贴和全民基本医疗保险的支出;从经济学家的角度来看,医疗成本是国家在医疗卫生事业中的投入占 GDP 的百分比,包括与其他行业的投入比较;从医院管理者的角度来看,医疗成本是为病人提供医疗服务的成本,包括药品、设备、人力等所有与医疗活动有关的成本;从医院财务的角度来看,医疗成本概念是从企业成本概念的基础上发展而来的。美国会计学会的成本概念和准则委员会认为:"成本是为达到一个特定的目的而已经发生或可能发生的以货币计量的牺牲。"对于病人来说,医疗成本是指个人在医疗服务上的自付部分,不包括医保范围内的花费。而著名经济学家、诺贝尔经济学奖得主保罗·萨缪尔森(Paul A. Samuelson)提出"成本是许多组织决策的核心,组织之所以必须密切关注成本是因为每一美元成本都会减少组织的利润",通俗而又直接地向我们讲解了成本管理的重要性,与增加一元的医疗收入相比,降低一元的医疗成本费用无疑更加重要。对于医疗机构而言,管理者在开展管理活动时都会遇到成本问题,因此准确的成本信息对于任何一家医疗机构的决策质量都具有决定性的意义。在医疗卫生体制改革不断深化的今天,医疗机构开展成本核算与分析工作,对于提升公立医院精细化管理水平、破除以药养医的局面、推动医院转型高质量发展、更好地回归医院公益性质具有重要意义。

《成本规范》将医院成本定义为针对医院特定的成本核算对象所发生的资源耗费,包括人力资源耗费、房屋及建筑物、设备、材料、产品等有形资产耗费,知识产权等无形资产耗费,以及其他耗费。医院成本的确定,一是必须以病人需求为前提,以医疗的安全性、有效性为保证,确定在合理范围内,并非越低越好;二是因院而异,依据医院职能、技术水平、收治病种、管理水平等因素,科学合理地确定,具有可操作性;三是因地而异,不同地区经济发展不同,居民医疗需求不同,医疗水平不同,其成本确定应与当地实际相适应。

二、医院成本的特点

医院提供的产品是无形的服务,也是一种非常特殊的产品。这种产品是通过耗用人工、药品耗材和投入设备、设施等资源来达到患者预期目标的各项医疗服务,并且是整合各种服务功能为一体的服务链。作为公益性事业单位的公立医院,在预算管理中是差额拨款单位,但是这部分差额已经很少,医院大部分收入依靠医疗服务取得。公立医院在市场经济中运作,同时由于医院的公益性,公立医院不能以追求利润最大化为目标,还要经常承担无经费补偿的政府指令性任务和人道主义救助行为,医院是公益和市场两条腿走路。医院成本相对其他组织而言,不仅具有一般成本所具有的消耗性、补偿性、目的性、代偿性和综合性等特点,还由于医疗服务的特殊性而具备卫生行业独有的特点。

(一)人力成本高

医疗机构需要大量不同的高级专业人才,而这些人才的成长期比其他行业人才的成长期长,技术专业性强而且更新快。一个合格、成熟的医务工作者专业成长往往需要历时十几年、几十年乃至整个职业生涯,国家与个人都投入了大量的人力、财力、物力,故而临床医疗专业人员的薪酬水平较高,导致医院的用人成本也较高。例如,上海市2014—2017年公立医院人员成本占到医疗成本的近1/3,从国际角度来看人员成本占比更高,梅奥诊所2015—2017年的人力成本一直稳定在65%左右,几乎是国内公立医院人力成本占比的2倍①。

(二)固定成本高

为了向病患提供医疗服务,医院除了需要有大量的高薪酬专业人才,包括医生、护士、医技人员,还必须购置精密且昂贵的医疗设备和仪器。这些成本一旦投入,医院的运营势必要达到相当规模,才能回收此部分固定成本,维持其健康持续地运营。

(三)维持性成本高

医院运营过程中除了产生直接成本如人员成本、药品耗材成本,还有许多维持性成本,如物业管理费、保安费、绿化费等公共性支出和设备机房、配电室、候诊大厅、科研教学大楼、电梯、空调等公共性设备和建筑,这些造成的成本普遍很高。此外,医院中每个核算单元的区分并不像企业那样独立性很高,而且核算单元很多,间接成本的权责往往指向多元,受益与权责不一定对等,变动因素多。因此,这些成本的分摊并无明确客观的方法,各核算单元对成本的分摊常常争议较大。

(四)医疗服务的异质性造成医院成本难以标准化

医疗服务的成本是一种动态的成本,相同医疗服务的成本费用会因人而异。在医疗服务过程中,每个病人的工时消耗、药耗都可能不同,难以像企业观察实物产品一样观察成本形成的过程。医疗服务的成果一般是通过提供医疗服务之后患者病情的转归来表示的,即使病情完全相同的患者也会由于个体差异、家庭状况差异、经济条件差异等因素的影响,出现诊治方式、诊疗程序都有所不同,其转归也无法用统一明确的指标体系来衡量,进而造成医疗服务的成本难以标准化。因此,从本质上讲,医院各成本对象的单位成本如医疗服务项目成本、病种成本、诊次成本、床日成本等实际上都是求解平均值的过程。

(五)医院成本缺乏医生、护士工作时间的分配依据

医院常常缺乏有关医生、护士工作时间的分配依据造成医生的人力成本难以在门诊和住院之间合理分配。例如,一个科室主任,他同时负责临床、教学、科研任务,他每周查床就可能同时完成这三项工作,既指导了自己的研究生和进修医生,又为自己的科研积累了资料,同时完成了医疗工作,那么如何分配他的查床时间?更进一步,医院总成本分为门诊成本和住院成本,医生的门诊时间相对可以把握和统计,但是医生在门诊时间之外还有科研时间和教学时间,医生外出参加学术活动和讲课的时间更难把握,通过统计医生的门诊时间和住院时间来分配门诊成本和住院成本是否可行?按一定假设条件来分配是否更易于理解和操作?

这种显著的特点和行业个性化差异,决定了医院成本核算工作要比企业成本核算工作

① 徐青.收入涨利润跌　美国8家顶级医院财报里的痛点和出路[DB/OL].(2018-07-31)[2021-01-02]. https://www.cn-healthcare.com/article/20180731/content-506256.html.

复杂得多,也难得多。

三、医院成本的分类

成本贯穿了医院的整个运营体系,大到扩建院区,小到一根棉签,成本无处不在。成本核算是成本管理的基础,核算成本之前必须学习成本的分类,熟悉每类成本的含义、特征以及各类成本之间的区别、联系,以便在理解成本的基础上加以应用。

"横看成岭侧成峰,远近高低各不同。"对于成本,也要站在不同的角度来看。根据分析角度的不同,成本也可以分成不同的类别。按照医院管理的不同需求,可对成本进行如下分类。

(一)按照成本计入方法

按照成本计入方法,成本可分为直接成本和间接成本。

1. 直接成本

直接成本是指为开展医疗服务活动而发生的,能够直接计入或采用一定方法计算后能够直接计入成本核算对象的各种支出。在一般情况下,直接成本包括人员薪酬、社会保障费、库存医用物资的消耗、固定资产计提折旧、无形资产摊销、医疗风险基金提取、水电取暖费用以及办公费用等,是临床科室等部门发生的资金耗费。直接成本一般是随着医疗业务量的增减而增减,是同工作量变动呈正比例变动的费用。

2. 间接成本

间接成本是指不能直接计入成本核算对象的费用,应当选择合理的分配标准或方法分配计入各个成本核算对象,如医院行政后勤管理部门的人员支出等。医院应当根据医疗服务业务的特点,先在有关费用账户中进行费用的归集,然后按照资源耗费方式确定合理的间接费用分配标准或方法。间接费用分配标准或方法一般遵循因果关系和受益原则,将资源耗费根据资源耗费动因分项目追溯或分配至相关的成本核算对象,如根据工作量占比、耗用资源占比、收入占比等分配。间接成本大多是相对固定的费用,不随工作量的增减而增减。同一成本核算对象的间接费用分配标准或方法一旦确定,各期间应当保持一致,不得随意变动。

(二)按照成本习性

按照成本习性,成本可分为固定成本、变动成本和混合成本。

1. 固定成本

固定成本是指成本总额在一定时期和一定业务范围内不受业务量增减变动而能保持不变的成本(图1-3)。例如,固定资产折旧及无形资产摊销、人员经费中的对个人和家庭的补助支出,以及工资福利支出中的基本工资、津贴补贴、社会保障缴费、伙食补助费等。固定成本又可细分为约束性固定成本和选择性固定成本两种。约束性固定成本是指一旦形成后,医院管理部门的决策不能轻易改变其支出数额的固定成本,如房屋和设备的固定资产折旧、无形资产摊销等。举例来说,一台64排螺旋CT价值1 200万元,每年提取折旧200万元,平均每年可以完成12 000人次工作量,那么不论今年是完成11 000人次工作量还是13 000人次工作量,每年提取折旧200万元始终是固定的,不随每年工作量的多少而变动。选择性固定成本是指由医院根据经营、财力等情况确定一定期间内预算额而形成的固定成本,这类固定成本可根据条件变化在较短时间内停止支付,如精神文明宣传费、科研费用、职工培训费等。这类成本的数额不具有约束性,可以斟酌不同的情况加以确定。

固定成本是有一定范围的,如果超出一定的工作量范围,那么就要另行增加设备,设备折旧费就要增加,因而这种成本的固定性是相对的。另外,从固定成本分摊到成本对象的数额,固定成本总额不变,工作量越大,成本计算对象分摊的数额(即单位固定成本)就越小,因此,在一定工作量范围内,增加工作量就能降低单位固定资产成本的分配额,如图1-4所示。如还以上述64排螺旋CT为例,按每年12 000人次工作量计算,则每人次CT设备的折旧成本为166.67元,按每年13 000人次工作量计算,则每人次CT设备的折旧成本下降到153.85元。

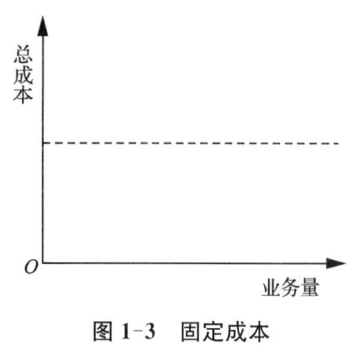

图1-3　固定成本

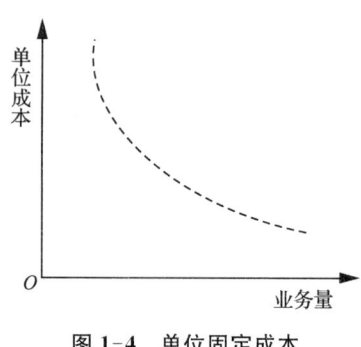

图1-4　单位固定成本

2. 变动成本

变动成本是指成本总额在一定时期和一定业务范围内随着业务量的变动呈线性变动的成本(图1-5)。变动成本主要是一些科室可以控制的成本,包括药品费、卫生耗材、人员绩效奖金等。若从单位业务量的变动成本(即单位变动成本)来看,它一般是固定的,即它不受业务量变动的影响,如图1-6所示。

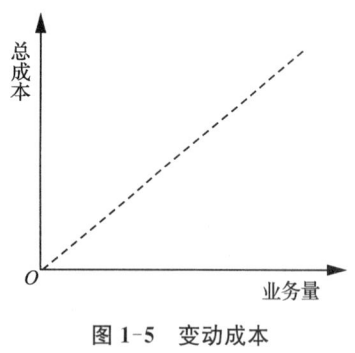

图1-5　变动成本

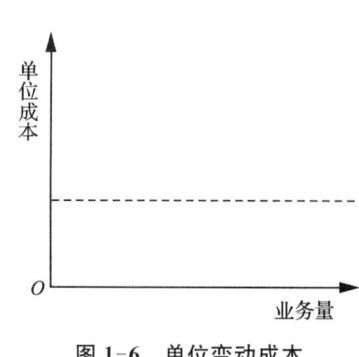

图1-6　单位变动成本

在成本管理中,把成本按照固定成本和变动成本划分,目的是加强管理。降低变动成本,应从降低单位工作量的消耗量着手,降低固定成本应从提高工作量和减少固定成本总额入手。

3. 混合成本

混合成本是指介于固定成本和变动成本之间,其总额既随业务量变动又不成正比例,同时兼有变动成本和固定成本两种不同性质的成本。针对混合成本的特有性质,管理会计把混合成本分为半变动成本、半固定成本、延期变动成本和曲线式混合成本四类。

1）半变动成本

半变动成本是一种同时包含变动成本和固定成本两方面内容的混合成本，如图 1-7 所示。半变动成本的特点是：其成本有一个初始量，形成一个基数，类似固定成本，它不随业务量增减而变动，在此基础上，每生产一件产品，成本也随之增加一部分，这部分成本又类似于变动成本。半变动成本是混合成本中最普遍的形式，如医疗设备维护和修理费，水、电、气、电话费等。

2）半固定成本

半固定成本也称阶梯型混合成本，它的特点是：当业务量在一定范围内增减时，成本发生额固定在一定的水平上；当业务量增减超过一定范围的限额时，其成本发生额就突然跳跃到一个新的水平，然后又在业务量增减的一定限度内保持不变，直到业务量增减再突破到新的限度时，才又开始下一次跳跃式的升降，如图 1-8 所示。其成本变化构成的曲线呈阶梯形，如麻醉医生的绩效奖金就具有这种性质，1 个麻醉医生每天可以施行 15 次麻醉手术，但如果每天手术量有 16 次或者更多，就需要增加 1 名麻醉医生。业务量变化范围的大小决定了阶梯的宽度，阶梯宽度越狭窄，就越趋近于变动成本。

3）延期变动成本

延期变动成本也称递延型混合成本，这种成本的性态是在业务量增长的一定范围内，其发生额固定不变，有固定成本的特性。当业务量超过一定范围之后，在上述基础之上发生额则随业务量的增减呈正比例增减，有变动成本的特性，如图 1-9 所示。其成本的变化好像延期发生一样，在日常生活中范围也比较广，如在正常工作时间（每天 8 小时）的情况下，医院对一般员工所支付的工资是固定不变的。但当工作时间超过正常水准，则需要根据加班时间的长度成比例地支付加班工资或津贴。

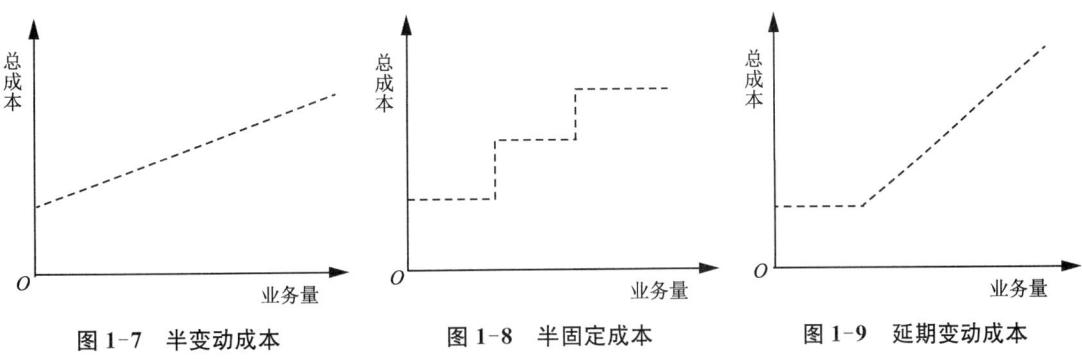

图 1-7　半变动成本　　　图 1-8　半固定成本　　　图 1-9　延期变动成本

4）曲线式混合成本

曲线式混合成本是成本总额和业务量之间呈非线性关系的混合成本。这种成本的性态是通常有一个初始量，一般不变，相当于固定成本，在这个初始量的基础上，成本随业务量变动但并不存在线性关系，在坐标图上表现为一条抛物线。按照曲线斜率的不同变动趋势，曲线式混合成本可进一步分为递增型混合成本和递减型混合成本。递减型混合成本是指业务量增长，成本也增长，但成本增长的速度比业务量的增长的速度慢，其成本曲线是一条凸型曲线,如图 1-10 所示;递增型混合成本是指业务量增长,成本也增长,但成本增长的速度比业务量增长的速度快,其成本曲线是一条凹型曲线,如图 1-11 所示。

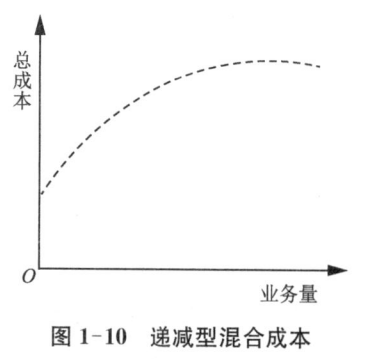

图 1-10　递减型混合成本

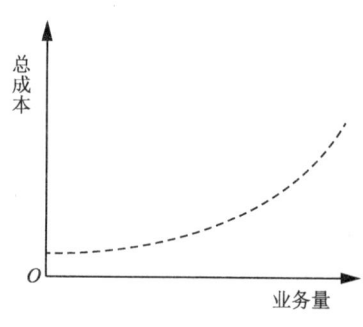

图 1-11　递增型混合成本

无论哪一类混合成本都可以直接或间接地用一条直线方程 $y = a + bx$ 去模拟它,这就为成本性态分析中采用一定方法进行混合成本分解提供了数学依据。

(三) 按成本与资产的流动性关系

按成本与资产的流动性关系,成本可分为经营性支出与资本性支出。

1. 经营性支出

经营性支出是指某一会计年度内医院提供医疗服务过程中发生的人员经费、卫生材料费、药品费、提取医疗风险基金、其他运行费用等。

2. 资本性支出

资本性支出是指医院取得的供长期使用的、其经济寿命将经历多个会计年度的固定资产和无形资产的开支,通过计提固定资产折旧和无形资产摊销计入各年度成本费用。医院资本筹资渠道主要有政府投入、社会捐赠、医院自筹等。

(四) 按成本的可控性

按成本的可控性,成本可划分为可控成本和不可控成本。

1. 可控成本

可控成本是指某个部门或个人在其责任范围内能够直接加以控制的成本,即通过管理活动可以改变其数额的成本。可控成本的特征是可以准确测量并实现自我调节,如某一科室消耗的卫生材料可以由该科室控制。

2. 不可控成本

不可控成本是指某个部门或个人在其责任范围内不能控制的成本,其发生的多寡,非某个单一部门或个人可以左右。

可控成本与不可控成本是一对相对概念,某医疗机构的可控成本,可能是另一家医疗机构的不可控成本;某一时期的不可控成本,可能是另一时期的可控成本;长期内的可控成本,在短期内也有可能是不可控成本。例如,行政后勤部门的办公费支出对于临床科室而言是不可控成本,临床科室申请购买的医疗设备的折旧费用在折旧期内是不可控成本,但是在当初论证购买时是可控成本。由此可见,可控成本与不可控成本在特定的时间、空间和管理目标上存在联系。

需要注意的是,直接成本不一定是可控成本,间接成本也不一定是不可控成本。实际上,直接成本在短期内往往也不可控,如医务人员的工资,而有些间接成本却可通过简化流程、成本节约等措施进行削减,因而属于可控成本。

从理论上讲,一切成本都是可控的。按照成本的可控性进行划分,是基于责任成本的角度,厘清成本责任,以利于更好地进行成本控制和业绩评价。

(五)按经营决策的需要

按经营决策的需要,成本可分为机会成本、边际成本、沉没成本等。

1. 机会成本

机会成本就是将同一卫生资源用于最优替代方案时,由于放弃原有的次优方案而带来的潜在收益,可以看作是作出一种选择而放弃另一种选择的实际代价。在资源有限的前提下,决策必然包含着机会成本。比如,医疗机构将内分泌科室的部分床位资源调配至普外科使用,则该部分床位在内分泌科室预计所获得的经济利益流入就是机会成本;又如医院决策购入金额为 800 万元的飞秒激光器,则 800 万元货币资金所能带来的利息收入就是飞秒激光器购入决策的机会成本。

2. 边际成本

边际成本是指在原医疗业务服务量的基础上再增加一个单位的服务量所支付的额外成本。经济学的规律告诉我们,当平均成本等于边际成本时,所能获得的经济效益最大,而每单位服务量的平均成本最低。

3. 沉没成本

沉没成本是指由过去的决策造成的已经发生、现已无法收回,并不能由现在或将来的任何决策改变的成本,这部分成本与相关决策是否执行已经无关,它并不影响将来的成本,也不被现在或将来的行为所改变。例如,医院骨科病房大楼的设计方案在之前商讨过,该方案花费了 100 万元设计费,后来由于种种原因没有修建。现在准备更新设计方案,重新修建骨科病房大楼,过去花费的 100 万元设计费与现在的决策无关,属于沉没成本不予考虑。

除上述三种成本划分外,与决策相关的成本还包括付现成本、可延缓成本、可避免成本、增量成本、差量成本等。

(六)按经济性质

按经济性质,成本可分为显性成本和隐形成本。

1. 显性成本

显性成本是指医疗机构所耗费的生产要素中,必须以货币方式实际对外支付的成本。例如支付的医务人员绩效工资、卫生材料费用等。

2. 隐性成本

从经济学的角度讲,隐性成本是一种隐藏于总成本之中、游离于财务审计监督之外的成本,是由部分行为有意或者无意造成的具有一定隐蔽性的将来成本和转移成本,是成本的将来时态和转嫁的成本性态的总和。比如,医疗纠纷引起的医院形象损失、学科调整造成的患者流失、医院主要领导之间内耗造成的上下不一致、信息和指令失真、效率低下等。

相对于显性成本来说,这些成本隐蔽性大,难以避免、不易量化。

(七)按成本是否实际发生

按成本是否实际发生,成本可分为实际成本和标准成本。

1. 实际成本

实际成本是指医院提供医疗服务过程中实际发生的支出。

2. 标准成本

标准成本是指为了达成某一目标预计应消耗的资源的成本,是以现有平均技术水平的服务能力和应用条件为前提,在提高效率和消除浪费的措施下执行某一目标应当实现的成本。标准成本的研究需要对成本发生涉及的各个环节(如临床路径)进行标准化。而医疗机构中医疗服务环节众多,过程复杂,影响因素也较多,如受国家政策、医院发展能力、居民医疗需求、疾病谱变化等因素影响,导致医院的成本结构也会随之变化。因而,标准成本的确定必须遵循以下原则。

1)体现公益性

标准成本的确定要与公立医院承担的社会职责相一致,与当地社会经济发展水平相一致,与患者承受能力相一致。

2)以病人安全、有效、方便、价廉为目的

标准成本的确定应以满足病人需求、维护病人利益作为出发点和落脚点,不能仅仅站在医院利益角度,为了降低成本,而降低医疗质量和服务标准。

3)与医院功能、职责相一致

一般来说,医院成本与医院级别成正比,级别越高,成本越高。同时,标准成本的确定应因院而异。同级别的医院的标准成本也因其规模、人员结构、技术水平、管理水平以及历史文化等因素的不同而不同,标准成本的确定应是本院最适合的标准。

4)有利于科技进步

标准成本的确定应为新业务、新技术的发展预留空间,或者采取优惠政策,鼓励科室开展科研工作、积极采取新技术为病人提供最新、最优的服务,而不是为了降低成本,采取成本低、技术落后的诊疗手段。标准成本是一个变动指标,随科技进步、新业务、新项目的开展而变动。

标准成本一旦确定,可以作为控制成本开支、评价实际成本、衡量工作效率的依据和尺度。制定标准成本的目的主要是事前编制预算,作为预算期内努力实现的成本目标;事中控制实际发生的经济业务,揭示实际成本与标准成本的差异及原因,保证预期成本目标的实现;事后通过成本差异分析,评价和考核工作业绩。

四、成本核算与成本测算的关系

医院成本核算,是指医院按照确定的成本核算对象和成本项目对其业务活动中实际发生的各种耗费进行归集、分配、计算,以确定各成本核算对象的总成本、单位成本等,并向有关使用者提供成本信息的活动。医院成本测算则是按照一定的简便易行的规则针对成本对象需要的各种资源耗费(包括人力、医卫材料、设备,以及其他资源消耗)作出推测计算,如表1-2

表1-2 上海市新增医疗服务项目价格成本测算表

申请单位名称(加盖公章)：

项目名称：

项目内涵：

填报日期： 年 月 日

计价单位：元

操作人数 ___人　　平均操作时间 ___小时 ___分

成本测算

一、业务费

名称	单位	数量	单价	金额	每次应摊费用
1. 医卫材料消耗(按零售价计)					
2. 煤、水、电、油消耗					
水	升				
电	度				
3. 医疗杂支					
4. 其他					
小计					

二、劳务费

名称	单价(每天每人)	金额	每次应摊费用
1. 基本工资			
2. 补助工资、职工福利费等			
小计			

三、医疗仪器等使用费

名称	原值	提取比例	每次应摊费用
1. 折旧仪器名称、型号、产地			
2. 仪器大修理			
3. 房屋折旧			
4. 房屋大修理			
小计			

四、间接费用

间接费(按一至三项总金额的10%~15%计算)	
成本合计(一至四项费用相加)	
不含工资成本合计(成本合计减去劳务费中的基本工资)	

备注：1. 基本工资每次应摊费用＝月平均基本工资÷(22天×6小时)×平均操作时间。补助工资、职工福利费等暂按每人每小时2元计算。

2. 医疗仪器等使用费每次应摊费用的计算举例：仪器折旧每次应摊费用＝仪器原值×应提取比例÷(264天×6小时)×平均操作时间(小时)。

3. 医疗仪器等折旧提取比例：房屋按年折旧3.3%提取，一般仪器按10%提取，电子仪器按20%提取，家具按7%提取，被衣服类按50%提取，床垫、床单、被子按12%提取。

4. 房屋、仪器大修理等均按每年2%提取。

5. 业务费可按实际消耗分摊，也可用以下式计算：每次应摊费用＝消耗数量×平均单价÷使用次数。

6. 间接费用指行政、后勤部门的公务、业务费应摊入的费用。间接费总额在50元(含)以下的加15%间接费；在50元以上的加10%间接费。

7. 表中内容如填写不下可另附页。

医疗机构负责人：　　　物价员：　　　经办人：

财务主管：

所示的上海市新增医疗服务项目价格成本测算表。如果新项目和以往的项目类似,测算可以参考以前的成本费用。因此,成本核算和成本测算的概念是有区别的,成本核算强调了账务处理,要求制度化、规范化,成本测算则具有推测性和预测性。成本核算与成本测算的比较如表 1-3 所示。

表 1-3　成本核算与成本测算的比较

名称	期间	体系	目的	应用范围
成本核算	与会计核算期间一致,具有连续性	具备完整理论体系	服务于医院内外部管理	具有全面性,应对医院所有成本核算对象持续核算
成本测算	可以以任意期间为单位,具有阶段性	不具备完整理论体系	服务偏重于外部管理	具有针对性,如仅针对某些重点医疗项目进行测算

第三节　医院成本核算的产生和发展及其影响因素

一、国内外医院成本核算的产生和发展

(一)国外医院成本核算的产生和发展

在西方国家中,英国较早出现成本核算。1861—1891 年,英国民间医院多为慈善机构,由出资人裁定医院的筹资水平。随着服务量持续增长,政府筹建基金对医院进行集中拨付,医院需出具相应的财务报告,在经济压力下催生成本核算系统。1893 年,亨利·伯德特(Henry Burdett)出版了《统一的会计科目》,被私立医院陆续使用。1948 年,英国国家卫生服务体系(NHS)正式建立,整合了医疗卫生资源。1980 年,NHS 提出了成本核算一致性要求,标志着以控制成本为基础的成本核算系统建立。随着 NHS 改革进程,成本核算逐渐成为医疗服务管理控制系统的重要组成部分。

在美国,成本核算的兴起出于医院管理者的需要。美国医院协会成立的医院会计事务委员会于 1921 年发布了第一版医院会计指南,并提醒医院管理者,财务信息必须纳入日常分析才能产生价值。人们虽意识到统一会计准则下的成本核算是提高医院管理效率的重要举措,但对于当时的条件而言成本核算是"奢侈而麻烦"的。美国医院由于付费制度的影响,其医院的成本核算也在不断变化和发展。美国医院成本核算体系演进的关键转折点在于 1965 年《社会保障法修正案》(Social Security Amendments of 1965)的颁布。该法案创设的联邦医疗保险(Medicare)(为 65 岁以上老年人及特定残障人士提供)与医疗补助计划(Medicaid)(联邦与州政府合办,覆盖低收入群体)两大公共医疗保障项目,协同蓝十字(Blue Cross)等主要预付式住院保险计划,共同驱动了医院财务管理的根本性变革。其核心机制在于,这些主导支付方普遍采用的基于成本补偿模式,强制要求医院提交详尽的成本报告

明细以获取偿付。1966年美国医院协会发布了《医院会计科目报表》。20世纪70年代末,美国的财务报告的管理权正式交给专业会计机构。80年代中期,美国医院开始实行按病种付费,引导美国开始了项目成本核算研究。90年代末,美国医院和保健组织开始介绍作业成本法。各种各样的付费方式不断改革,新的成本核算方法不断引入,虽然并没有使得成本降下来,却使得美国医疗卫生领域的成本核算方法的更新及应用得到了空前的发展。

在亚洲,日本是最早实施医院成本核算和医疗保险制度的国家。1974年日本自治医科大学医院管理学教授一条胜夫在《医院经营管理与分析诊断》一书中建议医院实行分科核算。日本的医院会计制度明确规定,医院要按照企业的方式进行日常的经济核算,如核算医院的资产、负债、费用,以及损益情况,并编制成报表的形式进行反映。日本卫生经济学家度边量一在文章中指出,医院在进行日常的经营管理过程中必须进行经营分析,尤其是对医院的医疗服务项目成本进行分析。医院可采用标准成本制度,通过比较分析实际值与标准值,来监督其经营状况,并逐渐掌握经营成本的变化情况,以便于制定科学的预算,更为准确地确定医疗的单价。

(二)我国医院成本核算的产生和发展

我国医院成本核算是伴随着我国对卫生经济的关注而产生的,并随着社会发展和医疗体制改革的要求而不断发展。它既借鉴了国内企业成本管理的各项制度和研究成果,也吸收了国外医院成本核算的先进经验,并结合自身的特点逐步发展和完善。

1. 我国企业成本核算与成本管理制度的产生和发展

在新中国的会计发展中历来重视成本核算。东北人民政府在1949年即制定了《工业暂行成本计算规程》,对成本项目、计划价格成本、成本计算过程及对象、成本计算方法、费用分配方法、划分建设支出与生产支出、成本会计科目等作出了规定。新中国成立之初,中央和地方政府最先制定的会计制度中即包含成本核算和成本管理规范文件,察哈尔省企业公司1950年率先制定的《暂行成本计算规则》,对成本项目、成本价格作出了规定;1950—1951年陆续公布的第一批中央各企业主管部门会计制度,要求企业编制成本计算表;1952年6月公布的新中国第一部全国统一的工业企业会计制度,规定了企业需要编制生产费用表、依产品分类的成本计算表和依成本项目分类的成本计算表、主要商品产品单位成本分析表、企业管理费及车间经费明细表等成本报表,并作出了报表的填制说明;1953年1月颁布的新中国第一部企业成本制度——《国营工业企业统一成本核算规程》,对成本明细分类账和成本计算单、材料成本、人工成本、折旧及其他生产费用、成本的分配与结算、商业成本(即产品成本)作出了详细的规定。此前公布的有关折旧、资产清理及估价、会计簿记填制、材料会计处理等规定,也涉及了成本计算。在这之后,制定和公布的成本规范文件越来越多,规格不断提高,内容也愈加丰富详细,重要的有:1959年3月国家计划委员会和财政部联合下发的《关于加强成本计划管理工作的几项规定》及同年8月发布的《关于国营工业企业生产费用要素、产品成本项目和成本核算的几项规定》、1984年国务院颁布的《国营企业成本管理条例》、1986年财政部发布的《国营工业企业成本核算办法》、2013年财政部公布的《企业产品成本核算制度(试行)》及电网、煤炭、钢铁等多个行业的产品成本核算制度。这些制度对于规范企业的成本核算和提高企业会计信息的质量发挥了非常重要的作用，也给卫生行业开展成本核算工作提供了很好的参考。

2. 我国医院成本核算的发展

我国医院的成本核算可大致概括为不核算时期、萌芽时期、探索阶段、实践阶段、体系形成阶段、成熟深化阶段6个时期。

1）不核算时期（1949—1978年）

这一时期，国家对医院资源配置和经费使用严格规制，施行"政府办，不核算"的政策，医院的经营主要是通过财政预算拨付。医院的经济目标是强调计划性、规范性的预算目标，尚不具有财务目标和成本目标，医院的经济管理以事业单位会计的运行模式实施。医院既没有来自上级对运营效率的考核压力，也没有来自市场的激烈价格竞争压力，也就没有进行成本核算的原动力。对医院自身而言，经营成本核算所带来的额外成本，本身就是一种负担，不创造效益且浪费资源，因而这一时期医院是不讲成本核算与管理的。

2）萌芽时期（1979—1992年）

这是我国医院成本核算的起步期，与我国医疗改革历程密切相关。1979年1月1日，时任卫生部部长钱信忠发表了"卫生部门也要按照经济规律办事"和"运用卫生经济手段管理卫生事业"的讲话。1979年4月，卫生部、财政部、国家劳动总局联合颁布了《关于加强医院经济管理试点工作的意见的通知》，提出了"合理收费，节约支出"的原则，医院开始产生经济管理意识。同年11月，卫生部等三部委又颁布了《关于经济医院经济管理试点的补充通知》，极大地推动了医院经济管理。1981年，卫生部向国务院提出了解决医院亏本问题的报告，请求制定统一的收费标准，并通过定任务、定床位、定编制、定技术指标、定经济补助以及对任务完成好的科室给予奖励（即"五定一奖"）的方式，开始对医院进行经济核算与考核。1985年国家对公立医院实行"全额管理、定额补助、节余留用"的管理政策。医院经济自主权增大、剩余支配权增加。同时，随着财政投入减少，医院面临财政压力。医院层面开始关注卫生经济学，公立医院开始创建卫生经济科，探索成本核算，但此时医院所谓的成本核算只是简单的收益率核算，方法和功能粗略单一。此后，医院产权改革不断地深化，医院成本核算需求应运而生。

1985年，西安市第四医院开展了科室成本核算工作，成立了核算小组，配备专职人员和兼职核算员，科室核算方面主要参照了企业的制造成本法。1987年，复旦大学开展了上海市医院成本核算方法和应用研究，并在1988年开始对住院医疗成本按病种核算进行探索性研究。1990年，北京医院管理研究所对美国疾病诊断相关分组（DRG）进行了介绍，提出"对美国医院住院病人的医疗费用补偿是个很大的改革"。作为一种费用控制的方法，DRG在国内开始受到重视。

3）探索阶段（1993—1998年）

这一时期，医院继续被推向市场，政府投入严重不足，医院为进一步强化收入与支出管理，在成本核算的相关研究方面进行了探索。1994年，天津市医院系统工程研究所介绍了病种成本核算的相关方法：历史成本法和标准成本法，提出了病种 DRG 的双向监控流程图，随后又提出了病例组合中的病种/病例"四步"分型法，对后来军队医院 DRG 应用系统的开发带来了很大的帮助。1995 年，解放军总后勤部在部队医院率先实行了成本核算管理，将成本核算从理论研究付诸实践，开创了医院经济管理新模式。1996 年，卫生部卫生服务中心测算中心成本核算研究组利用四年时间，开展了以医疗服务定价为导向的成本核算与测算研究，取得了一定的成果，对《医疗服务项目成本分摊测算办法（试行）》的出台奠定了重要基础。1997 年，《中共中央、国务院关于卫生改革与发展的决定》指出："卫生机构要加强经济管理，改进核算办法，完善劳动收入分摊制度、规范财务行为。"同时，我国部分医院开始借鉴企业管理办法，在实践中探索医院全成本核算工作，自此我国医院才算逐步走上了成本核算的道路。但是，由于这个时期的成本核算主要是医院在经济运营管理中基于内部奖金分配需要而建立的科室成本考核系统，医院更多是"重创收，轻管理"，大多数医院基础条件欠缺、靠天吃饭，未实现真正意义上的成本控制与成本管理目的。

4）实践阶段（1999—2009 年）

这一时期，随着城镇职工、城镇居民基本医疗保险，和新型农村合作医疗的依次建立，政府对医疗服务的补偿职能再次强化。为了进行合理、准确的补偿和支付，卫生管理部门和医院对成本核算的需求得到前所未有的提升。同时，制度建设在此时期有了飞跃，1999 年 1 月 1 日正式实施的《医院财务制度》和《医院会计制度》，明确规定了医院要实行资产管理和成本核算，也对具体的内容和方法做了明确规定。2001 年原国家计委、卫生部发布了《医疗服务项目成本分摊测算办法（试行）》，确定了医院医疗服务项目成本核算分为三个层次：医院成本测算、科室成本测算和医疗服务项目成本测算。2002 年，北京中医药大学开展了中医医疗服务项目成本核算方法研究，提出了项目成本分摊系数的计算方法（工作量分配法和操作时间分配法），并按年成本计算了项目成本。2004 年，山东济宁医学院附属医院在循证医学原则的基础上，结合国内外病种付费方式的做法和理论成果，研究制定了以临床路径为基础的单病种最高限价医疗实施方案，单病种成本核算也开始逐步发展。2005 年，复旦大学公共卫生学院以临床路径为基础，进行了四类常见病的单病种测算，分别确定了优化临床路径和实际临床路径。虽然这一期间医院广泛开展病种成本核算，但结果差异较大。值得一提的是，作业成本法在这一期间开始得到运用。2005 年，解放军总医院对作业成本法在医院项目成本核算中的应用进行了探讨，并尝试建立作业模型。北京市卫生局在全成本核算的基础上，采用作业成本法进行了项目成本核算。2009 年 3 月 17 日，《中共中央 国务院关于深化医药卫生体制改革的意见》的发布，标志着新医改的启动。该意见明确提出"要加强公立医院成本核算与控制，定期开展医疗服务成本测算，科学考评医疗服务效率"。

5）体系形成阶段（2010—2020 年）

2010 年，新《医院财务制度》和《医院会计制度》全面实施，重点强化了对成本管理的要求，对成本管理的目标、成本核算的对象、成本分摊的流程、成本范围、成本分析和成本控制等作出了明确规定。2012 年，《全国医疗服务价格项目规范》的出台进一步促进了项目成本核算的发展。2019 年，我国所有医疗机构都实行了政府会计准则制度，同时财政部也发布了医院执行《政府会计制度——行政事业单位会计科目和报表》的补充规定,对医院成本核算和管理也作出明确要求。同年财政部颁布《事业单位成本核算基本指引》,明确指出了成本核算的基本原则、基本方法及相关定义。此阶段,成本管理成为财务管理中独立的内容。医院逐步认识到,医疗服务产品作为应由政府提供的公共产品,既要讲究效率,也要控制成本,实行成本核算与管理是为了更好地体现医院的公益属性。由于我国逐步探索按病种付费和按DRG付费,这一阶段关于病种成本及DRG成本的核算方法研究也在不断深入,成本核算方法研究百花齐放。

6)成熟深化阶段(2021年至今)

2021年,国家卫生健康委和财政部先后出台了《公立医院成本核算规范》《事业单位成本核算具体指引——公立医院》《公立医院成本核算指导手册》等一系列制度,旨在提升医院内部管理水平和运营效率,补齐了长期以来国家统一成本核算办法的制度缺位。这些制度的实行,标志着公立医院成本规范化核算元年由此启动,将对全面推动公立医院成本核算体系建设发挥重要指导作用,我国公立医院的成本核算工作也进入到成熟深化期阶段。

从国内外成本核算现状和经验看,我国成本核算工作在核算方法、信息标准、成本分析等方面仍有较大完善空间,未来应依托大数据等现代信息技术,逐步探索成本核算的标准化建设和支撑体系的完善,形成智能化的公立医院成本核算体系。

二、医院成本核算体系的影响因素

国内外医院成本核算的发展历史反映了相似的规律,外部宏观政策、内部精细化管理需求促进了成本核算的产生、进步与发展。根据这些内外部因素对成本核算体系作用角度的不同,可将其大致分为三类:医院成本核算的驱动与激励因素、影响医院成本核算真实性与准确性的因素和影响医院选择与应用成本核算信息系统的因素[①],如图1-12所示。

(一)医院成本核算的驱动与激励因素

1. 医院补偿机制

早期医院的经济活动特征弱,规模小、自治性低。现代医院则是独立、庞大的自我管理体系,是各国医疗服务体系中的主体。合理补偿医院提供的医疗服务是所有医疗卫生体系关注的重要政策问题,通常由政府、社会(医疗保险、慈善机构、其他组织等)、个人三方共同承担。科学的补偿机制需要依据医院实际提供的服务成本进行补偿,医院成本会计体系也就随之产生。

2. 医疗保障制度

第三方支付通常由社会保险或商业保险来实现,为确保基金的可持续性与合理使用,支付方迫切需要准确掌握成本资料,因此医疗保障制度的变革和发展是推动医院成本核算发展的重要外界因素。

---

① 王珊,王涤非,陶琳,刘丽华. 我国公立医院成本核算影响因素分析及制度建设[J]. 中华医院管理杂志,2016,32(10):760-762.

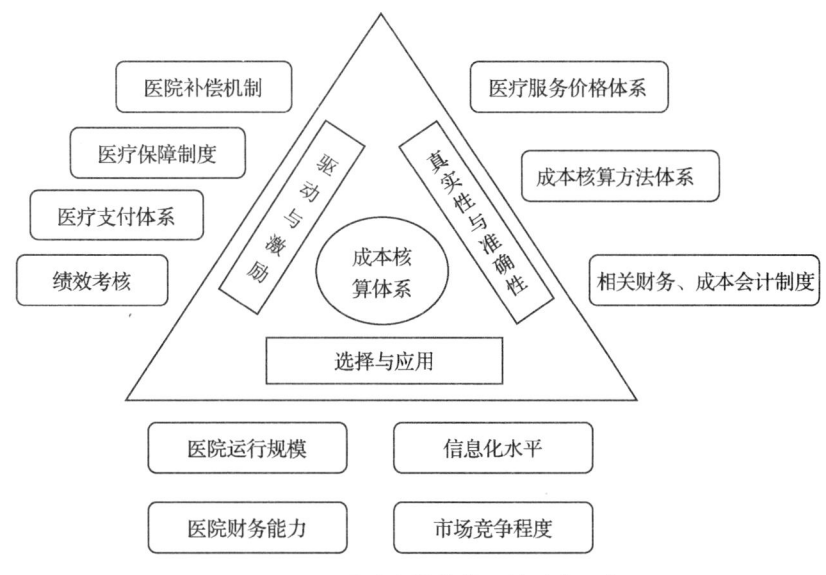

图 1-12 医院成本核算体系的影响因素

3. 医疗支付体系

在确定了补偿方式与补偿主体的基础上,支付方将考虑如何针对医疗服务活动的特征进行最合理的支付,支付方式的发展呈现更加科学、精确、精细化的趋势。近几十年基于按疾病诊断相关分组(DRG)支付的兴起与应用表现得尤为明显,1983 年美国医疗保险(Medicare Insurance)将包括 23 个 MDCs,共 470 组的 HCFA-DRG 体系应用于医保付费,开始了 DRG 付费模式的实践探索,随后 DRG 陆续被欧洲、澳大利亚和部分亚洲国家和地区引进,DRG 支付逐渐成为世界范围内广泛应用的支付及医疗服务管理手段。在实施了 DRG 的国家,医院成本核算均受到前所未有的关注与发展。可见,两者相互推进、相辅相成。

4. 绩效考核

医院的科室绩效考核长期基于简单成本核算下的收入、成本测算,目的只是分配绩效奖金。随着医改的深入推进,公益性绩效考核的"指挥棒"发力,医保 DRG/DIP 支付及监管的"疾风骤雨"都在规范医疗服务行为、促进合理医疗检查治疗,医院经济运行压力变大,这些预示着医院粗放式收入规模增长的"好日子"时代即将终结,如何过好"紧日子"成为医改新时代的"主旋律",特别是大医院原有的规模数量型发展模式面临挑战,必须逐渐向质量效益型的精细化管理模式转变。在统一的成本核算体系下,医院可利用翔实、精确的成本信息识别出成本控制得好的运营科室,一方面可以使医院绩效分配更为合理,另一方面通过同行比较,明确专业发展的优劣势,规划布局,有的放矢地进行管理。绩效考核制度的变革以成本核算为臂膀,也反过来推动成本核算的发展。

(二)影响医院成本核算真实性与准确性的因素

1. 医疗服务价格体系

医疗服务价格体系同样会直接影响医院成本核算的真实性。在医疗活动中,各种要素的投入成本和价格应成正比,互为反映。但在历史定价过程中,除了考虑成本因素,还要考虑宏观经济因素的调节(如 CPI)、财政负担可支持、人民医疗负担可接受等众多因素。因此,我国目前的医疗服务价格体系存在相当程度的扭曲,典型的如医务人员的劳务价格偏低,大型设备检查检验费、部分药品、耗材价格虚高。但是,已有价格体系在前,成本核算发展在后,成本信息有一定扭曲,也会导致成本核算结果的真实度有所偏差。2012 版《全国医疗服务价格项目规范》将基本人力、技术含量、风险程度 3 个基本要素加入项目价格内涵中,以医疗服务项目价格改革为起点,调整价格结构。在此框架下进行的项目成本核算可以更准确地反映医疗行为的真实人力、技术资源消耗,以此为基础的病种成本核算更为真实、准确。

2. 成本核算方法体系

成本核算方法会直接影响核算结果的真实性和准确性。成本核算方法的选用与医院的精细化管理水平、核算能力直接相关,包括收集成本信息的条件、专职成本核算人员的水平、医院信息系统的发达程度等。例如,医院若有条件和能力核算每名患者住院期间实际发生的每一项服务成本,则可以使用最为精确的项目叠加法进行病种成本核算,进而实现各种成本的统计和分析。对于条件相对较弱的医疗机构,可采用参数分配法或服务单元叠加法。

3. 相关财务、成本会计制度

随着专业会计的发展和进步,将其适当应用于医疗领域可保持医院成本核算的先进性。医院会计制度的发展与更替,伴随着将各种成本核算方法应用到医院情景下的指导和规范文件的推动。医院成本管理是医院整体财务管理的重要组成部分,医院财务、成本会计制度如政府会计准则制度和《医院财务制度》《基本指引》《成本规范》《具体指引》等对成本核算的定义、对象、内容、原则、功能等作出了规定,明确了成本核算的基本原则和基本方法,为医院开展成本核算工作提供了基本遵循依据,它们是保障成本核算活动顺利开展的重要制度。

(三)影响医院选择与应用成本核算信息系统的因素

成本核算离不开成本核算信息系统的建设,而一个全面先进的成本核算信息系统的价格较为昂贵。医院在进行成本核算时,必须根据自身实力在成本核算带来的信息福利和成本之间进行权衡。同时,精确度很高的成本核算需要医院有丰富经验的成本核算人员。医院的特征和所处的环境最终决定其如何选择与应用成本核算系统。当前,应用于医院全成本核算的信息化系统屈指可数,同时核算的体系也不相同,国家层面应指导一些业内领头的软件公司搭建核算框架体系,再将整套核算系统在全国各地医院间推行。

三、构建我国公立医院成本核算制度体系

随着支付制度改革与公立医院补偿机制转型的进程,成本核算制度体系建设已经迫在眉睫。建立我国公立医院成本核算制度体系,需从宏观、微观目标同时出发,满足不同层级的需求,配合联动,才能最大化实现成本核算制度的作用。公立医院成本核算制度的需求

层级如图 1-13 所示。

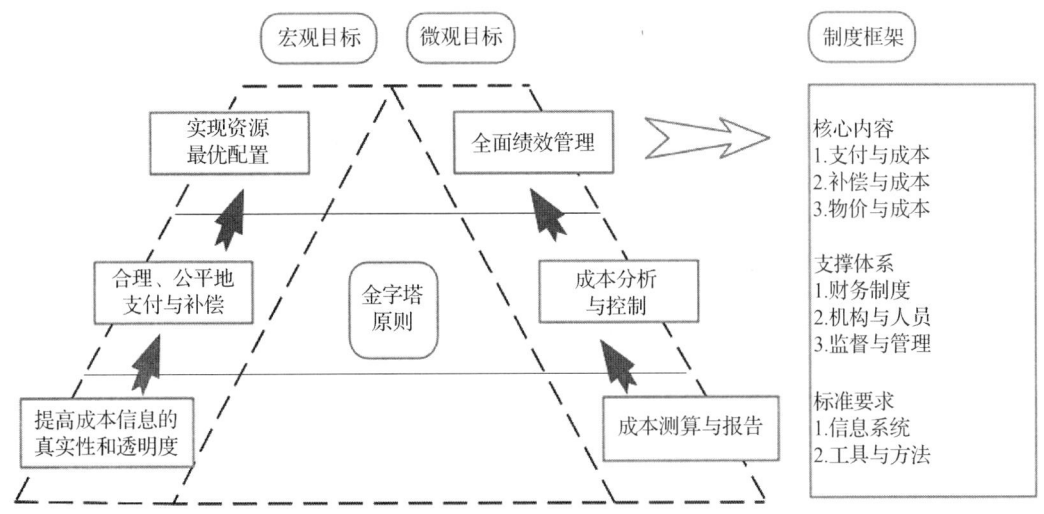

图 1-13　公立医院成本核算制度的需求层级

（一）第一层级

微观层面的基础目标是医院建立符合自身特点的全成本核算体系并上报医院运行的成本情况。宏观层面,政府发布成本核算指引、规范及操作指南等,规范医院成本核算工作。同时通过建立统一的上报体系、运用大数据分析掌握各类医疗机构的成本运行情况,提高行业成本信息的真实性和透明度。

科学的成本管理依赖于准确的成本核算结果,我国医院对成本核算的研究虽然已有一段历史,然而鉴于医疗行为的复杂性以及人们对医院成本核算诸多问题认识的差异性,加之成本核算工具与条件的一些技术制约,医院成本核算的理论研究与实务开展方面依然面临着诸多争议和困难。目前,政府层面已发布了《医院财务制度》《具体指引》《成本规范》等一系列制度办法。在此基础上,一方面需要加强对政策文件的解读和培训,促进政策的落地和推行,提升医疗机构的信息系统和成本核算能力,使医院成本核算结果更具公允性、成本数据更可比,为政府制定卫生经济政策提供依据;另一方面政府相关部门可通过"公立医疗机构经济管理年"等活动,及时总结经验,发掘、树立、宣传、推广一批管理规范、效果良好的成本核算典型案例。这些案例在得到推广应用后,应将其中最具生命力的核算方法尽早纳入国家制度规范中,营造"国家政策指导地方实践、地方实践为国家政策制定提供依据"的良性互动局面,进一步推动公立医院高质量成本核算制度体系构建工作。

此外,成本价格监测工作是成本核算制度体系和医疗服务价格改革中重要的基础性工作。全国医疗服务价格和成本监测与研究网络在国家卫生健康委财务司直接领导下,于2012 年 9 月委托国家卫生健康委卫生发展研究中心创建,2014 年 3 月正式开始运行,是专门研究医疗服务价格和医疗机构补偿机制相关政策的政府工作网络,它是一个在线直报的网络系统,如图 1-14 所示。2020 年成员单位达到 1 422 家,覆盖全国 31 个省(区、市)各级各类的医疗机构,其中公立医院 1 418 家,三级医院 973 家,二级医院 432 家,一级医院

12家,其他医院5家。建立覆盖全国的集医疗服务价格和成本监测、管理、研究于一体的服务网络,对医疗机构经济运行现状、医疗服务价格行为、医药费用结构等进行动态监测,分析有关价格政策对医疗机构运行和临床医务人员行为的影响,是未来支付制度改革的技术支撑和保障。

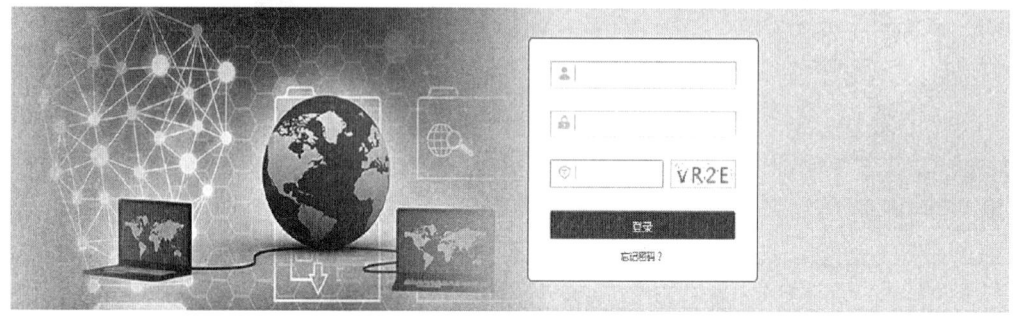

图1-14　全国医疗服务价格和成本监测与研究网络

监测网络平台目前已统一了成本核算单元、医疗服务项目标准等,不间断地进行组织机构成本数据上报和监测分析,可以为相关工作提供基础和支撑。监测网络成员单位上报的内容如表1-4所示。

表1-4　监测网络成员单位上报的内容

序号	内容	来源	信息提取方式	用途
1	医疗机构基本情况表	医疗机构提供	系统在线填报	建立监测网络医疗机构库
2	医疗机构价格项目使用频次年报表	计算机信息系统全年收费项目、价格及使用频次	导出,上传	用于全国各级各类医疗机构医疗服务价格项目使用监测及对比
3	门急诊工作量年报表	上报当地行政部门报表内容	导出,上传	分析医疗机构门诊工作量情况
4	住院工作量年报表	上报当地行政部门报表内容	导出,上传	分析医疗机构住院工作量情况
5	住院病案首页年报表	计算机信息系统全年出院患者信息	导出,上传	分析医疗机构收治患者病种情况及费用结构
6	医疗机构科室成本基本情况年报表	医疗机构填报	科室人数、面积、工作量、收入支出核算填报	为医院成本测算奠定基础
7	医疗机构医辅科室工作量年报表	医疗机构提供	导出,上传	为医院成本测算奠定基础

通过监测网络,国家层面形成《全国医疗服务价格改革进展情况报告》,各省市和医院层面则分别形成《省级监测网络成员单位医疗服务价格和成本分析报告》与《院级监测网络成员单位医疗服务价格和成本分析报告》,为财政分级分类补偿、医疗服务定价与动态调整、卫生资源配置优化等提供依据。

(二)第二层级

使用真实、有效的成本信息作为定价与支付的基础,建立以成本和收入结构变化为基础的价格动态调整机制,理顺医疗服务比价关系,合理、公平地对医院的医疗服务活动进行补偿。有能力的医院则可对自身的成本信息进行全方位的分析,在按病种支付的制度下,将自身与平均水平(定价水平)或同级医院的成本进行比较,有的放矢地进行成本的调整与控制。

(三)第三层级

在微观层面,医疗机构内部真正获益于成本核算的有用信息,通过将成本与个人、科室或部门的绩效挂钩,使医疗机构各类人员都明晰自身担负的成本控制与管理责任,最终实现医院基于成本核算信息的成本绩效管理。宏观层面的理想目标则是基于成本信息的真实性和透明度,通过支付进行调节,使补偿物有所值,实现医疗服务系统内资源的最优配置。

科学地设计一套完整的医院成本核算制度体系,上下对应联动,形成流畅的良性循环机制,使医院成本核算成为信息源、技术手段和管理工具,才能高效促进医疗卫生体制改革目标的实现。

第四节　医院成本核算的方式

医院成本核算需要遵循一定的方式,根据成本核算是否将单位管理费用计入成本,可分为制造成本法和完全成本法。《基本指引》和《具体指引》中都指出,医院应当根据成本信息的需求,对业务活动相关成本核算对象选择完全成本法或制造成本法进行核算,医院业务活动成本归集和分配的一般流程如图 1-15 所示。

一、制造成本法

制造成本法又称变动成本法,是一种传统的成本计算制度。该方法下,医院开展成本核算工作应当只将业务活动费用,即医院将"业务活动费用"会计科目的本期发生额按照活动类型、成本项目,分别归集到直接开展业务活动的业务部门以及为业务部门提供服务或产品的辅助部门,而不将单位管理费用等向成本核算对象分配。需要指出的是,该方法下医院应将业务活动费用在医疗活动和非医疗活动之间进行划分。例如,通过"科教经费"进

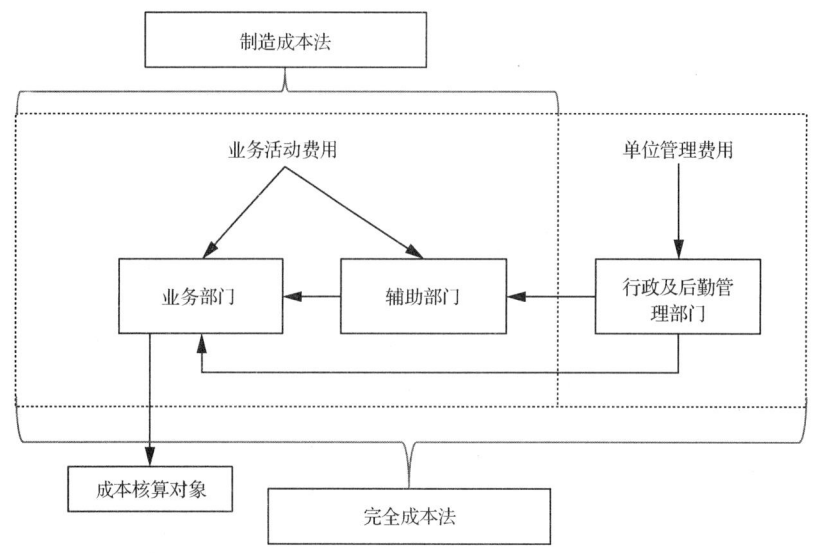

图 1-15　医院业务活动成本归集和分配的一般流程

行明细核算的费用应当计入教学、科研活动成本。难以确定所属活动类型的业务活动费用应当计入医疗活动成本。

（一）制造成本法的主要优点

1. 简化成本核算工作

由于制造成本法只核算业务活动费用,可以省掉许多间接费用的分摊手续。这不仅大大简化了医院成本核算中的分摊工作,而且避免了间接费用分摊过程中可能存在的主观随意性。

2. 便于医院进行内部成本分析和控制

采用制造成本法进行核算有助于将可控的直接成本指标分解落实到临床医技科室,有利于正确进行不同时期的业绩评价,分清各部门的责任,调动医院临床各部门控制成本的积极性。

（二）制造成本法的主要缺点

企业采用制造成本法进行成本核算时,产品成本中只包括与制造活动有关的直接材料、直接人工和间接性的制造费用,而与生产无直接联系的管理费用、财务费用、销售费用等期间费用则通过利润进行补偿,不计入产品成本。换而言之,企业采用制造成本法的前提是产品价格能自主决定,一定销量下产品的收入不仅能补偿变动成本,还能补偿期间费用。对于医院而言,采用制造成本法所提供的成本资料不能满足医院长期运营决策和政府宏观经济决策的需要。最重要的是,医疗服务价格由政府决定,医院处于被动地位。从长期看,医院的各类资源耗费主要从业务收入中得到补偿。如果单位管理费用不计入医疗服务产品成本,那么在制定医疗服务产品收费价格时,就会把价格定得偏低,使医院本就步履维艰的运营雪上加霜,甚至制约整个卫生服务行业的发展。

二、完全成本法

完全成本法是一种从价值补偿的角度出发,将医院所发生的全部资源耗费分配到所核算的成本对象上的成本计算制度。该方法下,医院开展成本核算工作应当将业务活动费用、单位管理费用均归集、分配至成本核算对象,即在制造成本法的基础上,医院还需将"单位管理费用"会计科目的本期发生额按照成本项目,归集到开展行政管理和后勤保障等管理活动的行政及后勤管理部门。需要指出的是,该方法下医院应将单位管理费用分配至医疗活动和非医疗活动成本,非医疗活动成本占业务活动总成本比例不高的医院,可以按照重要性原则将单位管理费用分配至医疗活动成本。

(一)完全成本法的主要优点

1. 符合传统会计理论和经济学成本的定义

完全成本法更符合公认的会计准则和现行政府会计准则制度的要求,强调在医院持续经营假设下的均衡性。医疗服务过程中的所有消耗,不仅包括药品、卫生材料等变动成本,也包含固定资产折旧、无形资产摊销、行政管理部门的人员经费等固定成本,均应通过医院业务收入得到一定的补偿,所以完全成本法更强调成本与补偿的对应,符合经济学的定义。通过完全成本法核算,能够客观反映医院各种成本产生与形成的过程,充分显示成本的构成情况,为医院进行整体资源配置与使用提供相应的量化数据支持,在提高资源利用率、减少资源浪费等方面发挥导向作用。

2. 能为制定医疗服务价格和外部绩效评价提供依据

在国家宏观经济决策和医院的长期运营决策中,完全成本法所提供的信息比制造成本法更具有适用性。只有对医疗活动全过程中的成本进行归集分配和核算,才能全面反映医院成本消耗的水平,进而为政府制定合理的医疗服务产品价格和外部绩效评价提供依据。

(二)完全成本法的主要缺点

完全成本法计算出的成本不利于医院进行内部成本控制和考核,理由在于单位管理费用的形成并非各临床科室能够控制和管理的,比如行政部门的设置、行政部门的人员结构和工资标准、行政部门占用的建筑面积及相应折旧都不是临床科室可以决定的。管理费用和科室成本的相关性以及成本效益的关系均不是最直接的,通过这种分摊方式形成的临床科室医疗成本看似考虑了管理费用,满足了成本核算的完整性,实际上扭曲反映了成本核算单位的直接责任,导致科室成本核算的结果不能反映科室成本管理的真实情况。

综上所述,完全成本法和变动成本法各有利弊。但从某种意义上来说,两种方法的优缺点正好又是互相转化的。实务中,医院可以根据自身管理目标采用不同的成本核算方法。当成本核算目的为内部成本控制、内部绩效评价等时可选择制造成本法,当成本核算目的为医疗服务定价、外部绩效评价等时可选择完全成本法,依托高质量的成本核算软件互相结合,互相补充。

第五节　医院成本核算的原则、周期和定位与进阶

一、医院成本核算的原则

医院成本核算有其特性，《医院财务制度》第 28 条规定，成本核算应遵循合法性、可靠性、相关性、分期核算、权责发生制、收支配比、重要性等原则。《具体指引》和《成本规范》也对成本核算的原则做了相关规定。

（一）合法性原则

计入成本的费用必须符合国家法律、法规及相关制度规定，不符合规定的不能计入。在实际工作中，成本的开支范围是通过国家有关法规、制度加以界定的。医院发生的费用中哪些能计入成本开支范围，哪些不能计入成本开支范围，必须加以严格限制，否则成本核算失去政策依据，就会造成核算的混乱。例如，为购置和建造固定资产和无形资产的资本性支出，按照国家规定不能进入医院的成本支出，待以后提取固定资产折旧和无形资产摊销才能进入医院成本。

（二）真实可靠性原则

医院应当以实际发生的经济业务为依据，客观真实地记录反映医院的成本情况，使其具有真实性、完整性、中立性和可验证性。医院要保证成本核算信息无错误及偏差，不能人为地提高或降低成本，如果不能客观反映医院成本的真实情况，成本核算就失去了存在价值。

（三）相关性原则

医院选择成本核算对象、归集分配成本、提供成本信息等应当与满足成本信息需求相关，有助于成本信息使用者依据成本信息作出评价或决策。相关性原则包括成本信息的有用性和及时性。有用性要求医院成本核算为科学制定医疗服务价格和病种付费提供依据，为医院成本管理、预测、决策服务。及时性强调信息取得的时间性，要求医院充分利用信息化手段，及时采集、处理成本数据、提供成本报表，使信息使用者及时掌握医院成本信息并采取有效措施，促进医院高质量发展。

（四）分期核算原则

成本核算的分期，应当与会计核算的周期保持一致，按年、季、月开展成本核算工作。在此基础上，医院可以根据有关方面的成本信息需求、成本管理等要求确定各类成本工作的核算周期，并根据工作需要定期编制成本报告，全面反映单位的成本核算情况。

（五）权责发生制原则

医院成本核算以权责发生制为核算基础，该原则以权利和责任的发生来决定收入和费

用的归属期。凡是医院在本期内已经收到和已经发生或应当负担的一切费用,不论其款项是否收到或付出,都作为本期的收入和费用处理;反之,凡不属于医院本期的收入和费用,即使款项在本期收到或付出,也不应作为本期的收入和费用处理。例如,应收在院病人的医疗款,无论现金是否收到,均作为当期医院的医疗收入处理;医院发生的预提费用,尽管现金没有支付,也要作为医疗业务成本支出;医院应付未付的社会保障费、水电费、物业管理费等,在账款未支付之前也要列入当期费用。

(六) 收支配比原则

医院在进行成本核算时,应当按照"谁受益、谁负担"的原则,归集、分配各项成本费用,使各项收入与为取得该项收入的成本费用相配比;核算单元的收入与该单元的成本费用相配比;会计期内的收入与该期间的成本费用相配比;各成本核算对象的收入和支出相配比。配比原则和权责发生制原则的应用是互相联系的。例如,患者转科事项,常涉及多科室联动治疗。成本核算如果仅以出院科室为统计依据,会忽略患者出院前在转治科室产生的费用,导致医疗成本和医疗收入无法配比。

(七) 重要性原则

医院在成本核算过程中,以成本—效益理念对主要经济事项及费用应分别核算、分项反映,力求精确;对次要事项及费用,在不影响成本真实性的前提下,可以适当简化处理。开展核算的主要目标就是通过核算来控制成本,挖掘公立医院内部管理潜力,提升公立医院在新医改大形势下的"造血"能力并提高医疗服务项目定价的话语权。同时,医院各类资源是有限的,成本核算不能为了追求核算结果的完美而消耗过多的资源,即所谓过犹不及也。比如,医院引进作业成本法可以清晰地划分医院内部的各种成本动因,使得间接成本分配更加准确,强化成本管理力度。然而作业成本法也存在一定的局限性,主要是其繁杂的操作过程带来的测算难度和测算成本的增加。因而,医院在引进作业成本核算法时,要对实际情况进行分析与评估,在使用作业成本核算法带来的成本质量提高与计量成本的上升之间进行抉择,坚持成本效益原则并明确作业成本核算法的具体实施范围。又如,对于消耗水、电、气的大用户科室,可以首先计算大用户科室的水、电、气消耗,其他部门和科室可按人员比例分摊。因此,坚持重要性原则的好处是,一方面可以保证合理分摊费用,另一方面可以简化计算分配。

(八) 可比性原则

相同行政区域内的不同医院,或者同一医院在不同时期,对相同或相似的成本核算对象进行成本核算所采用的方法和依据等应当保持连续性和一致性,确保成本信息前后连贯、相互可比。若确有变更必要,应将变更的内容、理由、变更的影响等有关情况在医院成本核算报告中予以说明。其目的在于:一方面确保不同期间、不同核算方法成本数据的可比性,以提高成本信息的使用价值;另一方面,可以制约和防止医院因为会计方法和程序的变更,造成成本核算数据与实际相背离。

(九) 适应性原则

由于医疗服务特殊性的影响,医疗服务具有专业性强、技术性强、不确定性因素多的特性,尤其是大型综合医院专科多,专业分工细,成本控制管理难度大。同时,不同地区、不同等级、不同职能的医院所产生的成本也是不一样的。因此医院进行成本核算,应当立足客观实际,运用一定的管理会计方法与医院自身行业特点如综合性医院、专科医院、中医类医院等不同类型医院的特点相结合,构建与医疗服务行业特点、特定的成本信息需求相适应的成本核算体系。

(十)有效性原则

医院进行成本核算管理不可仅追求形式、谋求时髦,也必须以效果、效益为导向,将一切成本转换为医疗服务质量的提升,算为管用,管算结合。有效性是医院成本核算的核心思想。

二、医院成本核算的周期

医院可根据相关部门对成本信息的需求以及成本管理的要求确定成本核算周期,并根据工作需要定期编制成本报告,全面反映医院成本核算情况。原则上,成本核算周期应当与会计核算周期保持一致。

目前,公立医院成本核算的周期在实务以月度为一个核算周期,项目和病种成本核算的周期大都为一年,即上一年度的项目/病种成本一般要在下一年度的年中后才能产出相关数据,因此项目/病种成本核算以年度为核算周期在当前形势下有所欠缺。

(一)数据时效性不足

项目/病种成本核算以年度为核算周期,数据的时效性可能会与真实情况有所偏差。

(1)项目成本中人力成本比重较大,通常情况下医务人员每年的薪酬会随着业务量的增长而增加,这样会造成医疗服务项目成本每年都有一定增加,需要及时进行反映。

(2)按 DRG/DIP 支付改革的要求,需要动态及时反映当期诊疗护理过程中的真实消耗,产出项目/病种成本核算数据以作出应对方案,进行高质量的成本管控,而基于年度核算周期所产生的成本数据难免会有"刻舟求剑"的效应。

公立医院成本核算实践中,科室层级成本通常按月归集,而医疗服务项目成本及病种成本核算则主要基于年度周期进行。由于年度核算周期的内在特性,上一年度的项目与病种成本数据往往延迟至下一年度中期方可完成并用于管理分析。这一显著的时效滞后问题,制约了成本数据在院内运营决策、医保支付谈判、服务价格动态调整及绩效精细化管理等方面的即时应用价值,凸显了年度核算周期在当前管理语境下的适用性不足。

(二)数据准确性不足

以年度为核算周期,会导致一年内的人员流动、空间变化、设备新置及报废、耗材品类变化等因素在核算中无法及时动态反映,最为重要的是难以将这些因素变化进行精细化地按月叠加核算以保证核算结果的准确性。

基于上述理由,建议成本核算基础较好的医院应以月度为最小周期开展项目/病种成本核算,与财务会计核算口径一致。只有这样开展项目/病种成本核算工作才能便于医院进行成本分析与控制,也能为政府相关部门定价提供最新的一手数据。在此基础上,按月加权平均叠加产出季度、年度项目/病种成本核算数据,这也对新医改下公立医院的精细化管理水平提出了很高的要求。

三、成本核算的定位与进阶

成本核算工作在医疗机构未来的运营与发展中占据着举足轻重的地位,它是贯穿医疗机构一切经济运行活动的核心基础,犹如大厦之基石,支撑着整个医疗经济体系的稳健运转。从职能定位来看,成本核算工作将成为未来医疗机构常规职能中不可或缺且极为重要的一部分基础性工作。它并非孤立存在,而是紧密融入医疗机构的日常运营流程,从药品采购、设备购置到人员薪酬核算等各个环节,都离不开成本核算的精准把控。只有做好成本核算,医疗机构才能清晰了解各项资源的投入与产出情况,为合理配置资源、提高运营效率提供有力依据。在管理层面,成本核算工作是未来医疗机构精细化管理水平的重要体现。精细化管理要求医疗机构对每一个运营细节都进行深入剖析和精准控制,而成本核算正是实现这一目标的关键手段。通过对成本数据的细致分析,医疗机构可以发现运营过程中的浪费点和低效环节,进而采取针对性的改进措施,实现管理水平的质的飞跃。例如,通过分析不同科室的成本结构,可以优化科室资源配置,提高科室的整体效益;通过对医疗项目成本的核算,可以合理调整医疗服务价格,确保医疗服务的经济性和可持续性。从政策支持的角度而言,成本核算工作是未来价格改革、支付方式改革的重要支撑工作。在价格改革方面,准确、全面的成本核算数据能够为政府制定合理的医疗服务价格提供科学依据,避免价格过高给患者带来沉重负担,也防止价格过低影响医疗机构的正常运营和发展。在支付方式改革中,成本核算有助于确定合理的支付标准和支付方式,促进医疗机构主动控制成本、提高服务质量,实现医保基金的高效使用和医疗资源的合理配置。同时,成本核算也是一件非常复杂的工作,且核算精度越高所需条件越苛刻,不同精度的成本核算所需的人员、组织架构、信息技术水平和医院管理水平都不同。成本核算的定位意味着一个医院的成本核算要达到什么水平。如果没有成本核算的基础,为了应付主管部门催要的成本报表,采取"快餐式"的办法产出成本数据和报表,如无论是对公共费用的分摊,还是间接科室成本的结转一律采用按人员数量为参数分配的方法,那么就失去了成本核算的意义,也不能反映当期医院成本的真实情况。又如,当医院各方面基础条件处于低阶段时,人为拔高要求以此获得一些不太实际、不精确的数据,其结果可能是欲速而不达。成本核算是当前新医改和政府会计制度改革的重点和难点,是医院实现精细化管理的重要抓手,算为管用,管算结合,把握好成本核算的定位是实现成本核算的关键环节。

单个医院的成本核算工作的发展历程,恰似一场充满挑战与成长的攀登之旅,高质量的成本核算工作宛如那高耸入云的山峰之巅,而中低质量的成本核算工作则是攀登途中必经的崎岖山路。在起步阶段,成本核算工作往往处于中低质量水平。这就如同刚刚踏上山路的攀登者,对前方的道路充满了未知,脚下的路也并不平坦。可能存在成本核算体系不完善的情况,就像山路上的路标缺失或指引不清,让核算人员难以准确把握方向;数据收集不准确,仿佛是山路上的碎石,随时可能让人绊倒,导致核算结果出现偏差;核算方法简单粗放,恰似攀登者使用的简陋工具,难以应对复杂的地形,无法精准地核算出成本。但攀登者并没有因此而放弃,他们深知只有不断努力,才能到达山顶。同样,核算人员不应也不会满足于中低质量的成本核算工作,而是积极采取措施加以改进。像专业的登山向导一样,不断优化成本核算体系,明确核算范围和流程;对数据进行精细的筛选和整理,确保其准确性和可靠性;学习和应用更先进的核算方法,提升核算的精度和效率;加强人员培训,提高成本核算人员的专业素养和业务能力。在这个过程中,成本核算工作逐渐克服了中低质量阶段的种种困难,一步一个脚印地向上攀登。最终,当核算人员成功克服重重挑战,形成一套科学、规范、高效的成本核算体系,成本核算工作便实现了从中低质量向高质量的跨越式转变,屹立于管理之巅,为医院的战略决策与可持续发展提供坚实的数据支撑,照亮精细化管理和价值提升的前行之路。

第六节　医院成本核算的对象

与企业主要聚焦产品的成本核算不同,医院可以根据成本信息的需求,多维度、多层次地确定成本核算对象。

一、按与财务会计核算的关系划分

医院成本核算是以财务会计核算为基础的,成本核算所需的相关基础信息数据主要由财务会计核算产生,财务会计有关明细科目设置和辅助核算也应当满足成本核算的需要。根据与财务会计核算的关系,医院成本核算对象可分为两大类:第一类是服务于财务报表编制的。当成本核算对象为自制或委托外单位加工的各种物品、建设工程项目、自行研究开发项目时,应当遵循政府会计准则制度的规定,分别通过"加工物品""在建工程""研发支出"等会计科目归集和结转成本,并在财务报表中列示,也就是说部分成本核算结果已经在财务会计核算上得以反映。第二类是服务于管理需要的。医院大量成本核算活动虽然以财务会计核算的数据为基础,但其核算过程和结果相对独立。在财务会计核算中,除财务会计"加工物品""在建工程""研发支出"等特定项目外,医院的费用大多通过"业务活动费用""单位活动费用"等会计科目归集,上述费用的信息用于计算业务活动、项目、医院整体、各核算单元等特定成本核算对象的成本,但成本核算的过程和结果无需在会计账簿和财务报告中反映。对于医院来说,成本核算的重点是满足成本控制、医疗服务价格监管、绩效评价等管理方面的成本信息的需求,《基本指引》也要求"单位应当根据其职能目标确定主要的医院专业业务活动,作为基本的成本归集和分配的对象"。医院的专业业务活动根据其职能目标确定,一般包括医疗、教学、科研、预防活动。因此,医院应当将专业业务活动中的医疗活动作为基本的成本核算对象,具备条件的医院可以核算教学、科研、预防活动的成本。《具体指引》也在附则中明确非医疗活动成本核算可以参照医疗活动成本核算相关规定,财政部作出专门规定的,从其规定。有关成本核算对象类型的关系如图 1-16 所示。

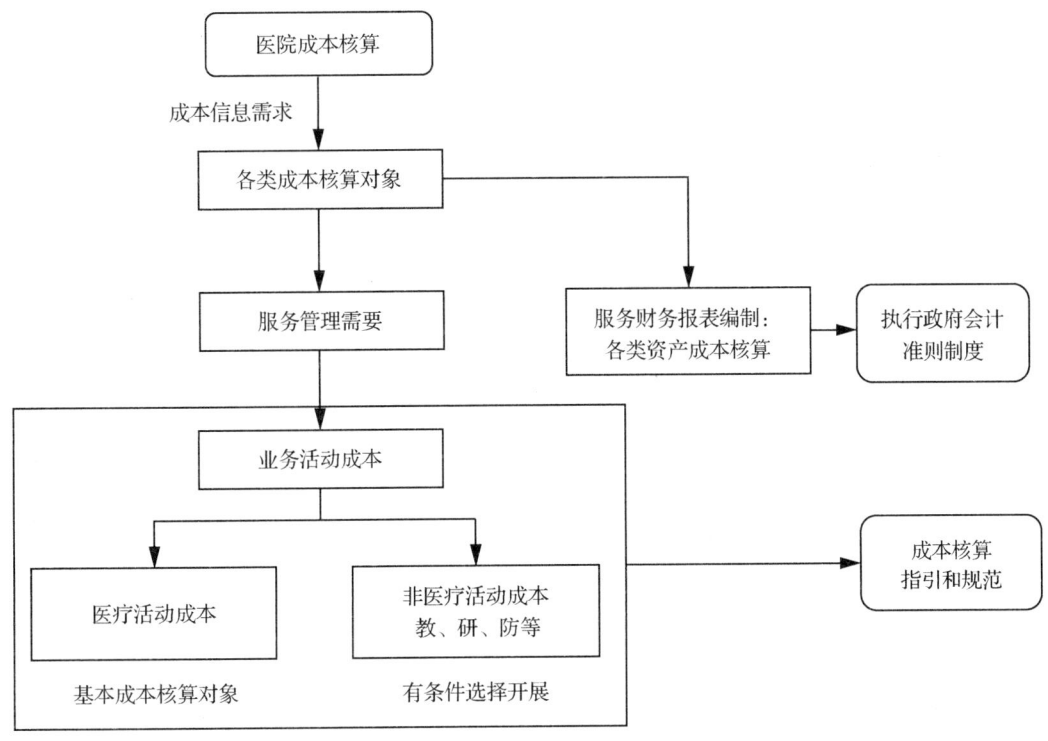

图 1-16 有关成本核算对象类型的关系示意图

资料来源:《具体指引》(财会〔2021〕26 号)。

二、按医疗活动分类划分

鉴于医疗机构所提供的医疗服务的复杂性,其成本核算对象也是多元化的。医疗机构按照不同的标准开展成本管理工作,可以将成本进一步划分为以下成本核算对象:科室成本、诊次成本、床日成本、医疗服务项目成本、病种成本、疾病诊断相关分组(DRG)成本。

(一)科室成本

科室成本是指将医院医疗服务业务活动中所发生的各种耗费以科室为核算对象,归集、分配和核算各项支出,并进一步计算科室门急诊成本、住院成本的单位成本。

(二)诊次成本

诊次成本是以诊次为核算对象,将科室成本进一步分摊到门急诊人次中计算的成本。

(三)床日成本

床日成本是以床日为核算对象,将科室成本进一步分摊到住院床日中计算的成本。

（四）医疗服务项目成本

医疗服务项目成本按照各省级医疗服务价格主管部门制定的医疗服务价格项目（不包括药品和可以单独收费的卫生材料）划分，以各医疗服务价格项目为成本核算对象，并进一步计算其单位成本。

（五）病种成本

病种成本按照病种划分，以各病种为成本核算对象，并进一步计算出的单位成本。

（六）疾病诊断相关分组（DRG）成本

疾病诊断相关分组（DRG）成本按照 DRG 组划分，以各 DRG 组为成本核算对象，并进一步计算其单位成本，即 DRG 成本。

此外，《具体指引》和《成本规范》均未提及 DIP 成本核算。在不同付费方式下，从本质上讲，无论是单病种成本核算、DRG 成本核算还是 DIP 成本核算，数据源均来自病案首页，关键字段均为主要诊断、手术操作及治疗方式，不同的只是其分组原理，其成本核算的内涵及方法仍然是一样的。

成本核算一般应以科室、诊次和床日为核算对象，三级医院及其他有条件的医院还应以医疗服务项目、病种等为核算对象进行成本核算。将医院成本再细分为不同的成本对象，不仅有助于医院规范管理，还能够根据实际成本对政府财政拨款和收费定价进行调整。科室成本核算满足了医院的成本控制、预算管理、责任中心管理和绩效考核需要；项目成本核算是更精益化的成本管理，对医疗项目价格调整以及医疗服务财政补偿有指导性作用；病种成本核算（含 DRG/DIP 成本核算）是医保支付方式调整之后的核算方式，有助于提高医院竞争力，规范诊疗行为。

从医院经济管理的角度来看，成本是反映医院内部价值创造与转移过程的关键指标，它犹如一条贯穿医院运营体系的河道，生动地描述了医院内部的价值流。这条"河道"涵盖了医院在提供医疗服务过程中所发生的各类耗费，包括人力成本、物耗成本等。人力成本涉及医护人员的薪酬、福利、培训等费用，是医院为获取专业医疗服务能力所付出的代价；物耗成本包括药品、医疗器械、卫生材料等的采购成本，以及医院基础设施的折旧和维护费用，体现了医院在物质资源方面的投入。这些成本要素相互交织、相互影响，沿着医院的价值创造链条不断流动，形成了医院内部独特的价值流。成本对象则是医院成本分配和核算的具体载体，更像是一个个相对独立的湖泊。它们可以是医院的各个科室，如内科、外科、妇产科等，每个科室都有其特定的医疗服务项目和运营特点，需要分别核算成本以评估其经济效益和运营效率；也可以是医院的医疗服务项目，如一项特定的手术操作等，通过对这些项目的成本核算，可以了解项目的成本构成和盈利情况，为医院制定合理的价格策略提供依据；还可以是医院的病种，按照疾病诊断相关分组（DRG）或病种分值付费（DIP）等方式，对不同病种的成本进行核算和分析，有助于医院优化医疗资源配置，提高医疗服务质量。不同的成本对象如同一个个湖泊，接收着成本河道输送的"水流"，并在各自的领域内进行价值的沉淀和转化。至于成本的归集与计算，取决于成本核算对象的选取。成本核算对象选取方法的不同,会导致成本核算结果不同。成本归集与分配是成本核算的基本内容,并非所有成本与成本对象之间都能够建立起直接分配的关系,因此成本核算的难点在于如何归集间接成本并按照合适的方式进行分配。在企业中,为了适应各种生产特点和管理要求,产品成本核算有三种不同的成本计算对象,以产品成本核算对象的不同为主要标志,形成了三种不同产品成本核算方法。产品成本对象包括品种、批次和步骤三种,所以形成了品种法、分批法和分步法三种产品成本核算的基本方法,以及分类法、定额法等辅助方法。在医院成本核算中,针对不同对象的成本核算也大量借鉴了企业的成本核算方法,如医疗服务项目成本核算就是按上千个品种一一归集计算成本,病种成本核算是一种分类计算成本的方法,科室成本核算则是分步法的具体应用,但医院成本的特殊性又使得医院必须要建立一套符合自己的行业特点的方法体系来开展医院成本核算工作。

第七节　医院成本核算范围和口径

一、成本核算范围

(一)医院成本项目

医院成本项目是指医院为保障业务活动经营所发生的各种资源消耗,这些消耗按照一定的标准进行归集、核算和分配就成为反映成本构成的具体项目。《成本规范》规定医院应当根据国家规定的成本核算口径设置成本项目,并对每个成本核算对象按照成本项目进行数据归集。医院成本项目包括人员经费、卫生材料费、药品费、固定资产折旧费、无形资产摊销费、提取医疗风险基金、其他运行费用7大类。

1. 人员经费

人员经费是指医院发生的工资福利支出、对个人和家庭的补助支出。工资福利支出包括基本工资、津贴补贴、奖金、社会保障缴费、伙食补助费、绩效工资和其他工资福利支出等。对个人和家庭的补助支出包括退职费、抚恤金和生活补助、救济费、医疗费、住房公积金、住房补贴和其他对个人和家庭的补助支出等。

2. 卫生材料费

卫生材料费是指医院为开展医疗服务活动及其他活动而消耗的卫生材料,包括各类医用材料(如植入性高值耗材晶体、支架等)、低值医疗材料、血液、氧气及试剂等。

3. 药品费

药品费是指医院为开展医疗服务活动发生的药品耗费,包括西药、中成药和中草药等。

4. 固定资产折旧费和无形资产摊销费

固定资产折旧费和无形资产摊销费是指医院按规定提取的固定资产折旧和按规定计提的无形资产摊销。按原《医院会计制度》的要求,医院使用自有资金形成的固定资产折旧和无形资产摊销记入"医疗业务成本"和"管理费用"科目,而医院使用财政项目补助和科教项目资金形成的固定资产折旧和无形资产摊销冲减"待冲基金"。政府会计准则制度实行后,取消了"待冲基金"这一科目,医院无论使用自有资金还是使用财政项目补助和科教项目资金形成的固定资产折旧和无形资产摊销均记入"业务活动费用"和"单位管理费用"科目,但需要按经费性质进行明细核算。这样一方面在结转本期盈余的时候能够分清折旧是由哪些来源的资金形成的;另一方面有利于开展医院全成本核算,将财政项目补助和科教项目资金形成的固定资产折旧和无形资产摊销继续全部纳入成本核算范围。

5. 提取医疗风险基金

提取医疗风险基金是指医院按医疗收入总额和规定比例提取的医疗风险基金。

6. 其他运行费用

其他运行费用包括医院发生的办公费、印刷费、咨询费、手续费、水费、电费、邮电费、取暖费、物业管理费、差旅费、因公出国(境)费用、维修(护)费、租赁费、会议费、培训费、公务接待费、专用燃料费、劳务费、委托业务费、工会经费、福利费、公务用车运行维护费、其他交通费用、其他等。

医院可以根据需要在上述成本项目下设置明细项目或进行辅助核算。

医院成本项目核算数据应当与政府会计准则制度中"业务活动费用""单位管理费用"等科目的有关明细科目的数据保持衔接,并确保与财务报表数据的同源性和一致性。

（二）不计入成本核算范围的支出

医院开展成本核算工作是以医院成本资源消耗的经济实质为基础,在扣除一定范围的成本支出后按照制造成本法或完全成本法的理念来开展进行的。2012年执行的《医院财务制度》初步设计了医院开展成本核算工作的总体框架,其中第三十四条明确规定:为了正确反映医院正常业务活动的成本和管理水平,在进行医院成本核算时,凡属下列业务所发生的支出,一般不应计入成本范围:

（1）不属于医院成本核算范围的其他核算主体及其经济活动所发生的支出。例如,甲医院受托管理乙医院,其委托方是医院外部主体,拥有被委托管理的乙医院的资产控制权。故乙医院的各类收入和发生的成本都不属于甲医院的成本核算范围。

（2）为购置和建造固定资产、购入无形资产和其他资产的资本性支出。资本性支出不属于医院成本核算范围,当固定资产折旧或无形资产摊销时,才进入医院成本核算的范围。

（3）对外投资的支出。无论是何种形式的短期还是长期投资及支出,均不属于成本核算范围。

（4）各种罚款、赞助和捐赠支出。

（5）有经费来源的科研、教学等项目支出。

（6）在各类基金中列支的费用。

（7）国家规定的不得列入成本的其他支出。

《成本规范》第18条规定,不属于成本核算对象的耗费,不计入成本核算对象的成本。这类费用主要包括以下3种。

（1）不属于医院成本核算范围的其他核算主体及经济活动发生的费用。

（2）在各类基金中列支的费用。

（3）国家规定不得列入成本的费用。

二、医院成本核算的口径

医院的成本核算的口径可划分为医疗业务成本、医疗成本、医疗全成本和医院全成本。

（一）医疗业务成本

医疗业务成本是指医院业务科室开展医疗服务业务活动发生的各种耗费，不包括医院行政后勤类科室的耗费及财政项目拨款经费、非同级财政拨款项目经费和科教经费形成的各项费用。

医疗业务成本 ＝ 临床服务类科室直接成本＋医疗技术类科室直接成本＋医疗辅助类科室直接成本

（二）医疗成本

医疗成本是指为开展医疗服务业务活动，医院各业务科室、行政后勤类科室所发生的各种耗费，不包括财政项目拨款经费、非同级财政拨款项目经费和科教经费形成的各项费用。

医疗成本 ＝ 医疗业务成本＋行政后勤类科室成本

（三）医疗全成本

医疗全成本是指为开展医疗服务业务活动，医院各部门发生的各种耗费，以及财政项目拨款经费、非同级财政拨款项目经费形成的各项费用。

（四）医院全成本

医院全成本是指医疗全成本的各种耗费，以及科教经费形成的各项费用、资产处置费用、上缴上级费用、对附属单位补助费用、其他费用等各项费用。

医院成本的范围和口径可以根据成本信息需求进行调整。例如，为满足医疗服务价格监管、制定医保支付标准等需求，应当在医疗全成本基础上，按规定调减不符合有关法律法规的费用、有财政资金补偿的费用等。财政资金补偿的费用一般包括"业务活动费用""单位管理费用"和会计科目下通过"财政基本拨款经费""财政项目拨款经费"进行明细核算的费用。

根据成本信息报告目的和所要反映问题的不同，医院成本核算中收入与成本的对应关系也不同。通常医疗业务科室的医疗收入及财政基本拨款收入与医疗业务成本对应，反映医疗业务科室收入及财政基本拨款收入弥补自身直接成本消耗的运营状况；医院医疗收入及财政基本拨款收入与医疗成本对应，反映医院医疗收入和财政基本拨款收入弥补自身成本消耗的运营状况；医院医疗收入及财政拨款收入与医疗全成本对应，反映医院提供医疗活动的运营总体状况；医院总收入（含医疗收入、财政拨款收入、科教收入及其他各类收入）与医院全成本对应，反映医院开展医教研防等活动的运营状况。

对于医院成本核算的范围与口径更加详细的探讨可见本书第八章第一节。

第八节　医院成本核算的流程

医院按照设置成本核算单元、数据采集、数据校验和校正、成本归集、成本核算和成本报告等流程,开展全成本核算工作。

一、设置成本核算单元

成本核算单元的设置涉及医院内部核算的方方面面,为保障管理的有效性和持续性,在开展成本核算之前医院应首先梳理现状下的科室结构,从医院层面统一规范院内科室的名称和编码,能在信息系统中进行规范更改的则予以更改,不能更改的则要建立明确的对应关系。在此基础上,对之后科室名称的新增、更改、取消等建立审批管理制度,逐步使科室的架构规范化,促进成本核算工作的效率和准确性的逐步提高。从提高成本核算的精细化角度看,核算单元应尽可能小化。单元的细分程度决定了医院的管理层深度,在医院管理能够监控的前提下,越细致的核算单元也越能体现医院成本的真实状况。但是,不同医院的管理基础是不同的,如果仅仅实现了核算单元的细分,但各类数据的细分程度不匹配,不能按最小核算单元进行采集,那么这样的细分是没有实际意义的。成本核算涉及大量的数据归集,所有数据的细分程度每递进一个层级都需要投入管理成本,所以对核算单元的细分程度要通过深入实际的调研才能确定。

二、数据采集

医院应明确成本核算部门和相关部门的职责,各部门应按规范路径采集成本核算所需的基础数据和各管理信息系统字段的末级节点数据,以保证核算结果的准确性。采集的内容主要包括以下三个方面。

(一)成本数据

成本的汇总数据主要采集自医院的财务系统"业务活动费用""单位管理费用""资产处置费用""上缴上级费用""对附属单位补助费用""其他费用"科目下的所有明细科目,并按成本核算单元归集到人员经费、卫生材料费、药品费、固定资产折旧费、无形资产摊销费、提取医疗风险基金、其他运行费用7个成本项目。其中,对于这些成本项目下的明细数据可以从医院资源规划系统(HRP)、财务预算报销系统等系统中采集。

(二)收入数据

按权责发生制原则,依托医院信息管理系统(HIS)采集医疗服务收入、卫生材料收入、药品收入的数据等收入数据。值得一提的是,医院信息管理系统(HIS)的原始数据虽然有符合实际业务的"规则",但可能与成本核算系统要求的数据不一致。如果要两者达到一致,就必须设计一套"算法",将规则的内容进行转换,很多医院的数据出错就是因为缺乏这个过程以及"算法"的确认(校验及校正)。以患者转科所带来的收入采集事宜为例,患者住院后因为病情诊断或治疗方案需要转入其他科室,转科前由主治医师开转科医嘱,并写好转科记录,由护士通知住院处并按联系的时间转科。如某患者因为长期胃溃疡入院在消化科,经胃镜检查后发现是中晚期胃癌,再转入普外科进行胃癌扩大根治术后康复出院,转科流程如图 1-17 所示。实务中,一些医院在患者转科时并没有在 HIS 中同步分别记录患者所属科室及医疗服务的执行科室,造成患者所有的收入都计入最后住院科室。如此,会导致参与患者住院过程的各个科室的收入与成本无法配比,进而导致后续项目成本、病种成本等核算结果出现瑕疵,其影响程度与核算期间转科数量成正比。对医疗工作而言者转科事项有内部转科相关规定和手续,对医院成本核算工作而言患者转科事项也应该有相应规则。对此,医院应从源头 HIS 开始,按患者在各科室接受治疗的时间分段计算各科室的收入,从而为后续核算打下坚实的基础。

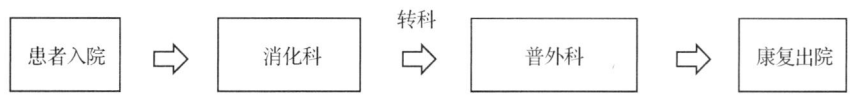

图 1-17　某患者转科示意图

(三) 其他相关数据

其他相关数据主要包括人员数量、工作量、房屋面积、医疗统计信息(如病案数据)、核算单元基本信息、后勤保障信息和医学装备信息等。

三、数据校验和校正

高质量的成本核算基础数据是成本核算的基础和前提。成本核算数据的统计范围、统计方法、统计口径等维度,以及成本数据采集的数据来源、采集周期等环节均有可能影响成本核算数据的质量。为了保证成本核算数据的有效性和准确性,需要对成本核算数据进行多重校验,包括线下数据与线上数据的稽核、系统之间的稽核、报表之间的稽核、成本分摊前后的数据稽核、平衡公式的稽核校验、系统异常报警提醒等,并及时进行校正。

(一) 数据校验

根据校验方式的不同,数据校验可分为来源校验、交叉校验、同比校验、环比校验等。来源校验要求采集数据与验证数据完全一致,交叉校验、同比校验、环比校验的采集数据与验证数据可根据医院的实际情况设置差异阈值。

1. 来源校验

将采集到的成本核算系统的数据与医院原始数据进行校验。如将成本核算系统中的科室直接成本(来源于医院财务系统)与医院财务系统科室直接成本核算数据进行校验。

2. 交叉校验

对不同来源的成本核算数据进行校验,如对分别来源于 HIS 系统和医院财务系统的医疗收入数据进行校验。

3. 同比校验

将采集到的成本核算系统的数据与上一年度同期数据进行校验,如将当月成本核算系统采集的工作量数据与上年当月的工作量数据进行校验。

4. 环比校验

将采集到的成本核算系统的数据与上一期数据进行校验,如将当月成本核算系统采集的卫生材料领用数据与上一期的卫生材料领用数据进行校验。

5. 相关平衡校验

将具有逻辑关系的不同字段进行相关平衡校验,如将平均开放床位数与实际开放总床日数÷365进行校验。

(二)数据校正

根据成本核算数据校验的结果,专职成本核算员应分析成本数据差异的原因,优化业务流程和数据采集流程,并对需要进行调整的成本核算数据进行校正。

四、成本归集

数据采集及数据相关质控后,医院应严格遵守"权责发生制""谁受益谁承担成本""支出跟着收入走"的原则,确认成本费用对象并进行成本归集。通过健全的组织机构,按照规范的统计要求及报送程序,将费用直接或通过计算分配到相应的核算单元,并形成核算单元的直接成本,完成核算单元的归集。成本归集分两种情况,一种情况是直接计入,即成本能直接计入核算对象;另一种情况是计算计入,即由于受计量条件所限无法直接计入核算对象的成本,根据重要性和可操作性等原则,按照确定的标准进行分配,计算计入相关科室单元。

五、成本核算

直接成本归集完成之后,期末进行间接成本分摊,以完成全成本核算。在进行成本分摊之前,需要确定成本分摊的路线和方法,选择科学、合理的成本分摊方案。在此基础上开展科室成本核算、诊次成本核算、床日成本核算、医疗服务项目成本核算、病种成本(含DRG/DIP)核算。同时,根据不同核算口径分别形成医疗成本、医疗全成本和医院全成本的核算结果。成本核算口径和成本核算对象之间的常用关系如图 1-18 所示。

需要指出的是,直接成本和间接成本的分类不是绝对的,而是处于辩证变化的过程中,随着成本对象的变化而变化。如财务处的各项成本对于行政后勤科室来说属于直接成本,对临床科室来说则属于间接成本。

六、成本报告

根据成本核算结果编制成本报告,医院成本报告应包括成本报表和成本分析报告。成本报告应如实、正确、动态、及时地核算,反映出阶段期间医院运营服务实际总成本和单位

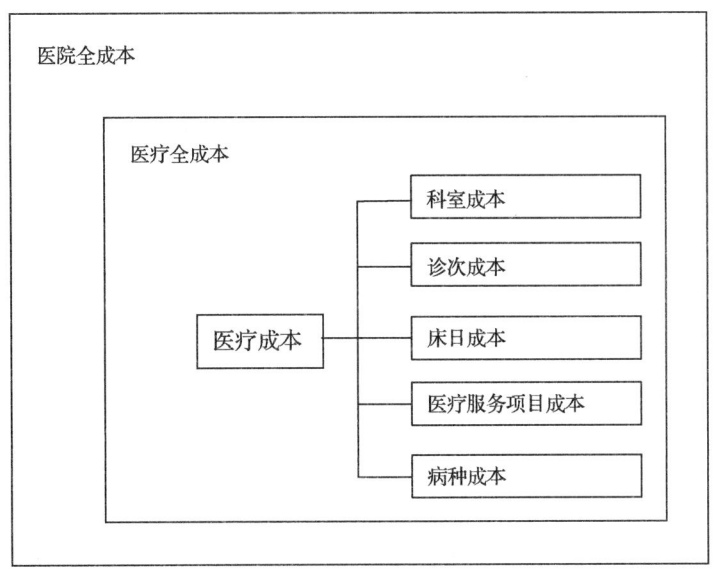

图 1-18 成本核算口径和成本核算对象之间的常用关系图

成本核算数据,为医院运营管理决策提供科学依据。

医院成本核算的基本流程如图 1-19 所示。

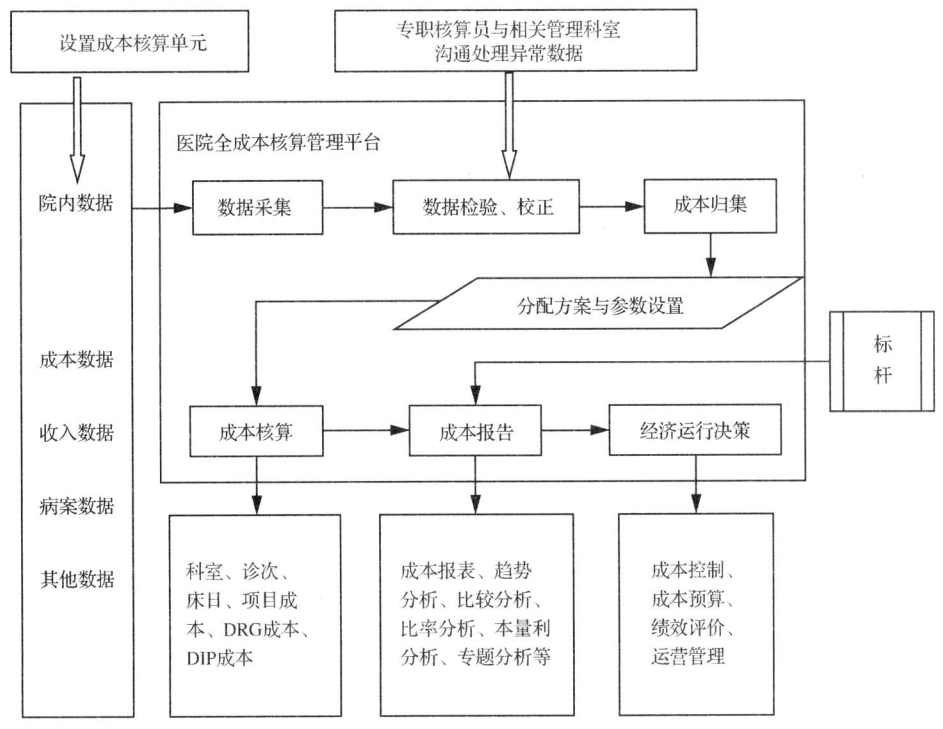

图 1-19 医院成本核算的基本流程示意图

第九节　医院成本核算的基础工作

当前公立医院业务活动及资金资产管理日益复杂,收支规模不断扩大,经济运行压力不断加大,对成本核算的精细化管理需求日益增加。公立医院亟需构建一个全面、有效的成本核算管理体系,建立健全成本核算管理制度,完善成本核算各层级组织机构,明确各组织机构主要职责等,扎实做好各项基础准备工作,确保成本核算工作有序进行。

一、建立健全医院成本核算管理制度

医院应根据国家和地方相关制度,结合自身实际建立健全本医院的成本核算管理制度,确定成本核算主要目标,制定成本核算管理办法,建立成本核算工作流程及细则。各医院在管理制度的总体要求下,明确参与成本核算工作的相关部门,界定各个职能部门参与成本核算的主要职责,动员全院参与。

二、完善医院成本核算各层级组织机构

成本核算工作是涉及医院经济运行管理全方位和全过程的工作,是医院财务管理中最为复杂的过程。与内部控制的实施一样,没有医院一把手的重视和支持,这项工作难以持续有效开展。从目前一些试点探索成本核算的大型医院的实践经验看,成本管理工作大都是在医院院长和高层领导的大力支持下顺利推进的。因此,医院应完善顶层设计,建立健全医院成本管理各层级组织机构,如图 1-20 所示。

（一）成立医院成本管理领导小组

医院应成立成本管理领导小组,组长由医院院长担任,副组长由总会计师(或主管经济的院领导)担任,成员包括财务、医保、物价、运营管理、医务、药剂、护理、信息、人事、后勤、设备、资产、病案统计等相关职能部门负责人以及部分临床科室负责人。领导小组主要职责包括审议医院成本核算工作方案及相关制度、明确各部门职责、协调解决成本核算相关问题、组织开展成本核算、加强成本管控、制订相匹配的绩效考核方案、提升运营效率。成本管理领导小组在医院成本核算工作中起到了决定性的作用,为成本核算的成功实施扫清了障碍。

（二）成立医院成本管理机构

成本核算不仅涉及面广,而且纷繁复杂,与各临床学科、职能部门(医务处、护理部、后勤保障处、信息处等)之间存在千丝万缕的关系,仅靠财务部门无法单独完成,需要有关科室、职能部门及职工的密切配合与广泛支持,如成本核算的数据不仅需要财务部门的会计数据,还需要各部门和各科室提供的相关业务数据。此外,成本核算的最终目标是控制成本、降低成本,这更需要所有科室和全体职工的积极参与。因此,医院应设置成本管理工作小组,作为成本管理工作领导小组的日常办事机构。该机构由总会计师担任组长,作为院

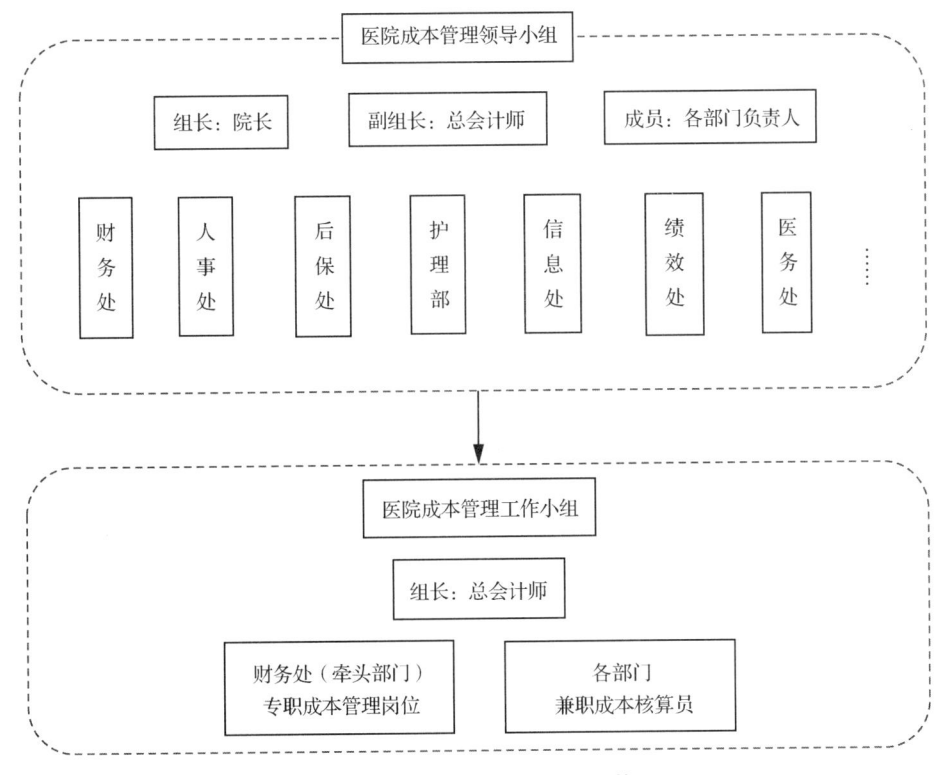

图 1-20 医院成本管理组织机构图

级领导协调各方资源;医院财务部门作为牵头部门,并根据医院规模和等级配备专职成本核算人员;其他相关部门设立兼职成本核算人员,为成本核算有序进行提供保障条件。

1. 医院成本管理工作小组的主要职责

(1)依据《医院财务制度》、政府会计准则制度、《基本指引》、《具体指引》、《成本规范》等制度的要求,结合医院成本管理战略目标,制定内部成本管理实施细则、岗位职责及相关工作制度等。

(2)组织落实医院成本管理工作领导小组的决定,开展成本核算、预测、分析、控制等相关工作,按照有关规定编制并报送相关报表。

(3)负责成本核算具体工作和管理,以及各项考评制度的制定和实施,为医院管理提出成本管控建议。

(4)根据工作需要开展院内成本管理业务培训和工作指导。

(5)负责成本管理资料的收集、整理、查询和更新工作,建立健全成本管理档案资料库。

2. 医院各职能部门成本管理职责

医院相关职能部门需确定成本管理兼职人员,按照成本管理工作领导小组的部署,在成本管理机构的指导下,依据相关规定和要求完成与本部门相关的成本信息采集、核对、报送等工作,落实本部门相关的成本控制措施,具体如下。

1)财务部门

(1)根据相关财务、成本管理制度的要求,制定本单位财务制度和具体落实措施。

（2）做好定额、预算的制定和修订工作,严格按照国家和上级规定设置会计科目,正确划分业务支出和其他支出、经常性支出和非经常性支出、直接费用和间接费用、固定成本和变动成本、可控成本和不可控成本、本期费用和下期费用以及各成本核算对象之间的界限。

（3）应选择安全可靠且操作方便的财务软件信息系统,方便医院收入数据、成本费用数据和其他相关数据的收集、登记、归类、计算和分析工作的顺利进行。

（4）建立健全并完善医院核算单元的设置和分类,做到医院全成本核算。

（5）确保收集到的成本核算数据与相关财务、会计报表数据保持一致。

2）人事部门

（1）应根据相关规章制度建立健全医院人力资源管理制度,合理配置医院人力资源。

（2）应核定各成本核算单元人力成本（包括职工薪酬、社会保障费等）和实际在岗人员分布变动情况,核算单元人员包括医生、护士、技师、药师、管理人员、后勤人员和其他人员。

3）后勤部门

（1）应根据相关规章制度建立健全医院后勤管理制度。

（2）负责统计各部门水、电、气、油耗用（量、额）、设备及房屋维修保养、外线电话费、维修工作量等。

（3）负责与财务部门共同确定后勤财产物资的计价方法,建立和实施各项财产物资收发、领退、转移、报废、清查盘点制度。

（4）健全与成本核算有关的各项原始记录,统计和报送各部门领用或消耗的材料、低值易耗品等成本信息。

4）医学设备部门

（1）应根据相关规章制度建立健全医院医学装备管理制度。

（2）负责各部门固定资产（专用设备）使用、维修、保养等费用,负责与财务部门共同确定财产物资的计价方法,建立和实施各项财产物资收发、领退、转移、报废、清查盘点制度。

（3）健全与成本核算有关的各项原始记录,统计和报送各部门专业医疗设备的使用分布与变动资料、领用或消耗的卫生材料、医用低值易耗品及配件等的成本信息。

5）药剂部门

（1）应根据相关规章制度建立健全医院药剂管理制度。

（2）负责医院药品购进、入库、出库的价格和数量管理。

（3）药剂各部门对医院临床和医技各部门药品领用的统计和报送。

6）供应室、氧气站、血库、洗衣房等医辅部门

（1）根据相关规章制度建立健全成本管理制度。

（2）建立医院内部服务价格,实现内部服务计量化。

（3）负责医院各部门实际领用或发生费用的统计和报送。

7）信息部门

（1）根据相关规章制度建立健全本部门管理制度,确保医院信息系统安全、快捷运行。

（2）建立医院统一标准的数字单元字典,保证成本核算数据的归集、整理的准确性和完

整性。

（3）研究成本核算系统与医院信息系统的整合，提出成本核算与会计核算系统、医院信息系统的整合方法。

（4）在遵守政府会计准则制度和医疗业务各项规章制度的前提下，规范成本的数据源、数据处理口径及处理过程，对数据源头进行梳理，数据流程进行归并，做到一次录入，各子系统共享，实现成本核算数据在医院各业务层日常工作过程中的自动采集和处理，成本数据与相应的业务报表衔接，在不增加各部门工作量的基础上，确保成本数据的可靠性、及时性和完整性。

三、健全原始记录

原始记录是按照规定格式，对医院在医疗业务活动的各种资源耗费如医院各环节的业务量、工时消耗、药品与卫生材料消耗、各种费用开支的最初记载，是反映医院经济运营活动的第一手资料。原始记录是一切核算的基础，因此原始记录必须真实正确、内容完整、手续齐全，以便为成本核算、控制、预测和决策提供客观的依据。因此，原始记录制度要既符合各方管理需要，又符合成本核算要求；既科学简便易行、讲究实效，又符合有关规定。组织职工认真做好原始记录的登记、传递、审核和保管工作。

四、建立健全各种物资的领用制度

成本核算以价值形式来核算医院经营管理中的各项费用，但价值形式的核算是以实物计量为基础的。因此，为了进行成本管理和正确地计算成本，必须建立和健全各种物资的领用制度。有关部门和临床科室领用物资时都应填制相应的领料单，物资在批准后才能出库，并要求供应部门每月末按领用科室将费用明细反馈给财务部门，计入相关科室的辅助账，以反映各科室物资消耗的实际情况。各类物资包括卫生材料、低值易耗品、办公用品、印刷品、清扫用具、其他材料等。

五、清产核资

要正确核算医院的成本，必须摸清全院的财产情况，查清各科室部门和班组的财产占用情况，并定期开展资产核查工作。在此基础上确定各成本核算单元的折旧成本，确保资产成本原始资料的真实与完整。

六、建立适合医院自身情况的内部结算价格

在医院正常的运营过程中，内部各部门之间往往会互相提供一些劳务、材料、半成品等，如消毒供应室、洗衣房等辅助科室提供的服务等。为了分清这些内部单位的经济责任、明确各单位工作业绩以及总体评价与考核的需要，医院需要按照"谁受益，谁承担费用"的原则制定合理的院内结算价格，作为内部结算的依据。实务中，制定医院内部结算价格主

要是针对大中型医院,小型医院或者后勤实行外包业务的大中型医院可以简化该项基础工作。

七、建立医院信息标准化委员会

数据字典是信息系统的灵魂。医院各类信息系统都涉及大量的基础数据字典,如医院人员字典、核算单元字典、医疗物资数据字典、资产数据字典等,各种基础数据字典都应在各个系统之间进行共享,这是系统集成的基础,数据只有在统一标识的前提下才能实现医院运行平台数据的整合与业务协同。在实务中,该工作往往在全成本核算体系的构建过程之初不被重视,而导致信息系统建设滞缓、运行效率低下。因此,医院的各类数据字典的工作相当于为医院的整个信息系统搭建应用的地基,高质量的全成本核算信息系统的构建必然需要医院有一套科学、标准、有弹性的高质量数据字典,如此才能保证系统功能的最大限度发挥和各种管理手段的良好实现。

对此,医院应积极宣传医院信息标准化的意义,统一全院各部门人员的认识,并在院内成立信息标准化委员会。主管信息的副院长担任主任委员,总会计师作为副主任委员之一,下设信息标准化管理办公室(可放在信息处)。以《成本规范》中的单元命名及编码为基础建立内部编码规则,形成完整的高质量院级核算单元数据字典。在此基础上,医院应建立一套标准化核算单元数据字典管理制度,包括管理部门、单元名称的规则和命名、标准单元编码以及发布使用过程中对其修改、增减或变更等事宜的信息传递流程和管理规则。这是医院各个部门及信息化系统建立单元数据字典的工作规范。通过信息系统单元数据字典标准化、规范化建设,让医院各个独立系统之间的数据进行流通,打通数据孤岛,才能真正形成一套动态管理的适用于本院成本核算的单元数据字典以及其他数据字典。

八、加强医院成本核算队伍建设

医院成本核算工作的深度、难度和广度决定了这项工作的艰巨性和长期性,而成本核算人员业务水平的高低直接影响医院成本核算的实施效果,因此医院成本核算队伍建设是公立医院成本核算工作的关键。很多医院的成本核算员没有熟练掌握成本核算的方法和程序,不知道在这项工作中应该干什么、怎么干、干到何种程度。不少医院的成本核算工作不是严格按照相关医院财务、成本管理制度的要求科学地进行医院成本核算,而是追求简单化、速成化,特别是项目成本和病种成本核算工作往往由软件公司运维工程师一手包办,颗粒度粗细与否、分摊方案是否合理一概不清楚,忽视了医院成本核算的质量,导致得出的成本数据可用性大打折扣。对此,医院在成本核算队伍建设方面应做好如下工作。

(一)医院财务团队的领导者发挥作用

医院财务团队的领导者即医院总会计师,其首先要专注精益、融合和创新。在此基础上,带领医院成本核算专业队伍清晰地掌握成本核算的方式和流程并了解医疗临床业务流程,转变观念,提高成本核算的自觉性,才能迅速打开精细化成本核算的新局面。

（二）配备专职成本核算员

大型公立三甲医院应至少设立2～3名专职成本核算员,逐步培养一支既精通财务成本管理,又懂物价、统计、信息化技术等知识的复合型两栖人才队伍,这样才有可能使医院成本核算"由被动变主动",不被软件企业"牵着鼻子走"。但配备专职成本核算员只是成本核算队伍建设的第一步,后续必须加强成本核算队伍素质的提升,注重知识融合和传递,实现系统建设和人才培养并举。

（三）建立一支专科运营助理队伍

医院成本管理必须核算和分析并重,而专科运营助理应该是医院运营管理的"眼睛"。他们通过深入临床一线,实地了解科室运营情况,在成本核算调研阶段就开始参与成本管理工作,实时进行各类经营数据特别是成本数据的采集,并对成本核算产出的科室各类大数据进行分析,及时发现临床科室在运营过程中遇到的困难和存在的问题,提出改善科室运营管理的合理化建议。

九、开展本单位成本管理业务培训、工作指导与绩效考核

开展成本核算必须动员包括医务人员在内的全体员工参与,这里说的参与并不是指每一名职工都要参与核算,而是说医院要广泛地进行宣传和动员,让每一名职工知晓医院正在进行成本核算工作以及成本核算涵盖的内容。成本核算只有确立全员参与的原则,才能让所有人关心医院的成本,从行动上降低成本。因此,全员自觉参与成本核算,加强成本意识的培训、教育和工作指导是必不可少的条件。通过医院成本核算管理意识的提高来推动医院成本核算管理水平的提高,进而不断建立健全医院的成本管理体系。医院内要形成讲究成本效益的文化氛围,使成本意识渗透到医院运行的每个岗位、每个环节之中。

培训策略上,针对医院各级各类人员的特点,可进行多层次、多形式的成本培训与教育,如通过院周会的形式向职工讲解成本核算对医院工作质量影响拥有重大意义;通过制度文件的形式向职工解释成本核算的方法;通过内部网站的形式介绍各部门、各科室应提供的成本核算数据资料的内容;积极参与成本核算专题的培训并加强医院之间的交流,取长补短。

另外,医院要将成本核算纳入医院科室的绩效考核,让职工切实体会到加强成本核算不但影响医院的整体经济效益,也关系到职工的切身经济利益。

十、成本核算工作小组成员增加临床医务人员作顾问

通常情况下,成本核算人员都是财会出身,并不熟悉医疗业务。要做好成本核算特别是医疗服务项目和病种成本核算,需要对医疗服务项目和病种所涉及的所有医疗临床事项有一定程度的认识,深入了解和梳理成本动因和资源耗费,其中涉及的一些医疗事项需请教临床医技科室的医务人员。因此,核算小组里须增加临床、医技、护理专业人员做顾问,并定期与医务专业人员进行沟通讨论。

第二章
医院科室成本核算

《成本规范》第二十二条规定：科室成本核算是指以科室为核算对象，按照一定流程和方法归集相关费用、计算科室成本的过程。科室成本核算是医院长期以来行之有效的实务总结，《医院财务制度》《县级公立医院成本核算操作办法》等均对科室分类、科室成本归集、科室成本分摊等做了规定，并在医院广泛应用。根据各门急诊科室、住院科室的总成本，进一步计算单位成本得出的诊次成本、床日成本，这也是医院长期以来重要的成本核算对象。

第一节　科室成本核算的作用

科室成本核算是在院级成本核算的基础上，对医院收支进行再归集、再分配、再计算，是考核科室经济状况和成本水平的一种经济管理活动。科室成本核算是医院成本核算的重要组成部分，建立完善的科室成本核算与控制体系，对加强医院经济运行管理、降低营运成本、提高资金使用效益、促进医院可持续发展具有重要意义。

一、为医院经济运行管理提供基础数据

医院经济运行管理的成果，很大程度上取决于基础数据的质量。科室成本核算是医院成本核算的重要组成部分，是医院总成本核算的延伸，通过核算可以反映出各科室及整个医院的运营结果，对医院各科室的运行情况进行监测、核算、分析，以利于医院经济管理的进一步展开。

二、加强医院成本管控，合理配置卫生资源

通过科室成本核算，为内部分配提供合理的、可靠的、全面的数据，满足医院内部分配、绩效考核的需要。同时，通过激励与约束机制充分调动科室增收节支的积极性，促进科室的业务发展、人力配备、床位设置等决策合理化，更好地处理医疗服务质量、技术与成本，降低医院运营成本，促进医院技术进步和医学科学的发展，从而保证医院的可持续发展。

三、提高医院管理水平和整体效益

通过科室成本核算,有利于更好地执行医院的各项费用开支标准、制度及消耗定额,如物资的领发与核对制度、医用卫生材料实行的消耗定额制度以及预算管理制度等。通过实行消耗定额制度和部门预算管理,可有效控制医用卫生材料的消耗和各个科室的业务费用增长,提高医院管理水平,使医院的整体效益进一步提高。

四、为医疗服务项目成本、病种成本核算奠定基础

科室成本核算是进行医疗服务项目成本核算和病种成本核算的前提条件,也是整个医院成本核算的基础工程,因此科室成本核算的精细化程度决定了整个医院成本核算工作的质量。

第二节　科室核算单元的划分

一、医院责任中心的划分

随着公立医院的迅速发展和竞争日趋激烈,医院的组织规模越来越大,业务活动也越来越复杂。为了提高医院的工作效率和竞争能力,医院会把业务经营决策权在不同层次的管理部门和人员之间进行适当地划分。与此同时,相应的管理责任也会随着决策权的下放层层落实到各级管理部门,使各级管理部门在享受管理权的同时,也对其管理的有效性承担经济责任。这种承担着与其管理权相适应责任的管理责任部门,被称为责任中心。

按企业责任会计的一般理论,根据被授予权限及承担责任的大小,组织内部的责任中心一般可划分为成本中心、利润中心(或收益中心)和投资中心。这一分类方法有利于各责任中心根据其责权控制成本、创造利润,积极追求组织的整体经济利益,这也与企业的利润最大化或股东权益最大化这一最终目标是一致的。而对于公立医院而言,其根据国家赋予的职能承担公益性社会责任,不以追求利润最大化为办院的目标,而是以更好地满足群众的健康需求为目标,实现低成本策略及高效率运行。如果公立医院像企业一样,以利润最大化为终极目标,就会偏离办院方向。因此,公立医院实行分权管理、建立责任中心不能照搬企业的模式,而是应该从其定位与目标出发,把上述目标分解到责任中心,成为责任中心的努力目标,以确保公立医院整体目标的实现。

基于上述分析,医院责任中心可以分为成本费用中心和质量效率中心两类。

(一)成本费用中心

成本费用中心是指在医院内部不产生收入,只对成本费用负责的部门。成本费用中心

的范围很广,只要有成本费用发生的地方,都可以建立成本费用中心,从而形成逐级控制、层层负责的成本费用中心体系。成本费用中心具有只考虑成本费用、只对可控成本承担责任、只对责任成本进行考核和控制的特点。在医院,所有管理部门如财务部门、人事部门、后勤保障部门等部门以及供应室等医疗辅助部门都是成本费用中心。

(二) 质量效率中心

质量效率中心是指提供医疗服务并有直接的、明确的收入来源的医疗业务部门,当然这些部门也产生直接的成本费用,如临床服务类科室、医疗技术类科室。如果质量效率中心接受没有直接收入的成本费用中心提供的服务,还应按一定的分配原则分摊相应的成本费用。

公立医院的性质决定了质量效率中心不能以利润最大化为其经营目标。医疗业务部门是医疗服务的直接提供者,他们的中心工作是在保证医疗质量和提高医疗技术水平的前提下,努力提高服务效率、降低服务成本。因此在管理责任上应以质量、效率为其主要目标,对这类责任中心的要求是提高成本效率、资产效率和劳动效率,但并不是片面地追求效率,而是在保证医疗质量的前提下尽可能地提高效率。这也是本书把传统的"收益中心"改称为"质量效率中心"的原因。

无论是成本中心还是质量效率中心,都会产生相应的成本费用,都是成本核算的主要对象,质量效率中心和成本费用中心要依据医院的组织结构、学科设置和管理要求等原则进行划分,目的是方便成本的归集和责任的归属,并便于相关成本向直接医疗科室分摊。

二、医院科室的分类

科室分类是科室成本核算的第一步,由于各类科室成本按照分项逐级分步结转法进行分摊,最终将所有成本转移到临床服务类科室,科室分类的合理性将直接影响成本核算的结果,其分类如下。

(一) 按服务对象和功能分

按服务对象和功能,科室可分为直接成本核算单元和间接成本核算单元。

(1) 直接成本核算单元是直接为病人提供医疗服务的部门,即通过本部门的医疗服务能够取得相应收入的医疗部门。在确定直接成本核算单元时,要结合核算的目标而定。

(2) 间接成本核算单元是为直接成本核算单元提供医疗辅助服务以及行政管理、后勤保障性服务的部门。

(二) 按服务性质分

按服务性质,科室可分为临床服务类、医疗技术类、医疗辅助类、行政后勤类四大类核算单元(科室)。

(1) 临床服务类科室(以下简称"临床科室")是指直接为病人提供医疗服务,并能体现最终医疗结果、完整反映医疗成本的科室。其中,医院体检中心在医学分类性质上不属于临床科室,但其服务范围与临床科室相同,若将其划分为其他类型科室却将成本分摊到临床科室,将无端加大临床科室的医疗成本,因此可参照临床科室对体检中心的成本进行核算。临床科室的成本既包括本科室发生的直接成本,也包括其他单元分摊而来的间接成本,是医院末端全部成本的综合反映。达成这点有两个先决条件:一是该单元的医生要有开单权,二是该单元要有收入。此外,临床科室的分类还必须按照制度要求将科室的门诊和住院分开核算,这是计算诊次成本和床日成本的基础,也为开展项目成本核算及病种成本核算乃至 DRG 成本核算提供了基础条件。

(2)医疗技术类科室(以下简称"医技科室")是指为临床科室及病人提供医疗技术服务的科室。此类科室作为一个医疗检查、治疗项目的执行科室,只是提供医疗服务中的中间服务,并不体现医疗服务的最终结果,其业务量是相对被动的。这类科室一般包括麻醉、医学检验、病理、医学影像、手术室、功能检查等科室。

(3)医疗辅助类科室(以下简称"医辅科室")是服务于临床服务类和医疗技术类科室,为其提供动力、生产、加工等辅助服务的科室。这类科室一般包括供应、收费挂号、病案统计、锅炉房、洗衣房、中心供氧等科室。此类科室不实现收入,但工作量的多少与当期医疗服务量密切相关。医辅科室易与行政管理类单元混淆,其划分依据在于该核算单元有可以量化的工作和服务,如内部服务价格、门急诊人次、住院床日数等,它们将作为该核算单元进行进一步成本分摊的依据,按"谁受益,谁承担费用"的原则向其他单元分摊。

(4)行政后勤类科室是指除临床服务、医疗技术和医疗辅助科室之外的从事院内外行政后勤业务工作的科室。这类科室包括院办、人事、党办、组织、纪委、医务、护理、院感、信息、医保、财务、审计、设备、基建、后勤保障、工会、团委、宣传等科室。此类科室不产生收入,没有易计量的工作内容,但对本部门的成本发生具有较大的控制权。由于大型综合医院往往承担着大量的科研教学工作,财政部会计司有关负责人对此在印发《具体指引》回答记者问题环节中指出:考虑到开展非医疗活动成本核算的需求很小,非医疗活动成本核算可以参照医疗活动成本核算的有关规定。本书认为具备核算条件与需求的医院,可按照科研教学团队或科研教学项目来进行核算。如不具备相关条件与需求,科研教学部门也可以作为行政后勤部门类别参照医疗活动进行成本核算。

三、医院成本核算单元数据字典的设置

科室成本核算的对象是按照医院管理的需要设置的各类科室单元。因此,有效合理地划分医院成本核算的核算单元,将责任者的责、权、利结合起来,实现成本责任化,是进行成本分摊、归集的前提。在成本核算工作中,为保障医院成本核算数据采集的一致性,首先要统一规范医院各成本核算单元的设置、名称,并对这些核算单元设置相应的编码,即成本核算单元数据字典。

(一)成本核算单元设置

医院的组织机构是一个互相依存、互相制约的完整体系。医院核算单元的设置涉及医

院内部核算管理的方方面面,目的是保证管理的有效性和持续性。核算单元是指根据医院管理和学科建设的需要,以科室和部门为基础而设置的基础部门单元,如消化住院、呼吸住院、手术室、检验科及相关职能部门等核算单元,主要用于科室成本核算、医疗服务项目成本核算、诊次成本核算、床日成本核算等。至于《成本规范》提出的服务单元,是指以医院为患者提供的医疗服务内容类别为基础而设置的成本核算单元,如重症监护、手术、药品、耗材等服务单元。服务单元根据功能可细化为病房服务单元、病理服务单元、检验服务单元、影像服务单元、诊断服务单元、治疗服务单元、麻醉服务单元、手术服务单元、药品供应服务单元、耗材供应服务单元等。该划分方法主要用于病种成本核算和DRG/DIP成本核算中的服务单元叠加法。

1. 梳理核算单元

在公立医院特别是在大型综合性医院逐步发展的过程中,科室往往不重视名称、定义、代码的规范统一。因此在信息系统中,往往会出现一个科室多种名称、科室定义不清晰、数据上下级关系不明确的现象,如CCC(Comprehensive Cancer Center),在医院各系统中既被称为综合肿瘤中心,也被叫做综合癌症中心,这种情况会给成本核算工作的开展带来不可忽视的阻力。由此,在开展成本核算工作之前,应由成本核算领导小组牵头,从医院层面统一梳理、规范院内科室名称,并在医院各信息系统中进行规范更改,确有困难的则要建立明确的对照关系。同时,对科室名称的新增、更改、取消等建立审批管理制度,逐步使科室的架构规范化。上述措施落地才能使成本核算工作的效率和准确性逐步提高。

2. 核算单元的划分

1)核算单元的划分应尽量细化

核算单元是成本核算的最小单位,从提高成本核算的精细化角度来看,成本核算单元原则上应尽可能最小化。核算单元的细分程度决定了医院的管理深度,在医院管理能够监控的前提下,越细致的核算单元越能体现医院成本的真实状况,使医院管理者动态实时了解医院各核算单元、各环节的质量、效率和效果,找到成本管理的薄弱环节,提出成本控制的办法,为医院的长远战略规划提供重要参考数据。同时,最小核算单元的合理划分能够充分体现医疗、护理和医技等各类人员的劳动价值和技术含量,起到有效的激励作用,亦为医院开展项目成本核算、病种成本核算奠定了扎实的基础,这也和"阿米巴"经营模式中细化组织的理念是一致的。所谓"阿米巴"经营模式是日本"经营之圣"稻盛和夫提出来的一种比较先进的、有效的管理模式。这种模式就是把单位细分成所谓的"阿米巴"的小集体,并委以经营重任,即实现全员参与的经营方式,从而培养出许多具有经营者意识的领导者。这种模式可以充分调动每位员工的工作积极性,使上下拧成一股绳,劲往一处使,大大促进单位整体效益迅速提升。纵观公立医院改革历史,但凡引入了类似"阿米巴"经营模式以细化分权管理方式的医院,其改革多能在短时间内获得非常明显的成效。例如,公立医院在细化核算单元、下放运营管理权限的过程中,不仅探索实施主诊医师负责制、设立诊疗组,还进一步设立护理组、医技组、行政后勤班组,这样一方面充分调动了医务人员的工作积极性,达到全员总动员的良好成效,另一方面也能在公立医院内部引入竞争机制,通过同专业的阿米巴小组之间的比较与切磋,在竞争中实现公立医院整体医疗水平的快速增长,提高公立医院整体的综合竞争能力与持续发展能力。

2)根据医院业务性质及自身管理特点为基础进行匹配设置

如果医院在临床科室下划分有不同亚专科,亚专科下还有若干医疗组,成本核算工作应同时设置相关核算单元。同时考虑到科室公共费用支出的发生频繁而琐碎,医院在核算这些费用时但凡能明确归属的,皆直接计入对应的核算单元,对不能直接计入科组的公共性质的费用支出,设置"共同费用组""公共费用组"作为中间过渡成本单元来分摊间接性成本。其中,人员成本应该在核算单元中按大类如医生、护士、医技等来分类归集。

例如,某院泌尿科住院成本单元设置如图 2-1 所示。

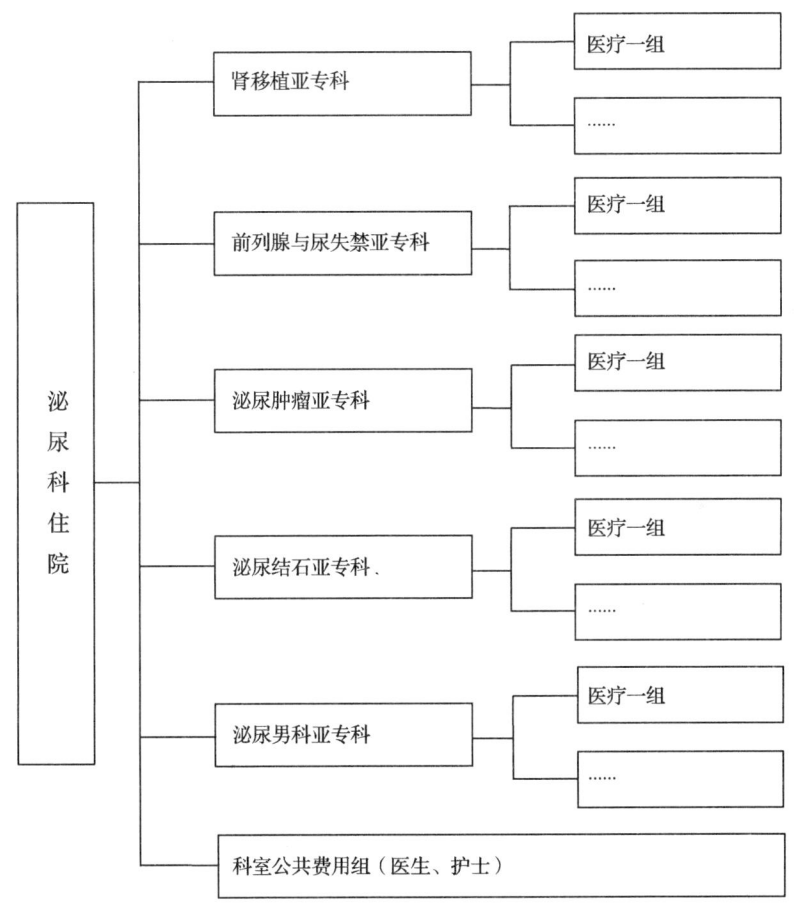

图 2-1 某院泌尿科住院成本单元设置

医技类科室可以通过明确的实体组织进行确认分组或者通过重要资源分配来划分科组,如大型专用设备、专业作业区域等,如放射科按大型专用设备可分为 CT 组、DSA 组、MR 组和普放组等;后勤类科室可以细分到班组,如设备维修组、水电组等。

3)其他注意事项

(1)边界界定不清的核算单元设置。各临床、医技、医辅科室下设的办公室不作为单独的行政管理类核算单元,其成本直接计入其所属科室。临床科室中含有医技或医辅性质的研究室、实验室、功能检查室等,如果仅为其所属科室服务,且不能计算其收入、成本数据的,则不作为单独的核算单元,其成本直接计入其所属科室,反之则可以作为独立的核算单元;如果为多个科室服务且执行医疗收费项目,则应按其性质划归为医技科室。例如,血透室仅为肾内科服务,则其成本计入肾内科;神经内科设实验室,该实验室同时为神经内科、神经外科等多部门服务,则其归为医技科室;如果某办公室为多个科室服务且不执行医疗收费项目,则应划归为医辅科室。

(2)多学科协作科室的核算单元设置。对于多学科协作科室(多见于肿瘤 MDT),其收入、成本和工作量均涉及各学科。首先,要梳理多学科协作科室的业务流程,将多学科协作科室视为一个为患者提供服务的核算单元,其收入、成本、业务量等成本核算所需数据可获得、可计算,强调收入与成本相配比。其次,在收入划分明确的前提下划分成本信息,主要包括医护人员数、床位数、材料领用、设备消耗等。对于一些无法明确划分的成本费用,可以采用科室单元面积、人员数、床位数等进行配比分摊。

(3)共用病区科室的核算单元设置。对于多个科室共用病区、共用医护小组的情况,则应尽可能设置单独的成本核算单元。如果因人力资源等实际条件的限制无法设置单独的成本核算单元,则需要提前制定多科室共用的分配方案,与相关科室的数据进行关联,可以采用床日数、床位数、出院人数等分摊参数进行配比分摊。

此外,医院中独立核算的法人单位不应列入医院核算单元,医院设置的核算单元与财务会计核算范围一致。

3. 核算单元信息采集能满足成本核算的需要

划分核算单元时也应考虑该单元的房屋、人员、资产等是否相对独立,房屋面积、设备价值等基础数据信息是否或可能方便、准确地统计和采集,成本费用是否能够合理地归集,以达到满足成本核算需要的目的。

4. 设置核算单元名称

《成本规范》中的核算单元字典——"科室单元分类名称及编码"主要根据《医疗机构诊疗科目名录》以及医院科室业务开展的地点等方面对单元名称进行了规范的设置,体现了医院的组织架构以及医院学科专业分工状态。《医疗机构诊疗科目名录》(以下简称《名录》)对规范医疗机构科室设置具有跨时代意义。《名录》对于诊疗科目的设置包括名称设置和代码设置,由 32 个一级学科科目名称和代码、130 个二级学科科目名称和代码构成。一级学科科目名称一般相当于临床一级学科及专业,如"内科""外科""妇产科""儿科"等;二级学科科目名称一般相当于临床二级学科及专业,如"普外科""神经外科""骨科""泌尿外科"等。另外,为兼顾专科医疗机构的需求,《名录》将部分临床二级学科列入一级学科科目,如"小儿外科""儿童保健科"为临床一级学科"儿科学"的二级学科,《名录》将其设置为一级科目名称;又如"康复医学科""运动医学科"为临床一级学科"保健医学"的二级学科,《名录》也将其设置为一级科目名称。同时,《名录》规定医疗机构实际设置的临床专业科室名称不受其限制,可以使用习惯名称和跨学科名称,如"围产医学科""五官科"等。《名录》

代码由"××·××"构成,其中分隔符前两位为一级学科科目代码,后两位为二级学科科目代码。以"呼吸内科"代码"03·01"为例,"03"为临床一级学科"内科"的代码,"01"为临床二级学科"呼吸专业"的代码。为适应现代医学的发展,卫生行业主管部门先后于2007年、2009年、2010年和2012年对《名录》进行了修订与增补。

(二)医院成本核算单元编码

编码是用数或字符代表事物名称、属性或状态等的符号。它以简短的符号形式代替具体的文字说明,唯一地标识系统中的某一事物。在信息系统中,编码是人和机器的共同语言,是系统进行信息鉴别、分类和排序等处理的依据。

1. 成本核算单元编码的作用

成本核算单元编码是成本核算单元数据字典中的重要组成部分,其决定着系统产生的成本核算数据的最终归属,在成本核算及成本统计分析中具有十分重要的作用。在成本核算中,建立完善一套科学、系统的编码,明确数据的唯一性,有利于采集数据时与其他系统进行对接,方便数据的导入、导出及处理;同时也能按照编码的规则进行各种满足医院管理需要的成本分析报表的编制与查询工作。因此,只有做好该项工作,才能建立起规范、统一的成本核算信息化系统并开展成本核算工作。

2. 成本核算单元编码原则

1)完整性

成本核算单元的编码应当覆盖医疗机构所有的成本责任单位,以保证每一个成本责任单位发生的成本都能够直接或者分配计入相关的成本核算单元。

2)规范性

成本核算单元命名要规范、科学、准确,设计的编码便于操作、实用有效,保证医院的成本核算数据对外可直接上报,对内可直接交换。当医院成本核算信息系统升级、功能扩展时,应确保原有数据持续可用或实现统一转换。

3)唯一性

唯一性即每一个成本核算单元有且只有一个确定的代码与之对应,既能准确地反映其科室属性,也有利于进行数据的分类、存贮、检索和统计。

4)可扩充性

可扩充性即编码规则应充分考虑医院的客观情况以及今后的发展变化,既留有一定的扩展空间,也考虑内部附加编码的设计。

5)逻辑性

逻辑性即符合医院的管理、改革和发展,通过编码的逻辑性能清晰地定义所核算单元的属性。

3. 成本核算单元编码体系

成本核算单元编码应以《成本规范》为基础并结合自身的行政管理、医疗质量管理、绩效管理等的实际情况,按照"符合规范,精简明了,细而不繁,兼顾多方"的原则增加或下设。单元编码可分为外部编码与内部编码,两者之间应建立关联关系,实现内外信息互联互通,形成一个"对外口径统一，对内兼顾点面"的多维度编码体系。

1）外部编码

外部编码是指按照国家、地方卫健委或上级主管部门相关制度如《成本规范》进行统一的编码，是为满足相关部门对医院运营管理进行监管与支持的需要而建立的统一编码，在一定时期内不得任意变动。如此，在数据汇总上报的时候，才能达到上级主管部门的要求。

《成本规范》中临床服务类、医疗技术类、医疗辅助类和行政后勤类全部采用按照"三级核算单元＋6位编码"规则进行科室单元编码。

（1）临床服务类核算单元编码方法。第一级编码：1位码，代表核算单元分类编码。其中"1"代表门诊临床服务类，"2"代表住院临床服务类。第二级编码：2位码，代表一类学科，根据《名录》一级编码设置，如103代表门诊临床—内科、204代表临床住院—外科。第三级编码：3位码，代表二类学科，根据《名录》二级编码设置，如103002代表门诊临床—内科—消化内科、204006代表临床住院—外科—骨科。

（2）医疗技术类核算单元编码方法。第一级编码：1位码，代表核算单元分类编码，其中"3"代表医疗技术类。第二级编码：2位码，代表一类学科，如301代表医技—病理科、302代表医技—医学检验科、303代表医技—输血科、304代表医技—医学影像科。第三级编码：3位码，代表二类学科，如302002代表医技—医学检验科—临床微生物专业、304002代表医技—医学影像科—CT诊断。

（3）医疗辅助类核算单元编码方法。第一级编码：1位码，代表核算单元分类编码，其中"4"代表医疗辅助类。第二级编码，2位码，按照医辅单元服务对象进行编码，如401代表医辅—供应室、404代表医辅—门诊收费处、406代表医辅—住院处。第三级编码：3位码，根据医院同类部门数量按顺序码编制，如404001代表门诊收费处—门诊大楼收费处、404002代表门诊收费处—干保大楼收费处、404003门诊收费处—发热门诊收费处。

（4）行政后勤类核算单元编码方法。第一级编码：1位码，代表核算单元分类编码，其中"5"代表行政后勤类。第二级编码：2位码，按照行政后勤职能进行编码，如501代表行政后勤—院长办公室、510代表行政后勤—医务处、518代表行政后勤—财务处。第三级编码：3位码，根据医院同类部门数量按顺序码编制，如539001代表行政后勤—西大门职工食堂、539002代表行政后勤—北大门职工食堂。

2）内部编码

由于医院管理的要求不同，成本核算单元的级次可能延伸至五级及以上，就会形成在外部编码基础上遵循一定的编码规则，再拓展和细分为多种不同的编码方案，最终形成一套统一、科学的系统编码。因此，医院可根据自身医疗服务组织体系的特点及管理要求，如根据不同院区、不同学科下的亚专科及医疗组、行政后勤等业务单元进行细分编码，这是对外部编码编制规则的扩展和延伸。内部编码应对医院的医生工作站、护理工作站、HIS、PACS、LIS、手术麻醉系统、病案、HRP等各个系统进行统一的分析考虑，建立相互贯通的编码体系。例如，近年来我国许多医院呈现出一院多区的发展态势，如上海市某医院分别有南北二个院区,实行扁平化管理。进行单元编码时,在第一级编码前加上院区代码,其中北院用"N"为代码、南院用"S"为代码;第四级代码及以后再细分为亚专科和医疗小组(按顺序号排列)。以该院泌尿科住院(北院)为例,具体代码如图 2-2 所示。其中,在《成本规范》中肾移植亚专科的编码与泌尿外科的编码是同级,由此产生与实际医院科室构架不一致的情况。对此本书认为,一方面在《成本规范》中也仅是要求原则上按照"科室单元分类名称及编码"设置核算单元,并未要求必须严格一致;另一方面医院也可以对特殊核算单元给予特殊单元编码,并与《成本规范》中的"科室单元分类名称及编码"建立关联关系来满足各方需求。

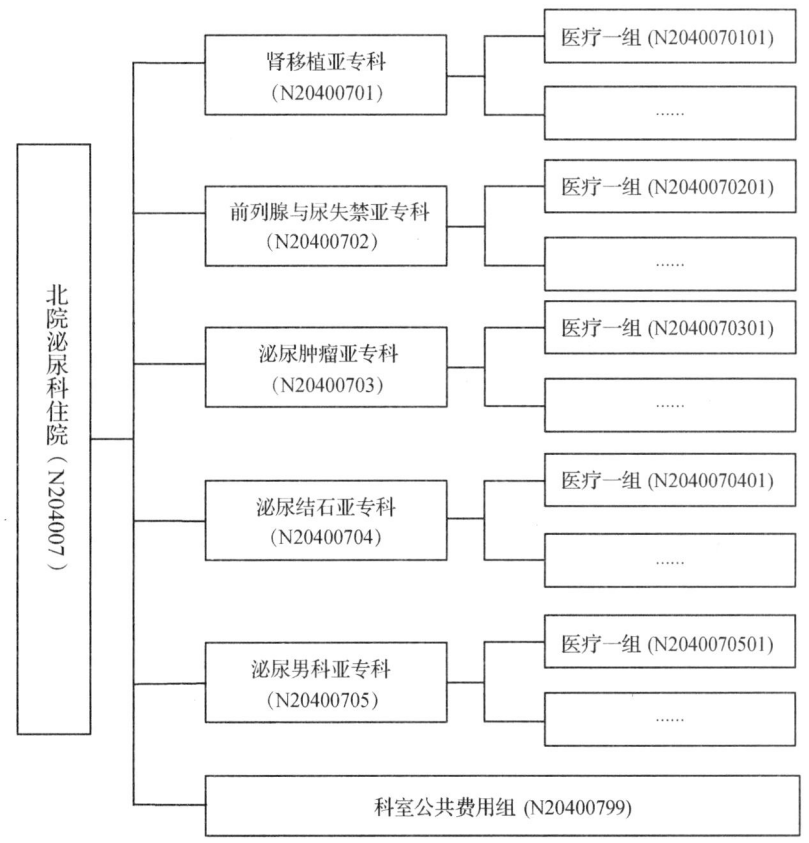

图 2-2　上海市某医院北院泌尿科住院各核算单元编码

4. 成本核算单元编码的调整

按照编制完成成本核算单元数据字典后,应做好医院内部各信息系统核算单元的替换或对接。通过替换统一的核算单元,能够统一医院的信息基础,有利于医院各系统规范运行和管理,这是最优选择;也可以暂时选择不替换现有系统的核算单元,而是通过与成本核算系统进行核算单元对照实现信息对接,这是次优选择。成本核算单元编码制定后,一般在年度核算期内不得随意改变。如果需要增加或删减核算单元,应由医院指定专职部门,组织进行核算单元增加、减少及变动后的信息发布,同时对核算单元的编码进行统一调整,并对变动前已有的核算单元数据进行封存或转换、迁移,不能任意改动或删除。

编码体系难以在基层贯彻,往往是因为基层人员不理解编码设计的背景和目的,而擅自进行变动、修改、增删,等等。这类行为对其自身的核算可能影响不大,却对整个医院的数据一体化和数据汇总分析有相当严重的影响,所以对于此类行为,应该通过纪律和制度来进行约束。

第三节　科室成本核算的流程

医院开展科室成本核算时,应当将为提供医疗服务所发生的全部费用按照成本项目归集到相应的核算单元。医院主要是通过"业务活动费用""单位管理费用"等会计科目,按照成本项目归集实际发生的各种费用,据此计算、确定各科室的成本,该成本包括直接成本和间接成本。

一、科室直接成本

直接成本是指为开展医疗服务活动而发生的能够直接计入或采用一定方法计算后计入的各种支出。

(一)直接计入成本

直接计入成本是指在会计核算中能够直接计入科室单元的费用。该成本包括人员经费、卫生材料费、药品费、固定资产折旧费、无形资产摊销费,以及其他运行费用中可以直接计入的费用。

(二)计算计入成本

计算计入成本是指由于计量条件所限无法直接计入科室单元的费用。医院应当根据重要性和可操作性等原则,将需要计算计入的科室直接成本按照确定的标准进行分配,计算计入相关科室单元。对于耗费较多的科室,医院可先行计算其成本,其余的耗费再采用人员、面积比例等作为分配参数,计算计入其他科室。

医院应当将临床服务类科室成本进一步分为门急诊成本、住院成本。临床服务类科室成本中能够直接计入门急诊成本、住院成本的应当直接计入,不能直接计入的应当选择合理的分配方法分配至门急诊成本、住院成本,一般采用参数分配法进行分配,参数可以选择工时、工作量、收入等。

二、科室间接成本

间接成本是指为开展医疗服务活动而发生的不能直接计入科室的费用,需要根据业务特点、重要性、可操作性等因素选择合理的分配方法分配至相关科室。医院应当本着相关性、成本效益关系及重要性等原则,采用阶梯分摊法,按照分项逐级分步结转的方式进行三级分摊,最终将所有科室的间接成本分摊到临床科室。

三、科室成本核算的具体流程

(1)各核算单元先按照支出的七大类项目采集各类数据,将发生的资源耗费归集到各临床、医技、医辅、行政后勤单元,能够直接计入各单元的直接计入或采用一定方法计算后计入,形成各核算单元的直接成本。

(2)按照分项逐级分步结转的三级分摊方法,依次对行政后勤科室单元、医辅科室单元、医技科室单元的耗费进行结转,形成临床科室单元医疗成本。

(3)根据核算需要,对不同资金来源形成的各种耗费如科教经费形成的各项费用、资产处置费用、上缴上级费用、对附属单位补助费用、其他费用等进行归集和分摊,分别形成临床科室单元医疗全成本、临床科室单元医院全成本。

其中,分项逐级分步结转法源自于企业产品成本核算的逐步结转分步法,也称"顺序结转分步法"。该方法按照产品连续加工的先后顺序,根据生产步骤所汇集的成本和产量的记录来计量自制半成品成本,自制半成品的成本随着半成品在各加工步骤之间移动而顺序结转,其成本核算对象是最终完工的产品和各步骤的半成品。医院的医疗服务产品源于医疗活动,是需要多个部门、多个步骤才能完成的。例如,心脏搭桥手术可能需要心内科、放射科、麻醉科、住院结算室等科室共同参与经过多个步骤才能完成。因此,要计算最终的医疗成本结果,必须按一定的原则把成本逐步计算、逐步结转。同时,为了提供按原始成本项目反映的医疗成本资料,在分步结转成本的同时采用了分项结转,这样既能反映医疗过程中每一步骤的医院成本,又能反映每一步骤的成本项目资料,解决了医院成本核算中的难题。对医院来说,这两种核算方法相结合,产生了医院科室成本核算实务中的四类三级分摊的基本模型,图2-3是医院科室成本核算流程图。相关科室成本分摊的理论方法详见本章第四节。

综上所述,科室成本核算中的间接成本概念也可以理解为间接科室的直接成本分摊成为直接科室的间接成本。在分项逐级分步结转方式进行分摊前,各类科室成本中只有直接成本,没有间接成本。科室成本四类二级分摊或者四类三级分摊后,形成了临床或医技类科室的各类间接成本(人力、材料、折旧等)。例如,四类二级分摊后,间接成本的概念是行政后勤和医辅科室的初始直接成本最终分摊成为临床、医技科室的间接成本(人力、材料、折旧等);四类三级分摊后,间接成本的概念是行政后勤、医辅和医技科室的初始直接成本最后分摊成为临床科室的间接成本(人力、材料、折旧等)。

需要指出的是,在医疗服务项目成本核算中,无论在何种方法视角下,科室直接成本中都存在不能直接或者计算计入项目的成本,例如,科室人力成本存在科研教学以及一些辅助人员。因而,在医疗服务项目成本核算中需要对直接科室的直接成本进行重新分类,一些在科室成本核算中的直接成本需要重新分类成为本科室的初始间接成本,即直接科室成本=本科室初始直接成本+本科室初始间接成本+分摊到本科室的间接成本。

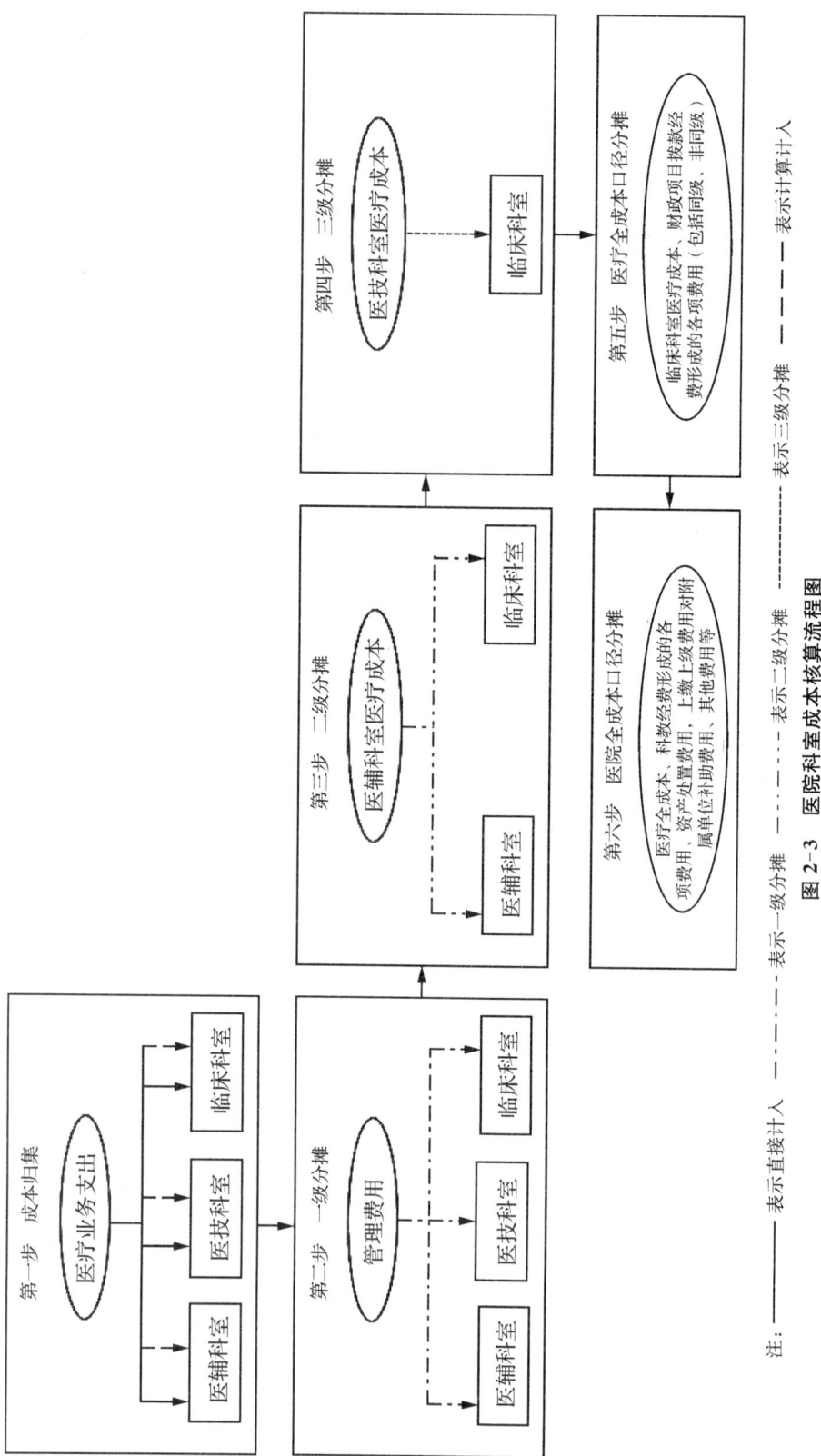

图 2-3　医院科室成本核算流程图

资料来源：《上海市医院成本管理暂行办法》（沪财社〔2014〕49 号）。

第四节　科室成本分摊的方法

　　根据《具体指引》和《成本规范》等制度,医院科室分为临床服务类、医疗技术类、医疗辅助类和行政后勤类科室。如本章第二节所述,从服务对象和功能上这些科室可分为两大类：一类是直接成本科室,即直接为病人提供服务的部门(临床服务类和医疗技术类科室),如外科、内科、手术室、放射科、检验科等;另一类是间接成本科室(医疗辅助类和行政后勤类),即为直接成本科室提供服务的科室,如供应室、医务处、财务处、人事处等科室。这些科室虽然没有直接为病人服务,却间接地参与了为病人服务的过程,其服务的价值通过直接成本科室的服务得以体现。因此,间接成本科室的成本应按一定分摊标准分摊到直接成本科室上,从而归集到直接成本科室的总成本,并最终通过医疗收费得到补偿。当然,间接成本的分摊服务于不同成本的核算,由于核算的目的和对象不同,直接成本科室和间接成本科室的划分也可能会有差别。例如,医技科室在科室成本核算中定义为间接成本科室,但在医疗服务项目成本核算中则定义为直接成本科室。

一、间接成本分摊的各种方法[①]

　　医院全成本核算的最终结果应体现在医疗成果上。从医院的流程讲,能够反映最终医疗成果的是临床各科室(门诊和住院单元),如普外科、消化科、骨科、眼科、内分泌科等科室,而放射科、检验科等医技科室只是医疗过程中的一部分或是一个过程,不是最终医疗产品。医院全成本核算过程对各级各类科室的成本都要核算和反映,但考虑到各类科室的特点,医技科室、医辅科室和行政后勤科室都不是终点,只有临床各相关科室才是终点,因而在科室成本核算中,其他科室成本要作为间接成本选择合理的分配方法分摊到临床的相关科室。间接成本分配方法一般遵循因果关系和受益原则,将资源耗费根据资源耗费动因进行分配。

　　在现代成本会计学中,间接成本的分摊方法有直接分配法、顺序分配法(阶梯分配法)、交互分配法(双重分配法)、代数分配法(联立方程法、数学分配法)等。《具体指引》也指出,医院应当选择合理的分配方法将辅助部门归集的费用分配至业务部门。辅助部门的费用一般采用参数分配法进行分配,参数可以选择工作量、收入、房屋面积等。医院辅助部门之间互相提供服务、产品的,可以根据相互提供服务或产品的金额、差异程度,以及医院实际核算条件选择直接分配法、顺序分配法、交互分配法等方法分配费用。

(一)直接分配法

　　直接分配法对间接成本中心之间的相互服务不作考虑,即直接将各个间接成本中心的成本分摊到直接成本中心。

---

　　① 李军山,刘秋旭,李永强. 医院间接成本分摊方法比较分析[J]. 卫生经济研究,2016(2)：50-52.

【例 2-1】 假设某医院共有职工 300 人,间接成本科室 A 有职工 20 人,当月成本总额 28 000 元;间接成本科室 B 有职工 10 人,当月成本总额 1 160 元;间接成本科室 C 有职工 30 人,当月成本总额 9 720 元;直接成本科室 D 有职工 100 人,当月成本总额 115 000 元;直接成本科室 E 有职工 140 人,当月成本总额 212 000 元。按"提供服务多、接受服务少"的理念,间接成本科室(中心)的排序结果为 A、B、C,以科室人数为分摊标准,分摊结果如表 2-1 所示。

表 2-1　间接成本分摊表(直接分配法)

项目		间接成本中心			直接成本中心	
		A	B	C	D	E
成本(元)		28 000	1 160	9 720	115 000	212 000
人数(人)		20	10	30	100	140
分摊(元)	A	(28 000)			11 666.67	16 333.33
	B		(1 160)		483.33	676.67
	C			(9 720)	4 050	5 670
分摊结果(元)					131 200	234 680

(二)顺序分配法

顺序分配法又叫阶梯分配法。其分摊理念是按照"提供服务多、接受服务少"的标准,根据提供和接受服务的程度依次分摊间接成本中心的成本,要将为其他成本中心提供服务最多、接受其他成本中心服务最少的间接成本中心的成本首先分摊出去。顺序分配法的分摊过程就是将间接成本中心的成本按顺序依次分摊,每分摊完一个成本中心的成本后就关闭该成本中心,直至所有成本分摊到直接成本中心为止。仍以上述案例为分析对象,首先按照"提供服务多、接受服务少"的理念对间接成本科室(中心)进行排序,假设案例的排序结果为 A、B、C,然后根据一定分摊标准(案例以各科室人数为分摊标准)依次分摊三个间接成本科室(中心)的成本,具体分摊结果见表 2-2。

表 2-2　间接成本分摊表(顺序分配法)

项目		间接成本中心			直接成本中心	
		A	B	C	D	E
成本(元)		28 000	1 160	9 720	115 000	212 000
人数(人)		20	10	30	100	140
分摊(元)	A	(28 000)	1 000	3 000	10 000	14 000
	B		(2 160)	240	800	1 120
	C			(12 960)	5 400	7 560
分摊结果(元)					131 200	234 680

(三)交互分配法

交互分配法又叫双重分配法。该方法下间接成本科室的成本通常需要进行两步分摊:第一步,某一间接成本中心将其成本"一视同仁"地分摊给其他成本中心(包括直接成本中心和其他间接成本中心),同时也接受其他间接成本中心分摊过来的成本;第二步,间接成本中心之间不再相互分摊成本,每一间接成本中心将其分摊过来的成本向直接成本中心分摊。仍以上述案例为分析对象,具体分摊结果见表2-3。

表2-3　间接成本分摊表(交互分配法)

项目			间接成本中心			直接成本中心	
			A	B	C	D	E
成本(元)			28 000	1 160	9 720	115 000	212 000
人数(人)			20	10	30	100	140
分摊过程	第一步	A	(28 000)	1 000	3 000	10 000	14 000
		B	80	(1 160)	120	400	560
		C	720	360	(9 720)	3 600	5 040
	第二步	A	(800)			333.33	466.67
		B		(1 360)		566.67	793.33
		C			(3 120)	1 300	1 820
分摊结果(元)						131 200	234 680

从直接分配法、顺序分配法和交互分配法的分摊结果看,三者得到的最终结果是一致的,这是由于不同的间接成本中心采用同一个分摊标准(科室人数)。该案例这种做法是为了简化分析过程,但并不合理,在实际操作中应根据不同成本中心的特点来选择合适的分摊标准。例如,院办、人事科等部门以各科人数为分摊标准,病案室以出院人数为分摊标准,药剂科以领用的药品金额为分摊标准,锅炉房、保卫科等部门以各科的用房面积为分摊标准等。

(四)代数分配法

代数分配法又叫联立方程法。它将各个成本中心之间所有的相互作用全部纳入考虑范畴,运用代数中多元一次联立方程组的原理建立联立方程组,求解各个成本中心的最终成本。

仍以上述案例做分析,运用代数分配法对案例中的间接成本进行分摊:假设完成间接成本分摊后,各个成本科室(中心)A、B、C、D、E的最终成本为C_1、C_2、C_3、C_4、C_5,可以通过求解式(1)所示的联立方程组得到最终的分摊结果。由于篇幅有限,具体计算结果与过程略。

$$\begin{cases} 2\,800 + \dfrac{2}{29}C_2 + \dfrac{2}{27}C_3 = C_1 \\[2mm] 1\,160 + \dfrac{1}{28}C_1 + \dfrac{1}{27}C_3 = C_2 \\[2mm] 9\,720 + \dfrac{3}{28}C_1 + \dfrac{3}{29}C_2 = C_3 \\[2mm] 115\,000 + \dfrac{10}{28}C_1 + \dfrac{10}{29}C_2 + \dfrac{10}{27}C_3 = C_4 \\[2mm] 212\,000 + \dfrac{14}{28}C_1 + \dfrac{14}{29}C_2 + \dfrac{14}{27}C_3 = C_5 \end{cases} \qquad \text{式(1)}$$

二、各种分摊方法之间的联系与区别

（一）联系

（1）顺序分配法、交互分配法和代数分配法三种方法均考虑了间接成本中心之间的相互服务，只是考虑程度存在差别，这也是各种方法适用不同条件的原因。

（2）代数分配法的实质是一种更为精确的交互分配法，即将交互分配法第一步的过程做了无限次的循环，进而"抹杀"第二步过程（各个间接成本中心分摊的成本额趋向于0）。

（二）区别

（1）在间接成本的所有分摊方法中，直接分配法最为简单，但也存在较大的缺陷。该方法忽略服务部门之间的相互服务，当一个服务部门给其他一个或多个服务部门提供服务，且金额较大时，直接分配法没有计算服务部门之间的成本，造成成本不能如实反映。因此该方法只适用于间接成本中心之间相互服务量不大的情况，与医院的实际情况不符。

（2）对存在相互服务（双向服务关系）的间接成本中心来说，顺序分配法只承认其中某种单向的服务关系，而交互分配法和代数分配法则承认双向的服务关系。

（3）顺序分配法适用于间接成本中心之间相互提供服务量的大小和受益程度有明显差别的情况，交互分配法和代数分配法则不受这两个因素的限制。

（4）采用顺序分配法分摊间接成本时，排序在前的间接成本中心向排序在后的间接成本中心分摊成本，而后者对前者提供的服务则忽略不计。因此，不同的分摊顺序会产生不同的分摊结果。交互分配法则承认两个间接成本中心之间的双向服务关系，不需考虑间接成本中心的排序问题，分摊顺序不会对分摊结果产生影响。代数分配法也不涉及分摊顺序的问题。

（5）顺序分配法、交互分配法和代数分配法的分摊结果依次更加准确、合理。当然，在提高成本分配合理性的同时，成本分摊的工作量也依次增加，特别是代数分配法的求解过程复杂，必须借助计算机软件编程来完成该项工作。

《具体指引》指出，在实际成本核算过程中一般采用顺序分配法，即按照受益多少的顺序分配费用，受益少的科室先分配，受益多的科室后分配，先分配的科室不负担后分配的科室的费用。当医疗辅助类、医疗技术类科室均为辅助部门时，应当先分配医疗辅助类科室的费用，后分配医疗技术类科室的费用。该方法即医院在实务中一直运用的四类三级分摊法，如图2-4所示。当然，实务中也有医院将间接成本科室按顺序更细化分为五类，将全院间接成本分为公摊成本、管理成本、医辅成本、医技成本四类，并逐级分摊至直接成本科室（临床科室），形成五类四级分摊。

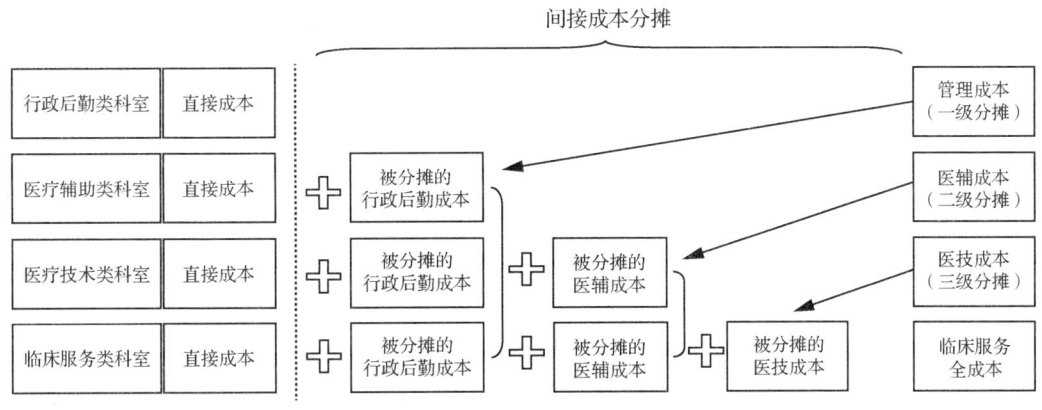

图2-4 四类三级分摊法示意简图

第五节 科室成本核算中数据的采集

要实行全面、科学的医院成本核算,首先必须采集及时、系统、真实的收入、成本数据和资料为基础。医院应明确各部门在成本管理中的职责,督促各部门按规范路径及时提交成本核算的相关基础数据资料。由于成本数据是吃"百家饭"长大的,需要提高数据采集的效率和质量,医院应当优先选择规范的接口方式自动采集各类数据,无法从业务系统产生的批量费用数据应使用规范的电子表格采集,其余数据使用台账方式规范采集。各类收入、成本费用的采集期间应与会计核算期间保持一致。值得一提的是,科室在采集各类收入和成本时,应从医院全成本核算的视野下出发,兼顾后续成本核算工作特别是项目成本核算需要的数据,评估科室的收入、成本、工作量和资源投入等要素数据口径之间的匹配程度,做到"一次处理,两份获益",才能提高成本核算的效率和效果。

一、科室收入的采集

临床科室和医技科室的医疗收入是公立医院业务收入的主要来源,而科室成本核算需要将医院的各类成本归集到医院最终直接成本科室——临床科室。因此,要实行全面、科学的医院成本核算,必须以真实的收入、成本数据为基础。换言之,医院在开展成本核算时不仅需要算核算对象的成本消耗,也需要算核算对象的收入。无论是对于科室成本还是项目、病种成本等核算对象,如果只有消耗没有收入,则不能完整反映成本核算单元、成本核算对象的经营成果,很多成本控制、绩效评价的指标也无法计算,如基于盈亏平衡点的本量利分析、项目和病种盈余分析等。同时,科室的很多成本消耗与收入具有很大的关联性,如在取消药品和卫材加成的条件下,科室的药品收入、卫材收入与药品支出、卫材支出的关联等。基于上述分析,只有计算出同口径的成本和收入,医院成本核算工作才有意义。一个完整的科室成本核算既要算收也要算支,通过收支配比,才能准确分析科室消耗和收入的合理性,寻找其规律,从而进行有针对性的管理。

对于不同类型的科室,应确定不同的收入核算内容。

(一)临床科室的收入采集原则

临床科室(含门诊、住院单元)作为直接收治患者的科室,其诊疗患者发生的所有收入即开单收入(指临床医生依据患者病情需要开具检查、化验、治疗、卫生材料和药品等医嘱所实现的收入)均体现为科室的收入,即谁开单收入算谁的。同时,临床科室承担所有其他非临床类科室的成本,其核心思想是临床科室是直接面向患者提供医疗服务的科室,所以所有收入计入临床科室,医院其他科室是间接为临床科室服务的,所以它们的成本全部由临床科室承担。这样规定的好处是统一了收入核算的口径,也符合医疗服务的本质,使不同医院的成本数据具有可比性。

(二)医技科室的收入采集原则

医技科室作为协作科室,该科室所发生的执行收入(指医疗机构的临床科室和医技科室的医护人员根据医嘱执行相关检查、化验、治疗、耗用卫生材料和药品等所实现的收入,即医疗服务实际执行者实现的收入)为该科室的收入。这里需要说明的是,医技科室的执行收入一般采取"双百记账法",即开单科室(临床科室)记100,执行科室(医技科室)也记100。开单科室的100作为医院收入确认,执行科室的100作为内部考核以及分摊医技科室成本的主要参数,因此这并不是重复记账,反而更符合成本核算的原则。

此外,若医技科室独立接诊门诊患者并完成诊疗(如超声科直接挂号检查),相关开单收入应直接计入该医技科室,以体现其直接创收能力。这种情况下,部分医技科室可能同时存在开单收入和执行收入的情况,因此在科室成本核算和医疗服务项目成本核算中应做特殊处理。在科室成本核算中,四类三级分摊时需要把医技科室的全部成本分摊给临床科室,而单独保留医技科室的开单收入;而在医疗服务项目成本核算时,医技科室的收入仍为其执行收入(可能既包含临床科室开单医技科室执行的收入,也包含本医技科室开单并执行的收入)。

在实际的科室成本核算工作中,基于内部绩效考核,医院也会采用配比法计算收入,即共同收入按照一定的比例分配,计入参与创造收入的各科室。如检查收入按1:9配比,临床开单科室分得检查收入的10%,医技执行科室分得检查收入的90%;手术收入按5:5配比,临床科室分得手术收入的50%,手术室分得手术收入的50%。配比法的好处是能比较真实地反映价值创造的过程,也能满足医院内部管理的需要,不利之处是为各项收入制定合理的分配比例的工作比较麻烦,同时各家医院的收入分配比例不一,收入核算缺乏统一口径,导致上报数据没有可比性。

综上,以开单科室为收入中心的方法能较好地满足政府监管和对外成本报表披露的要求,而以执行科室为收入中心的配比法则能较好地满足医院内部管理的需要。这两种方法各有优劣,在医院开展成本核算的工作中需要兼顾。比较好的解决方案是通过成本核算信息系统,兼顾两套收入分配方案,对于需要上报的数据,系统自动按照开单科室归集收入,无需人工干预;对于内部管理使用的数据,用户可以自行设定不同收入项目的分配方式,系统最终按两个口径产出两套报表。

(三)科室收入具体采集方法

在明确收入确认的口径后,就需要将收入采集到相应的科室中。采集的数据是为了满足科室成本核算以及进行医院运营情况分析的需要,因此必须统一口径进行数据采集。根据权责发生制、配比以及重要性原则,采集的数据需按开单科室、执行科室两个维度分别获取。

1. 医疗服务收入

医院分别按就诊类型(门诊与住院)、业务操作(开单与执行)、患者医保属性(医保与非医保病人)、结算方式以及各类医疗服务项目(如挂号、诊察、检查等收入)采集医疗服务收入数据,并详细记录各项目的编码、名称、业务量、单价及总金额,以此全面反映收入构成与分布。

2. 卫生材料收入

医院分别按就诊类型(门诊与住院)、业务操作(开单与执行)、患者医保属性(医保与非医保病人)及不同结算方式,全面采集计价收费的卫生材料收入数据;同时建立医用卫生材料收费项目与物料编码对应关系,以便依据收益原则精准核销不同材料、病人(病种)及成本核算单元的卫生材料成本。

3. 药品收入

医院分别按药品品规、就诊类型(门诊与住院)、临床开单科室、患者医保属性(医保与非医保病人)及不同结算方式采集药品收入数据以全面反映药品收入状况。

收入确认的时点口径应为:门急诊病人以医疗服务的发生时点、付费金额作为确认收入的依据,住院病人以医疗服务的发生时点、应收的金额作为确认收入的依据。在医疗服务的发生时点与付费时点的差异不大时,也可以采用门急诊病人以付费时点、付费金额作为确认收入的依据,住院病人以在院期间的记账时点、记账金额作为收入确认的依据(一般情况下,本月住院收入=本月住院病人出院结算费用+本月月末患者留院预估收费-上月月末患者留院预估收费)。

医疗收入数据的源头一般是医院的 HIS 系统。这里需要注意以下几点。

(1) HIS 产生的收费项目信息和收入核算项目信息的颗粒度是不一样的。一般情况下,HIS 的收费项目是按照国家的收费标准制定的,非常细,而收入核算项目是按照会计科目制定的,没有收费项目那么细。简单来说,收费项目是末级科目,而收入核算项目是上级科目。因此,HIS 的收费信息要按照收费项目进行转换和归集才能作为收入数据进行采集,通常情况下的解决方式是要求 HIS 系统能生成按照收入核算项目展开的收费报表,目前绝大部分 HIS 系统都具备这样报表功能。

(2) 采集的收入信息的关键内容包括:收入项目、开单科室、执行科室、金额等,这些关键信息里面最容易有问题的是开单科室和执行科室,很多医院在使用 HIS 的时候不规范,开单和执行不按照实际情况录入,甚至信息录入不全,这样的信息采集进来后往往需要核算人员去验证和补全,会造成核算工作量的增加,因此医院必须规范 HIS 系统的使用。

(3) 医院应当建立医疗收入原始发生数据的质量稽核制度和医疗收入接口采集数据的平衡校验机制,确保不同成本对象收入数据的正确性,提高成本核算效率。

二、科室成本数据的采集

除了《医院财务制度》和《成本规范》中明确不纳入医院成本核算范围的支出内容,原则上其他所有的支出都应作为医院科室成本核算的内容(具体也可参考本书第八章第一节)。

实务中,医院所有的成本费用数据都会体现在账务处理中,但数据的颗粒度要求并不一致。大部分核算单元的成本数据需要各经办部门的业务人员整理提供,或者直接从相应的医院管理信息系统中采集。在信息系统建设比较完善的医院,成本数据主要采集于如下渠道:

(1)直接通过相关信息管理系统采集相关数据。例如,人员经费、药品费、各类物资材料的耗用、固定资产折旧、无形资产摊销等直接从相关业务系统中采集。拿人员经费来说,在梳理全院职工(包括在编、非在编及一口价人员)定位的基础上,根据会计分期和权责发生制原则,按支出明细项目采集到担任相应角色的人员。其中,工资津贴、绩效工资按计提发放项目采集到个人;社会保障缴费按养老、医疗保险等项目采集到个人;住房公积金按实际发生数采集到个人。

(2)各类报销的费用在通过账务处理时归集到相应的核算单元中。例如,核算单元通过报销的各项业务支出(如各项维修费、办公费、业务费等),在编制会计凭证的同时归集到相应的承担费用的核算单元。

(3)针对部分无法通过系统自动生成,且若采用编制凭证方式归集工作量又过于繁重的成本数据,可采取以下优化采集方式:由经办部门负责提交相关报表,同时在成本核算系统或对应的信息模块中设置专门的数据导入接口。通过该接口,能够高效、准确地采集诸如水电费、物业费等特定类型的成本数据。

医院各类成本数据的采集路径如图2-5所示。

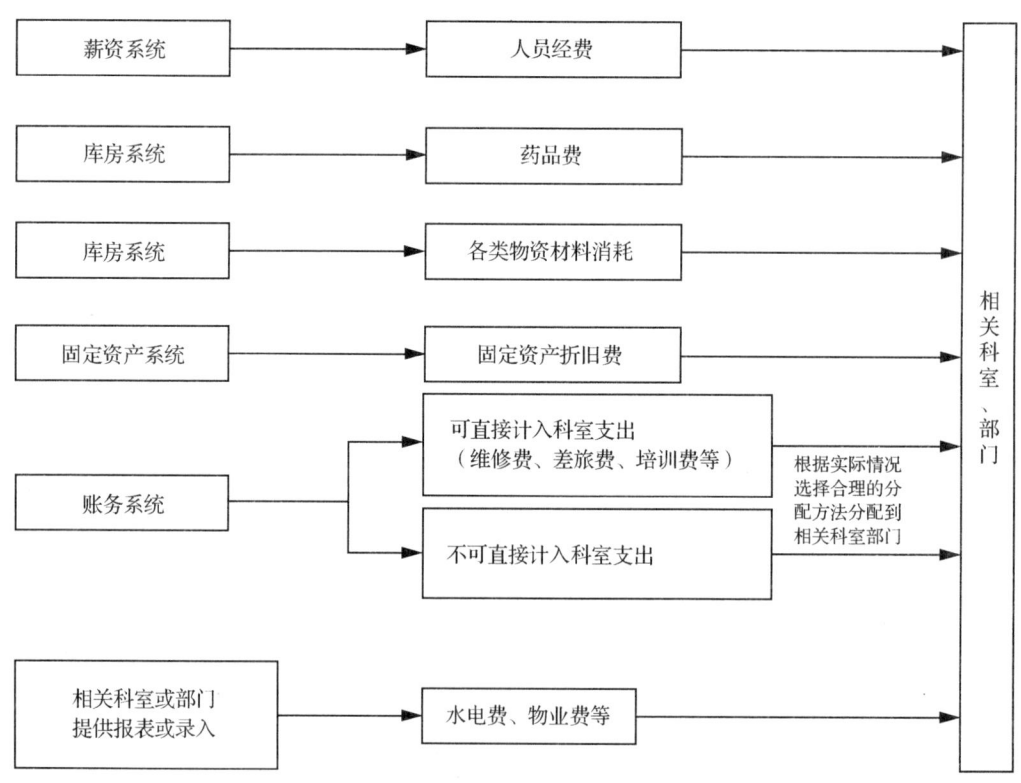

图2-5 医院各类成本数据的采集路径示意图

三、服务量数据的采集

服务量是分配医院公共成本和间接成本的重要计量依据,包括对外服务计量、外部服务计量、内部服务计量,医院应当按规范和要求,按月采集服务计量数据。

(一)对外服务计量

对外服务计量指业务科室当月产生的门急诊人次、住院占用床日、出院人次、手术工作量、护理服务量、药事服务量、医技检查工作量等。

(1)门急诊人次:按就诊日期、挂号类型(普通、专家、特需)、接诊医生、医保类型、专科进行明细采集。

(2)住院占用床日:按住院日期、病区、专科、责任医生、医保类型等进行明细采集。

(3)出院人次:按出院日期、病区、专科、医保类型等进行明细统计。

(4)手术工作量:按手术日期、病人、专科(病区)、医生、手术参与人员等进行明细采集。

(5)护理服务量:按护理日期、护理项目、护理频次、护理对象(病人)、执行护士等进行明细采集。

(6)药事服务量:按病人、专科、医生、门诊、住院、病区、药房、发药人员采集处方数和处方记录数。

(7)医技检查工作量:按日期、专科(病区)、病人、设备编号、检查项目、技师等进行明细采集。

(二)外部服务计量

外部服务计量指各科室当月发生的用水、用电、用气、用氧、洗涤(外包)、保洁(外包)、消毒、维修(外包)等外部服务,应当按服务时间、服务对象(核算单元)、服务项目进行明细采集,作为计算分解公共成本的依据。

(三)内部服务计量

内部服务计量主要指各科室当月接受的消毒供应、采供血、供氧、医疗收费、病案管理、营养食堂等服务计量。内部服务计量应当按提供服务的科室、接受服务的末级科室(核算单元)、服务日期、服务项目、服务量进行明细统计。若医院建立内部服务价格管理模式,则在内部服务发生时依据内部服务价格确认内部服务收入。

内部服务价格又称内部结算价格或内部转移价格,是指一个企业或集团中各个责任中心相互提供产品和劳务所采用的结算价格。对于医院这样的特殊事业单位,每个业务科室均可视为一个独立的成本责任中心,将后勤、辅助部门为业务部门提供的各种劳务的价值体现于内部服务价,将使各个成本责任中心的经济责任更加清晰和明确。制定内部服务价格的基本方法如下。

1. 以市场价为基础制定内部服务价格

此种方法是根据市场上提供相同劳务的价格的平均水平制定医院的内部服务价格,如更换一个灯管、锁具等,制定内部服务价格时会参考市场上的平均更换价格,从而体现内部服务价格的合理性和公平性。

2. 以成本价为基础制定内部服务价格

此种方法是根据提供劳务的成本价,即包括直接成本(材料成本、人力成本等)、间接成本(科室办公费、业务费等)在内的服务成本确定内部服务价格。

3. 结合市场价和成本价确定内部服务价格

根据市场平均水平和提供劳务成本水平进行调整和综合,确定内部服务价格。此种方法综合考虑了市场水平和科室的实际成本水平,避免因为实际成本与市场成本不符影响内部服务价格的公平性,从而阻碍内部服务价格的推行和实施。

最后,必须指出的是,成本核算系统采集的各类成本数据应与财务系统所获得的数据进行核对。只有这两组数据完全一致,或者差额在一个非常小的范围之内,我们方可认定所采集的数据是真实有效的,才可以进行下一步工作。

第六节　科室成本的归集和分摊

各类相关数据采集完毕后,科室成本核算的重心就来到了直接成本归集与间接成本分摊的工作上,这也是科室成本核算中工作量最大、难度也相对较大的一个环节。

一、科室直接成本的归集

《医院财务制度》第三十条对医院科室成本的归集作出了规定:"通过健全的组织机构,按照规范的统计要求及报送程序,将支出直接或分配归属到耗用科室,形成各类科室的成本。成本按照计入方法分为直接成本和间接成本。"因此,医院发生的全部成本费用,应当按照核算单元进行归集。能够直接计入的成本费用,直接计入相关核算单元;不能直接计入的成本费用,计算计入相关核算单元。也就是说,科室直接成本=直接计入成本+计算计入成本。科室直接成本归集按照"价值转移规律""权责发生制"及"收支配比"原则,即"谁收益谁承担成本,支出跟着收入走",来确认成本费用对象并进行成本归集。

另外,《具体指引》第二十二条中指出"医院应当将临床服务类科室成本进一步分为门急诊成本、住院成本。临床服务类科室成本中能够直接计入门急诊成本、住院成本的应当直接计入,不能直接计入的应当选择合理的分配方法分配至门急诊成本、住院成本,一般采用参数分配法进行分配,参数可以选择工时、工作量、收入等"。

(一)直接计入的直接成本

一般而言,在科室成本核算中大部分直接成本能够按照当期发生额直接计入某一核算单元。这些直接计入的成本费用具体包括人员经费、药品费、卫生材料费、固定资产折旧费、无形资产摊销费(可以直接计入的部分)、计提医疗风险基金、其他运行费用等。科室直接成本应根据"业务活动费用""单位管理费用"科目及其所属明细科目记录直接或分析后填列。

1. 人员经费

人员经费指科室发生的工资福利支出、对个人和家庭的补助支出。工资福利支出包括基本工资、津贴补贴、奖金、社会保障缴费、伙食补助费、绩效工资和其他工资福利支出;对个人和家庭的补助支出包括抚恤金、生活补助、医疗费、奖励金、住房公积金、提租补贴、购房补贴、其他对个人和家庭补助的支出。对在同一会计期间内服务于多个核算单元的多重角色人员,应根据工时或实际工作量等标准将其人员经费分摊后计算计入相应的核算单元。值得一提的是,科室成本核算须根据本核算单元医、技、护人员参与医疗服务项目的情况,分类统计各类人员的职级及某人力经费成本,为之后运用各类算法分摊人力经费成本作铺垫,以提高核算工作的效率。

2. 药品费

药品费以"临床开单、药房发药"信息为基础,按西药、中成药与中药饮片对药品进行分类核算,一般根据处方和医嘱记录归集入相关业务核算单元。

3. 卫生材料费

卫生材料费一般包括血费、氧气费、影像材料费、化验材料费、植入器材费、介入器材费、其他卫生材料费等。卫生材料消耗应根据重要性原则,建立二级库房卫生材料管理制度(如手术室、介入导管室、供应室等),按计价收费与非计价收费、可计量与不可计量、高值与低值、植入人体与非植入人体、门诊与住院、一次性使用与可循环使用等要素对卫生材料进行分类核算。计价方法上应当选择个别计价法,按单品种卫生材料采购成本和二级库房实际用量归集到各科室的卫生材料成本计价。对于未列入二级库房的卫生材料,按核算单元消耗的材料费用直接计入其科室成本(主要指小额的不可收费耗材),对于列入二级库房管理范围且领用而未消耗的材料,视同库存材料不计入成本核算单元成本。需要说明的是,增加药品费和卫生材料费的分类核算有助于加强成本分析与控制。

在采用医院新型供应链服务 SPD(即供应 supply、加工 processing、配送 distribution)管理模式下,医院应与合作方共同建立一套严密的对账体系,使供求双方在医疗物资的物权交割结算过程中有章可循、账务清算公平公正,从而规避医院经营风险,实现双赢,发挥该模式良好的经济效益和社会效益。

4. 固定资产折旧费

医院应按政府会计准则制度中规定的固定资产分类标准和折旧年限建立固定资产管理制度。按会计期间、固定资产类别和品种将固定资产折旧核算到每一个核算单元(文物和陈列品、动植物、图书、档案、单独计价入账的土地、以名义金额计量的固定资产不计提折旧),不考虑预计净残值。医院应当对暂估入账的固定资产(主要指医院已经投入使用但尚未办理竣工结算的房屋)计提折旧,实际成本确定后不需调整原已计提的折旧额。固定资产入账当月开始计提折旧,当月减少的固定资产当月不再计提折旧,具体固定资产折旧年限如表2-4所示。房屋类固定资产按核算单元的实际占用面积归集计提折旧,设备类固定资产按核算单元使用的固定资产归集计提折旧。

表2-4 固定资产折旧年限表

固定资产类别	折旧年限(年)	固定资产类别	折旧年限(年)
一、房屋及构筑物		三、专用设备	
业务及管理用房		医用电子仪器	5
钢结构	50	医用超声仪器	6
钢筋混凝土结构	50	医用高频仪器设备	5
砖混结构	30	物理治疗及体疗设备	5
砖木结构	30	高压氧舱	6
简易房	8	中医仪器设备	5
房屋附属设施	8	医用磁共振设备	6
构筑物	8	医用X线设备	6
二、通用设备		高能射线设备	8
计算机设备	6	医用核素设备	6
通信设备	5	临床检验分析仪器	5
办公设备	6	体外循环设备	5
车辆	10	手术急救设备	5
图书档案设备	5	口腔设备	6
机械设备	10	病房护理设备	5
电气设备	5	消毒设备	6
雷达、无线电和卫星导航设备	10	其他	5
广播、电视、电影设备	5	光学仪器及窥镜	6
仪器仪表	5	激光仪器设备	5
电子和通信测量设备	5	四、家具、用具及装具	
计量标准器具及量具、衡器	5	家具	15
		用具、装具	5

5. 无形资产摊销费

医院的无形资产包括专利权、非专利技术、著作权、商标权、土地使用权等。无形资产摊销费按照无形资产摊销要求摊销,科室单独使用的无形资产,摊销费可直接计入科室。无形资产从取得的当月起,在法律规定的有效使用期内采用平均年限法或工作量法计算摊销并计入受益核算单元;法律没有规定使用年限的则按照合同或单位申请书所规定的受益年限摊销;法律和合同或单位申请书都没有规定使用年限的,可按照该资产带来的服务潜力或经济利益的实际情况确定摊销期限,并将摊销费用计入受益核算单元;因发生后续支出而增加无形资产成本的,对于使用年限有限的无形资产,应当按照重新确定的无形资产成本以及重新确定的摊销年限计算摊销额。

6. 计提医疗风险基金

医疗风险基金是指医疗支出中专门用于医院购买医疗风险保险发生的支出或实际发生的医疗事故赔偿的资金。医疗技术是一种具有较高风险的技术,患者在接受治疗的同时需要承受治疗失败可能带来的损害。同一种病种的治疗方案、治疗方式都有可能存在不同,同时,患者的个人状况也存在差异。即使完全相同的医护人员、完全相同的治疗方案、完全相同的病种,在不同的患者身上也可能产生不同的效果,这导致医疗纠纷时有发生。因此,《医院财务制度》规定医院应按照当期医疗收入的1‰～3‰提取医疗风险基金,这是对医疗风险带来的损失作出的初步估计。实务中医院可以医疗业务科室为单位,根据不同风险程度确定各科室提取比例,由医院进行总额控制。

7. 其他运行费用

可以直接计入的其他运行费用,如水电费,办公费,印刷费,差旅费,培训费,邮电费,因公出国(境)费,房屋、设备维修费等,均按照实际发生额直接计入科室。

(1)水电费:医院应创造条件按照水、电实际用量计算确认费用;确实无法按核算科室计量的,分摊后计算计入。

(2)房屋、设备维修费:常规维修费用按科室(房屋、设备实际占用科室)实际发生数计入;设备维保费用按维保期间分期计入(符合大型修缮标准的固定资产维修支出会增加固定资产的原值,计提折旧)。

(3)办公费、印刷费:按实际发生的办公费用直接计入或按领用记录计量计入。

(4)其他:医院应根据费用的重要性,严格落实厉行节约、严控"三公"经费等规定,将差旅费、会议费、培训费、因公出国(境)费等按照实际发生额计入相关核算单元。医院统一管理的印花税、房产税、车船税、利息费用,以及其他公用经费应当归集到相应的行政后勤类成本核算单元。工会经费按各科室在职职工工资总额的2%计算提取。福利费按各科室在职职工人数和规定标准据实列支。其他因计量条件所限无法直接计入的费用,即公摊费用,可先把该费用归集到预算归口科室,再根据重要性、可操作性原则按一定标准计算后计入相应的核算单元。

(二)计算计入的直接成本

计算计入成本是指由于计量条件所限无法直接计入各科室单元的费用。医院应当根据重要性和可操作性等原则,将需要计算计入的科室的直接成本按照确定的标准进行分配,计算计入相关科室单元。对于耗费较多的科室,医院可先行计算其成本,其余的耗费再采用人员、面积比例等作为分配参数,计算计入其他科室。需要计算计入的成本通常包括人员经费、房屋类固定资产折旧费、水费、电费、供暖费、物业管理费、公务用车运行维护费等其他运行费用。分摊后的各科室成本与直接计入科室的成本,合计构成科室直接成本。

【例2-2】 某医院2020年12月病房大楼房屋折旧费为100万元,病房大楼房屋面积为80 000平方米,其中普外科病房单元占用房屋建筑面积为2 000平方米。

房屋类固定资产折旧可按核算科室的实际占用面积计提,计算公式如下:

$$各房屋折旧=(面积÷全院面积)×全院房屋折旧额$$

本案例中,普外科病房单元本月房屋折旧费 $=(2\ 000÷80\ 000)×1\ 000\ 000=25\ 000$(元)。

【例2-3】 某医院2020年12月全院支付电费100万元,医院成本核算中心根据科室业务性质及耗用专业设备情况,将中心手术室、信息处、锅炉房、营养膳食部、血液科病房、放射科、西药库等10个科室列为用电大户。其中,营养膳食部有专门的电表来计量月耗电量,本月其耗电20 000 kWh,其他用电大户由电工室根据设备功率和日均耗电时间计算得出月定额耗电量。

本案例可以按照"大用户"方法来进行计算,所谓"大用户"指对计算计入的成本项目(如:煤、水、电、气)消耗比较大的核算单元。该方法下首先应遵循重要性原则,即先确认"大用户"的成本,在剔除"大用户"成本的基础上,按人员比例、面积等作为分配参数,分配至全院的核算单元。运用的具体原理如下:

(1)对具备单独计量设施的"大用户"成本核算单元,该项成本直接计入该成本核算单元,计算计入时该项成本不再向此类成本核算单元分配。

(2)不具备单独计量设施的"大用户"成本核算单元,以定额形式将该项成本直接计入此类成本核算单元,计算计入时该项成本不再向此类成本核算单元分配。

该案例的计算方法如下:

(1)计算"大用户"科室的设备用电金额。

$$"大用户"用电金额=该科室定额用电量(kWh)×用电单价$$

对于"大用户"科室定额用电量计算:

"大用户"1科室耗电定额=制冷设备月耗电量+UPS电源月耗电量=100 kW×10 小时×30 天+300 kW×10 小时×30 天=30 000 kWh+90 000 kWh=120 000(kWh)。

以此类推,"大用户"10科室耗电定额=10 kW×24 小时×30 天=7 200(kWh)。

用电单价=上年度平均用电单价=上年度总电费÷耗电总量=0.8(元/kWh)

"大用户"科室的设备用电金额明细如表2-5所示。

表2-5 全院"大用户"科室设备用电明细表

科室名称	月耗电量(kWh)	单价(元/kWh)	月耗电金额(元)
大用户1科室	120 000	0.80	96 000
大用户2科室	100 000	0.80	80 000
大用户3科室	80 000	0.80	64 000
大用户4科室	60 000	0.80	48 000
大用户5科室	20 000	0.80	16 000
大用户6科室	16 000	0.80	12 800

(续表)

科室名称	月耗电量(kWh)	单价(元/kWh)	月耗电金额(元)
大用户7科室	12 000	0.80	9 600
大用户8科室	10 000	0.80	8 000
大用户9科室	8 000	0.80	6 400
大用户10科室	7 200	0.80	5 760
合计	433 200	0.80	346 560

(2) 计算全院照明用电。

全院照明用电科室及面积如表2-6所示。

某科室用电＝该科室面积÷全院科室面积×(全院用电成本－"大用户"设备用电成本)

本期"大用户"科室用电成本分配后，其他科室应摊照明用电成本 1 000 000－346 560＝653 440(元)。

其他科室分摊的用电成本如下：

病房科室1耗电＝2 000÷100 000×653 440＝13 068.8(元)

病房科室2耗电＝1 600÷100 000×653 440＝10 455.04(元)

门诊科室1耗电＝800÷100 000×653 440＝5 227.52(元)

门诊科室2耗电＝600÷100 000×653 440＝3 920.64(元)

其余计算略。

表2-6 全院照明用电明细表

科室名称	面积(平方米)	面积比重	月耗电金额(元)
病房科室1	2 000	2%	13 068.80
病房科室2	1 600	1.6%	10 455.04
门诊科室1	800	0.8%	5 227.52
门诊科室2	600	0.6%	3 920.64
……			
医技科室1	1 000	1%	6 534.40
医技科室2	700	0.7%	4 574.08
医辅科室1	300	0.3%	1 960.32
……			
合计	100 000	100%	653 440.00

【例2-4】 某综合医院2020年12月发放了全院职工薪酬10 000万元，并在当月底预提了一笔薪酬总额6 000万元。此外，2020年1月春节前该院发放了在2019年12月底预提的薪酬5 000万元。

该案例中,2020 年 12 月职工薪酬应进成本总额为 16 000 万元(10 000+6 000),其中 10 000 万元能够直接计入,另外 6 000 万元由于一笔入账尚未明确到核算单位,理论上需要分摊计入。以人员数量为参数把 6 000 万元计算入直接成本显然并不是最佳方案,实务中可以把 2020 年 1 月春节发放的在 2019 年 12 月底预提的薪酬 5 000 万元计入各核算单位,两者的差额为 1 000 万元(6 000−5 000),再按人员数量计算计入直接成本,相对更为合理,具体计算结果如表 2-7 所示(本案例暂不考虑区分临床科室门诊和住院成本)。若考虑区分临床科室门诊和住院成本,则大部分临床科室的人员经费需要计算计入(根据《具体指引》中提出的可选择工时、工作量、收入为参数进行分摊后计入门诊和住院单元)。

表 2-7 某院 2020 年 12 月人员薪酬分配表

金额单位:元

科室性质	核算单元	人数(人)	2020 年 12 月发放的薪酬	2019 年 12 月预提的薪酬	2020 年 1 月份从 2019 年底 12 月预提薪酬中发放的金额	2020 年 12 月预提薪酬差额分摊	2020 年 12 月实际摊入各核算单元薪酬
行政后勤科室	财务处	20	320 000		250 000	50 000	620 000
	院办	10	160 000		125 000	25 000	310 000
	后勤保障处	25	320 000		312 500	62 500	695 000
	党办	5	80 000		62 500	12 500	155 000
	组织处	3	70 000		37 500	7 500	115 000
	医务处	10	200 000		125 000	25 000	350 000
	护理部	10	180 000		125 000	25 000	330 000
	……	……	……		……	……	……
	小计	300	5 000 000		3 750 000	750 000	9 500 000
医辅科室	病案室	10	180 000		125 000	25 000	330 000
	供应室	35	4 500 000		437 500	87 500	5 025 000
	……	……	……		……	……	……
	小计	150	2 100 000		1 875 000	375 000	4 350 000
医技科室(含护士等)	放射科	100	2 300 000		1 250 000	250 000	3 800 000
	检验科	80	1 800 000		1 000 000	200 000	3 000 000
	超声科	30	720 000		375 000	75 000	1 170 000
	麻醉科	80	2 100 000		1 000 000	200 000	3 300 000
	手术室	140	2 700 000		1 750 000	350 000	4 800 000
	……	……	……		……	……	……
	小计	550	13 000 000		6 875 000	1375 000	21 250 000
临床科室(含护士等)	普外科	140	4 000 000		1 750 000	350 000	6 100 000
	胸外科	75	2 000 000		937 500	187 500	3 125 000
	泌尿外科	145	4 000 000		1 812 500	362 500	6 175 000

（续表）

科室性质	核算单元	人数（人）	2020年12月发放的薪酬	2019年12月预提的薪酬	2020年1月份从2019年底12月预提薪酬中发放的金额	2020年12月预提薪酬差额分摊	2020年12月实际摊入各核算单元薪酬
临床科室（含护士等）	骨科	190	5 000 000		2 375 000	475 000	7 850 000
	眼科	130	3 800 000		1 625 000	325 000	5 750 000
	消化科	150	3 900 000		1 875 000	375 000	6 150 000
	内分泌	60	1 500 000		750 000	150 000	2 400 000
	儿科	105	2 600 000		1 312 500	262 500	4 175 000
	……		……		……	……	……
	小计	3 000	79 900 000		37 500 000	7 500 000	124 900 000
	合计	4 000	100 000 000	60 000 000	50 000 000	10 000 000	160 000 000

二、科室成本的分摊

　　成本分摊也是科室成本核算成功与否的关键环节，它与各成本责任主体的切身利益紧密相连，分摊是否合理，直接影响成本责任主体的积极性。因此，财务人员只有深入临床业务及后勤服务工作一线，深入了解业务工作流程及成本形成的机制，才能把握成本项目在业务过程中的产生动因、受益范围和分配标准。完全成本法下，各类科室成本应本着相关性、成本效益关系及重要性等原则，采用阶梯分摊法，按照分项逐级分步结转的方法进行分摊，最终将所有成本转移到临床服务类科室。科室成本四类三级分摊的具体流程如图 2-6 所示。

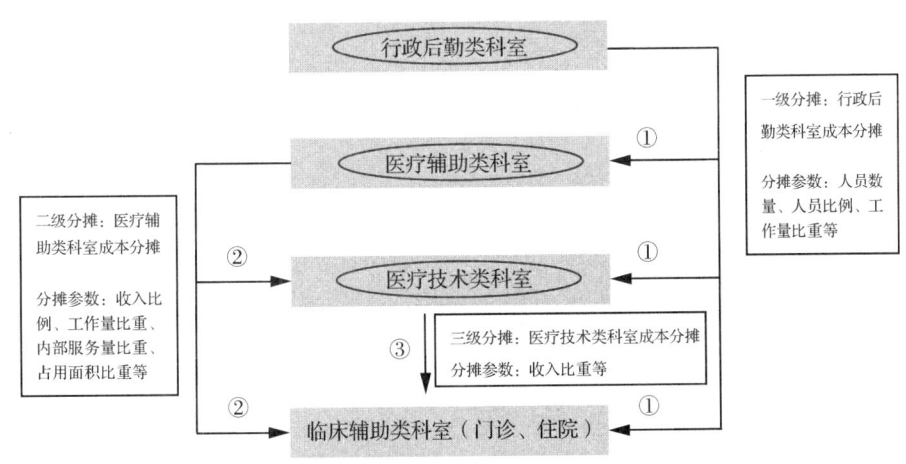

图 2-6　科室成本四类三级分摊的具体流程示意图

（一）一级分摊

1. 流程

一级分摊将行政后勤类科室的管理费用向临床辅助类、医疗技术类和医疗辅助类科室分摊,并实行分项结转,形成"一级成本"。

2. 分摊参数

一级分摊采用人员比例、工作量比重等作为分摊参数。其中,当以人员数量作为分摊参数时,科室人员数应取自于院内各期人力资源管理系统,一般以月平均人员数为计算依据,如遇月中新开科室,则以开科室时核定的职工人员数为计算依据。

3. 分摊计算公式

分摊标准以人员比例为例,如核算科室(临床、医技、医辅科室)分摊的某行政后勤科室的费用=该科室职工人数÷除行政后勤科室职工外全院职工人数×当期该行政后勤科室各项总费用。

(二)二级分摊

1. 流程

二级分摊将医疗辅助类科室成本(包括医疗辅助类科室直接成本+行政后勤类科室分摊成本)向临床服务类和医疗技术类科室分摊,并实行分项结转,形成"二级成本"。

2. 分摊参数

二级分摊采用收入比例、工作量比重、内部服务量比重、占用面积比重等作为分摊参数。

3. 分摊计算公式

(1) 按收入比重分摊(适用于门诊挂号收费、住院结算室等成本分摊)。

$$\text{某临床科室(或医技科室)} \atop \text{分摊的某医辅科室成本} = \frac{\text{该科室医疗收入}}{\text{全院总医疗收入}} \times {\text{当期该医辅科室} \atop \text{各项总成本}}$$

(2) 按工作量比重分摊(适用于门诊挂号收费、住院结算、消毒、水、电、气等保障部门、病案部门等成本分摊)。

$$\text{某临床科室(或医技科室)} \atop \text{分摊的某医辅科室成本} = \frac{\text{该科室消耗工作量}}{\text{该医辅科室待分摊的工作总量}} \times {\text{当期该医辅科室} \atop \text{各项总成本}}$$

(3) 按内部服务量比重分摊(适用于供应室、洗衣房等分摊)。

$$\text{某临床科室(或医技科室)} \atop \text{分摊的某医辅科室成本} = \frac{\text{该科室消耗的内部服务量}}{\text{全院临床、医技科室消耗的内部服务量之和}} \times {\text{当期该医辅科室} \atop \text{各项总成本}}$$

【例 2-5】 某医院住院结算室某月成本费用为 260 000 元,医院住院总收入为 5 200 000 元,其中普外科住院收入 400 000 元,消化科住院收入 300 000 元,儿科住院收入 200 000 元,按收入比重计算各自应分摊的费用。

收入比重=260 000÷5 200 000=0.05

普外科住院应分摊的成本费用=400 000×0.05=20 000(元)

消化科住院应分摊的成本费用=300 000×0.05=15 000(元)

儿科住院应分摊的成本费用=200 000×0.05=10 000(元)

【例2-6】 某医院门诊挂号处某月成本费用为500 000元,门诊人次为200 000人次,其中普外科门诊人次为5 000人次,消化科门诊人次为8 000人次,儿科门诊人次为10 000人次,按工作量计算各自应分摊的费用。

普外科门诊人次比重＝5 000÷200 000＝0.025

消化科门诊人次比重＝8 000÷200 000＝0.04

儿科门诊人次比重＝10 000÷200 000＝0.05

普外科门诊应分摊的成本费用＝500 000×0.025＝12 500(元)

消化科门诊应分摊的成本费用＝500 000×0.04＝20 000(元)

儿科门诊应分摊的成本费用＝500 000×0.05＝25 000(元)

【例2-7】 某医院普外科某月各类被服在医院洗衣房的洗涤量和内部结算价如表2-8所示,则该月的普外科应承担的洗衣房成本如下:

表2-8 普外科某月被服洗涤成本

种类	制服	工作裤	床单	被套	枕套	病衣裤	合计
数量(件)	680	360	1 400	1 220	1 140	8 760	13 560
内部结算价(元)	2	1.30	1.20	1.90	0.60	0.90	
金额(元)	1 360	468	1 680	2 318	684	7 884	14 394

(三)三级分摊

1. 流程

三级分摊将医疗技术类科室(包括医疗技术类科室直接成本＋行政后勤类科室分摊成本＋医疗辅助类科室分摊成本)向临床辅助类科室分摊,形成"三级成本"。

2. 分摊参数

三级分摊采用收入比重等作为分摊参数,分摊后形成门诊、住院临床服务类科室的成本。

3. 分摊计算公式

$$\text{某临床科室分摊的某医技科室成本} = \frac{\text{该临床科室确认的某医技科室收入(按开单科室归集)}}{\text{该医技科室总收入}} \times \text{当期该医技科室各项总成本}$$

【例2-8】 某医院普外科门诊开单的化验收入为500 000元,所有临床科室开单的化验收入为8 000 000元,检验科二级成本为4 000 000元,按开单收入的占比分摊检验科收入比重。

普外科门诊开单收入比重＝500 000÷8 000 000＝0.062 5

普外科门诊分摊检验科成本＝0.062 5×4 000 000＝250 000(元)

完成相应的分摊步骤后,应当进行逻辑稽核,满足分摊前后总成本的一致性。

$\sum$临床服务类科室分摊后成本＝临床服务类科室直接成本＋医疗技术类科室直接成本＋医疗辅助类科室直接成本＋行政后勤类科室直接成本。

科室成本归集和分摊的部分要点公式如表2-9所示。

表 2-9　科室成本归集和分摊的部分要点公式

成本核算	归集或分摊参数	所适用的成本项目或科室	计算公式
成本归集	直接归集	人员经费	某科室人员经费直接成本 $=\sum$ 该科室当期发生的科室所有人员经费
		卫生材料费	某科室卫生材料直接成本 $=\sum$ 该科室当期消耗的所有卫生材料成本
		药品费	某科室药品直接成本 $=\sum$ 该科室当期消耗的所有药品费用
		固定资产折旧费	某科室固定资产折旧直接成本 $=\sum$ 该科室当期发生的所有固定资产折旧费用
		无形资产摊销费	某科室无形资产摊销直接成本 $=\sum$ 该科室当期发生的所有无形资产摊销费用
		计提医疗风险基金	某科室医疗风险基金直接成本 $=\sum$ 该科室当期提取的风险基金
		其他运行费用	某科室其他费用直接成本 $=\sum$ 该科室当期发生的所有其他费用
	科室工作量参数分配	人员经费、维修费、洗涤费	某科室承担人员经费 $=\dfrac{该科室门诊诊次}{\sum 受益科室门诊诊次}\times$ 当期公共科室人员经费 某科室承担维修费 $=\dfrac{该科室维修工作量}{\sum 受益科室维修工作量}\times$ 当期维修总费用 某科室承担洗涤费 $=\dfrac{该科室洗涤工作量}{\sum 受益科室洗涤工作量}\times$ 当期洗涤总费用
	采用"大用户"计算方法（按人员比例参数分配）	水费	某科室承担水费 $=\dfrac{该科室职工人数}{全院职工人数-"大用户"科室职工人数}\times$（当期全院水费 $-$ 当期"大用户"科室水费）
	采用"大用户"计算方法（按面积比例参数分配）	电费	某科室承担电费 $=\dfrac{该科室面积}{全院总建筑面积-"大用户"科室面积}\times$（当期全院电费 $-$ 当期"大用户"科室电费）
	按面积参数分配	物业管理费、保洁费、取暖费	某科室承担物业管理费 $=\dfrac{该科室面积}{全院总建筑面积}\times$ 当期全院物业管理费 某科室承担保洁费 $=\dfrac{该科室面积}{全院总建筑面积}\times$ 当期全院保洁费 某科室承担取暖费 $=\dfrac{该科室面积}{全院总建筑面积}\times$ 当期全院取暖费
	按人数参数分配	保安费	某科室承担保安费 $=\dfrac{该科室人数}{\sum 受益科室人数}\times$ 当期保安总费用

（续表）

成本核算	归集或分摊参数	所适用的成本项目或科室	计算公式
成本归集	按收入参数分配	血费、氧气费、药品费	某科室承担血费 = $\dfrac{该科室血费收入}{\sum 受益科室血费收入}$ × 当期血费 某科室承担氧气费 = $\dfrac{该科室氧气收入}{\sum 受益科室氧气收入}$ × 当期氧气费 某科室承担药品费 = $\dfrac{该科室药品收入}{\sum 受益科室药品收入}$ × 当期药品费
		卫生材料（除血、氧、药）	某科室承担的卫生材料费 = $\dfrac{该科室卫生材料收入}{\sum 受益科室卫生材料收入}$ × 公共科室卫生材料费
一级分摊	按人员参数分摊	行政后勤类科室成本	核算科室（临床、医技、医辅科室）分摊的行政后勤类科室费用 = $\dfrac{该科室职工人数}{全院职工人数 - 行政后勤类科室职工人数}$ × 当期行政后勤类科室各项总费用
二级分摊	按工作量比重参数分摊	门诊收款处	某科室分摊的成本 = $\dfrac{该科室门诊人次数}{全院总门诊人次数}$ × 当期门诊收款处各项总成本
		住院处	某临床科室分摊的住院处成本 = $\dfrac{该科室实际占用总床日}{全院实际占用总床日}$ × 当期住院处各项总成本
	按内部服务量参数分摊	供应室、总务维修、器械维修、洗衣房	某科室分摊成本 = $\dfrac{该科室消耗的供应室服务量}{各临床和医技科室消耗的供应室服务量之和}$ × 当期供应室各项总成本 某科室分摊成本 = $\dfrac{该科室消耗的总务维修服务量}{各临床和医技科室消耗的总务维修服务量之和}$ × 当期总务维修各项总成本 某科室分摊成本 = $\dfrac{该科室消耗的器械维修服务量}{各临床和医技科室消耗的器械维修服务量之和}$ × 当期器械维修各项总成本 某科室分摊成本 = $\dfrac{该科室消耗的洗衣房服务量}{各临床和医技科室消耗的洗衣房服务量之和}$ × 当期洗衣房各项总成本
	按收入参数分摊	输血科、供氧站	某科室分摊的成本 = $\dfrac{该科室血费总收入}{全院血费总收入}$ × 当期输血科各项总成本 某科室氧气费 = $\dfrac{该科室氧气总收入}{全院氧气总收入}$ × 当期供氧站各项总成本
		门诊收款处	某科室分摊的成本 = $\dfrac{该科室总收入}{全院总收入}$ × 当期门诊收款处各项总成本
三级分摊	按收入参数分摊	医疗技术类科室	某临床科室分摊的某医技科室成本 = $\dfrac{该科室确认的某医技科室收入（按开单科室归集）}{某医技科室总收入}$ × 当期某医技科室各项总成本

第七节　诊次成本和床日成本的核算方法

诊次成本核算和床日成本核算是以诊次、床日为核算对象,将科室成本进一步分摊到门急诊人次、住院床日中,从而计算出诊次成本、床日成本。近几年来,各级各类医院的就诊费用大幅度增长,且呈居高不下的趋势,其增长速度已超过国民经济和居民平均收入的增长速度。为减轻社会和病人的负担,促进国民经济的发展,必须严格控制患者就诊费用的增长速度。对诊次成本对象和床日成本对象进行核算,可以了解医疗机构门诊、住院运营状况以及结合患者治愈率等指标分析医院的救治能力,还可以进行横向、同级、同区域医疗机构间的比较,便于行政部门了解百姓就医的费用情况等。另外,国家组织开展了药品、耗材的集中采购和使用等工作,有效抑制了平均收费水平,这就需要诊次成本和床日成本的数据来验证这一点。

一、诊次成本

诊次成本核算是指以诊次为核算对象,将科室成本进一步分摊到门急诊人次中,计算出诊次成本的过程,即医院为患者提供一次完整的门急诊服务所耗费的平均成本。门急诊人次是指到医疗卫生机构进行非住院治疗的人次数的统称,是门诊、急诊人次数之和。门急诊人次应当包括专家门诊、主治门诊、普通门诊、干部门诊、急诊人次等内容。一个诊次的服务包括从挂号、付费、检查、诊断,到有明确结局的全过程。接受门急诊服务后大致可分为如下三种情况。

（1）诊断明确,接受门急诊治疗或服务。

（2）诊断明确,住院治疗或未实施治疗措施。

（3）诊断不明,住院观察或转诊。

诊次成本的核算方法是将三级分摊后的临床服务类科室的门急诊总成本按门急诊人次进行平均分摊,分为全院平均诊次成本和临床科室诊次成本。诊次成本的高低反映了门急诊患者费用负担的高低。

$$全院平均诊次成本 = \left(\sum 全院各门急诊科室成本\right) \div 全院总门急诊人次$$
$$某临床科室诊次成本 = 某临床科室门急诊成本 \div 该临床科室门急诊总人次$$

决定诊次成本核算是否真实、准确的重要环节之一是门急诊人次的采集。如果门急诊人次采集不准确,就会出现诊次成本畸高或畸低的现象。

除了计算全院平均诊次成本,还要计算临床科室的诊次成本,其目的在于:

（1）医院平均诊次成本是由临床科室平均成本构成的,控制医院平均收费水平的着眼点是控制临床科室的平均成本,只有临床科室平均成本降下来,全院平均诊次成本才能有所降低。

（2）便于分析平均诊次的成本结构，如人员经费、药费、卫生材料费、固定资产折旧费等占比，寻找成本控制的重点科室，以便采取措施针对性地降低成本。

（3）对临床服务内容相同或相近的科室进行成本对比，找出其中的差距，有利于对标准成本的实施和控制。

（4）将诊次成本的具体成本项目划分为固定成本和变动成本，结合科室门诊量和收入等数据，按照本量利分析的方法计算出科室门诊保本工作量，让医院和科室了解本科室的盈亏平衡点。通过优化患者的就医流程，减少不必要的开支。同时，提高医疗技术和服务水平，提升患者的就诊体验，从而增加门诊就医量，综合提高临床科室门诊单元的运行效率。

【例 2-9】　某院眼科年门诊人次为 20 万人次，眼科门诊年科室成本为 6 000 万元，眼科门诊年医疗收入为 6 800 万元。

眼科门诊科室诊次成本＝6 000÷20＝300（元/次）

眼科门诊科室诊次收入＝6 800÷20＝340（元/次）

则　眼科门诊科室诊次均次收益＝340－300＝40（元/次）

二、床日成本

床日成本核算是指以床日为核算对象，将科室成本进一步分摊到住院床日中，计算出床日成本的过程，即医院为一个住院病人提供一天的诊疗服务所耗费的平均成本。床日成本包括住院、检查、治疗、药品、血液、氧气、卫生材料等所有住院服务的成本。

床日成本的核算方法是将三级分摊后的临床住院科室总成本按住院床日进行平均分摊，分为全院平均床日成本和临床科室床日成本。床日成本的高低反映了住院患者费用负担的高低。

全院平均实际占用床日成本 ＝ （∑ 全院各临床科室住院成本）÷全院实际占用总床日数

某临床科室实际占用床日成本 ＝ 某临床科室住院总成本÷该临床科室住院病人实际占用总床日数

影响床日成本的准确性的主要因素是实际占用总床日的计算。如果实际占用总床日数被人为地放大或者重复计算，势必会虚假降低床日成本水平。因此，在开展床日成本核算前，应当确认各临床住院科室床日数。床日数有三个统计口径，包括实际开放总床日数、实际占用总床日数和出院者占床总日数。

（1）实际开放总床日数指该科室年内每日夜晚 12 点开放病床数的总和，不论该床是否被病人占用，都应计算在内。

（2）实际占用总床日数指医疗机构该科室每日夜晚 12 点实际占用病床数（即每日夜晚 12 点住院人数）总和，包括实际占用的临时加床。入院后于当晚 12 点前死亡的病人或因故出院的病人所占用的病床，作为实际占用床位 1 天进行统计，亦应统计"出院者占用总床日数"1 天。

（3）出院者占床总日数指该科室所有出院人数的住院床日之总和。其中也包括正常分娩、未产出院、住院经检查无病出院、未治出院及进行人工流产或绝育手术后正常出院者的住院床日数。

在开展床日成本核算时，原则上应当采用实际占用总床日数。

除了计算全院平均床日成本，还要计算临床科室的床日成本，其目的在于：

（1）医院平均床日成本是由临床科室平均成本构成的，控制医院平均收费水平的着眼点是控制临床科室的平均成本，只有临床科室的平均成本降下来，全院平均床日成本才能有所降低。

（2）便于分析平均床日的成本结构如人员经费、药费、卫生材料费、固定资产折旧费等占比结构，寻找成本控制的重点科室，以便采取措施针对性地降低成本。

（3）对临床服务内容相同或相近的科室进行成本对比，找出其中的差距，有利于对标准成本的实施和控制。

（4）将床日成本的具体成本项目划分为固定成本和变动成本，结合科室住院量和收入等数据，按照本量利分析的方法计算出科室住院保本工作量，让医院和科室了解本科室的盈亏平衡点。通过优化住院患者的就医流程，减少不必要的开支。同时，提高医疗技术和服务水平，加快床位周转率，从而增加住院量，综合提高临床科室住院单元的运行效率。

【例 2-10】 某院眼科病房实际占用床日为 2 万床日，眼科病房科室成本为 6 800 万元，眼科病房年医疗收入为 7 400 万元。

眼科病房科室床日成本＝6 800÷2＝3 400（元/床日）

眼科病房科室床日收入＝7 400÷2＝3 700（元/次）

则　眼科病房科室床日均次收益＝3 700－3 400＝300（元/次）

第八节　科室成本核算案例

一、案例基本情况

A 医院开展科室成本核算，从医院不同信息系统中取得成本核算所需的基础数据。为方便读者理解，案例采用简化的方式，假设 A 医院各类型的科室只有一个，各项数据一律从简。

（一）A 医院相关科室基本成本信息

各科室的基本情况如表 2-10 所示。

表 2-10 A 医院成本核算基本信息数据

科室名称	人数（人）	面积（平方米）	消毒服务数量（件）	总收入（元）	按开单计算的检验收入(元)
院办公室	10	200		—	—
消毒供应室	15	1 000		—	—
检验科	20	2 000	100	—	—
普外科	70	4 500	3 200	6 000 000.00	750 000.00
合　计	115	7 700	3 300	6 000 000.00	750 000.00

（二）全院公用成本数据

A 医院的公用成本主要是水费、电费、取暖费,相关数据如表 2-11 所示。由于 A 医院条件所限,水费、电费、取暖费不能做到分科统计。水费、电费、取暖费属于直接成本,虽不能直接计入,但需要采用一定标准分摊后计算计入。经过和科室协商,水费、电费采用科室人数的标准分摊至各科室,取暖费采用科室面积的标准分摊至各科室。

表 2-11 A 医院公用成本表

单位：元

公用成本	金额
水费	20 000.00
电费	100 000.00
取暖费	50 000.00

二、成本核算工作方案

（一）设置成本核算单元

根据相关制度,将 A 医院各科室归类,设置成本核算单元,如表 2-12 所示。

表 2-12 A 医院成本核算单元设置

科室类型	科室名称	核算内容
行政后勤类	院办公室	按照成本项目分项归集本科室成本
医疗辅助类	消毒供应室	按照成本项目分项归集本科室成本
医疗技术类	检验科	按照成本项目分项归集本科室成本
临床服务类	普外科门诊	按照成本项目分项归集本科室成本
临床服务类	普外科住院	按照成本项目分项归集本科室成本
临床服务类	普外科共同	归集科室医生轮岗的人员经费等
行政后勤类	公用费用	归集医院发生的水电气等其他运行费用

其中,A 医院临床科室的部分医生会经常在门诊和住院之间轮岗工作。假设本月普外

科 6 名医生在普外科住院和普外科门诊之间轮岗工作,普外科成本核算单元设置细化后的基本情况如表 2-13 所示。

表 2-13　普外科成本核算单元设置细化后的基本数据表

科室名称	人数（人）	面积（平方米）	消毒服务数量（件）	总收入（元）	按开单计算的检验收入（元）
普外科门诊	28	1 500	200	2 000 000.00	300 000.00
普外科住院	36	3 000	3 000	4 000 000.00	450 000.00
普外科共同	6	—	—	—	—
合　计	70	4 500	3 200	6 000 000.00	750 000.00

（二）设置成本项目

按照《成本规范》设置 7 类成本项目,包括人员经费、卫生材料费、药品费、固定资产折旧、无形资产摊销、提取医疗风险基金、其他运行费用。

（三）确定成本分摊计算方法

按照"谁受益谁承担费用""收入成本配比"原则进行科室成本费用的归集与分摊。

1. 医院公用费用分摊方案

水费计算公式为:

$$核算单元水费 =（总水费 ÷ 总人数）× 核算单元人数$$

电费计算公式为:

$$核算单元电费 =（总电费 ÷ 总人数）× 核算单元人数$$

取暖费计算公式为:

$$核算单元取暖费 =（总取暖费 ÷ 总面积数）× 核算单元面积数$$

2. 普外科医生轮岗成本分摊方案

由于医院目前无法准确统计轮岗人员的轮岗时间,经各科室商议,轮岗人员的人员经费和人数以轮岗人员所实现的医疗收入为依据,分摊计入门诊与住院单元(因简化案例核算,轮岗人员的其他支出暂不考虑)。

1）轮岗人员的人力成本分摊

计算公式为:

$$门诊核算单元分摊的人员经费 = \frac{轮岗人员经费}{该人员实现的门诊与住院总收入} × 该人员实现的门诊收入$$

$$住院核算单元分摊的人员经费 = \frac{轮岗人员经费}{该人员实现的门诊与住院总收入} × 该人员实现的住院收入$$

2）轮岗人数归集方案

计算公式为:

门诊核算单元归集的人数 ＝ 轮岗人数×（其门诊收入÷其门诊与住院总收入）

住院核算单元归集的人数 ＝ 轮岗人数×（其住院收入÷其门诊与住院总收入）

3. 间接成本分摊方案

按照"四类三级"成本分摊模式，分别对行政后勤类科室、医疗辅助类科室、医疗技术类科室的直接成本与间接成本进行归集，并进行逐级成本分摊。

三、各科室直接成本计算

（一）院办公室直接成本核算

1. 人员经费

院办公室人员经费数据由人事科提供，本期人员经费为 60 000 元。

2. 固定资产折旧费

院办公室固定资产折旧费由财务科提供，本期固定资产折旧为 5 000 元。

3. 无形资产摊销费

院办公室因使用自动化办公软件，产生无形资产摊销费，无形资产摊销费由财务科提供，本期无形资产摊销数据为 1 000 元。

4. 其他运行费用

（1）院办公室差旅费、办公用品费等由财务科提供，本期其他经费为 2 000 元。

（2）院办公室其他公共费用（水、电、取暖费）由总务科提供总数，财务科分摊计算，本期分摊结果如表 2-14 所示。

表 2-14　院办公室其他公共费用分摊表

单位：元

其他公共费用	金额
水费	1 739.13
电费	8 695.65
取暖费	1 298.70

5. 院办公室直接成本汇总

院办公室直接成本表经财务科计算整理，本期数据如表 2-15 所示。

表 2-15　院办公室直接成本汇总表

单位：元

一级成本核算项目	二级明细项目	金额
人员经费	—	60 000.00
卫生材料费	—	—
药品费	—	—
固定资产折旧费	—	5 000.00
无形资产摊销费	—	1 000.00

（续表）

一级成本核算项目	二级明细项目	金额
提取医疗风险基金	—	—
其他运行费用	其他经费	2 000.00
	水费	1 739.13
	电费	8 695.65
	取暖费	1 298.70
小计		79 733.48

（二）消毒供应室直接成本核算

1. 人员经费

消毒供应室人员经费数据由人事科提供，本期人员经费为 75 000 元。

2. 固定资产折旧费

消毒供应室固定资产折旧费由财务科提供，本期固定资产折旧为 20 000 元。

3. 无形资产摊销费

消毒供应室因使用消毒供应软件，产生无形资产摊销，无形资产摊销费由财务科提供，本期无形资产摊销为 2 000 元。

4. 卫生材料费用

消毒供应室因使用消毒液等材料，产生卫生材料费，卫生材料费由设备科提供，本期卫生材料费为 10 000 元。

5. 其他运行费用

（1）消毒供应室差旅费、办公用品费等由财务科提供，本期其他经费为 1 000 元。

（2）消毒供应室其他公共费用（水、电、取暖费）由总务科提供总数，财务科分摊计算，本期分摊结果如表 2-16 所示。

表 2-16　消毒供应室其他公共费用分摊表

单位：元

其他公共费用	金额
水费	2 608.70
电费	13 043.48
取暖费	6 493.51

6. 消毒供应室直接成本汇总

消毒供应室直接成本表经财务科计算整理，本期数据如表 2-17 所示。

表 2-17　消毒供应室直接成本汇总表

单位：元

一级成本核算项目	二级明细项目	金额
人员经费	—	75 000.00

（续表）

一级成本核算项目	二级明细项目	金额
卫生材料费	—	10 000.00
药品费	—	—
固定资产折旧费	—	20 000.00
无形资产摊销费	—	2 000.00
提取医疗风险基金	—	—
其他运行费用	其他经费	1 000.00
	水费	2 608.70
	电费	13 043.48
	取暖费	6 493.51
小计	—	130 145.69

（三）检验科直接成本核算

1. 人员经费

检验科人员经费数据由人事科提供，本期人员经费为 130 000 元。

2. 固定资产折旧费

检验科固定资产折旧费由财务科提供，本期固定资产折旧为 40 000 元。

3. 无形资产摊销费

因使用 LIS 系统，产生无形资产摊销，无形资产摊销费由财务科提供，本期无形资产摊销为 8 000 元。

4. 卫生材料费用

卫生材料费由设备科提供，本期卫生材料费为 200 000 元。

5. 其他运行费用

（1）检验科差旅费、办公用品费等由财务科提供，本期其他经费为 5 000 元。

（2）检验科其他公共费用（水、电、取暖费）由总务科提供总数，财务科分摊计算，本期分摊结果如表 2-18 所示。

表 2-18 检验科其他公共费用分摊表

单位：元

其他公共费用	金额
水费	3 478.26
电费	17 391.30
取暖费	12 987.01

6. 检验科直接成本汇总

检验科直接成本表经财务科计算整理，本期数据如表 2-19 所示。

表 2-19 检验科直接成本汇总表

单位：元

一级成本核算项目	二级明细项目	金额
人员经费	—	130 000.00
卫生材料费	—	200 000.00
药品费	—	—
固定资产折旧费	—	40 000.00
无形资产摊销费	—	8 000.00
提取医疗风险基金	—	—
其他运行费用	其他经费	5 000.00
	水费	3 478.26
	电费	17 391.30
	取暖费	12 987.01
小计	—	416 856.57

（四）普外科门诊直接成本核算

1. 门诊人员经费

经统计，普外科本期直接门诊人员（含护士）经费为 200 000 元。此外，6 名轮岗医生本期为普外科门诊实现收入 100 000 元、为住院实现收入 200 000 元，6 名人员经费成本为 60 000 元。根据分摊方案，本期门诊摊入普外科轮岗的人员经费为 20 000 元，如表 2-20 所示。

表 2-20 普外科医生轮岗成本/人数分摊表

科室名称	分摊标准	人员经费分摊	轮岗人数分摊		分摊后的科室人数（人）
	轮岗收入（元）	分摊金额（元）	分摊人数（人）	分配比例	
普外科门诊	100 000.00	20 000.00	2	33.33%	30
普外科住院	200 000.00	40 000.00	4	66.67%	40
普外科共同	300 000.00	60 000.00	6	100.00%	—

轮岗后普外科门诊人员经费合计为 220 000 元，如表 2-21 所示。

表 2-21 考虑轮岗后普外科门诊人员经费

单位：元

成本项目	未轮岗人员	轮岗人员分摊	总计
人员经费	200 000	20 000	220 000

2. 门诊固定资产折旧费

门诊固定资产折旧费由财务科提供，本期固定资产折旧为 20 000 元。

3. 门诊无形资产摊销费

普外科门诊因使用 HIS 系统，产生无形资产摊销，无形资产摊销费由财务科提供，本期无形资产摊销为 10 000 元。

4. 门诊卫生材料费用

卫生材料费由设备科提供,本期普外科门诊卫生材料费为 150 000 元。

5. 门诊药品费用

药品费由药剂科提供,本期普外科门诊药品费为 400 000 元。

6. 提取医疗风险基金

医疗风险基金由财务科负责提取计算,本期普外科门诊提取医疗风险基金为 6 000 元。

7. 门诊其他运行费用

(1) 门诊差旅费、办公用品费等由财务科提供,本期其他经费为 10 000 元。

(2) 门诊其他公共费用(水、电、取暖费)由总务科提供总数,财务科分摊计算,本期分摊结果如表 2-22 所示。

表 2-22　普外科门诊其他公共费用分摊表

单位:元

其他公共费用	金额
水费	5 217.39
电费	26 086.96
取暖费	9 740.26

8. 门诊直接成本汇总

外科门诊直接成本表经财务科计算整理,普外科门诊直接成本汇总如表 2-23 所示。

表 2-23　普外科门诊直接成本汇总表

单位:元

一级成本核算项目	二级明细项目	金额
人员经费	—	220 000.00
卫生材料费	—	150 000.00
药品费	—	400 000.00
固定资产折旧费	—	20 000.00
无形资产摊销费	—	10 000.00
提取医疗风险基金	—	6 000.00
其他运行费用	其他经费	10 000.00
	水费	5 217.39
	电费	26 086.96
	取暖费	9 740.26
小计	—	857 044.61

(五)普外科住院直接成本核算

1. 住院人员经费

经统计,普外科本期住院人员(含护士)经费为 325 000 元,摊入普外科轮岗分摊的人员经费 40 000 元,如表 2-20 所示。加入轮岗人员分摊的经费后普外科住院人员经费合计为

365 000 元,如表 2-24 所示。

表 2-24　考虑轮岗外科住院人员经费

单位:元

成本项目	未轮岗人员	轮岗人员分摊	总计
人员经费	325 000.00	40 000.00	365 000.00

2. 住院固定资产折旧费

住院固定资产折旧费由财务科提供,本期固定资产折旧为 30 000 元。

3. 住院无形资产摊销费

普外科住院因使用 HIS 系统,产生无形资产摊销,无形资产摊销费由财务科提供,本期无形资产摊销为 12 000 元。

4. 住院卫生材料费用

卫生材料费由设备科提供,本期普外科住院卫生材料费为 500 000 元。

5. 住院药品费用

药品费由药剂科提供,本期普外科住院药品费为 200 000 元。

6. 提取医疗风险基金

医疗风险基金由财务科负责提取计算,本期普外科住院提取的医疗风险基金为 12 000 元。

7. 住院其他运行费用

(1) 住院差旅费、办公用品费等由财务科提供,本期其他经费为 22 000 元。

(2) 住院其他公共费用(水、电、取暖费)由总务科提供总数,财务科分摊计算,本期分摊结果如表 2-25 所示。

表 2-25　普外科住院其他公共费用分摊表

单位:元

其他公共费用	金额
水费	6 956.52
电费	34 782.61
取暖费	19 480.52

8. 住院直接成本表

外科住院直接成本表经财务科计算整理,普外科住院直接成本汇总如表 2-26 所示。

表 2-26　普外科住院直接成本汇总表

单位:元

一级成本核算项目	二级明细项目	金额
人员经费	—	365 000.00
卫生材料费	—	500 000.00
药品费	—	200 000.00
固定资产折旧费	—	30 000.00

（续表）

一级成本核算项目	二级明细项目	金额
无形资产摊销费	—	12 000.00
提取医疗风险基金	—	12 000.00
其他运行费用	其他经费	22 000.00
	水费	6 956.52
	电费	34 782.61
	取暖费	19 480.52
小计	—	1 202 219.65

（六）各科室直接成本汇总

各科室直接成本计算完成后，经财务科整理汇总数据表2-27所示。

四、各科室间接成本分摊

间接成本主要采用"四类三级"的方式分摊计算，对于能准确找到成本动因的项目可采用定向分摊，其他科室不需要分摊。在进行间接成本分摊的时候，先进行定向成本分摊，剩余的成本再进行顺序分摊。

（一）一级分摊

一级分摊指将行政后勤类科室的成本按照一定的方法和标准分摊计入其服务对象，也就是医疗辅助类科室（简称"医辅类科室"）、医疗科技类科室（简称"医技类科室"）、临床辅助类科室（简称"临床类科室"）。

院办的各项成本均采用人数作为分摊标准，计入消毒供应室、检验科、普外科门诊、普外科住院这些下级科室。院办成本分摊计算公式为：

各科室一级分摊间接成本=［院办总成本÷（总人数－院办人数）］×各科室人数

计算过程为：

消毒供应室分摊院办成本=［79 733.48÷（115－10）］×15＝11 390.50（元）

检验科分摊院办成本=［79 733.48÷（115－10）］×20＝15 187.33（元）

普外科门诊分摊院办成本=［79 733.48÷（115－10）］×30＝22 780.99（元）

普外科科住院分摊院办成本=［79 733.48÷（115－10）］×40＝30 374.66（元）

计算结果如表2-28所示。

（二）二级分摊

二级分摊指将医疗辅助类科室的成本按照一定的方法和标准分摊计入其服务对象，也就是医技类科室、临床类科室。

消毒供应室的各项成本均采用消毒服务量作为分摊标准，计入检验科、普外科门诊、普外科住院科室。其中，假设检验科复用的一部分试管由检验科清洗，到供应室灭菌。

消毒供应室成本分摊计算公式为：

各科室二级分摊间接成本=（消毒供应室总成本÷总消毒服务量）×各科室消毒服务量

表 2-27 各科室直接成本汇总表

单位：元

科室/项目		人员经费	卫生材料费	药品费	固定资产折旧费	无形资产摊销费	提取医疗风险基金	其他经费	其他运行费用			直接成本合计
									水	电	暖	
行政后勤	院办公室	60 000.00			5 000.00	1 000.00		2 000	1 739.13	8 695.65	1 298.70	79 733.48
医辅	消毒供应室	75 000.00	10 000.00		20 000.00	2 000.00		1 000	2 608.70	13 043.48	6 493.51	130 145.69
医技	检验科	130 000.00	200 000.00		40 000.00	8 000.00		5 000	3 478.26	17 391.30	12 987.01	416 856.57
临床	普外科门诊	220 000.00	150 000.00	400 000.00	20 000.00	10 000.00	6 000.00	10 000	5 217.39	26 086.96	9 740.26	857 044.61
	普外科住院	365 000.00	500 000.00	200 000.00	30 000.00	12 000.00	12 000.00	22 000	6 956.52	34 782.61	19 480.52	1 202 19.65
小计		850 000.00	860 000.00	600 000.00	115 000.00	33 000.00	18 000.00	40 000	20 000.00	100 000.00	50 000.00	2 686 000.00

表 2-28　各科室一级成本表

单位：元

科　室	直接成本	分摊行后科室成本	一级成本合计
消毒供应室	13 0145.69	11 390.50	141 536.19
检验科	416 856.57	15 187.33	432 043.90
普外科门诊	857 044.61	22 780.99	879 825.60
普外科住院	1 202 219.65	30 374.66	1 232 594.31

计算过程为：

检验科分摊消毒供应室成本＝(141 536.19÷3 300)×100＝4 288.98(元)

普外科门诊分摊消毒供应室成本＝(141 536.19÷3 300)×200＝8 577.95(元)

普外科住院分摊消毒供应室成本＝(141 536.19÷3 300)×3 000＝128 669.27(元)

计算结果如表 2-29 所示。

表 2-29　各科室二级成本表

单位：元

科室	一级成本	分摊医辅科室成本	二级成本合计
检验科	432 043.90	4 288.98	436 332.88
普外科门诊	879 825.60	8 577.95	888 403.55
普外科住院	1 232 594.31	128 669.26	1 361 263.57

（三）三级分摊

三级分摊指将医疗技术类科室的成本按照一定的方法和标准分摊计入其服务对象，也就是临床类科室。

检验科的各项成本均采用对应收入(各临床科室针对检验科项目的开单收入)作为分摊标准，计入普外科门诊、普外科住院。

检验科成本分摊计算公式为：

各科室三级分摊间接成本 ＝(检验科总成本 ÷ 总对应收入)× 各科室对应收入

计算过程为：

普外科门诊分摊检验科成本 ＝(436 332.87 ÷ 750 000)× 300 000＝174 533.15(元)

普外科住院分摊检验科成本 ＝(436 332.87 ÷ 750 000)× 450 000＝261 799.72(元)

计算结果如表 2-30 所示。

表 2-30　各科室三级成本表

单位：元

科室	一级成本	二级成本	分摊医技科室成本	三级成本合计
普外科门诊	879 825.60	8 577.95	174 533.15	1 062 936.70
普外科住院	1 232 594.31	128 669.26	261 799.73	1 623 063.30

（四）各科室全成本汇总

各科室直接成本、间接成本全部成本计算完毕，经财务科整理汇总数据如表 2-31 所示。

单位：元

表 2-31　各科室全成本汇总表

科室/项目	①人员经费	②卫生材料费	③药品费	④固定资产折旧费	⑤无形资产摊销费	⑥提取医疗风险基金	⑦其他运行费用				直接成本 ①+②+③ +④+⑤ +⑥+⑦	间接成本分摊		
							其他经费	水费	电费	取暖费		一级分摊	二级分摊	三级分摊
行政后勤 院办公室	60 000.00	—	—	5 000.00	1 000.00	—	2 000	1 739.13	8 695.65	1 298.70	79 733.48			
医辅 消毒供应室	75 000.00	10 000.00	—	20 000.00	2 000.00	—	1 000	2 608.70	13 043.48	6 493.51	130 145.69	141 536.19	—	—
医技 检验科	130 000.00	200 000.00	—	40 000.00	8 000.00	—	5 000	3 478.26	17 391.30	12 987.01	416 856.57	432 043.90	436 332.88	—
临床 外科门诊	220 000.00	150 000.00	400 000.00	20 000.00	10 000.00	6 000.00	10 000	5 217.39	26 086.96	9 740.26	857 044.61	879 825.60	888 403.55	1 062 936.70
外科住院	365 000.00	500 000.00	200 000.00	30 000.00	12 000.00	12 000.00	22 000	6 956.52	34 782.61	19 480.52	1 202 219.65	1 232 594.31	1 361 263.57	1 623 063.30
医疗成本合计											2 686 000.00	2 686 000.00	2 686 000.00	2 686 000.00

第三章
医疗服务项目成本核算

《成本规范》第30条规定,医疗服务项目成本核算是以医院各科室开展的医疗服务项目为对象,归集和分配各项成本费用,计算出各项目单位成本的过程。医疗服务项目成本核算对象是指各地医疗服务价格主管部门和卫生健康行政部门、中医药主管部门印发的医疗服务收费项目,不包括药品和可以单独收费的卫生材料。

对医院而言,医疗服务项目就像企业中的产品,是治疗疾病的产品,也是医院提供的医疗服务最基本的单位。只有清楚、准确地核算出医疗服务项目的成本,才能有效地分析医院成本管理的重点、精准找到医院成本控制的关键点,有助于制定合理的价格。

第一节 医疗服务项目及其成本核算概述

一、医疗服务的定义及特点

医院是救死扶伤的地方,医务工作者的专业技能水准甚至素质和道德水平都直接影响到患者的生命,所以医务工作者要有精湛的技能以及高尚的道德品质,并时时受到人伦道德的约束,尽心尽力为广大人民群众提供高质量的医疗服务。财政部、国家税务总局印发的《关于医疗卫生机构有关税收政策的通知》(财税〔2000〕42号)指出:"医疗服务是指医疗服务机构对患者进行检查、诊断、治疗、康复和提供预防保健、接生、计划生育等方面的服务,以及与这些服务有关的提供药品、医用材料器具、救护车、病房住宿和伙食的业务。"基于此,医疗服务项目指的是治疗疾病的项目,也就是医疗技术人员使用其掌握的科学和医疗技术对患者的疾病进行诊断并治疗的一种职业活动项目。

医疗服务是一种确保人的生命安全的特殊人道主义服务。与其他各种服务不同,它直接关系到人的生命,相对于其他服务而言,医疗服务有以下独特性。

(一)医疗服务的异质性

由于医疗服务的目标是人,提供服务的也是人,所以不管是服务的接受者还是提供者都具有一定的个性,并且不易被控制。对提供者而言,医疗机构不同或者同一医疗机构但提供服务的医生不一样,都会导致服务的差异,即使是同一个医务人员,给不一样的患者提供的服务也会不同。再退一步讲,即使是同一个医务人员对同一位患者,在不同的时间、不同的条件下也会提供不同性质的服务。因此,医疗服务是有一定异质性的。

(二)医疗服务的无形性

无形性是指医疗服务是看不见摸不着的,不是一种有形产品,只能通过体验来感知。因此,患方在购买服务时,总感觉需要比购买有形产品承担更多风险。患方很难感知和判断医疗服务的质量和效果,医疗服务的质量和效果都离不开患者的主观体验,患方在消费前无法确定医院医疗服务的质量优劣、自身满意与否。

(三)医疗服务的不可分离性

医疗服务的提供和消费是在同一地点、同一时间发生的,无时间间隔,而且需要医患相互配合和交互作用。在提供医疗服务的整个过程中,都需要患者的直接参与才使得医疗服务的提供成立,例如,病人需要如实地、清晰地向医生叙述病情;手术过程中,医生的手术刀是直接在患者的身体上进行操作的;治疗过程中,患者必须在医生的指导下吃药和进行各种护理改善措施,医疗的过程都需要患者的配合,配合就是一种参与。

(四)医疗服务的易逝性

由于医疗服务的无形性、不可分离性及难以标准化等特性,其不可能被存储。医护人员永远不可能重复提供以前提供过的服务,每一次医疗护理措施都是不一样的。例如,医院里常见的阑尾炎手术,每一台手术都是不同的。患者不同、手术施行及配合的护士和麻醉师不同、手术方案不同,手术医生施行手术的操作也有差异,因此医院只是在重复阑尾炎手术,但是不可能复制手术服务。

(五)信息高度不对称性

医疗服务是一种技术性和专业性都特别强的服务。通俗来讲,就是患者通常并不具备医疗方面的专业知识,对自己的病因也不能够准确说明,所以没有办法对自己的病况进行具体合理地判断,也就没有办法知晓自己需要哪方面的治疗以及需要多少医疗费用等。因此,患者在看病过程中不能像市场交易一样进行讨价还价而只能服从医生的安排,故而医患之间是无法实现信息对称的。

(六)医疗服务的不可替代性

拥有健康身体的权利是每个人生下来就拥有的,并且不能够被其他权利所替代。患者对医疗服务,特别是基本医疗服务的需求是一种刚性需求,如果是在购买力允许的范围内,消费者通常不会去回避消费医疗服务的欲望或者是减少消费需求。

(七)医疗服务对象的广泛性与特殊性

医疗服务面向四面八方、各行各业、男女老少。在医疗服务中,服务对象的身体或精神心理方面或多或少承受着一定的痛苦,对医疗机构的依赖性很强、对治疗期望值高,且由于支付能力的不同,患者对诊疗服务需求的层次也各不相同。因此,医疗机构在注重医疗服务的广泛性的同时,要看到人的个体需求,并细化诊疗服务市场,以满足不同层次的患者对不同类型诊疗服务的需求。

(八) 医疗服务的伦理性、公益性

医疗服务的提供由医疗机构实施,而医疗服务行业作为社会保障体系的一个方面,国家往往会对其给予一定的财政支持和特殊的行业政策,目的就是要保障社会成员的基本医疗和健康水平,所以该行业带有一定的公益性。因此,医疗服务首要强调社会效益,医院要服务全社会,使社会效益与经济效益有机统一。医院服务的伦理性、公益性决定了它必须在坚持社会效益为首位的同时兼具经济效益,以增强医院实力,提高为病人服务的水平与效果。由于不同国家的经济状况不同,医疗服务的公益程度和范围存在一定的差别,但政府应承担居民基本医疗卫生公益性的责任,并主动让特需医疗回归市场,以保证广大群众健康的基本权益,这样才能缓解群众看病难、看病贵的问题。

二、医疗服务价格

医疗服务价格是对医疗服务作为商品交换所采取的价格形式,本质上是医疗服务价值的货币表现,是医疗机构对患者提供的医疗服务项目的收费标准,包括各项门诊、住院、检查、化验、手术等项目的收费价格。医疗服务价格的主要作用是对医疗服务进行一定程度的价值补偿,保障医疗服务的可持续运行,优化医疗卫生资源的分配,调整医疗卫生资源的供需情况,使医疗资源得到充分合理的利用。

医疗服务不是一般的商品,而是具有公共产品属性的特殊商品,不能完全由市场自发决定价格。价格是价值的货币表现,医疗服务价格在一定程度上反映医疗服务的价值,但是不能完全反映。由于医疗服务价格是政府部门通过定价理论,结合经济发展水平和人民可承受水平等多方面因素共同制定的,医疗服务具有一定的社会属性和福利属性。特别是公立医院的医疗服务价格,其福利属性更加突出,故而公立医院的医疗服务价格与医疗服务真实价值相比较低。目前,国家正在积极探索医疗服务价格改革,要建立以成本和收入结构变化为基础的价格动态调整机制,加强分类指导,理顺不同级别的医疗机构间和医疗服务项目间的比价关系,要求医疗服务项目定价真正体现医务人员的劳务价值。

医疗服务项目合理定价是弥补医疗服务成本和提升医务人员工作积极性的重要因素,是平衡医疗服务市场福利性和市场性的重要杠杆,单方面的政府控价或者完全的市场自主定价都不是医疗服务项目定价的最佳选择,需要政府在确保人民负担可承受、财政负担可支持和医疗服务可发展三方面协调的前提下进行统筹定价或者指导定价,确保医疗服务定价的科学性和严谨性。

三、医疗服务项目成本及其核算的特点与难点

医疗服务项目成本核算(以下简称"项目成本核算")是建立在科室成本核算之上,也是

推进病种成本核算、DRG/DIP 成本核算的基础,可为医疗服务价格的制定、财政补偿和医院内部精细化管理提供重要参考依据。基于此,医疗服务项目成本核算在医院成本核算体系中具有承前启后的重要地位和作用,也是当前医院成本核算工作的重点、难点与堵点。由于医疗服务的特殊性,其成本与一般企业的产品成本相比具有很大的不同。

(一)多变性

与一般企业生产的商品不同,医疗机构提供的服务产品有一定的不确定性。医疗服务要根据每一位需求者的不同需求方式以及不同需求时间来展开,所以医疗服务项目的成本是不一样的。即使是同一种疾病,不同的患者也会因为病情程度以及诊断方式的不同而面临不同成本。这种不确定性和成本的变动性加大了医疗服务项目成本核算的难度,因此其核算与普通企业的成本核算相比有更大的多变性。

(二)复杂性

医疗服务包括了非常广泛的内容,其核心内容是医院提供给患者、患者家属以及社区居民的一系列疾病诊断、设施设备、健康教育、预防保健的宣传以及相关资讯等服务。在这么广泛的服务内容中取得较为精准的数据有很大的难度,不但数据的来源不同,数据的组成成分也很复杂,这些因素都导致医疗服务项目成本的核算是非常复杂的。

(三)多样性和多层次性

就医院本身而言,它是由很多不一样的学科的子系统以及这些子系统的保障组成的比较复杂的系统。例如,一般来说综合医院有很多的临床、医技科室以及后勤保障等行政部门,每一个临床、医技科室或者后勤部门都会因为不同的技术而使成本有不一样的表现方式和内容。即使是同一个学科下,成本也会因为对疾病的不同诊断方式或者治疗方法而不同。因此,医疗服务项目成本的核算具有多样性和多层次性。在内容和范围上,医疗服务项目成本核算可以分为完全成本法核算和制造成本法核算;在评估对象的级别上,可以分为科(组)级核算和院级核算;在成本的记录方式上,可以分为直接成本核算和间接成本核算;在成本特性方面,可以分为变动成本核算、固定成本核算以及混合成本核算,这些都是其多样性和多层次性的具体表现。

(四)难控制性

医疗服务行业是一个较为特殊的行业,因为医务人员都具有一定的专业水平,掌握着一般人掌握不了的技术,所以医疗服务也存在一定的垄断性,而患者由于不具备相关的专业知识,存在一定的盲目性,并且在交易中处于被动地位。同时,医疗服务又是一种刚性需求,不能以人们的意志为转移。若在普通的经济市场中,若供大于求,那么产品价格就会下降,产量也随之下降直到供需平衡;若供小于求,产品价格上升,产量也会随之增加直到供需平衡。然而就医疗服务项目而言,供需的变化完全掌握在供方也就是医务人员手中,因此其成本是较难控制的。

(五)医院人力成本及核算的特点与难点

人力资源在医院中是最为重要的一项资源,主要包括医生、医技、护士和行政、后勤人员等,是医院的核心资源和竞争力,直接关系到医疗服务的质量、效率和患者满意度。人力资源的成本也直接体现了医务人员价值,在医疗服务项目成本中占据核心地位。

1. 医院人力成本在项目成本核算中占比最大

公立医院人力成本占比一般均在30%以上,近年来已超过药品、耗材支出成为医院各类支出中占比最大的支出。随着国家相关部门陆续出台"要稳步提高医务人员的薪酬水平"相关指导意见,意味着医院人力成本占比将进一步提升。在医疗服务项目成本核算中,药品与可收费耗材并不参与,故而在项目成本核算中人力成本普遍占比超过50%,特别在一些人力为主的医疗服务项目中占比更高,如手术项目通常占比会超过70%,护理项目甚至会达到80%以上。

2. 人力成本构成复杂且具有波动性

医疗服务项目中的人力成本主要包括工资、奖金、加班费、福利和社保等成本要素,这些成本要素又可能与工作量、职务、技能等级、服务年限等多种因素相关联,理论上需要根据不同的成本动因进行精确计量和合理分配。另外,医疗服务项目的人力成本会受到人员数量、工资水平、社保费用等因素的影响,月度间存在较大的波动性。

3. 医疗服务项目中人力成本的异质性

不同的医疗服务项目具有不同的人员构成和工作时间安排。首先,不同医疗服务项目对人力资源的需求差异大。例如,一台复杂的手术通常是由一个医疗团队共同完成的,这个团队包括医生、护士、医技人员等,每个成员都负责自己的专业领域,并在手术中扮演着重要的角色。医生是医疗服务团队中的核心成员,但医疗服务项目的完成需要整个团队的协作和配合,在手术过程中,护士需要与医生密切配合确保手术的顺利进行,这可能包括准备手术器械和用品、协助医生进行手术操作、监测患者的生命体征和血氧饱和度等;而一次简单的问诊可能只需要一位医生即可完成,这种异质性加大了人力成本分摊的难度。因此,医疗服务项目中人力成本的核算需要对不同岗位、不同职称医务人员的劳动投入和产出进行归集和分配。其次,各医疗服务项目的时间不确定性较大,不同医务人员、不同患者的在同一项目的服务时长都不同甚至差异较大。最后,医务人员的工作时间往往是连续且混合的,包括直接提供医疗服务的时间(医生一般会在门诊和住院单元交叉工作)、研究时间、培训时间、教学时间、管理时间等,这些工作难以直接观察和准确量化。因而很难将医生的人力成本直接归集和分配到门诊、住院单元。

4. 人力成本蕴含医务人员的技术劳务价值

有些医疗服务项目需要高技能、高劳动强度的工作人员,而有些服务项目则对工作人员的要求较低,而且不同医疗服务项目的技术难度和风险程度不同,其投入的单位人力价值也不同,这使得人力成本在服务项目之间的分配出现不均衡。因此,医疗服务项目中人力成本的计算与确认不能简单以劳动时间和人员数量为参数,还应考虑医务人员的技术劳务价值,这也使得人力成本核算变得复杂。

5. 间接人力成本合理分配难度高

除了直接参与医疗服务的医务人员,还有许多后台支持人员,如行政、后勤、信息系统的维护人员等,他们的工作成果不易直接与具体项目挂钩,如何合理分摊间接人力成本也是人力成本核算的一大难点。

6. 信息化水平制约

缺乏有效的信息系统支持,会导致人力成本数据收集和处理的效率低下,影响成本核算的准确性。虽然现代医疗信息系统能够在一定程度上辅助人力成本的核算,但在实际操作中数据采集的完整性、准确性和及时性仍有待提高,尤其是在跟踪记录复杂的工作活动和时间分配时。

上述这些难点使得在实务中把人力成本清晰地分配到具体的服务项目上,各个项目的成本真实反映其实际投入是一项非常复杂的工作。

四、医疗服务项目成本核算的作用

(一)为医疗收费项目的合理定价提供参考依据

在商品经济条件下,医疗服务也是用来交换的一种特殊商品,理应按照等价交换的原则,遵循价值规律进行交换。但是,由于社会赋予了公立医院公益性的属性,政府调控医疗服务市场,采取对医疗服务价格限制的政策,医疗服务的价格往往低于医疗服务的价值,部分医疗项目甚至已经严重背离了医技人员的劳动价值,如部分手术费、护理费等。对医务人员群体而言,源于计划经济时代的医疗服务价格长期未作调整,很多项目的价格长期"原地不动",跑输了 GDP、跑输了居民收入增长,也跑掉了职业自信。对行政管理部门而言,医疗服务价格不能真实反映服务价值则成为诱发各种行业违规行为的原因之一,这一问题迫切需要通过改革,让医务人员获得阳光体面的收入。在这种共识之下,2016 年,国家发展改革委、原国家卫生计生委等 4 部门印发的《推进医疗服务价格改革的意见》提出,按照"总量控制、结构调整、有升有降、逐步到位"的要求,积极稳妥推进医疗服务价格改革。近年来,各地配合也取消了药品和医用耗材加成、实行了集中带量采购等工作,稳妥有序地调整了多轮医疗服务价格,在一定程度上促进了医疗服务价格优化。但总体而言,与价格管理相关的问题仍然存在,包括医疗服务价格管理偏重微观定调价,宏观调节不足,杠杆作用有待强化;由于医院的成本核算机制不全,在实践中多通过比价研究来定价,与医院开展的相关项目的真实成本的联系不是很紧密;医院在定价中没有话语权,医院和医生等专业群体参与定调价的程度不高,导致价格没有充分反映技术劳务价值等。2021 年 8 月,国家医疗保障局、国家卫生健康委等 8 部门印发了《深化医疗服务价格改革试点方案》,明确了今后我国医疗服务价格改革的方向和路径。其中,对于复杂型医疗服务,该方案提出:"构建政府主导、医院参与的价格形成机制,尊重医院和医生专业性的意见、建议。公立医疗机构在成本核算基础上按规则提出价格建议。"因此,通过医疗服务项目成本核算工作,对医疗服务项目成本和定价进行比较分析,可以向相关医疗主管部门提供更科学合理的项目成本数据,为下一步医疗收费项目的合理定价提供参考依据,从而达到优化医院收支结构,实现医院的良性运转的目标。

（二）为政府提供科学合理的补偿提供基础数据

谈到医院的经营困难，没有得到政府足额的财政补助必然是其中最主要的原因之一，而进行财政补助则源于医疗服务项目定价的扭曲。但是，如果缺乏真实的成本数据，不能以数据的方式反映医院的盈或亏，那么仅从理论上分析补助的多寡，就犹如空中楼阁，论证的基础非常薄弱。医院只有开展项目成本核算工作，通过分析项目的成本和收益情况，发现"政策性亏损项目"，政府部门才可以对医疗服务价格背离医疗服务价值形成的政策性亏损给予医院财政补偿。从财政补偿的角度，政府对医院的财政补偿是为了弥补医院承担政府公益性事业造成的政策性亏损，为了维持医院的正常运转，同时也为了维护医院的发展建设，提高医院的综合服务能力。科学的成本核算数据，可以为财政补偿提供参考依据，使补偿目的更加明确、更加精准，在保证医院在正常运转的情况下真正体现公益性。

（三）有利于实现医疗机构资源的合理配置

目前多数医院开展了科室成本核算，只有少数医院开展了医疗服务成本核算，医院成本管理主要以科室为管理对象，围绕科室的收支数据进行分析，财务人员也多重指标分析、轻业务分析，使得成本管理难以延伸到业务末端，成本分析是"知其然而不知其所以然"。因此，医院领导层不能从报表和分析中获取有效的数据，进而不能更有力地根据财务数据作出决策。如果医院建立健全医疗服务项目成本核算体系，就可以使医院进一步掌握内部的成本构成，并对成本状况进行分析，科学合理地进行资源配置，使医院的决策达到最优。

（四）有利于使医院的竞争力得到提升

粗放式的运营模式不管是对医院自身还是对社会而言，都是难以持续的。社会资源是有限的，不可能无限制地流向医疗服务系统。完善、全面的医疗服务项目核算体系的构建，可以使医疗服务项目的成本投入更加真实准确、使医疗机构的各项成本得到更好地估计，进而使医院能够更有目的性地实现成本的控制、开展低成本策略，使用更加新颖的经济手段对医院的运行进行管理，使医院能够朝着更加良好的方向发展，进而使医院竞争力得到提升。

（五）病种和 DRG/DIP 付费改革的要求

医保支付是基本医保管理和深化医改的重要环节，是调节医疗服务行为、引导医疗资源配置的重要杠杆。近年来，医疗收付费制度改革文件陆续出台，全国开始逐步推行以按病种付费为主的多元复合式医保支付方式。各地都选择一定数量的病种实施按病种付费，同时，国家选择部分地区开展按疾病诊断相关分组（DRG）和 DIP 付费试点。若以成本定价法为原则，医疗机构做好病种（DRG/DIP）成本核算就能为按病种（DRG/DIP）付费标准的制定及调整提供成本数据和依据。病种（DRG/DIP）成本核算的主要方法就是将为治疗某一疾病所耗费的医疗服务项目成本、药品成本及可单独收费材料成本进行叠加（即项目叠加法）。换而言之，项目成本核算是进行高质量病种（DRG/DIP）成本核算的必由之路，是后者的工作基础。

（六）有利于医务人员积极性的提高

科学合理的医疗服务项目成本核算系统的建立能够更好地把成本管理纳入医院员工的绩效评价体系，把成本细分到各科室、各核算单元，直到落实到每个人，调动全体职工，为实现医院的整体预算而积极努力。这样使全体职工都能够把成本控制作为分内的事情，共同参与考核，加强员工对各科室以及医院的关注程度，进而提高医务人员的积极性。

（七）等级医院评审的要求

新的等级医院评审要求医院实现成本核算，降低运行成本，如2023年版上海市三级综合医院评审标准中就要求"建立科学精细的成本核算，开展医疗服务项目成本核算、病种成本核算、床日和诊次成本核算"为必须实现的目标。

五、医疗服务项目成本核算的原则

随着医院医疗管理水平的提升以及医疗科学技术的不断发展，成本核算工作也变得复杂，其中医疗服务项目成本核算难度最大，要求也越来越高。因此，医疗服务项目成本核算除了遵守相关性原则、真实性原则、权责发生制原则、适应性原则、及时性原则、重要性原则等常规成本核算原则，还应遵循以下原则。

（一）相对准确原则

当前项目成本的各种核算方法都或多或少存在优点和不足，如何科学、有效地核算医疗服务项目成本在学术界仍没有统一定论。医院的间接费用（特别是人力资源成本）在各医疗服务项目成本之间的实际耗用关系是非常难以确定的，只能在采取一定的假设的基础上，运用合理的管理会计方法如作业成本法、点数成本法等去分配这些成本费用。通过这些方法核算出的成本数据虽不能保证十分精确（即使是在同一家医院，运用相同的核算方法、同一家软件实施供应商，不同的实施人员产出的成本数据也可能并不完全一致），但也足以在一定程度上说明问题。此外，由于项目成本核算工作非常复杂，工作量庞大，项目成本核算一般不计算病例项目成本，只核算院级和科室（成本核算单元）的项目标准平均成本。例如，同样是一次CT检查，活动不方便的患者与活动方便的患者需要技师花费的时间是不一样的，个体差异很大，故对于一些项目的服务时长的估计也只能是标准消耗下的大致平均估算。

因此，项目成本核算并不是要追求无限精准、无限极致，而是相对准确就够了。要求项目成本核算绝对准确就像问一个人有多少根头发一样是伪命题，项目成本核算的效果、效率、效益才是追求的目标。

（二）易理解和可操作性原则

在医疗服务项目成本核算的管理会计方法和流程初步确定后，应尽量精简流程、简化环节，必须考虑到各类人员尤其是非财务人员的知识结构，通过建立各类作业库、资源库、点数库等基础数据库与核算标准模型并定期动态更新，以方便医院各级操作人员理解并进行常规化执行。

（三）二八原则

医院进行项目成本核算需要投入大量的人力、财力和物力，还要花费决策层、管理层相当部分的精力。即使这样，项目成本核算工作仍然非常艰巨，因而在项目成本核算过程中应抓住主要矛盾，将有限的资源着重投入重点医疗服务项目。例如，大型公立三级医院定位于收治疑难杂症和急危重症、开展高难度手术，全面提高综合救治能力，以凸显三级医院的功能定位，而目前以人力为主的医疗服务项目（主要是手术和护理项目）普遍收不抵支，政府也在着力提高手术等体现医务人员技术劳务价值的医疗服务价格，降低大型医用设备检查治疗和检验等的价格。因此，大型公立三级医院应着重于手术、诊疗和护理项目等人力为主的项目成本核算工作。此外，医院重点科室和单价较高的项目等也应当是关注重点。

（四）循序渐进原则

我国医疗服务项目成本核算尚处在起步和探索阶段，医疗服务价格在很多地区是"虚有价格，虚无成本"的扭曲状态。"合抱之木，生于毫末；九层之台，起于累土"，本书认为医疗服务项目成本核算的当务之急是先解决"有"，在此基础上进一步完善各种管理会计方法、细化医院各项基础管理工作，同时在实践中不断完善和优化应用于医院医疗服务项目成本核算的信息化系统，遵循 PDCA 原则，即 Plan（计划）、Do（执行）、Check（检查）和 Act（修正），持续改进医院的全成本核算体系。

六、医疗服务项目成本核算中人力成本核算的基础假设

在工业企业标准化的产品成本核算中，直接人工成本和间接人工成本是成本管理的核心内容之一，它们共同构成了产品成本的重要组成部分。其中，直接人工成本可以直接追溯到具体的产品或生产批次上，间接人工成本由于不直接与某个具体产品相关联，因此先归集到"制造费用"账户中，随后按照一定的分配标准（如直接人工工时、机器工时等）分配到各产品成本中，最终计入产品成本。然而，医疗卫生机构中人力成本在各医疗服务项目成本之间的实际耗用关系非常难以界定，这些算法很难直接应用在标准化程度低且不同岗位医疗人员共同参与的医疗服务产品中。以医院临床科室员工薪酬为例，其成本主要可分为基本工资和绩效奖金。其中，基本工资与员工的工龄、职称等有关，绩效奖金则是根据医院制定的绩效工资分配方案来分配的，影响因素可能包含业务量、医疗质控、科研教学目标等多种因素，其分配方式中既包括按照医院薪酬体系制定的一级分配部分，也包括根据科室管理目标制定的二次分配部分等。上述这些薪酬项目中，按业务量计酬的人力成本在理论上可直接计入各个项目，如将某一项手术收入可以按照一定比例或金额分配给参与手术的医护人员，但在实务中按实核算的代价非常高昂，将直接人力成本按实际发生额计入各个医疗项目中不符合成本效益原则，因而难以落地。基于此，在医疗服务项目成本核算的时候不"被迫"把科室直接人力成本视作为间接成本来核算，需要基于一定的假设（即开展人力成本核算的前提条件）。这些假设可以为医疗服务项目的人力成本核算提供一个基础框架和指导原则。在此基础上，再采用较为科学、合理、便捷的算法将各岗位医务人员的劳

动投入和产出进行配比,才能将科室的直接人力成本分配到各医疗服务项目中。

人力成本核算的基础假设如下。

（1）稳定的工作量与工作效率。为了简化计算,通常假设医生、护士和其他医疗工作人员的工作量和效率在一段时间内是稳定的,这意味着他们的工作时间、完成的任务数量和复杂度都保持在一个相对恒定的水平。

（2）人力成本可追溯。由于医院业务管理的特殊性和复杂性,科室的直接人力成本不能直接按实计入项目人力成本,但是通过科学、合理的算法和成本动因（分摊参数）是可以追溯到具体的服务项目的。间接计入的人力成本同直接人力成本。

（3）人力成本各要素（基本工资、奖金等）的成本动因一致。

（4）医疗服务项目可视为标准化、程序化的流程工作,且在此模型下患者病情被视为相对均质（忽略个别病例的特殊性）。因此,同一核算单元内（院级或更小范围）,医务人员执行同一医疗服务项目的人力资源消耗是相同的,其对应的成本动因（分摊参数）量化标准也具有一致性。需要明确的是,基于此假设核算得出的人力成本,既非理想化的标准成本,也非基于当前医疗技术和管理水平设定的目标成本。它实质上是医院在贯彻标准化管理要求（涵盖临床操作规范标准化与服务流程标准化）下,所产生的实际平均成本。因此,在此框架下定义的成本动因参数,被称为标准成本动因参数。

（5）医疗服务项目的复杂度和风险水平直接关联到人力成本的高低。高难度的技术和高风险的操作往往需要医务人员具备更高的专业素质和技能水平,这些技能和经验是医务人员在长期学习和实践中积累的,因而单位时间内复杂手术与简单诊疗的人力成本会有显著差异,在进行人力成本核算时考虑技术难度和风险程度有助于准确评估医护人员劳动力价值。

（6）时间消耗、复杂度与人力成本正比关系,这意味着更长时间或更复杂的医疗服务将对应更高的成本。

（7）各成本动因之间是相互独立的,不存在此消彼长的情况。

七、项目成本核算与科室成本核算的区别

科室成本是一种部门层次的成本,它是遵循责任会计的原理提出的。所谓责任,即指谁为该部门的收入、成本的大小和增减负责。科室成本核算是对在一段时期内,某个科室所消耗的所有资源进行归集与核算。项目成本则是在产品核算理念的指导下提出的一种产品成本,它核算的是医疗服务的中间产品——每个医疗服务项目在一段时期内所消耗的所有资源的汇集。科室成本核算关注的核心是科室,而项目成本核算关注的核心是产品,这也是它们之间最大的差异。一定意义上说,科室成本核算是项目成本核算的一个中间过程。通过科室成本核算,管理人员能清晰地了解自己的科室在某个时期的成本数额、成本变化状况,从而在此基础上作出降低成本数额的计划。但此计划要实现,则要落实到科室所开展的一个个降低项目成本和药耗的具体行为上。

八、成立医疗业务专家小组

医疗服务项目成本核算工作的专业性很强，因此医院须成立医疗业务专家小组，该小组由临床医疗专家、医疗技术专家、护理专家和物价管理专家组成。

（一）临床医疗专家

临床医疗专家负责梳理、进行本院临床类科室分组、成本点数制定；确认科组执行的医疗服务项目及其人员配备、材料消耗、设备配置、动力消耗等资源使用情况。

（二）医疗技术专家

医疗技术专家负责梳理、进行本院医技类科室分组、成本点数制定；确认科组执行的医疗服务项目及其人员配备、材料消耗、设备配置、动力消耗等资源使用情况。

（三）护理专家

护理专家负责梳理、进行本院护理类科室分组、成本点数制定；确认科组执行的医疗服务项目及其人员配备、材料消耗、设备配置、动力消耗等资源使用情况。

（四）物价专家

物价专家负责确认医疗服务收费项目、医疗服务项目的开单科室以及执行科室，按照物价管理的要求，将材料费用区分为可单独收费、不可单独收费两类。

医疗服务项目成本核算涉及作业的，还应由上述专家和财务人员共同商讨提出本医院医疗服务项目作业以及引起各项作业、医疗服务项目发生的资源动因、作业动因参数。

第二节　医疗服务项目成本核算的研究和发展历程

一、国外医疗服务项目成本核算的研究和发展现状

相较于我国，西方发达国家对医疗服务项目成本的研究相对较早、较完善，也是以企业的成本管理为参考。

1973年，在美国国家卫生服务研究和发展中心、洛克菲勒基金、联邦基金会、卡内基公司的支持下，国际健保组织的 Larry K. Macdonald 博士等研究了以患者为单位计算医疗服务成本的方法。该研究以患者为成本核算单位，"自下而上"地计算医院的成本，以"生成能力"作为分配成本的依据。对成本分配系数的设定进行了初步的探索，使得成本更加真实。这种方法不但使计算的方式变得简便，而且充分考虑到了医疗行业在成本核算方面的特殊性。但是该方法也存在一定的漏洞，即医院在进行成本核算的时候无法考虑到全部的医疗成本，所以不能准确地反映出所有成本的消耗情况。

1991年，Tanju 和 Helmi 首次将作业成本法初步引入医疗领域，用于医疗服务成本核

算。但是他们提出的运用步骤依然沿袭以往在企业中应用的思路，没有深入结合医疗服务行业的特点。

1993 年，加拿大马克马斯特大学的教授 Chan 创造性地将作业成本法与单位服务标准成本资料结合，从而确定单位服务标准全成本，揭示了作业成本法在医院成本核算分摊上的优越性。但是，他的研究中没有设计具体的推行方法制度，也没有对作业成本法在医院中的实际应用情况进行实验分析或跟踪研究。

1995 年，Canby 应用作业成本法测算了医院放射科及护士站的成本，并明确了作业成本法不仅是一种成本核算方法体系，更是一种战略管理工具。

1996 年，加州大学伯克利分校的 Udpa 在 Chan 等学者在研究的基础上，突破了作业成本法实证研究的模式，结合医院服务的特点，在操作层面上实现了作业成本法的步骤化。

1997 年，Baker 等运用 ABC 成本法核算了手术室的成本，但这些研究大多仅限于作业成本法在医院某个部门的应用。

1998 年，Michael W. Maher 和 M. Laurentius Marais 认为，在核算有交叉和不可分割的成本时，作业成本法和传统成本法都是有缺陷的。

2005 年，Marvin 等认为，只有应用收益高于成本，管理层充分支持并和员工充分交流时，作业成本法才能顺利施行。

2007 年，Evren Agyar 选择泌尿科作为成本核算的测算对象，在确定了成本动因以及成本标的之后，运用作业成本法核算了该科室的多种医疗项目的成本，同时还测算了病人的看护成本。

2009 年，Ayse Necef Yereli 指出，采用作业成本法测算的成本信息更准确，能够更好地促进医院成本管理。虽然作业成本法有诸多优点，但其使用条件严格。

2011 年，提出时间驱动作业成本法的 Kaplan 教授和著名的 Potter 教授在 Harvard Review 上发表的《The big idea：how to solve the cost crisis in healthcare》一文，分析了在医疗领域运用时间驱动作业成本法的可行性和优势。

2012 年，William 等通过研究认为，在波士顿儿童医院的整形外科手术中利用时间驱动作业成本法进行成本核算是可行的，并讨论了利用时间驱动作业成本法的路径和注意事项。

2015 年，Erhun 等也将时间驱动作业成本法应用于医院的冠状动脉搭桥手术的成本核算中。由于冠状动脉搭桥手术的技术成熟、流程固定、成本容易得到管制、成本数据获取方便，医院有实施时间驱动作业成本法的可行性和必要性。最终发现时间驱动作业成本法不仅能提升医院服务质量，而且能更好、更合理地核算成本。

2016 年，Schtzer 等为了更准确地核算放射治疗的医疗成本，将时间驱动作业成本法应用到近距离放射治疗项目中，通过自上而下的方法进行成本核算，估算每个项目成本的单位产能消耗时间和单位产能成本。

综合而言，由于西方国家医疗水平比较发达，其在医疗服务项目成本核算上也不断深化。国外的该研究从起初的对企业成本核算方式，也就是从对传统成本核算方法的借鉴开始，逐步探索将作业成本法和时间驱动作业成本法引进医院各个医疗项目和科室，目前国外的研究还在不断地进行，这些经验也为我国医院的成本核算与管理工作提供了宝贵的借鉴。

二、国内医疗服务项目成本核算的研究和发展现状

我国对医疗服务项目成本核算的研究起步相对较晚,不同时期医疗服务项目成本核算政策推进也相对滞后,项目成本核算演变历程可以分为两个主要阶段。

(一)起步探索阶段(20世纪80年代中后期至2000年)

从20世纪80年代中后期开始,卫生服务成本测算方法在我国逐步得到发展和推广应用,复旦大学于20世纪80年代对上海地区的医疗机构开展了医院成本核算方法和应用研究,同时对全国其他医院也进行了医疗服务成本核算和管理研究。1992年,山东省卫生厅联合山东医科大学对一些具有代表性的医疗服务项目开展了成本核算,提出了医疗服务项目成本的指数推测方法、成本相对值法等多种方法,并且用此法在山东省内多家医疗机构进行了实际测算。1996年,卫生部计财司决定成立卫生部卫生经济研究所卫生服务成本测算中心,在全国11个省市33所医院开展了以医疗服务定价为导向的成本测算与核算研究,1997年又扩大到13个省市39所医院。该研究中心把医院总成本分为直接成本中心成本和间接成本中心成本,确定了医院不同成本类别的分摊系数,运用以项目成本为基础测算病种成本的思路,分别提出了医疗服务成本要素指数计算方法和医院成本相对值法。

(二)医院项目成本核算实践和发展阶段(2001年至今)

该阶段,各种管理会计方法等相关理论开始逐步地应用于实践工作,各地的项目成本实践和探索也较上一阶段大量增加。理论上秦永方(2001)、葛人炜(2006)等人探讨了作业成本法用于医疗服务项目成本核算的可行性,并系统阐述了作业成本法的相关理论及在医院医疗项目成本核算运用中的流程。费峰(2005)在传统作业成本法的基础上提出了时间驱动作业成本法,将时间因素作为成本分配的驱动因素,从而简化了成本核算过程。胡守惠(2011)提出了基于当量法的医疗服务项目成本计算方法。鲁献忠(2013)等提出了利用项目权数法,探讨了该方法运用于医疗服务项目成本核算的思路。夏培勇(2020)等人提出以点数成本法为核心来构建大型公立医院医疗服务项目成本核算体系。

制度上,卫生部于2001年制定了《医疗服务项目成本分摊测算办法(试行)》,初步构建了医疗服务项目成本核算的流程、范围,并首次提出使用一种比较新颖的方法即以成本当量(点数)作为分摊系数来核算医疗服务项目成本。2010年,在原来制度的基础上新的《医院财务制度》和《医院会计制度》出台,提出三级医院及其他有条件的医院还应以医疗服务项目为对象进行成本核算,更加具体地规定了医院成本核算过程中成本归集和分摊的方法,要求基础数据准确、精细,数据来源的相关管理和产生流程同样精细。2014年北京市制定和下发了《北京市医疗项目成本核算管理办法》来统一北京市级医院医疗服务项目成本核算的标准。2015年,国家卫生计生委和国家中医药管理局办公室联合下发了《县级公立医院成本核算操作办法》,要求县级公立医院建立健全成本核算和管理制度,项目成本核算按照成本比例系数法来核算。2019年1月1日,我国所有公立医疗机构均实行政府会计准则制度,同年财政部印发了《事业单位成本核算基本指引》,明确了成本核算的基本原则和

基本方法,为事业单位开展成本核算工作提供了基本遵循依据。2021年和2023年财政部和卫健委分别制定了《事业单位成本核算具体指引——公立医院》《公立医院成本核算规范》《公立医院成本核算指导手册》作为国家级权威性指导文件,通过制定强制性规范及标准,补齐了国家统一成本核算办法长期以来的制度缺位,为医院开展成本核算乃至于相关企业开发信息化软件,提供了可操作、可简化、可创新、可想象的实现空间。

实践和探索上,2002年北京中医药大学开展了中医医疗服务项目成本核算方法研究,提出项目成本分摊系数方法,包括工作量分配法和操作时间分配法,并按年为周期计算项目成本。由于当时各种核算没有实现信息化,统计工作量非常大,故只适用于中医医疗服务项目的测算或个别西医项目的测试。解放军总医院的鲍玉荣、朱士俊在2005年采用作业成本法测算了医院检验科的医疗服务项目成本,提出了一些具体的核算基本路径和技术方法。从2005年开始,北京市在全国首创了以政府为主导的公立医院成本核算工作模式,采用了"统一方法、统一工具、统一实施"的方式。在项目成本核算上,鉴于该地区信息化基础较好,基于作业成本法在全部市属医院和部分区县39家医院进行了核算。同时,深化了成本核算数据的应用,为医保支付方式改革、财政补偿政策创新、医疗服务价格调整等提供了数据支撑。2013年温州医科大学附属第二医院采用综合当量系数法选取了237种具有代表性的医疗服务项目进行成本测算。上海申康医院发展中心于2014年正式发布了《关于开展市级医院医疗服务项目成本核算试点工作的通知》,在上海市市级公立医院中开展了医疗服务项目成本核算试点工作,运用作业成本法核算了5家试点医院在2013年开展的所有3 634项医疗服务收费项目的成本。2018年重庆市城口县人民医院在世行项目支持下运用成本比例系数法核算了项目成本,同年上海市第一人民医院创新运用点数成本法核算了该医院近3 400个医疗服务项目的成本。2019年江苏省人民医院创新运用关键因素法核算了该院医疗服务项目成本。

应该说,自2001年来国内医疗服务项目成本核算工作已经有了长足进步,经济发达地区的应用相对较好,但离真正的广泛应用并进行内部成本控制、外部定价与补偿还有很长的路。需要指出的是,《具体指引》《成本规范》等制度虽然出台,但在医疗服务项目成本核算方法上并无突破性进展,因而制度上允许医院结合实际探索新方法,相信不远的将来,基层医疗机构不断成熟的管理会计方法会逐步成为主流的核算方法。

第三节　医疗服务项目成本核算的范围及流程

一、医疗服务项目成本核算的范围和对象

(一)医疗服务项目成本核算的部门范围

医疗服务项目成本核算的部门范围为临床科室、医疗技术类科室。计算科室成本、诊

次、床日成本时,医疗技术类科室为开展门急诊、住院活动的临床服务类科室提供医疗技术服务,属于辅助部门;计算医疗服务项目成本时,医疗技术类科室直接为患者提供医疗服务项目,属于业务部门。

医疗服务项目成本核算首先确定医疗服务项目总成本,其次计算单个医疗服务项目成本。医疗服务项目总成本由临床服务类科室和医疗技术类科室四类二级分摊后成本剔除药品成本、单独收费的卫生材料成本得出,采用合理的管理会计方法来计算单个医疗服务项目成本。即:

$$临床科室(医技科室)项目成本 = 科室四类二级分摊后成本 - 可收费材料、药品成本$$

医疗服务项目核算范围一般不包括特需服务科室、体检科室以及只为本院职工服务的科室。

(二)医疗服务项目成本核算的对象

医疗服务项目成本核算的对象为医院开展的医疗服务项目,包括医疗技术类科室在本科室执行的医疗收费项目和临床服务类科室本科室开单本科室执行的医疗收费项目。

其中,手术特殊仪器设备的收费类项目也应纳入项目成本核算范围。所谓手术特殊仪器设备收费是开展部分手术治疗项目时的设备收费,如《上海市医疗机构医疗服务项目和价格汇编》中的手术特殊仪器设备(由于该类设备编号 S 开头,以下简称"S 类设备")的收费。在开展部分手术治疗项目(如上海收费编码前四位为 3302~3316)时,除手术项目收费外,就选择性使用的价值相对较高的仪器设备,向患者另外收费,如表 3-1 所示。一方面该项收费针对使用价值相对较高的仪器设备,且其耗材价格也不菲;另一方面按项目叠加法核算病种成本过程中该类成本也属于重要成本的组成部分之一,故而根据重要性原则必须单独进行核算。

表 3-1 部分 S 类设备使用价格表

编码	项目名称	项目内涵	除外内容	计价单位	价格标准(元)	说 明
S0001	氩气刀	含刀头等材料				
S0001a	氩气刀	指胸腔等手术		次	700	
S0001b	氩气刀	指上腹部等手术		次	500	
S0001c	氩气刀	指下腹部等手术		次	300	
S0001d	氩气刀	指内镜下使用		次	200	
S0002	超声刀	含刀头等材料		次	1 400	
S0003	高频电刀	含刀头等材料		次	150	
S0005	静脉转流泵			次	1 000	限肝移植术
S0011	内镜碎石器	包括激光、气道		次	500	
S0012	球囊反搏机			天	700	不满 1 天按 1 天计价
S0015	玻璃体切割机		专用切割头	次	1 000	
S0025	离心泵		一次性使用泵头		500	限胸外科

（三）不计入医疗服务项目成本的范围

不计入医疗服务项目成本的范围与本书第一章第七节讨论的成本核算范围基本一致。

在实际工作中,医务人员的医疗劳动有些并不能收费,如医生要花大量精力写病历等。对于这些不能收费的医疗业务的成本也可以按照医疗活动的实际消耗进行核算,但这样做的缺点在于会把应摊到其他项目的成本摊到这些项目上,从而拉低了其他项目的成本。本书建议对这些医疗活动可以比照新项目进行成本测算,从而对这些成本有大致的了解。

在医疗服务项目收入的数据采集中,关于月末住院病人预估收入的处理需特别注意。此类收入具有"月末计提、次月初冲回"的周期性特点。基于重要性原则,本书建议:若此类预估收入缺乏支撑性的底层明细项目数据,可考虑将其排除在相关收入采集范围之外。

二、医疗服务项目成本核算中科室的关系

根据医疗服务项目执行科室与其合作科室的成本业务关系,一般可以将临床服务类科室和医技类科室分为以下三种情形。

（一）不需协作的医技类科室

这类医技类科室一般比较独立,在临床服务类科室开单后,在执行某些医疗服务项目的过程中一般不需要其他科室的合作,同时也不向其他科室提供协作。这类科室中典型的如:放射科、超声科、检验科、核医学科等。

如图3-1所示,放射科向患者开展的医疗服务项目主要有CT项目、核磁共振项目、X光项目等。此外,还有材料项目(一次性收费材料如胶片)和药品收费(如造影剂)。这些收费项目都由放射科单独完成,与其他科室没有合作。

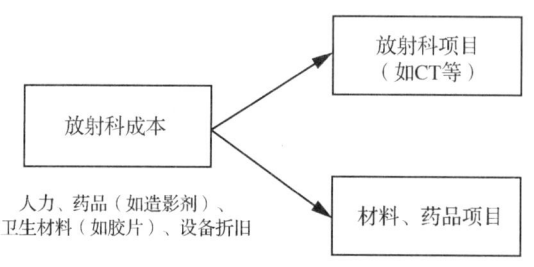

图3-1　放射科成本构成

放射科开展的各项目成本 ＝ 放射科二级成本 － 单独收费的药品及材料成本

（二）需要协作的医技类科室

一些医技科室在执行某些医疗服务项目的过程中,需要其他科室的协作或者向其他科室提供协作,以此参与其他科室的项目,这类科室中最典型就是手术室。

如图3-2所示,手术室执行的医疗项目通常包括手术项目、材料项目(可收费材料)、治疗项目(如输血、输氧、静脉注射)。一般情况下,患者进行的手术项目需要临床外科的医生与手术室护士共同完成。

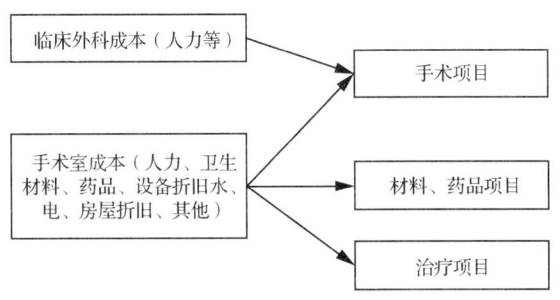

图 3-2　手术室成本构成

$$\sum \begin{matrix}\text{手术室开展的}\\\text{各项目成本}\end{matrix} = \begin{matrix}\text{手术室}\\\text{二级成本}\end{matrix} - \begin{matrix}\text{单独收费的药品}\\\text{及材料成本}\end{matrix} + \begin{matrix}\text{临床科室协作成本}\\\text{(人力、设备折旧等)}\end{matrix}$$

综上所述,医技科室的科室成本与医疗服务项目成本之间的关系式是:某医技科室各项目成本=科室二级成本－单独收费的药品及材料成本＋协作成本－对外协作成本

(三)临床科室

一般情况下,临床内科类科室基本不向医技类科室提供协作(一些临床内科类科室会下设有医技科室如消化科下设内镜室,心内科下设心超和心电图室),而临床外科类科室会和其他医疗技术类科室(如前述的手术室)一起协作。以消化科病房为例,如图 3-3 所示。消化科病房开展的医疗项目通常包括由本科室医生和护士完成的检查(如内镜检查)、治疗项目(如各种内镜下治疗、静脉注射等)、护理、床位、药品、材料(一次性可收费材料)、其他项目。

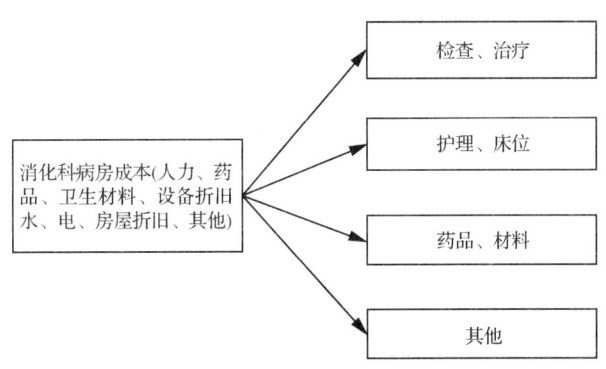

图 3-3　消化科病房成本构成

因此,$\sum$ 消化科开展的各项目成本 = 消化科二级成本－单独收费的药品及材料成本。

综上所述,直接医疗科室的成本与项目成本之间的关系式是:

$\sum$ 临床科室开展的各项目成本 = 临床科室二级成本－单独收费的药品及材料成本－对外协作成本

对于手术项目,$\sum$ 临床科室开展的各项目成本＋$\sum$ 手术室开展的各项目成本=临床科室二级成本－单独收费的药品及材料成本(临床科室)＋手术室二级成本－单独收费的药品及材料成本(手术室)。

三、医疗服务项目成本核算的流程及其优化

(一)医疗服务项目成本核算的基本流程

以临床服务类科室和医疗技术类科室的二级成本为基础(即科室成本四类二级分摊后的科室成本),以它们开展的医疗服务项目为对象,根据成本费用归集、分配的过程,划分为直接成本和间接成本。值得注意的是,在科室成本核算中一部分直接成本未必能直接计入或计算计入项目成本核算,由于项目成本核算颗粒度更细,一部分在科室成本直接计入的直接成本(如科室的科研教学人力成本)在项目成本核算中被视作为间接成本,需要运用一定的管理会计方法分配计入项目成本,如图 3-4 所示。

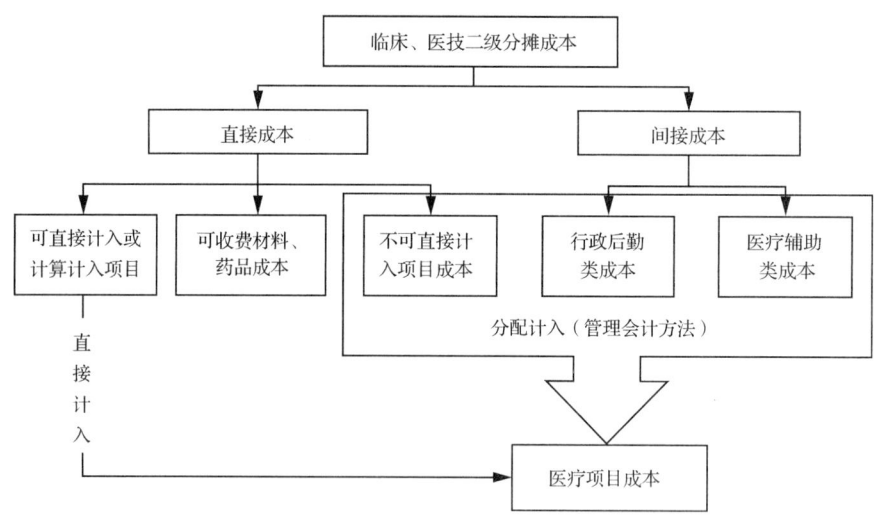

图 3-4　医疗服务项目成本核算的基本流程

(二)医疗服务项目的成本构成

1. 项目直接成本

科室项目直接成本以科室直接成本为基础按直接计入最大化原则将有关成本支出计入当期科室发生的对应项目,形成科室项目直接成本。项目直接成本主要包括以下内容。

1)人员经费

该项费用需要归集与医疗服务项目相对应的人员经费。如核磁共振室技师,只操作核磁共振设备做核磁共振医疗服务项目,则把技师的成本直接计入核磁共振医疗服务项目。

2)卫生材料费

这里主要指医院在提供医疗服务过程中所消耗的、不能单独向患者收取费用的卫生材料。这类耗材的费用通常已包含在医疗服务项目的整体收费中,属于医疗服务成本的一部分。不可收费耗材主要包括基础低值耗材:如一次性注射器、输液器、无菌纱布、普通手术缝线、棉签等;受限高值耗材:如达芬奇手术机器手术需要用到的原厂专用配套耗材等政策

明确规定不可收费的特殊耗材;打包收费耗材:如检验类项目使用的各类试剂等。因此,需要在不可收费耗材与医疗服务项目间建立对应关系,如血糖试纸只用于"干化学血糖快速定量"项目,则把血糖试纸成本直接计入该医疗服务项目。实践中不可收费卫生耗材与医疗项目可能存在多重对应关系,如图3-5所示。

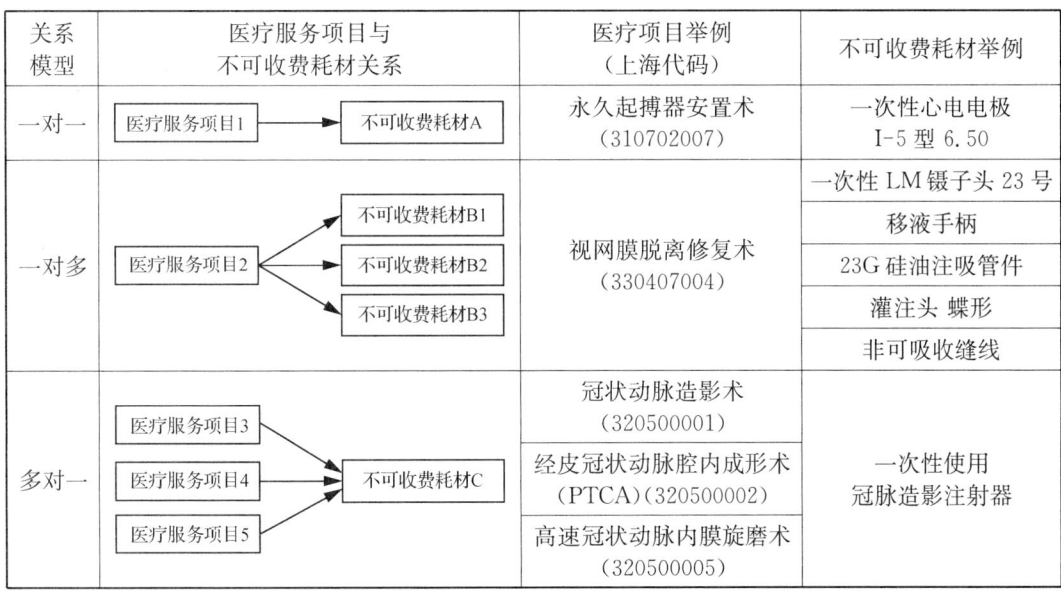

图3-5 医疗服务项目与不可收费卫生耗材的对应关系

3)固定资产折旧费

固定资产折旧费是根据医疗服务项目实际耗用的固定资产,把固定资产折旧成本直接归集到医疗服务项目来计算。如PET-CT设备只为PET-CT检查项目服务,则把PET-CT机折旧成本直接计入PET-CT相关医疗服务项目。

4)无形资产摊销费

该项费用需要根据无形资产实际耗用于医疗服务项目的情况,直接归集或计算到医疗服务项目。如独立于B超机的影像传输、处理系统,直接为B超检查类医疗服务项目使用,可把此类成本直接计入B超检查类医疗服务项目。

5)其他费用

根据其他费用实际耗用于医疗服务项目的情况,直接归集或计算到医疗服务项目。如某项设备维修费是源于专门为达芬奇手术机器人更换零部件,则该设备维修费可直接计入达芬奇手术机器人相关的医疗服务项目。

以下是对于S类设备项目成本构成的考虑:鉴于S类设备是在手术中使用,术中涉及的收费项目繁多,如手术费、麻醉费、耗材费、吸氧费、血费、检查等费用,导致其部分直接成本归集困难且易与主手术项目成本重叠。实务中,可以把S类设备项目收费视作是一种手术伴生收费,它与手术中收取的可收费卫生耗材项目类似,是一种手术物资类收费。因此,在成本核算上可采用简化原则,即可以只考虑归集其直接的物质消耗(专用耗材和专用设备折旧),其他关联成本(如操作人员人力成本、能源费、空间占用费等)不可单独核算,而由直接使用该设备的主手术项目统一承担。此处理方式既符合成本效益原则,也避免了与主手术项目的成本重复分摊。以手术中经常使用的超声刀为例,若每把超声刀进价为 1 350 元,手术室本期共使用超声刀 400 次,本期耗用的超声刀总成本为 540 000 元,本期超声刀设备的折旧成本为 8 000 元,则超声刀单位项目成本为 1 370 元(540 000÷400＋8 000÷400)。

2. 项目间接成本

在医疗服务项目成本核算中,项目间接成本除了摊入的医辅类科室成本和行政后勤科室成本,科室直接成本中不能直接计入和计算计入项目成本中的费用在核算上也参与间接成本核算。

3. 科室项目成本和医院院级项目成本

科室项目成本是在科室成本核算的基础上,将临床科室、医技科室的医疗成本向其提供的项目进行归集和分摊后的成本,包括项目直接成本与项目间接成本。

即:

$$某科室某项目成本 = 本科室该项目直接成本 + 本科室该项目间接成本$$

医院院级项目成本由科室项目成本加权平均计算产生。

即:

$$医院某项目单位成本 = \frac{科室1开展医疗服务项目成本 \times 数量 + 科室2开展医疗服务项目成本 \times 数量 + \cdots\cdots}{科室1数量 + 科室2数量 + \cdots\cdots}$$

(三)将财政基本拨款收入纳入项目成本核算中

在核算医疗服务项目成本后,也需要核算其对应的收入。传统上,医疗项目对应的单位收入就是医疗服务收费价格,医疗服务项目单位盈亏＝收费单价－单位项目成本。

财政基本拨款收入主要是政府给予公立医院人员经费等方面的补助,如在上海的一些市级综合医院,该项收入接近医疗收入的 5％,一些承担公共卫生职能的专科医院的该项收入甚至达到 15％及以上,对公立医院的经济运行持续稳定健康发展起到了积极作用。《基本指引》中规定:"为满足公共服务或产品定价需求开展的成本核算,应当在对相关成本进行完整核算的基础上,按规定对成本范围予以调整,如按规定调减不符合有关法律法规规定的费用、有财政资金补偿的费用等。"而根据财政部关于医院执行《政府会计制度——行政事业单位会计科目和报表》的补充规定(财会〔2018〕24 号),本期盈余可分为财政项目盈余、医疗盈余和科教盈余,把财政基本拨款收入归入医疗盈余中。因此,在传统医疗服务项目核算中往往仅考虑项目收支,并不能完全反映医疗服务项目的真实盈亏情况,更不能简单以项目收费减去成本产生亏损为由要求政府调整相关医疗服务收费价格。因此,本书认为在用于医疗服务定价目的时,必须把财政基本拨款收入纳入项目成本核算中,医疗服务项目成本核算医疗成本口径可调整为:

$$医疗服务项目单位盈亏 = 收费单价 - (单位项目成本 - 单位财政基本拨款收入)$$
$$或 = 收费单价 - 单位项目成本 + 单位财政基本拨款收入$$

这样的医疗服务项目盈亏数据才更具说服力，能够为建立以成本和收入结构变化为基础的价格动态调整机制提供扎实的基础数据。

财政基本拨款收入的核算流程可首先参考科室成本四类二级分摊的流程，按人员数量为分摊参数把该收入摊入各科室（换而言之，科室成本核算中收入核算中也应纳入该项收入），再按科室项目收入比例摊入到各医疗服务项目中。

（四）医疗服务项目成本核算流程优化

如前所述，在目前的理论和实务操作中，传统项目成本核算建立在科室成本核算的基础上（四类二级分摊后扣除药品、可收费耗材），再把归集的成本分配到医疗项目成本上。项目的直接成本与科室的直接成本存在相同属性，即某种成本支出既是科室的成本支出，也是项目的成本支出，如眼科飞秒激光手术中的专用不可收费耗材负压环和激光码，既是该医疗服务项目的主要耗材之一，也是眼科的科室成本耗材。另外，从信息化的角度上来看，具有相同属性的成本支出，应该从最小单位上获取，而目前采用先核算到科室成本，再自上而下"分摊"到项目成本这种"舍本求末"的方法，在信息化建设中是不严谨的或者说有瑕疵的。

我们认为，目前项目成本核算流程可以进一步优化，建议可以按照"一次处理，两份获益"的理念，同步梳理科室成本及项目成本，采集相关成本基础数据，即以项目直接成本及所属科组为基础，归属业务发生的费用及支出，同步开展项目直接成本核算及科室全成本核算。同时，通过科室成本核算，按照成本动因将科室间接成本分摊到项目中，项目直接成本与间接成本汇总形成医疗服务项目总成本。在此基础上实现由基于科室成本的项目成本核算模式转变为基于医疗服务项目成本的科室成本核算模式，具体流程如图3-6所示。

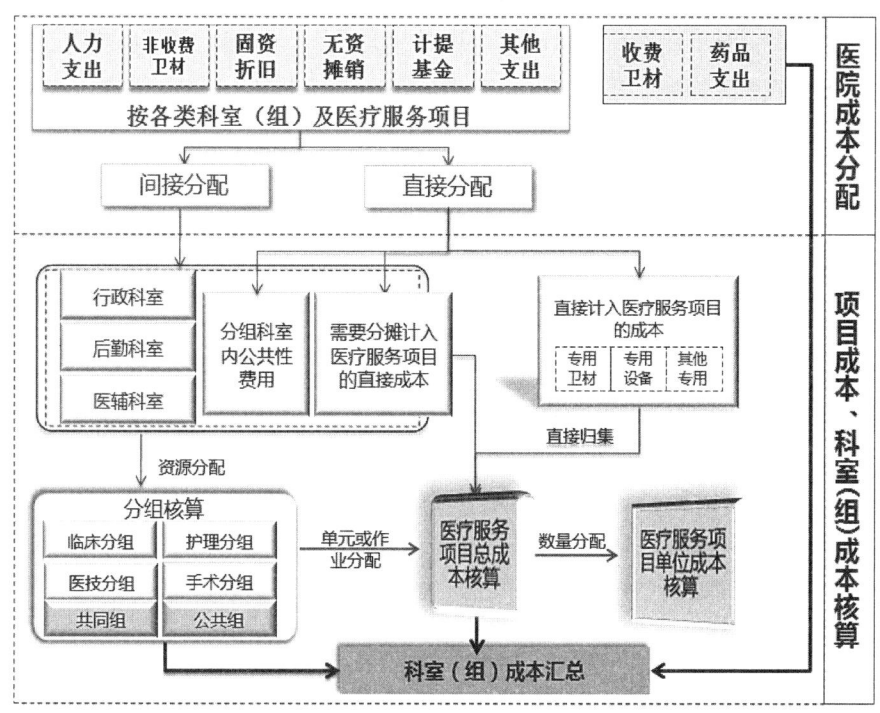

图3-6 重新优化后的科室成本和项目成本核算流程

121

其中一个典型案例就是手术室的成本核算,手术室是为病人提供手术及抢救的场所(平台科室),是医院的重要医技部门之一,隶属于医院护理条线,其主要人力资源为护士。手术室内的护士最主要工作是密切配合医生做好各种手术和抢救工作,其他工作包括准备手术所需的手术器械包、辅料包、特殊无菌器械等物品、做好手术室消毒灭菌、负责保存和送检手术采集的标本、手术室的财产(包括各类设备)申领、管理和报损等工作等。在医院的成本核算中,手术室具有质量效率中心和成本中心的双重属性,其成本的归集分摊一直以来是医院项目成本核算的难点和重点。特别是大型公立三级医院定位于收治疑难杂症和急危重症、开展高难度手术,全面提高综合救治能力,以凸显三级医院功能定位,而代表三级医院水平的手术项目,对于医疗服务收费标准的确定、医院补偿机制改革和医疗服务成本控制都有极其重要的意义。因而,能否采用适当、合理的方式归集和分摊手术室成本会直接影响到手术类项目成本核算的准确性与合理性,医院特别是大型公立综合性医院对于手术项目成本的核算应根据"二八原则"予以重点关注与投入。传统上计算手术类项目成本时,先把手术室归集的明细成本按一定原则(如工作量、业务收入、占用资产、面积等)分配到各临床手术科室病房成本,再把归集后的病房成本分配到各医疗服务项目中(包括手术项目),这种多次归集和分摊一方面导致核算效率较低,另一方面手术室各类成本分摊到某个临床手术科室病房后,可能还需要进行此科室病房中发生的手术费、治疗费、住院诊查费等医疗项目费用之间的再分配,没有做到手术费用的精准归集,从而影响手术类项目成本数据的可使用性。因此在核算手术类项目成本时,可以采用平行法核算的思路优化,即首先把手术室归集的成本根据重要性原则运用合理的管理会计方法直接分配到手术室发生的各手术项目成本中,再加上临床科室病房核算的相同手术项目成本(主要是医生的人力成本),即可得出该手术项目的总成本,同时最终形成完整的科室成本,这种以项目成本为前提的成本核算方式显然大大提高了成本核算的相关性、合理性和准确性。

第四节　医疗服务项目成本核算的方法

医疗服务项目成本核算是医院成本核算体系中的重要内容。病种成本核算的主流方法是采用项目叠加法,所以医疗服务项目成本的核算情况直接影响病种成本核算。由于医疗服务项目众多,业务流程复杂,加上医院"产品"的非标准化,医疗服务项目成本核算成为医院成本核算的主要难点和堵点。

如何逐一准确核算数千个医疗服务项目的成本?《具体指引》和《成本规范》中规定项目成本核算可以采用作业成本法、当量系数法、参数分配法。值得注意的是,无论是《具体指引》还是《成本规范》都提出医院可结合实际自行探索项目成本核算方法,这也是六个成本对象中唯一一个允许医院自由发挥,进行探索实践的核算对象。

一、参数分配法

参数分配法又称成本比例系数法,是我国应用较早的一种医疗服务项目成本核算方法,最初由卫生部卫生经济研究所成本测算中心采用该方法来核算各医疗服务项目成本。该方法是指通过设定某一种分配参数,将归集到各科室单元的成本最终分配到医疗服务项目的计算方法。核算过程中,能够直接计入医疗服务项目的成本直接归集计入,不可直接计入医疗服务项目的成本可按照一定方法分摊到医疗服务项目,成本分摊参数包括操作时间分配系数、工作量分配系数和收入分配系数。

(一)成本分摊参数

1. 操作时间分配系数

操作时间分配系数是将各医疗服务项目操作时间占科室单元总操作时间的比例作为分配成本的比例。

计算公式如下:

$$操作时间分配系数 = \frac{该项目操作时间}{该科室总操作时间}$$

其中:

$$该项目操作时间 = 该项目单次操作时间 \times 该项目发生例数$$

$$该项目单次操作时间 = N 次执行此项目从开始到完成所需要的时间之和 \div N$$

$$该科室总操作时间 = \sum 该科室各项目总操作时间$$

$$\begin{array}{l}则某科室某服务\\项目间接成本\end{array} = \begin{array}{l}操作时间\\分配系数\end{array} \times \left(\begin{array}{l}二级分摊后的\\科室总成本\end{array} - \begin{array}{l}单独收费的药品\\及材料成本\end{array} - \begin{array}{l}该科室所有医疗服务\\项目直接成本\end{array} \right)$$

该方法操作简单,仅仅需要考虑完成项目所需的时长因素,但是不同的服务项目其工作强度也存在客观差异,完成不同的项目所付出的体力劳动、脑力劳动等也不尽相同,因此操作时间设定困难,该方法在实践中运用较少。

2. 工作量分配系数

工作量分配系数是将各医疗服务项目工作量占科室单元总工作量的比例作为分配成本的比例。

计算公式如下:

$$工作量分配系数 = \frac{本科室该项目折合工作量合计}{本科室所有项目折合工作量}$$

$$\begin{array}{l}某科室某服务\\项目间接成本\end{array} = \begin{array}{l}工作量\\分配系数\end{array} \times \left(\begin{array}{l}二级分摊后的\\科室总成本\end{array} - \begin{array}{l}单独收费的药品\\及材料成本\end{array} - \begin{array}{l}该科室所有医疗服务\\项目直接成本\end{array} \right)$$

如果某科室的工作量的计量单位不统一,则需将其折算成统一的工作量单位才能求和,而折算的比例则很难有统一的标准,如几个简单工作等于一个复杂工作。

此方法中有关工作量的资料较易搜集到,不需要经验估计,但工作量多少并不与所耗费用成正比,也就是说某科室工作量大、做得多的项目并不意味着其所耗成本就大;相反,有些工作量小的项目所耗成本却可能很大。所以可以对工作量分配系数的公式进行适当调整,在进行成本分摊时同时考虑工作量和技术难度,增加技术难度作为各个项目的权重,使其分摊更加合理、准确。

3. 收入分配系数

收入分配系数指将各医疗服务项目收入占科室单元总收入(不含药品收入和单独收费卫生材料收入)的比例作为分配成本的比例。采用这一分摊方法的主要假设是收入与资源消耗存在正向比例关系,此参数在该方法中实践运用较多。

计算公式如下:

$$\text{某服务项目的分摊成本} = \frac{\text{该服务项目医疗收入}}{\text{该科室总医疗收入}} \times \left(\text{该科室二级成本} - \text{单独收费的药品及材料成本} - \text{该科室所有医疗服务项目直接成本}\right)$$

因为参数分配法核算流程的简易性,我国多个地区的成本核算管理办法中均提出可以采用该方法来核算医疗服务项目成本。2008年,江苏省卫生计生委开始推行此方法,并制定了《江苏省医院成本核算与管理规范》,建议采用成本比例系数法核算医疗服务项目成本,选择了各项目收入比作为分摊的依据。此后,2012年安徽省下发的《安徽省医院成本管理暂行办法》、2012年福建省下发的《福建省医院成本管理暂行办法》、2014年上海市下发的《上海市医院成本管理暂行办法》、2019年江苏省下发的《江苏省医院成本核算与管理规范(2019年试行)》以及2021年重庆市下发的《重庆市公立医院成本管理办法(试行)》也都提出可以采用成本比例系数法,分摊参数可以采用项目收入比、工作量等。国家针对县级公立医院发布了规范成本核算操作的文件《关于印发县级公立医院成本核算操作办法的通知》(国卫办财务发〔2015〕39号),也提出在进行科室二级分摊的基础上,采用项目收入占比作为成本比例系数法中的分摊参数来核算医疗服务项目成本。《具体指引》和《成本规范》也正式纳入了该方法。

(二)参数分配法下的项目成本核算流程

1. 成本分摊参数的计算

可按上文公式分别计算各成本分摊参数。

2. 医疗服务项目成本构成计算

1)人员经费

$$\text{人员经费} = \text{分摊参数} \times \text{二级分摊后的科室人员经费}$$

2)卫生材料费

$$\text{不单独收费卫生材料费} = \text{分摊参数} \times \text{二级分摊后的科室不单独收费卫生材料费}$$

3)固定资产折旧费

$$\text{固定资产折旧费} = \text{分摊参数} \times \text{二级分摊后的科室固定资产折旧费}$$

4）无形资产摊销费

$$无形资产摊销费 = 分摊参数 \times 二级分摊后的科室无形资产摊销费$$

5）提取医疗风险基金

$$提取医疗风险基金 = 分摊参数 \times 二级分摊后的科室提取医疗风险基金$$

6）其他费用

$$其他费用 = 分摊参数 \times 二级分摊后的科室其他费用$$

3. 医疗服务项目成本汇总计算

$$\begin{array}{l}科室医疗服务 \\ 项目总成本\end{array} = \begin{array}{l}人员 \\ 经费\end{array} + \begin{array}{l}卫生 \\ 材料费\end{array} + \begin{array}{l}固定资产 \\ 折旧费\end{array} + \begin{array}{l}无形资产 \\ 摊销费\end{array} + \begin{array}{l}提取医疗 \\ 风险基金\end{array} + \begin{array}{l}其他 \\ 费用\end{array}$$

$$某科室医疗服务项目单位成本 = 该项目总成本 \div 该项目工作量$$

院级项目成本的计算可将科室项目成本加权平均获得。

（三）参数分配法案例（以收入分配系数法为例）

甲医院 CT 室共有工作人员 23 人，其中医生 15 人，技术人员 2 人，护士 5 人，科室管理人员 1 人（为方便计算，结果四舍五入精确到元）。

2019 年度 CT 室项目收入情况（不包括单独收费药品及耗材）如表 3-2 所示。

表 3-2　甲医院 2019 年 CT 室项目收入情况表

检查项目	例数（例）	收入（元）
头部平扫	8 802	1 584 360
胸部平扫	4 577	823 860
螺旋 CT 超层	23 324	1 399 440
上腹部平扫	4 205	756 900
下腹部平扫	3 462	623 160
盆腔平扫	2 042	367 560
颈椎平扫	1 761	387 420
胸椎平扫	2 255	496 100
腰椎平扫	2 617	575 740
腰椎间盘平扫	3 220	708 400
其他部位平扫	4 636	834 480
直接增强扫描	7 327	1 758 480
平扫＋增强	2 504	475 760
CT 血管造影	493	271 150
合计	71 225	11 062 810

2019 年度 CT 室成本的构成情况如表 3-3 所示(包括分摊的行政后勤科室、医疗辅助类科室成本)。

表 3-3　甲医院 2019 年度 CT 室成本表

成本项目	CT 室总成本(元)
人员经费(含管理人员)	3 586 000
卫生材料费(不可收费)	380 000
固定资产折旧费	2 312 000
其他费用	1 130 000
提取医疗风险基金	220 000
合计	7 628 000

甲医院采用收入分配系数法计算 2019 年度 CT 室各项目成本,如表 3-4 所示。

(四)参数分配法的优缺点(以收入比例系数法为例)

1. 优点

该核算方法快捷,由于科室项目和科室总医疗收入数据较容易取得,而且较为准确,得出的分配系数也较准确。能用相对较少的核算成本快速计算相对较多的项目,在核算过程中回避了统计各医疗项目的单项成本(包括人力、物资消耗、技术、风险等)差异的难点,便于在一定区域内统一快速推广。该方法适合财务能力较弱,数据条件一般的医院运用。

2. 缺点

该方法相对单一,项目收入与成本不成正比例变化时,用该分配系数可能会造成分配的不适当,或者说不甚科学的医疗收费定价标准会导致据此计算分摊的成本结果出现相对不合理的情况。核算的成本报表中常会出现"张冠李戴"的状况,也无法纠正原先在医疗收费价格制订过程中已经出现的不合理现象,更不能以此结果进行有效的成本分析与控制。从某种意义上讲,该方法违背了项目成本核算的初衷。

也有观点认为,尽管价格与成本的比价关系背离较大,但也有规律可循。

(1)医技科室项目定价在价格与成本的比价关系上:价格÷成本=多数>1。

(2)手术项目定价在价格与成本的比价关系上:价格÷成本=多数<1。

(3)临床科室服务项目定价在价格与成本的比价关系上:价格÷成本=多数<1。

故而这种观点认为,成本比例系数法与项目发生地的资源消耗大概率有一致性关系,该方法相对合理、简单易行,适合基层医疗单位如县级医院复制、推广。

总体来说,该方法优点和缺点明显。参数分配法不但在科室成本核算中有广泛的应用,在其他管理会计方法进行项目成本核算时也普遍有穿插配合运用,如作业成本法中按成本动因分配成本的时候等。目前业内对参数分配法多采用单一综合参数,难以准确反映实际资源消耗。若改用分项参数分配法,并结合医院业务特点选择适当的分项参数,则能提升成本核算的科学性与合理性。医院可根据不同科室类型、项目类别和资源消耗方式,灵活选用人员工时、设备使用时间、耗材消耗等参数进行精细化分配。改进后的该方法有助于更真实地体现各核算对象的成本构成,增强成本数据的可比性和可用性,为医院精细化管理和决策提供有力支持。

表3-4 2019年度甲医院CT室各项目成本

单位：元

项目名称		CT室汇总	头部平扫	胸部平扫	螺旋CT超层	上腹部平扫	下腹部平扫	盆腔平扫	颈椎平扫	胸椎平扫	腰椎平扫	腰椎间盘平扫	其他部位平扫	直接增强扫描	平扫+增强	CT血管造影
收入		11 062 810	1 584 360	823 860	1 399 440	756 900	623 160	367 560	387 420	496 100	575 740	708 400	834 480	1 758 480	475 760	271 150
收入比例		100%	14.32%	7.45%	12.65%	6.84%	5.63%	3.32%	3.50%	4.48%	5.20%	6.40%	7.54%	15.90%	4.30%	2.45%
成本	人员经费	3 586 000	513 569	267 053	453 627	245 348	201 997	119 144	125 582	160 810	186 626	229 627	270 496	570 010	154 217	87 893
	卫生材料费	380 000	54 422	28 299	48 070	25 999	21 405	12 625	13 308	17 041	19 776	24 333	28 664	60 403	16 342	9 314
	固定资产折旧费	2 312 000	331 113	172 177	292 467	158 183	130 233	76 816	80 966	103 679	120 323	148 047	174 397	367 502	99 428	56 667
	其他费用	1 130 000	161 833	84 152	142 944	77 313	63 652	37 544	39 573	50 674	58 808	72 359	85 237	179 618	48 596	27 696
	提取医疗风险基金	220 000	31 507	16 384	27 830	15 052	12 392	7 309	7 704	9 866	11 449	14 088	16 595	34 970	9 461	5 392
	合计	7 628 000	1 092 444	568 066	964 938	521 896	429 680	253 439	267 133	342 070	396 983	488 454	575 388	1 212 503	328 044	186 962
服务例数（例）		71 225	8 802	4 577	23 324	4 205	3 462	2 042	1 761	2 255	2 617	3 220	4 636	7 327	2 504	493
单例项目成本			124	124	41	124	124	124	152	152	152	152	124	165	131	379

二、作业成本法

（一）作业成本法概述

随着现代企业特别是服务性企业生产经营过程中间接费用（成本）比例不断提高和企业产品种类或服务种类的增多，传统成本计算方法已不能合理地将间接费用在各产品或服务项目间进行分配。间接费用一般包括企业后勤业务费用（如材料的处理、移动、贮存等所产生的费用）、平衡业务费用（如协调生产活动以确保人工、机器的供给能够满足需要所产生的费用）、质量业务费用（如质量控制、生产监督所产生的费用）、变动业务费用（更新信息以适应产品生产或工艺改造所发生的费用，如采用新技术、新材料时产生的费用）等。间接费用发生在生产过程中，是为了生产几种产品而共同消耗的，需要由产品成本负担，在各产品之间分配的费用，但不一定受生产量或连带指标的影响。间接费用的分配远比直接费用的产品归属复杂，在成本核算中的地位十分重要，对产品成本的合理性和准确性的影响很大，特别是在间接费用高的企业里更是如此。美国管理会计学会曾在其发布的公告中归纳过服务部门间接费用分摊的目的：①协助建立买卖双方同意之价格（注：在企业内部，可视为制造费用在各耗用部门、各产品间可接受的分配结果）；②便于计算各产品的获利能力；③预测规划及控制的经济效用；④评价存货成本，方便财务报表编制；⑤激励管理人员及员工。按照美国管理会计学会公告的说法，分配间接费用的目的实际上就是计算产品成本的目的。这就是说，如果间接费用不能合理地分配于各种产品，产品成本计算的目的也就无法达到。前国际会计学会主席、美国著名会计史学家S·保罗·加纳在其名著《1925年前成本会计的演进》中对间接费用分配之难曾做过这样的叙述："人们对制造费用分配问题的关注，可能远远超过其他任何一个成本会计问题。举例来说，C·B.汤普森在其《如何确定工厂成本》中谈到：'间接费用是制造业账簿中最重要的账户之一。其分配方法的争论，甚至要超过对人类起源问题的争论。关于这是一块巨大的礁石，许多企业之舟都曾在此触礁……'。"在1988年美国注册会计师协会（AICPA）和英国《管理会计月刊》进行的一次调查中发现，人们对当时的成本计算系统（目前仍然在绝大多数企业实行），特别是其中的间接费用分配方法普遍不满意。

为了更好地计算成本，人们对于间接费用的分配进行了长时间的研究，提出用作业成本法（Activity-Based Costing，ABC）代替传统的成本计算系统，使情况有了一些好转。作业成本法的产生最早可追溯到20世纪30年代末、40年代初，第一个从理论上探讨作业成本会计的是会计大师埃里克·科勒（Eric Kohler）教授。1941年科勒教授在《会计论坛》（Accounting Forum）杂志上发表的一篇文章中提出了作业的概念。科勒对作业及作业账户的研究为作业成本法以后的发展奠定了基础。1971年，乔治·斯托布斯（George Staubus）在其出版的《作业成本计算和投入产出会计》一书中首次在作业的基础上设计出了一套成本管理系统，对作业、成本、作业会计、作业投入产出系统等概念做了全面系统的阐述，标志着作业成本法的萌芽和成型。对作业成本法给予明确解释的是哈佛大学的罗宾·库珀（Robin Cooper）和罗伯特·卡普兰（Robert Kaplan）。他们发展了斯托布斯的思想，提出了以作业为基础的成本计算，又称作业成本计算。从1988年起，库珀和卡普兰通过一系列的论文，阐述了作业成本法的两阶段归集步骤，并提出了"成本动因"理论。库珀与卡普兰的这些文献正式奠定了作业成本法的理论基础[①]。

作业成本法细化了间接费用分配到成本对象的过程，拓展了成本计算范围，从而使成本的信息更加真实、准确、客观。《管理会计应用指引第304号——作业成本法》将作业成本法定义为以"作业消耗资源、产出消耗作业"为原则，按照资源动因将资源费用追溯或分配至各项作业，计算出作业成本，然后再根据作业动因，将作业成本追溯或分配至各成本对象，最终完成成本计算的成本管理方法。《成本规范》将作业成本法定义为"通过对某医疗服务项目所有作业活动的追踪和记录，计量作业业绩和资源利用情况的一种成本计算方法。该方法以作业为中心，以成本动因为分配要素，体现'服务消耗作业，作业消耗资源'的原则"。从本质上说，作业成本法就是一种费用分配方法。它和传统成本法所分配的对象都是产品或服务所消耗的资源，两者区别如下。

1. 成本计算对象不同

传统成本计算是以企业最终产出的各种产品作为成本计算对象。作业成本计算对象是多层次的，不但把最终产出的各种产品作为成本计算对象，也把资源、作业作为成本计算对象。

2. 间接费用归集和分配的理论基础不同

传统成本计算方法的理论基础是企业的产品按照其耗费的生产时间或按照其产量线性地消耗各项间接费用，如材料耗用量、直接工时等，因而成本计算程序如图3-7所示。

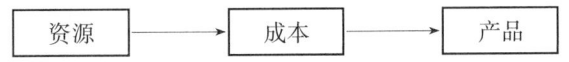

图3-7 传统成本计算方法的计算程序

在传统成本计算方法下，将资源归集在统一的成本库里，然后按照某一分配标准把成本费用分配到产品成本中。而作业成本计算方法的理论基础是成本驱动因素论，即产品耗用作业，作业耗用资源。作业成本法的计算程序如图3-8所示。

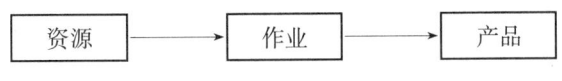

图3-8 作业成本法的计算程序

作业成本法是为了提供更准确的成本信息而对传统计算方法的改进，它并不是全盘否定传统成本法。作业成本法的独到之处在于它把资源的消耗首先追溯到作业，然后使用不同层面和数量众多的作业动因将作业成本追溯到产品，从而使成本的可归属性大大提高，并将按人为标准分配间接费用、计算产品成本的比重缩减到最低限度，从而提高了成本信息的准确性。

---

① Cooper R，Kaplan R S. How Cost Accounting Distorts Product Costs[J]. Management Accounting，1988，69（10）：20-27.

3. 成本内涵不同

传统成本观念认为,成本是企业生产经营过程中所耗资金的对象化。这一观点尽管对成本的经济实质进行了概括,但没有揭示成本在管理方面的内涵。作业成本法则将成本定义为资源的耗费,而不是获得资源而发生的支出。在作业观念下,把作业作为费用发生与成本形成的中介,成本是一个与作业相关的多层次概念。

4. 对成本经济内容的认识不同

在传统成本观念下,产品成本是指产品的制造成本,只包括与生产产品直接相关的费用(直接材料、直接人工、制造费用等)。在作业成本观念下,作业成本只强调费用的合理性、有效性,而不论费用是否与生产产品有直接关联。因此,与产品生产没有直接关系的一些合理、有效的费用(如采购人员工资、质量检验费、材料搬运费等)同样要计入产品成本。

5. 适用环境不同

传统成本计算方法适用于与传统推进式生产管理系统相结合的手工制造系统和固定自动制造系统的经营环境。它应用在大批量生产、产品品种少、寿命周期长、工艺不复杂、制造费用比重较低的企业中。作业成本计算则适用于生产系统与高度自动化制造系统相结合的经营环境。它应用在小批量、多品种、技术复杂、高度自动化生产、制造费用比重相对较高的现代企业中。

6. 对待非增值成本的态度不同

传统成本法忽视非增值成本,而作业成本法高度重视非增值成本,并注重不断消除非增值成本。作业成本法从实现和提高客户价值方面考虑,能够发现并报告非增值成本,并十分明确地提出目标,通过持续改善,最终消除非增值成本。因而作业成本法提出增值作业和非增值作业。所谓增值作业,是指给顾客带来附加价值,以此为企业带来利润的作业,如采购订单的获得、在产品的加工以及完工产品的包装等。所谓非增值作业,是指不能给顾客带来附加价值的作业,如原材料、在产品、产成品的存储作业。这种方法是根据是否增值来区分作业。增值作业与非增值作业的判别标准是,如果把作业去除,能否为顾客提供以前同样的效果。

目前,两种成本管理方法都在实务中得到运用,传统成本法运用的范围虽然相对广泛,但对于那些成本控制要求高、产品品种复杂、制造环境先进、间接费用比重大的企业来说,作业成本法的应用在理论上相对具有更大的优势。同时,由于作业成本法在实施过程中,对企业核算数据、人员素质、信息系统水平等核算基础的要求非常高,实施起来也需要投入更大的成本,因此企事业单位在选择引入作业成本法时,也应根据自身的实际情况和需要,选择全部或者部分引入作业成本法,以提高本单位成本管理与决策的水平。

(二)作业成本法在医院运用的适用性分析

从 20 世纪 90 年代起,作业成本法在制造行业得到了较为广泛的应用,随后被引入铁路、物流、金融等服务行业使用并取得了一定成效。随着国内相关政策和发展趋势的改变,医疗服务项目成本核算在医院成本核算中的地位越来越重要,我国的专家学者也渐渐开始把研究方向转向基于作业成本法的医疗服务项目成本核算,作业成本法逐步被引入医院成本核算。

由于医院成本信息的质量越来越受到关注,医院急需加强成本核算水平,以满足自身与外部对于医院成本管理的要求。同时,作业成本法相比传统成本法是一种更加科学、更为有效的成本管理模式,通过设置作业成本和动因追溯,能够提供更为准确和相关的成本信息,有利于加强对非增值成本的控制管理。将作业成本法应用于医疗服务项目成本核算是许多理论工作者的追求,作业成本法的运用能够为医院管理提供更为准确和详细的成本信息,打破医院管理上遇到的瓶颈问题。

目前,我国已有小部分公立医院在地方主管部门的主导下应用作业成本法,如北京、上海等地的一些公立医院。其中,北京市从2006年采用"统一方法、统一工具、统一实施"的方式推广医院全成本核算,在市、区两级57家医院开展科室成本核算,39家医院开展基于作业成本法的医疗服务项目成本核算,掌握了医疗收费项目的实际盈亏情况,成本核算结果被应用于公立医院新型财政补偿机制制定、医疗服务收费价格合理调整。上海市则在上海申康医院发展中心的推动下,于2013年在5家试点市级医院启动了医疗服务项目成本核算工作,并对2013年开展的所有3 634项医疗服务项目进行了详细的成本核算并进行全面的成本分析,为动态调整医疗服务项目价格提供了参考依据。

(三)作业成本法在医院运用中的一些重要概念

1. 资源

资源是指在一定期间内为提供服务而发生的各类成本、项目费用,是作业过程中被运用或被使用的经济要素,也就是财务会计日常核算中的各种成本、费用项目。医院要开展正常的经营活动必须拥有一定的经济资源,如人员、材料、场地、设备等。

2. 作业

作业是指单位基于特定目的重复执行的任务或活动,是连接资源和成本对象的桥梁。一项作业既可以是一项非常具体的任务或活动,也可以泛指一类任务或活动。若是将作业概念引入医疗行业,作业就是医院在日常运营期间为了达到某种治疗效果、得到某些检查结果而完成的一系列工作,这些工作可以被拆解成多个单独的重要活动和行为,而这些任务就可以被理解成是医院的一个单独作业。即提供某医疗服务项目过程中的各道工序或环节均可视为一项作业,如诊疗、手术(消毒、探查)、护理等行为都可以视为作业。一个完整的医疗服务项目是由多个单独作业组成的,因此对每一项作业的成本进行准确的核算以后,就能清晰地获知某个医疗服务项目的每个实施步骤的具体资源耗用情况。作业通常具备以下三个属性:一是作业是投入与产出因果联动的实体,任何一项作业都是一种资源投入和一种服务产出的过程;二是作业贯穿于医院经营的全过程,作业投入与产出因果关系的本质是一种"交易",从各个作业执行的连接关系看,"交易"在经营过程中处处体现,构成了包容医院内、外部的作业链关系;三是作业是可量化的基准,是可以被计量的。

3. 主要作业和次要作业

主要作业是被产品、服务或客户等最终成本对象消耗的作业,主要作业直接为部门或组织的使命作出贡献。所谓次要作业,是指在部门内部协助主要作业的作业。例如,医院手术项目的作业可分为术前教育、术前备皮、手术室准备、术中操作、术后监护、术后观察、搬运病人,其中术中操作为主要作业,其他为次要作业。

4. 作业成本

作业发生的过程需要消耗一定的人力、物力和财力,这些资源消耗用货币形式来表现就称为作业成本。

5. 成本动因

成本动因即引发成本的根本因素,是对导致成本发生的事项或活动的度量。成本动因揭示了执行作业的原因及作业消耗资源的多少。成本很少是一个因素引起的,因而确定合适的成本动因并不是一件容易的事,既需要判断,也需要应用分析技巧,在精确性与实际成本之间进行权衡。成本动因按不同形成阶段可以分为资源动因和作业动因,主要包括人员数量、房屋面积、工作量、工时、医疗服务项目技术难度、风险程度等参数。

1)资源动因

资源动因是决定一项作业所消耗资源的种类与数量的因素,反映了作业量与资源消耗之间的因果关系。当一项资源只服务于一种作业时,分配成本到作业形成一个作业成本库就比较简单。当一项资源服务于多个作业时,就必须通过第一阶段成本动因(资源动因)来把资源的消耗恰当地分配给相应的作业。在医院里,资源动因指各医疗或医技的科室成本向作业分配的依据。

2)作业动因

作业动因是指服务项目消耗作业的方式和原因,反映了服务项目对于作业的消耗强度以及消耗频率。通俗地讲,作业动因其实就是资源被分配到各个服务项目的分配比例系数,是服务项目和资源之间的桥梁。在医院里,作业动因即指各项作业成本向医疗服务项目分配的依据。通过对作业动因的分析,可以了解哪些作业是多余的、可减少的,并以此为依据加强对医院的成本管控。

6. 作业成本库

依据资源动因将资源分配给作业后就形成了各个作业成本库。成本库的建立把间接成本的分配与产生这些费用的原因——成本动因联系起来。在作业成本法下,通过设置各种各样的成本库,并按多样化的成本动因对间接成本进行分配,使计算过程大大细化,同时也使成本计算的准确性和成本的有效性大大提高。

(四)医疗服务项目采用作业成本法核算的主要实施流程

根据作业成本法的基本核算原理及公立医院的业务特点,医疗服务项目作业成本法核算的主要实施流程如图 3-9 所示。

1. 划分作业,建立作业库

在医院实施作业成本核算,首先要分析医院的经营活动,必须将医院的经营过程拆分为若干作业,并按照作业建立相应的数据采集系统。这是进行作业成本核算的第一步,也是最重要的步骤。作业划分得是否得当,对资源费用的归集、作业成本分摊和成本结果的计算以及成本控制的效果会有很大的影响,其他核算方法如时间驱动作业成本法、当量系

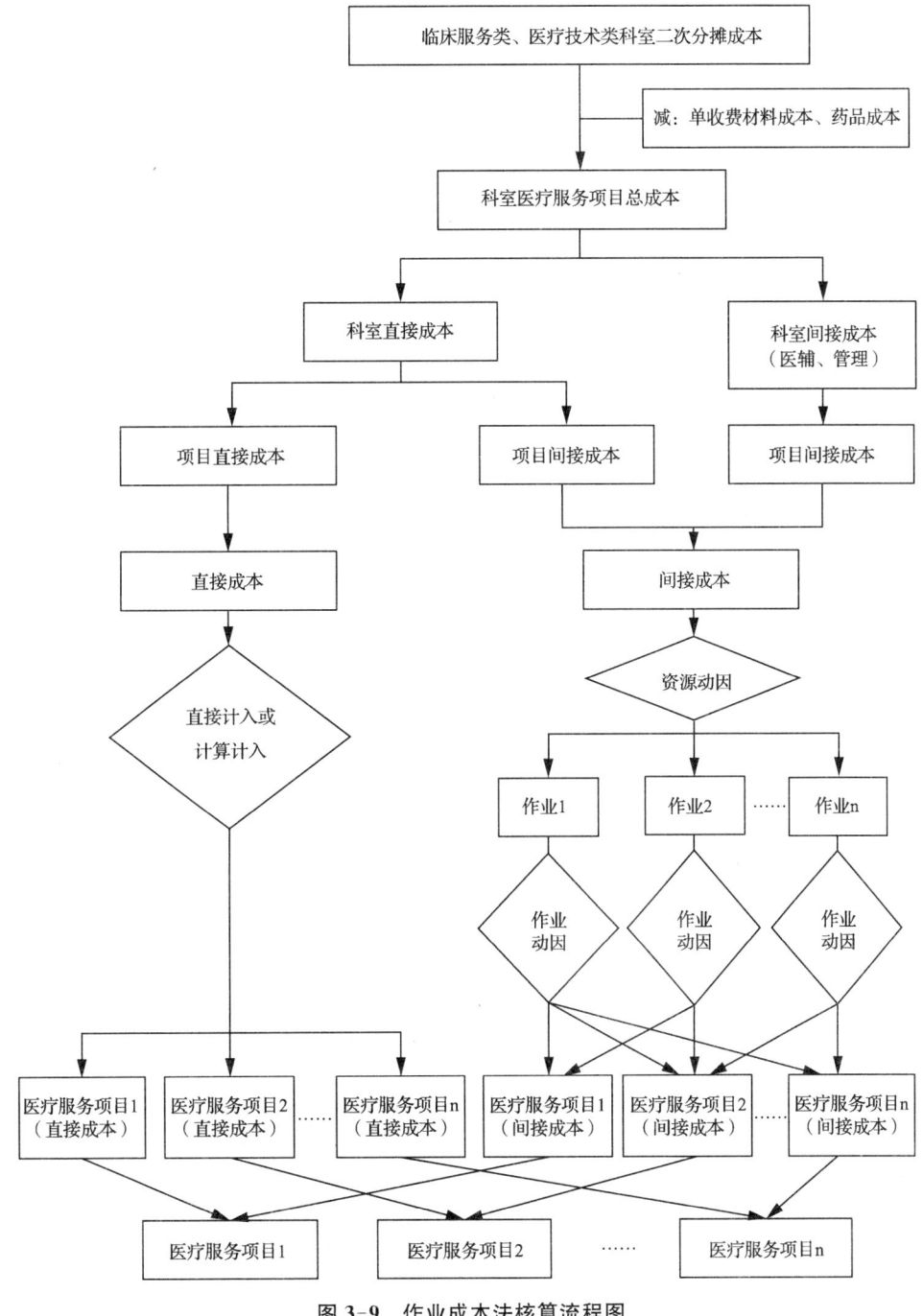

图 3-9 作业成本法核算流程图

数法、点数成本法中也有划分作业的要求,因此必须高度重视这一工作。

划分作业必须根据医院工作的特点进行,医院工作一般具有以下特点。

(1) 工作繁杂,不确定因素较多。医护人员的工作非常繁杂、琐碎,各种检查、诊断、治疗和护理工作相互交织在一起,几乎没有步骤性可言,而且具有很大的不确定性。病人入院时,病因可能是不确定的,对病因的诊断很大程度上依赖于医生的经验和检查结果,很多疾病是在不断尝试治疗的过程中逐渐确诊的。同时,由于每个病人的病情各不相同,需要的检查、治疗和护理也会有很大差别。即使是同一种疾病,也会因病人的性别、年龄和体质等方面的差异,使所做的检查、治疗和护理很不一样。医疗服务活动的这种不确定性可能会对医院按照病人的就医路线或医护人员的操作步骤进行作业划分带来难度。

(2)基础工作薄弱,缺乏各种定额。由于历史原因,医院的基础管理工作十分薄弱,各种操作的工时定额、机时定额、材料消耗定额等几乎都是空白,这样就不能过细地划分作业。无法过细地划分作业,将会导致后续工作中无法在不同作业之间分配资源消耗。

(3)分工明确,科室划分与专业分工高度一致。医院的分工很明确、结构很清晰,而且有很好的层次性。临床、医技按照专业划分成不同科室为病人提供医疗服务,每个科室的服务对象和产出项目比较稳定,这种分工明确的单位划分对作业的划分有很大的帮助。

根据作业的定义、作业在成本核算中的作用和医院医疗服务活动的特点,在医院划分作业时应遵循以下原则。

1)同一产出原则

作业是有目的的活动,活动目的是区分不同作业的重要依据。怎样来确定作业目的?作业是为一定产出而存在的,有产出必定有评价产出的指标,不同的产出应该有不同的产出指标,相同的产出应该有相同的产出指标。因此,可以把能否找到一个能综合反映其工作产出的指标作为划分作业的重要依据之一。对于一项工作或一个分工,如果能够找出一个能够综合反映其工作产出的指标,这一工作或分工就可以定为一个作业,凡是为完成这一指标进行的工作都属于这一作业。例如,医院的供应室,其人员、场地等相对固定,把供应室的工作分解为消毒供应和污物处理两个活动后,就可以用消毒包的供应量和污物处理量2个指标反映这两项工作完成的工作量。这样消毒供应和污物处理就可以定义为2个作业,消毒包的供应量和污物处理量就是这2个作业的作业动因。

2)有利于成本管理原则

单纯从作业定义的角度去考虑作业的划分,会有很多划分结果。例如,医院检验工作可以划为一个大检验作业,也可以划为十几个小作业。如何把握划分尺度?这个标准就是应该满足成本管理需要。划分作业的目的是进行成本控制和成本计算,因此划分作业必须从成本控制和成本计算的角度去考虑,适合成本管理需要的作业划分才是合理的,反之就是不合理的。脱离了目的,单纯地从内容上考虑作业是作业划分的误区。但是,如果将一个科室的工作划分得过于详细,会增加成本计算的复杂性,并且作业成本的控制效果也不好,所谓过犹不及也。作业是责任成本中心,是成本控制的基本点,理论上作业划分越详细成本控制就越精确;从成本分摊的角度看,作业是间接成本分配的中心,作业划分越详细,成本动因越清晰,成本分摊也就越准确,但是过细的作业划分会使作业大量增加,成本控制点过多,成本控制力就会下降。同时,过细的作业划分会使数据采集困难、采集数据失真增加,进而造成成本结果失真。

3) 便于数据采集原则

作业划分还必须充分考虑到数据收集的方便性,要尽量避免人员、场地、设备和耗材使用等方面的交叉。单纯从作业角度去考虑作业划分,许多作业会交叉在一起,很难区分它们的人员、场地、设备使用、材料消耗等。如果强行将它们区分开,会增加数据的采集量,耗费大量的人力物力,使成本核算的成本大大提高。更为重要的是,这样采集的数据会失真,也使成本计算结果失真。因此,在划分作业时必须充分考虑数据收集的方便性。在医院中,由于工作琐碎,基础工作相对薄弱,缺乏各种定额等特点,就更需要特别注意这一点。同时,对于交叉的作业可以做适当的合并,如医院放射科的工作包括拍片和透视2个部分,它们的产出不同、服务对象不同,应属于不同作业。但是,由于它们的人员、场地、设备和材料消耗是相互交叉在一起的,将它们划分为2个作业,计算作业成本时就要在它们之间分配各种消耗,这非常困难,并且这种划分在成本管理和控制上并没有什么意义。如果合并成1个作业,只需要做适当的动因合并即可,对成本计算结果的影响并不大,因而在实务中可以把它们合并为1个作业。

综上所述,医院的医疗服务活动十分复杂,医疗服务工作非常琐碎,加上医护人员的操作和病人的就医线路有很多不确定因素,像企业那样按照生产流程去划分作业显然不合适。但是,医院的结构性好,专业分工明确,而且科室划分和专业高度一致。因此,应在调研医院临床科室和医技科室医疗业务流程的基础上,从医院的分工着手分析。从作业的定义、作业的作用以及作业划分后的可操作性等多方面去考虑医院作业的划分,划分出医疗服务过程中具有相对独立意义的重要活动和行为,其中应特别重视资源消耗大及在整个作业链中关键的作业。各作业之间应相对独立、不得重复。划分作业时,可采用访谈、小组座谈、会议讨论等方式确定。其中访谈法中访谈对象的选择非常重要,通常可以按以下标准选择对象。

1) 尽可能是科室主任

科室主任一方面是科室工作的组织者和管理者,对科室组织结构的全貌和科室组织中所存在的问题以及期待的优化方向有非常清晰的认知;另一方面,科室主任一般是科室所开展的业务领域的专家,从而对科室所开展的医疗项目的流程也非常清楚,并且掌握各个流程在不同环境下的细微变化、各项技术指标、各医疗项目的资源配置情况等。当然,科室主任一般比较忙,对其访谈的重点应在于了解科室的组织架构和一些核心部分的信息。余下的工作还需要科室主任安排各项目中的专家接受更深入的访谈。

2) 科室里各项目中的专家

这些医生平时都在日常工作中的第一线,他们非常清楚各项医疗服务项目目前开展的情况,也熟悉在质量和服务量的双重约束下,如何适时调整工作流程和优化人员、设备等资源的配置。他们的阐述真正反映了目前科室开展的各项医疗项目的真实资源耗费状况。

3) 一线工作人员

这些工作人员专门负责某些流程,对该医疗流程所耗费的时间、设备等有更全面的了解和熟悉。有机会和时间的话,也应当同他们进行一些适当的访谈,以对前面的访谈结果进行互相佐证,完善访谈信息。

在此基础上,产生医院统一、规范的作业库。建立作业库的目的在于加快成本的分析过程,降低成本分配的复杂程度,从而最大限度地降低信息收集、处理和理解所需的成本和时间。

《北京市公立医院成本核算办法》(京财会〔2023〕1456号)中规定:"临床服务类科室分为门诊和住院两类,根据不同类型科室的业务特点,结合其执行的医疗服务项目划分作业。"例如,门诊类科室主要业务为挂号、诊疗及治疗,对应上述业务,门诊类科室作业主要划分为"分诊""诊断"和"综合治疗"。如果门诊业务包含检查行为,则划分作业时应增加"检查"作业。住院类科室主要业务为诊疗、护理、治疗和检查,对应上述业务,住院类科室作业主要划分为"医生查房""医生交接班""医生开医嘱""护士交接班""护士扫床""病房治疗"和"床位使用"。医技类科室按照业务特点分为手术类、检验类、放射类、检查类、麻醉类等。根据不同类型科室的业务特点,结合其执行的医疗服务项目划分作业,如手术类科室作业主要划分为"术前准备""术中操作""术后处理(监测)"和"录入收入计费单",检验类科室作业主要划分为"取材""标本处理""标本接收接种""检测(检验)""后期处理""出报告"和"签报告",放射类科室作业主要划分为"登记""扫描""照像""辅助检查""出报告"和"签报告",检查类科室作业主要划分为"登记""检查""综合治疗""出报告"和"签报告",麻醉类科室作业主要划分为"麻醉操作"和"麻醉恢复"。上述科室中涉及多个科室共同完成的医疗服务项目时,可设置"协作"作业,以实现医疗服务项目成本在多个科室间的分配。设置此项作业时,医疗服务项目执行科室不设置,为执行科室提供相关医疗服务的其他科室增设"协作"作业。

2. 建立项目资源消耗字典库

在作业成本法下,建立项目资源消耗字典库是实现精细化成本核算和管理的重要基础。这个字典库详细记录了各个医疗服务项目的资源消耗情况,主要包括的信息有项目投入的职称人数和操作时间、不可单独收费的卫生材料使用量、专用设备使用时间等信息,如表3-5所示人力资源消耗字典库,为成本准确分配提供的参数数据支持。

表3-5　人力资源消耗字典库

单位:分钟

项目名称	人工调研		系统实时记录		
	作业名称	操作时间	手术医师职称	一助职称	手术时间
经皮穿刺胸膜活检术	术中操作	60	主任	主治	120
经皮腹腔脓肿穿刺引流术	术中操作	120	副主任	副主任	120
经尿道膀胱肿瘤电灼治疗	术中操作	60	副主任	主治	55
……	……	……	……	……	……

3. 直接成本归集

应用作业成本法时,直接成本的归集是指将能够直接计入或者计算计入某医疗服务项目的成本直接归集到医疗服务项目。

1）人员经费

人员经费应根据医疗服务项目所消耗的不同类别人员（主要是医生、医技和护士类别）操作时间计算计入。如本章第一节医疗服务项目成本核算中人力成本核算的基础假设中所述，在实务中很难把人力成本清晰地直接分配到具体的服务项目上，各个项目的人力成本真实反映其实际投入是一项非常复杂的工作。故在作业成本法中（时间驱动作业成本法类同）采用成本测算的理念以时间为成本动因的参数分配法计算计入。即划分好作业之后，汇总通过调研获得的各医疗项目中各类岗位人员在作业中的时长，计算各类型医务人员的单位平均人力成本（每分钟人力成本），进而得到各项目中单位直接人力成本。因此，在直接人力成本的计算上，作业成本法的特点在于以作业为桥梁，通过划分不同类型医务人员的不同作业采用成本测算理念来分摊成本，其实质是在作业基础上以时间为权重来分配成本。

$$某类别人员每分钟人员经费 = \frac{某类别人员总人员经费}{某类别人员总时间}$$

$$某医疗服务项目人员经费 = \sum(某类别人员操作总时间 \times 某类别人员每分钟人员经费)$$

2）不可单独收费的卫生材料费

根据医疗项目所对应消耗的专用不可收费卫生材料费情况，如果是一对一则直接计入，如果是多对一则计算计入，计算公式为某项目卫生材料费＝该项目消耗某卫生材料费比例×该卫生材料费总额。材料直接成本的计算过程中一般不需要考虑划分作业，只需从项目维度考虑即可。

3）固定资产折旧费

固定资产折旧费根据医疗服务项目所占用的专用设备工作时间与单位时间折旧费计算计入。

$$某设备单位折旧费 = \frac{设备累计折旧费}{\sum 医疗服务项目工作量 \times 设备使用时间}$$

$$某医疗服务项目折旧费 = \sum(设备使用时间 \times 某设备单位折旧费)$$

4）设备维修、维保等其他费用

设备维修、维保等其他费用应随其对应的具体设备计算计入所服务的医疗服务项目。

4. 间接成本分摊

作业成本法下，间接成本的分摊过程如下：将无法直接计入或者计算计入某医疗服务项目的成本，首先按照资源动因将其分配至受益的作业，形成作业成本；再按照医疗服务项目消耗作业的原则，采用作业动因将作业成本分配至受益的医疗服务项目。

1）确定资源动因，按照资源动因将项目各类成本分配至受益的作业，形成作业成本

资源动因揭示了产品和作业消耗之间的数量关系，因而在间接成本计入各项作业中心时要重点关注每个作业具体是由哪些资源耗费形成的，具体而言应关注以下几项。

（1）价值高的资源。价值高的资源如果分配不当，会造成核算结果重大偏差，因此对该类成本划分应尽量细化，如医生和护士的人力成本资源。

（2）差异大的资源。重视那些消耗量随着医疗服务项目种类不同而变化巨大的资源，如专用不可收费耗材。

（3）分配难的资源。如人力资源、管理费用、设备工时等，原则上尽量将作业量细化。

在分配前必须对各项资源动因的消耗进行详细调查，使用的方法也要根据实际状况而定，主要有以下几种方法。

（1）测量法。测量法即利用信息系统、仪器仪表和人力详细积累资源消耗，如手术麻醉系统、电表、水表的数据获取。

（2）经验法。经验法即依靠各项作业中心工作人员的经验，对所要选择的资源动因进行合理判断、估计，如工作人员的耗时分配等，但这种方法的准确性不高，由于只是凭经验判断，会有很大的随意性，经常会出现偏差。为弥补这一不足，实际中可以采用多人判断、讨论等方法对偏差加以纠正，以使偏差降到最低。

（3）回归法。回归法又称数学法，是利用数学中的回归方程确定资源动因的一种方法，该方法需要科室有长时间的数据积累，以满足建立回归方程的需要等。在现实中，许多分析数据不容易得到，该方法应用的周期长、成本高，所以实务中很少采用这种方法。

《成本规范》中提出，成本动因（资源动因和作业动因）主要包括人员数量、房屋面积、工作量、工时、医疗服务项目技术难度等参数。以《北京市公立医院成本核算办法》为例，该办法中资源动因主要包括人员数量、房屋面积、工作量和项目工时等因素，具体如表3-6所示。

表3-6　北京市作业成本法资源动因设置表

成本项目名称	资源动因
人员经费	人员数量
卫生材料费	项目工作量
固定资产折旧费（房屋及建筑物）	使用面积
固定资产折旧费（除房屋及建筑物外）	项目工时
无形资产摊销费	工作量
提取医疗风险基金	人员数量
房屋维修费、电费、取暖费和物业管理费	房屋面积
其他材料、低值易耗品	工作量
其他运行费用	人员数量

2）确定作业动因，计算作业成本分配率把作业成本分配给医疗项目成本对象

按照医疗服务项目消耗作业的原则，在对科室各项作业中心成本归集的基础上，首先，应分析各项作业与对应项目的逻辑关系来确定作业动因，作业动因确立过程与资源动因相似。其次，应在此基础上确定作业成本分配率，把作业成本分配至受益的医疗服务项目。

以《北京市公立医院成本核算办法》为例,作业动因主要包括项目工时、房屋面积、项目工作量、工时以及医疗服务项目风险程度,具体如表3-7所示。

表3-7 北京市作业成本法作业动因设置表

成本项目名称	作业动因
人员经费	人员数量、项目工时
卫生材料费	项目工作量
固定资产折旧费(床位费类医疗服务项目)	涉及面积
固定资产折旧费(其他)	项目工时
无形资产摊销费	项目工作量
提取医疗风险基金	项目工作量或风险程度
房屋维修费、电费、取暖费和物业管理费	房屋面积
其他运行费用	项目工作量

作业成本法下医疗服务项目成本核算相关计算公式如表3-8所示。

需要指出的是,首先,该方法下由于医生、医技、护士的工作内容和技能要求不同,他们的每工时价值也不同,故在直接人力成本的核算中需要区分不同类别的人员,以更准确地反映不同类别人员的实际工作量和成本,避免将高价值的专业人员与普通支持人员混为一谈。而在间接人力成本核算中则忽略了不同类别人员之间的实际差异,不再区分各类人员,而是以整体人员数量为参数,这种差异处理方式有一定的局限性。其次,在作业成本法的实际应用中,部分医院在核算间接成本时所采用的资源动因与作业动因有趋于一致的情况出现。如果发生这种情况,那么资源耗费就相当于直接通过一个参数分配到成本对象,而不需要经过作业的中间步骤,会退化为"资源→成本对象"的简单线性分配。这不仅会导致作业成本法间接成本的核算逻辑层级崩塌,失去了其多层次的成本分配优势,也无法反映不同作业对资源的消耗差异。与传统分配方法相比,这种"伪ABC"可能因增加了数据收集环节却未实现精细分配,反而带来更高的实施成本和更不可靠的结果。这种错误源于对概念理解不清、实施惰性与简化冲动,相关参数的选择值得深刻反思。成功的医院成本核算,必须在"理论严谨性"与"实施可行性"间找到精准平衡点。

5. 汇总计算医疗服务项目成本

根据医疗服务项目的直接成本和间接成本,计算形成科室医疗服务项目成本。通过加权平均法形成院级医疗服务项目成本。

1)计算科室医疗服务项目成本

将科室某一医疗服务项目的直接成本和间接成本分别按不同成本项目进行加总,形成科室医疗服务项目成本。

例如:某医疗服务项目人员经费=某项目直接人员成本+某项目间接人员成本。

科室某医疗服务项目总成本=人员经费+卫生材料费+固定资产折旧费+无形资产摊销费+提取医疗风险基金+其他运行费用。

表 3-8　作业成本法下医疗服务项目成本核算相关计算公式①

核算流程	适用的成本项目	分摊参数	计算公式
直接成本	人员经费	工时	某项目人员经费 = $\sum \dfrac{某类人员经费}{该类人员总工时} \times$ 该类人员操作时间
	卫生材料费（不可单独收费）	工作量	某项目卫生材料费 = 该项目消耗某卫生材料费比例 × 该卫生材料费总额
	固定资产折旧费	工时	某项目固定资产折旧费 = 该项目占用专用设备单位折旧费 × 工作时间
	设备维修、维保等其他费用		
间接成本（资源动因）	人员经费	人员数量	某作业人员经费 = $\dfrac{某作业人员数量}{科室总人数} \times$ 科室人员经费
	卫生材料费（不可单独收费）	工作量	某作业卫生材料费 = $\dfrac{某作业涉及医疗服务项目工作量}{科室开展医疗服务项目总工作量} \times$ 科室卫生材料费
	固定资产折旧费	面积	某作业房屋及建筑物折旧费 = $\dfrac{某作业的面积}{科室总面积} \times$ 科室房屋及建筑物折旧费 某作业固定资产折旧费 = $\dfrac{某作业涉及医疗服务项目工时}{科室开展医疗服务项目总工时} \times$ 科室固定资产折旧费
	无形资产摊销费	工作量	某作业无形资产摊销费 = $\dfrac{某作业涉及医疗服务项目工作量}{科室开展医疗服务项目总工作量} \times$ 科室无形资产摊销费
	提取医疗风险基金	人员数量	某作业提取医疗风险基金 = $\dfrac{某作业人员数量}{科室总人数} \times$ 科室提取医疗风险基金

① 资料来源：北京市医院项目成本核算相关计算公式。

（续表）

核算流程	适用的成本项目		分摊参数	计算公式
间接成本（资源动因）	其他费用	房屋维修费、电费、取暖费和物业管理费	面积	某作业房屋维修费（电费、取暖费、物业管理费）＝ 某作业面积/室总面积 ×科室房屋维修费（电费、取暖费、物业管理费）
		其他材料、低值易耗品	工作量	某作业其他材料（低值易耗）＝ 某作业涉及医疗服务项目工作量/室开展医疗服务项目总工作量 ×科室其他材料（低值易耗）
		其他费用	人员数量	某作业其他费用＝ 某作业人员数量/科室总人数 ×科室其他费用
间接成本（作业动因）	人员经费		工时	某医疗服务项目消耗的某作业人员经费＝ 某医疗服务项目某作业工时/该作业涉及医疗服务项目总工时 ×该作业人员经费
	卫生材料费（不可单独收费）		工作量	某医疗服务项目消耗的某作业卫生材料费＝ 某医疗服务项目某作业工作量/该作业涉及医疗服务项目总工作量 ×该作业卫生材料费
	固定资产折旧费		面积、工时	某床位费类医疗服务项目消耗的某作业固定资产折旧费＝ 某医疗服务项目某作业面积/该作业涉及医疗服务项目总面积 ×该作业房屋及建筑物折旧费 某其他类医疗服务项目消耗的某作业固定资产折旧费＝ 某医疗服务项目某作业工时/该作业涉及医疗服务项目总工时 ×该作业固定资产折旧费
	无形资产摊销费		工作量	某医疗服务项目消耗的某作业无形资产摊销＝ 某医疗服务项目某作业工作量/该作业涉及医疗服务项目总工作量 ×该作业无形资产摊销费
	提取医疗风险基金		工作量或风险程度	某医疗服务项目承担的某作业医疗风险基金＝ 某医疗服务项目某作业工作量/该作业涉及医疗服务项目总工作量 ×该作业医疗风险基金 或 某医疗服务项目承担的某作业医疗风险基金＝ 某医疗服务项目风险程度/该作业涉及的医疗服务项目总加权风险程度 ×该作业医疗风险基金
	其他费用		工作量	某医疗服务项目消耗的某作业其他费用＝ 某医疗服务项目某作业工作量/该作业涉及医疗服务项目总工作量 ×该作业其他费用

科室某医疗服务项目单位成本＝某项目总成本÷某项目工作量。

2）计算院级医疗服务项目成本

按照加权平均的算法计算得出某一医疗服务项目院级单位成本：

$$医院某医疗服务项目单位成本 = \frac{\sum 医院各科室某医疗服务项目总成本}{医院开展该医疗服务项目总工作量}$$

（五）作业成本法案例

本案例以乙医院口腔科人力成本作为成本核算对象，运用作业成本法开展医疗服务项目成本核算。该医院口腔科共有医生 12 名、护士 9 名。如表 3-9 所示，该科室医生与护士的直接成本与间接成本共计约为 1 538.47 万元。

表 3-9　乙医院口腔科当期人员分类成本

单位：元

人员分类	直接成本	间接成本	小计
医生	7 716 396.92	3 056 936.64	10 773 333.56
护士	3 302 912.70	1 308 485.68	4 611 398.38
小计	11 019 309.62	4 365 422.32	15 384 731.94

需要说明的是，实务中在作业成本法下科室的人力间接成本不再区分人员类别，这样核算的逻辑显然是有瑕疵的。原因在于医生每工时和护士每工时的实际价值是不同的，故二者在计算人力直接成本的时候必须分类计算（医技人员也是如此），而在作业成本法的间接成本核算中却将各类别人员合并计算，这样简单合并计算会导致成本分配不准确，影响成本核算的科学性和合理性。例如，间接成本分摊时作业动因参数以医生和护士工时之和为参数，会导致成本分配的逻辑瑕疵。与工业企业中不同产品线的操作工人无差别时长可以简单相加不同，医疗机构简单套用工业企业的算法可能并不完全适合，实操中算法需要加以优化和改进。本案例以人力直接成本中医生和护士的成本占比来划分人力间接成本中医生和护士类别的人力成本，在此基础上来开展更加精细化的项目成本核算，具体核算步骤如下。

1）划分作业

梳理流程，确定口腔科各项目的作业环节并收集本期医疗收费项目工作量等相关数据，通过调研获取各作业环节的人力资源消耗情况，建立基于作业的项目人力资源消耗字典库并获取当期的相关工作量数据，如表 3-10 所示。

表 3-10　口腔科项目人力资源消耗字典库和当期工作量数据

项目代码	项目名称	作业名称	人员类别	操作人数（个）	单位操作时长（分钟）	工作量（例）
03p	口腔专家正（诊疗费自费）	门诊分诊	护士	1	4	8 826
03p	口腔专家正（诊疗费自费）	门诊诊断	医生	1	10	8 826

（续表）

项目代码	项目名称	作业名称	人员类别	操作人数（个）	单位操作时长（分钟）	工作量（例）
04p	口腔专家副（诊疗费自费）	门诊分诊	护士	1	2	8 955
04p	口腔专家副（诊疗费自费）	门诊诊断	医生	1	8	8 955
10p	诊疗费（自费）	门诊分诊	护士	1	1	76 260
10p	诊疗费（自费）	门诊诊断	医生	1	5	76 260
120500003p	清创缝合（小）	综合治疗	护士	1	10	2
120500003p	清创缝合（小）	综合治疗	医生	1	20	2
120600001p	特大换药	综合治疗	护士	1	30	1
120600001p	特大换药	综合治疗	医生	1	30	1
120600002p	大换药	综合治疗	护士	1	20	23
120600002p	大换药	综合治疗	医生	1	30	23
120600003p	中换药	综合治疗	护士	1	18	16
120600003p	中换药	综合治疗	医生	1	18	16
120600004p	小换药	综合治疗	护士	1	5	16
120600004p	小换药	综合治疗	医生	1	5	16
16p	专病诊疗费（自费）	门诊分诊	护士	1	2	474
16p	专病诊疗费（自费）	门诊诊断	医生	1	15	474
270300003p	局部切除组织活检检查与诊断	标本处理	护士	1	10	1
270300003p	局部切除组织活检检查与诊断	出报告	医生	1	10	1
270300003p	局部切除组织活检检查与诊断	登记	护士	1	1	1
270300003p	局部切除组织活检检查与诊断	取材	医生	1	5	1
270300005ap	手术标本检查与诊断（小标本）	标本处理	医生	1	5	2
270300005ap	手术标本检查与诊断（小标本）	出报告	医生	1	5	2
270300005ap	手术标本检查与诊断（小标本）	登记	护士	1	1	2
270300005ap	手术标本检查与诊断（小标本）	取材	医生	1	5	2
310501002p	咬合检查	综合治疗	护士	1	30	5
310501002p	咬合检查	综合治疗	医生	1	30	5
310501005p	下颌运动检查	综合治疗	护士	1	30	2
310501005p	下颌运动检查	综合治疗	医生	1	30	2
310501007ap	口腔模型制备（藻酸盐）	综合治疗	护士	1	10	5

（续表）

项目代码	项目名称	作业名称	人员类别	操作人数（个）	单位操作时长（分钟）	工作量（例）
310501007ap	口腔模型制备（藻酸盐）	综合治疗	医生	1	10	5
310502001p	牙髓活力检查	综合治疗	护士	1	5	8
310502001p	牙髓活力检查	综合治疗	医生	1	5	8
310502002p	根管长度测量	综合治疗	护士	1	5	3
310502002p	根管长度测量	综合治疗	医生	1	5	3
310503003p	咬合动度测定	综合治疗	护士	1	5	10
310503003p	咬合动度测定	综合治疗	医生	1	5	10
310503004p	龈上菌斑检查	综合治疗	护士	1	20	1
310503004p	龈上菌斑检查	综合治疗	医生	1	20	1
310510001p	调颌	综合治疗	护士	1	5	9
310510001p	调颌	综合治疗	医生	1	5	9
310510004p	口腔局部冲洗上药	综合治疗	护士	1	5	12 968
310510004p	口腔局部冲洗上药	综合治疗	医生	1	3	12 968
310510005p	不良修复体拆除	综合治疗	护士	1	8	91
310510005ap	不良修复体拆除	综合治疗	医生	1	8	91
310510006ap	牙开窗助萌术（骨内）	综合治疗	护士	1	45	39
310510006ap	牙开窗助萌术（骨内）	综合治疗	医生	1	45	39
310510006bp	牙开窗助萌术（龈下）	综合治疗	护士	1	20	10
310510006bp	牙开窗助萌术（龈下）	综合治疗	医生	1	20	10
310510007p	口腔局部止血	综合治疗	护士	1	5	17
310510007p	口腔局部止血	综合治疗	医生	1	5	17
310510009p	口内脓肿切开引流术	综合治疗	护士	1	10	35
310510009p	口内脓肿切开引流术	综合治疗	医生	1	10	35
310510011p	拆除固定装置	综合治疗	护士	1	10	9
310510011p	拆除固定装置	综合治疗	医生	1	10	9
310510012p	口腔活检术	综合治疗	护士	1	40	1
310510012p	口腔活检术	综合治疗	医生	1	40	1
310511002ap	复合树脂类充填	综合治疗	护士	1	30	7
310511002ap	复合树脂类充填	综合治疗	医生	1	30	7

项目代码	项目名称	作业名称	人员类别	操作人数（个）	单位操作时长（分钟）	工作量（例）
310511002cp	玻璃离子类充填	综合治疗	护士	1	20	5
310511002cp	玻璃离子类充填	综合治疗	医生	1	20	5
310511005p	充填体抛光术	综合治疗	护士	1	10	7
310511005p	充填体抛光术	综合治疗	医生	1	10	7
310511008p	橡皮障隔湿法	综合治疗	护士	1	5	2
310511008p	橡皮障隔湿法	综合治疗	医生	1	5	2
310511011p	盖髓术	综合治疗	护士	1	5	6
310511011p	盖髓术	综合治疗	医生	1	5	6
310511013p	开髓引流术	综合治疗	护士	1	15	1
310511013p	开髓引流术	综合治疗	医生	1	15	1
310511015p	牙髓摘除术	综合治疗	护士	1	10	1
310511015p	牙髓摘除术	综合治疗	医生	1	10	1
310511016p	根管预备	综合治疗	护士	1	15	8
310511016p	根管预备	综合治疗	医生	1	15	8
310511018p	显微根管治疗术	综合治疗	护士	1	20	6
310511018p	显微根管治疗术	综合治疗	医生	1	20	6
310511019p	髓腔消毒术	综合治疗	护士	1	5	8
310511019p	髓腔消毒术	综合治疗	医生	1	5	8
310511021p	根管再治疗术	综合治疗	护士	1	15	2
310511021p	根管再治疗术	综合治疗	医生	1	15	2
310511026p	劈裂牙治疗	综合治疗	护士	1	10	373
310511026p	劈裂牙治疗	综合治疗	医生	1	10	373
310511-1p	镍钛旋转根管预备仪使用加收	综合治疗	护士	1	10	3
310511-1p	镍钛旋转根管预备仪使用加收	综合治疗	医生	1	10	3
310512009p	钙化桥打通术	综合治疗	护士	1	60	2
310512009p	钙化桥打通术	综合治疗	医生	1	60	2
310513001p	洁治	综合治疗	护士	1	20	4
310513001p	洁治	综合治疗	医生	1	20	4
310513005p	牙面光洁术（自费）	综合治疗	护士	1	20	4
310513005p	牙面光洁术（自费）	综合治疗	医生	1	20	4

（续表）

项目代码	项目名称	作业名称	人员类别	操作人数（个）	单位操作时长（分钟）	工作量（例）
310515001p	颞下颌关节复位	综合治疗	护士	1	10	2
310515001p	颞下颌关节复位	综合治疗	医生	1	10	2
310515002p	冠周炎局部治疗	综合治疗	护士	1	10	34
310515002p	冠周炎局部治疗	综合治疗	医生	1	10	34
310515003p	干槽症换药	综合治疗	护士	1	10	5
310515003p	干槽症换药	综合治疗	医生	1	10	5
310516001p	颞颌关节腔内封闭治疗	综合治疗	护士	1	30	5
310516001p	颞颌关节腔内封闭治疗	综合治疗	医生	1	30	5
310516002p	关节腔灌洗治疗	综合治疗	护士	1	30	2
310516002p	关节腔灌洗治疗	综合治疗	医生	1	30	2
310517001bp	烤瓷冠	综合治疗	护士	1	60	1
310517001bp	烤瓷冠	综合治疗	医生	1	60	1
310518002ap	可摘局部义齿（胶托）	综合治疗	护士	1	60	1
310518002ap	可摘局部义齿（胶托）	综合治疗	医生	1	60	1
310519001p	拆冠桥	综合治疗	护士	1	60	2
310519001p	拆冠桥	综合治疗	医生	1	60	2
310519003bp	激光焊接	综合治疗	护士	1	15	2
310519003bp	激光焊接	综合治疗	医生	1	15	2
310519009p	加人工牙	综合治疗	护士	1	30	2
310519009p	加人工牙	综合治疗	医生	1	30	2
310519010p	义齿接长基托	综合治疗	护士	1	30	2
310519010p	义齿接长基托	综合治疗	医生	1	30	2
310520001ap	（牙合）垫厚度大于3mm加收	综合治疗	护士	1	5	1
310520001ap	（牙合）垫厚度大于3mm加收	综合治疗	医生	1	5	1
310520001p	（牙合）垫	综合治疗	护士	1	15	1
310520001p	（牙合）垫	综合治疗	医生	1	15	1
310522004p	恒牙期安氏Ⅰ类错（牙合）固定矫治器正畸治疗	综合治疗	护士	1	108	0.50
310522004p	恒牙期安氏Ⅰ类错（牙合）固定矫治器正畸治疗	综合治疗	医生	1	108	0.50

（续表）

项目代码	项目名称	作业名称	人员类别	操作人数（个）	单位操作时长（分钟）	工作量（例）
310701001bp	电脑多导联心电图	出报告	医生	1	5	28
310701001bp	电脑多导联心电图	登记	护士	1	1	28
310701001bp	电脑多导联心电图	检查	护士	1	10	28
310701008p	遥测心电监护	病房治疗	护士	1	5	9
310701022p	心电监测	监测	护士	1	5	281
310701022p	心电监测	设备作业	护士	1	60	281
310701027p	指脉氧监测	监测	护士	1	5	62
310701027p	指脉氧监测	设备作业	护士	1	10	62
310701028p	血氧饱和度监测	监测	护士	1	5	229
310701028p	血氧饱和度监测	设备作业	护士	1	10	229
330100002bp	小神经阻滞麻醉	麻醉操作	医生	1	2	26 131
330100002bp	小神经阻滞麻醉	综合治疗	护士	1	8	26 131
330601011p	鼻前庭囊肿切除术	术后处理（监测）	护士	1	5	1
330601011p	鼻前庭囊肿切除术	术前准备	护士	1	5	1
330601011p	鼻前庭囊肿切除术	术中操作	护士	1	60	1
330601011p	鼻前庭囊肿切除术	术中操作	医生	1	60	1
330604001p	乳牙拔除术	术后处理（监测）	护士	1	1	310
330604001p	乳牙拔除术	术前准备	护士	1	1	310
330604001p	乳牙拔除术	术中操作	医生	1	2	310
330604002p	前牙拔除术	术后处理（监测）	护士	1	1	2 388
330604002p	前牙拔除术	术前准备	护士	1	1	2 388
330604002p	前牙拔除术	术中操作	医生	1	2	2 388
330604003p	前磨牙拔除术	术后处理（监测）	护士	1	2	1 346
330604003p	前磨牙拔除术	术前准备	护士	1	2	1 346
330604003p	前磨牙拔除术	术中操作	医生	1	5	1 346
330604004p	磨牙拔除术	术后处理（监测）	护士	1	2	2 373

项目代码	项目名称	作业名称	人员类别	操作人数（个）	单位操作时长（分钟）	工作量（例）
330604004p	磨牙拔除术	术前准备	护士	1	2	2 373
330604004p	磨牙拔除术	术中操作	医生	1	5	2 373
330604005ap	复杂牙拔除术	术后处理（监测）	护士	1	2	18 495
330604005ap	复杂牙拔除术	术前准备	护士	1	2	18 495
330604005ap	复杂牙拔除术	术中操作	医生	1	10	18 495
330604005bp	复杂牙拔除术	术后处理（监测）	护士	1	5	9 221
330604005bp	复杂牙拔除术	术前准备	护士	1	2	9 221
330604005bp	复杂牙拔除术	术中操作	医生	1	15	9 221
330604006ap	阻生牙拔除术	术后处理（监测）	护士	1	2	7 948
330604006ap	阻生牙拔除术	术前准备	护士	1	2	7 948
330604006ap	阻生牙拔除术	术中操作	医生	1	5	7 948
330604006bp	阻生牙拔除术	术后处理（监测）	护士	1	5	8 765
330604006bp	阻生牙拔除术	术前准备	护士	1	5	8 765
330604006bp	阻生牙拔除术	术中操作	医生	1	10	8 765
330604006cp	阻生牙拔除术	术后处理（监测）	护士	1	2	11 017
330604006cp	阻生牙拔除术	术前准备	护士	1	5	11 017
330604006cp	阻生牙拔除术	术中操作	医生	1	20	11 017
330604007p	拔牙创面搔刮术	术后处理（监测）	护士	1	1	13
330604007p	拔牙创面搔刮术	术前准备	护士	1	1	13
330604007p	拔牙创面搔刮术	术中操作	医生	1	5	13
330604010p	牙槽骨修整术	术后处理（监测）	护士	1	2	205
330604010p	牙槽骨修整术	术前准备	护士	1	1	205
330604010p	牙槽骨修整术	术中操作	医生	1	10	205
330604012p	颌骨隆突修整术	术后处理（监测）	护士	1	2	102

（续表）

项目代码	项目名称	作业名称	人员类别	操作人数（个）	单位操作时长（分钟）	工作量（例）
330604012p	颌骨隆突修整术	术前准备	护士	1	2	102
330604012p	颌骨隆突修整术	术中操作	医生	1	15	102
330604014ap	口腔上颌窦瘘修补术	术后处理（监测）	护士	1	5	1
330604014ap	口腔上颌窦瘘修补术	术前准备	护士	1	5	1
330604014ap	口腔上颌窦瘘修补术	术中操作	护士	1	60	1
330604014ap	口腔上颌窦瘘修补术	术中操作	医生	1	60	1
330604018p	阻生智齿龈瓣整形术	术后处理（监测）	护士	1	2	7
330604018p	阻生智齿龈瓣整形术	术前准备	护士	1	2	7
330604018p	阻生智齿龈瓣整形术	术中操作	医生	1	30	7
330604020p	颌骨病灶刮除术	术后处理（监测）	护士	1	5	1.50
330604020p	颌骨病灶刮除术	术前准备	护士	1	5	1.50
330604020p	颌骨病灶刮除术	术中操作	护士	1	60	1.50
330604020p	颌骨病灶刮除术	术中操作	医生	1	60	1.50
330604022p	根端囊肿摘除术	术后处理（监测）	护士	1	2	135
330604022p	根端囊肿摘除术	术前准备	护士	1	2	135
330604022p	根端囊肿摘除术	术中操作	医生	1	30	135
330604024p	颌骨囊肿摘除术	术后处理（监测）	护士	1	5	6
330604024p	颌骨囊肿摘除术	术前准备	护士	1	5	6
330604024p	颌骨囊肿摘除术	术中操作	护士	1	30	6
330604024p	颌骨囊肿摘除术	术中操作	医生	1	30	6
330604026p	根尖切除术	术后处理（监测）	护士	1	2	2
330604026p	根尖切除术	术前准备	护士	1	2	2
330604026p	根尖切除术	术中操作	医生	1	20	2
330604027p	根尖搔刮术	术后处理（监测）	护士	1	2	198

项目代码	项目名称	作业名称	人员类别	操作人数（个）	单位操作时长（分钟）	工作量（例）
330604027p	根尖搔刮术	术前准备	护士	1	2	198
330604027p	根尖搔刮术	术中操作	医生	1	15	198
330604029p	牙龈翻瓣术	术后处理（监测）	护士	1	2	108
330604029p	牙龈翻瓣术	术前准备	护士	1	2	108
330604029p	牙龈翻瓣术	术中操作	医生	1	15	108
330604031p	牙龈切除术	术后处理（监测）	护士	1	2	3
330604031p	牙龈切除术	术前准备	护士	1	2	3
330604031p	牙龈切除术	术中操作	医生	1	30	3
330604038p	分根术	术后处理（监测）	护士	1	2	2
330604038p	分根术	术前准备	护士	1	2	2
330604038p	分根术	术中操作	医生	1	30	2
330604039p	半牙切除术	术后处理（监测）	护士	1	2	1
330604039p	半牙切除术	术前准备	护士	1	2	1
330604039p	半牙切除术	术中操作	医生	1	30	1
330605001p	口腔颌面部小肿物切除术	术后处理（监测）	护士	1	5	43.50
330605001p	口腔颌面部小肿物切除术	术前准备	护士	1	5	43.50
330605001p	口腔颌面部小肿物切除术	术中操作	护士	1	30	43.50
330605001p	口腔颌面部小肿物切除术	术中操作	医生	1	30	43.50
330605018p	口底皮样囊肿摘除术	术后处理（监测）	护士	1	5	1
330605018p	口底皮样囊肿摘除术	术前准备	护士	1	5	1
330605018p	口底皮样囊肿摘除术	术中操作	护士	1	60	1
330605018p	口底皮样囊肿摘除术	术中操作	医生	1	60	1
330605032p	涎腺导管结石取石术	术后处理（监测）	护士	1	5	0.50
330605032p	涎腺导管结石取石术	术前准备	护士	1	5	0.50

（续表）

项目代码	项目名称	作业名称	人员类别	操作人数（个）	单位操作时长（分钟）	工作量（例）
330605032p	涎腺导管结石取石术	术中操作	护士	1	90	0.50
330605032p	涎腺导管结石取石术	术中操作	医生	1	90	0.50
330606001ap	系带成形术	术后处理（监测）	护士	1	5	14
330606001ap	系带成形术	术前准备	护士	1	5	14
330606001ap	系带成形术	术中操作	医生	1	60	14
330606001bp	舌系带剪断术	术后处理（监测）	护士	1	1	2
330606001bp	舌系带剪断术	术前准备	护士	1	2	2
330606001bp	舌系带剪断术	术中操作	医生	1	5	2
330608003p	口腔颌面软组织清创术(小)	术后处理（监测）	护士	1	2	1
330608003p	口腔颌面软组织清创术(小)	术前准备	护士	1	2	1
330608003p	口腔颌面软组织清创术(小)	术中操作	医生	1	20	1
330608026p	上颌骨缺损植骨修复术	术后处理（监测）	护士	1	10	1
330608026p	上颌骨缺损植骨修复术	术前准备	护士	1	5	1
330608026p	上颌骨缺损植骨修复术	术中操作	护士	1	120	1
330608026p	上颌骨缺损植骨修复术	术中操作	医生	1	120	1
330609001p	牙种植体植入术	术后处理（监测）	护士	1	10	8
330609001p	牙种植体植入术	术前准备	护士	1	5	8
330609001p	牙种植体植入术	术中操作	护士	1	60	8
330609001p	牙种植体植入术	术中操作	医生	1	60	8
330609008p	引导骨组织再生术	术后处理（监测）	护士	1	10	6
330609008p	引导骨组织再生术	术前准备	护士	1	5	6
330609008p	引导骨组织再生术	术中操作	护士	1	60	6
330609008p	引导骨组织再生术	术中操作	医生	1	60	6
330609012p	骨挤压术	术后处理（监测）	护士	1	2	8

(续表)

项目代码	项目名称	作业名称	人员类别	操作人数(个)	单位操作时长(分钟)	工作量(例)
330609012p	骨挤压术	术前准备	护士	1	5	8
330609012p	骨挤压术	术中操作	护士	1	30	8
330609012p	骨挤压术	术中操作	医生	1	30	8
330609013p	种植体周软组织成形术	术后处理(监测)	护士	1	2	1
330609013p	种植体周软组织成形术	术前准备	护士	1	5	1
330609013p	种植体周软组织成形术	术中操作	护士	1	30	1
330609013p	种植体周软组织成形术	术中操作	医生	1	30	1
331602001p	脓肿切开引流术	术后处理(监测)	护士	1	2	13
331602001p	脓肿切开引流术	术前准备	护士	1	2	13
331602001p	脓肿切开引流术	术中操作	护士	1	30	13
331602001p	脓肿切开引流术	术中操作	医生	1	30	13
331602004ap	浅表肿物切除术	术后处理(监测)	护士	1	2	5
331602004ap	浅表肿物切除术	术前准备	护士	1	5	5
331602004ap	浅表肿物切除术	术中操作	护士	1	30	5
331602004ap	浅表肿物切除术	术中操作	医生	1	30	5
331602004bp	浅表肿物切除术	术后处理(监测)	护士	1	5	2
331602004bp	浅表肿物切除术	术前准备	护士	1	5	2
331602004bp	浅表肿物切除术	术中操作	护士	1	30	2
331602004bp	浅表肿物切除术	术中操作	医生	1	60	2
H30000015-1p	热牙胶根管充填术(自费)	综合治疗	护士	1	20	1
H30000015-1p	热牙胶根管充填术(自费)	综合治疗	医生	1	20	1
H30000015-2p	热牙胶根管充填术(加收树脂类根管封闭剂)(自费)	综合治疗	护士	1	10	1
H30000015-2p	热牙胶根管充填术(加收树脂类根管封闭剂)(自费)	综合治疗	医生	1	10	1
S0008p	动力钻	设备作业	医生	1	15	15

其中,医生合计作业总时长合计为 1 362 862 分钟,护士总作业时长合计为 800 414 分钟。

2)直接人力成本归集

医生和护士人员每分钟人员经费＝某类别总人员经费/某类别人员作业总时长,具体可见表 3-11。

表 3-11　本期口腔科医生、护士每分钟人力成本情况

人员类别	人员费用(元)	人数(个)	总作业时长(分钟)	单位人力成本(元)
医生	7 716 396.92	12.00	1 362 862.00	5.66
护士	3 302 912.70	9.00	800 414.00	4.13
合计	11 019 309.62			

在此基础上,计算各医疗服务项目的单位人力直接成本,以牙种植体植入术(330609001p)为例,核算结果如表 3-12 所示。

表 3-12　牙种植体植入术单位人力直接成本

项目代码	项目名称	作业名称	人员类别	单位操作时长(分钟)	每分钟直接人力成本(元)	单位直接人力成本(元)
330609001p	牙种植体植入术	术前准备	护士	5	4.13	20.63
330609001p	牙种植体植入术	术中操作	护士	60	4.13	247.59
330609001p	牙种植体植入术	术中操作	医生	60	5.66	339.71
330609001p	牙种植体植入术	术后处理(监测)	护士	10	4.13	41.27
小　计						649.20

牙种植体植入术(330609001p)归集的项目人力直接成本＝8×649.2＝5 193.6 元,按这种算法就可以把口腔科本期人力直接成本 11 019 309.62 元归集到各个医疗服务项目上。

3)间接成本分摊

根据作业成本法原理,医疗服务项目间接成本计算分为两步,第一步,将科室项目间接总成本(项目总成本剔除直接计入医疗服务项目的各项成本),通过资源动因分摊到科室的各个作业上,形成作业成本;第二步,根据作业动因将作业成本分摊到服务的各个医疗服务项目上,形成医疗服务项目的间接成本。其中,选择合适的成本动因至关重要,本案例中曾以人员数量为资源动因,但产出的数据结果不甚理想,故以工作量为资源动因开展核算。

(1)确定资源动因和作业动因及分摊参数。资源与作业动因如表 3-13 所示。

表 3-13 资源与作业动因参数表

科室单元名称	间接成本分类	间接成本金额（元）	资源动因	作业动因
口腔科	人员经费	4 365 422.32	工作量	工时

（2）根据资源动因，将人力间接成本分配至各作业，如表 3-14 所示。

表 3-14 口腔科各作业成本

作业名称	人员类别	工作量（次）	工作量占比	作业分摊金额（元）
标本处理	护士	1	0.00%	5.01
	医生	2	0.00%	31.00
病房治疗	护士	9	0.00%	45.08
出报告	医生	31	0.02%	480.49
登记	护士	31	0.01%	155.27
监测	护士	572	0.22%	2 865.02
检查	护士	28	0.01%	140.25
麻醉操作	医生	26 131	13.25%	405 025.82
门诊分诊	护士	94 515	36.18%	473 403.76
门诊诊断	医生	94 515	47.92%	1 464 965.56
取材	医生	3	0.00%	46.50
设备作业	护士	572	0.22%	2 865.02
	医生	15	0.01%	232.50
术后处理（监测）	护士	62 754.50	24.02%	314 322.76
术前准备	护士	62 754.50	24.02%	314 322.76
术中操作	护士	98.50	0.04%	493.36
	医生	62 754.50	31.82%	972 683.50
综合治疗	护士	39 903.50	15.27%	199 867.39
	医生	13 772.50	6.98%	213 471.28
合计	医生	197 224	100.00%	3 056 936.64
	护士	261 239	100.00%	1 308 485.68
	小计	458 463	100.00%	4 365 422.32

（3）选择作业动因，将作业成本分摊到各医疗服务项目。

在核算出各作业中心的成本之后，根据作业动因，将作业中心成本划分到各个医疗项目中。单位间接人力成本＝分摊到该作业的间接人力成本×作业动因参数比例/工作量，如表 3-15 所示。

表3-15　口腔科各项目承担的人力间接成本

项目代码	项目名称	作业名称	人员类别	操作人数（个）	操作时间（分钟）	本期工作量（次）	作业动因参数（分钟）	作业动因参数占比	间接人力成本（元）	单位间接人力成本（元）
270300003p	局部切除组织活检检查与诊断	标本处理	护士	1	10	1	10	100.00%	5.01	5.01
270300005ap	手术标本检查与诊断（小标本）	标本处理	医生	1	5	2	10	100.00%	31.00	15.50
310701008p	遥测心电监护	病房治疗	护士	1	5	9	45	100.00%	45.08	5.01
270300003p	局部切除组织活检检查与诊断	出报告	医生	1	10	1	10	6.25%	30.03	30.03
270300005ap	手术标本检查与诊断（小标本）	出报告	医生	1	5	2	10	6.25%	30.03	15.02
310701001bp	电脑多导联心电图	出报告	医生	1	5	28	140	87.50%	420.43	15.02
270300003p	局部切除组织活检检查与诊断	登记	护士	1	1	1	1	3.23%	5.01	5.01
270300005ap	手术标本检查与诊断（小标本）	登记	护士	1	1	2	2	6.45%	10.02	5.01
310701001bp	电脑多导联心电图	登记	护士	1	1	28	28	90.32%	140.25	5.01
310701022p	心电监测	监测	护士	1	5	281	1 405	49.13%	1 407.46	5.01
310701027p	指脉氧监测	监测	护士	1	5	62	310	10.84%	310.54	5.01
310701028p	血氧饱和度监测	监测	护士	1	5	229	1 145	40.03%	1 147.01	5.01
310701001bp	电脑多导联心电图	检查	护士	1	10	28	280	100.00%	140.25	5.01
330100002bp	小神经阻滞麻醉	麻醉操作	医生	1	2	26 131	52 262	100.00%	405 025.82	15.50
03p	口腔专家正（诊疗费自费）	门诊分诊	护士	1	4	8 826	35 304	27.07%	128 145.91	14.52
04p	口腔专家副（诊疗费自费）	门诊分诊	护士	1	2	3 955	17 910	13.73%	65 009.44	7.26

（续表）

项目代码	项目名称	作业名称	人员类别	操作人数（个）	操作时间（分钟）	本期工作量（次）	作业动因参数（分钟）	作业动因参数占比	间接人力成本（元）	单位间接人力成本（元）
10p	诊疗费（自费）	门诊分诊	护士	1	1	76 260	76 260	58.47%	276 807.37	3.63
16p	专病诊疗费（自费）	门诊分诊	护士	1	2	474	948	0.73%	3 441.04	7.26
03p	口腔专家正（诊疗费自费）	门诊诊断	医生	1	10	8 826	88 260	16.10%	235 811.60	26.72
04p	口腔专家副（诊疗费自费）	门诊诊断	医生	1	8	8 955	71 640	13.06%	191 406.56	21.37
10p	诊疗费（自费）	门诊诊断	医生	1	5	76 260	381 300	69.54%	1 018 751.01	13.36
16p	专病诊疗费（自费）	门诊诊断	医生	1	15	474	7 110	1.3%	18 996.38	40.08
270300003p	局部切除组织活检检查与诊断	取材	医生	1	5	1	5	33.33%	15.50	15.50
270300005ap	手术标本检查与诊断（小标本）	取材	医生	1	5	2	10	66.67%	31.00	15.50
310701022p	心电监测	设备作业	护士	1	60	281	16 860	86.64%	2 482.23	8.83
310701027p	指脉氧监测	设备作业	护士	1	5	62	310	1.59%	45.64	0.74
310701028p	血氧饱和度监测	设备作业	护士	1	10	229	2 290	11.77%	337.15	1.47
S0008p	动力钻	设备作业	医生	1	15	15	225	100.00%	232.50	15.50
330601011p	鼻前庭囊肿切除术	术后处理（监测）	护士	1	5	1	5	0.00%	8.87	8.87
330604001p	乳牙拔除术	术后处理（监测）	护士	1	1	310	310	0.18%	550.24	1.77
330604002p	前牙拔除术	术后处理（监测）	护士	1	1	2 388	2 388	1.35%	4 238.65	1.77
330604003p	前磨牙拔除术	术后处理（监测）	护士	1	2	1 346	2 692	1.52%	4 778.24	3.55
330604004p	磨牙拔除术	术后处理（监测）	护士	1	2	2 373	4 746	2.68%	8 424.04	3.55
330604005ap	复杂牙拔除术	术后处理（监测）	护士	1	2	18 495	36 990	20.89%	65 656.41	3.55
330604005bp	复杂牙拔除术	术后处理（监测）	护士	1	5	9 221	46 105	26.04%	81 835.33	8.87

（续表）

项目代码	项目名称	作业名称	人员类别	操作人数（个）	操作时间（分钟）	本期工作量（次）	作业动因参数（分钟）	作业动因参数占比	间接人力成本（元）	单位间接人力成本（元）
330604006ap	阻生牙拔除术	术后处理（监测）	护士	1	2	7 948	15 896	8.98%	28 215.04	3.55
330604006bp	阻生牙拔除术	术后处理（监测）	护士	1	5	8 765	43 825	24.75%	77 788.39	8.87
330604006cp	阻生牙拔除术	术后处理（监测）	护士	1	2	11 017	22 034	12.44%	39 109.85	3.55
330604007p	拔牙创面搔刮术	术后处理（监测）	护士	1	1	13	13	0.01%	23.07	1.77
330604010p	牙槽骨修整术	术后处理（监测）	护士	1	2	205	410	0.23%	727.74	3.55
330604012p	颌骨隆突修整术	术后处理（监测）	护士	1	2	102	204	0.12%	362.10	3.55
330604014ap	口腔上颌窦瘘修补术	术后处理（监测）	护士	1	5	1	5	0.00%	8.87	8.87
330604018p	阻生智齿龈瓣整形术	术后处理（监测）	护士	1	2	7	14	0.01%	24.85	3.55
330604020p	颌骨病灶刮治术	术后处理（监测）	护士	1	5	1.50	7.50	0.00%	13.31	8.87
330604022p	根端囊肿摘除术	术后处理（监测）	护士	1	2	135	270	0.15%	479.24	3.55
330604024p	颌骨囊肿摘除术	术后处理（监测）	护士	1	5	6	30	0.02%	53.25	8.87
330604026p	根尖切除术	术后处理（监测）	护士	1	2	2	4	0.00%	7.10	3.55
330604027p	根尖搔刮术	术后处理（监测）	护士	1	2	198	396	0.22%	702.89	3.55
330604029p	牙龈翻瓣术	术后处理（监测）	护士	1	2	108	216	0.12%	383.40	3.55
330604031p	牙龈切除术	术后处理（监测）	护士	1	2	3	6	0.00%	10.65	3.55
330604038p	分根术	术后处理（监测）	护士	1	2	2	4	0.00%	7.10	3.55
330604039p	半牙切除术	术后处理（监测）	护士	1	2	1	2	0.00%	3.55	3.55
330605001p	口腔颌面部小肿物切除术	术后处理（监测）	护士	1	5	43.50	217.50	0.12%	386.06	8.87
330605018p	口底皮样囊肿摘除术	术后处理（监测）	护士	1	5	1	5	0.00%	8.87	8.87
330605032p	涎腺导管结石取石术	术后处理（监测）	护士	1	5	0.50	2.50	0.00%	4.44	8.87

（续表）

项目代码	项目名称	作业名称	人员类别	操作人数（个）	操作时间（分钟）	本期工作量（次）	作业动因参数（分钟）	作业动因参数占比	间接人力成本（元）	单位间接人力成本（元）
330606001ap	系带成形术	术后处理（监测）	护士	1	5	14	70	0.04%	124.25	8.87
330606001bp	舌系带剪断术	术后处理（监测）	护士	1	1	2	2	0.00%	3.55	1.77
330608003p	口腔颌面软组织清创术（小）	术后处理（监测）	护士	1	2	1	2	0.00%	3.55	3.55
330608026p	上颌骨缺损植骨修复术	术后处理（监测）	护士	1	10	1	10	0.01%	17.75	17.75
330609001p	牙种植体植入术	术后处理（监测）	护士	1	10	8	80	0.05%	142.00	17.75
330609008p	引导骨组织再生术	术后处理（监测）	护士	1	10	6	60	0.03%	106.50	17.75
330609012p	骨挤压术	术后处理（监测）	护士	1	2	8	16	0.01%	28.40	3.55
330609013p	种植体周软组织成形术	术后处理（监测）	护士	1	2	1	2	0.00%	3.55	3.55
331602001p	脓肿切开引流术	术后处理（监测）	护士	1	2	13	26	0.01%	46.15	3.55
331602004ap	浅表肿物切除术	术后处理（监测）	护士	1	2	5	10	0.01%	17.75	3.55
331602004bp	浅表肿物切除术	术后处理（监测）	护士	1	5	2	10	0.01%	17.75	8.87
330601011p	鼻前庭囊肿切除术	术前准备	护士	1	5	1	5	0.00%	8.62	8.62
330604001p	乳牙拔除术	术前准备	护士	1	1	310	310	0.17%	534.69	1.72
330604002p	前牙拔除术	术前准备	护士	1	1	2 388	2 388	1.31%	4 118.82	1.72
330604003p	前磨牙拔除术	术前准备	护士	1	2	1 346	2 692	1.48%	4 643.15	3.45
330604004p	磨牙拔除术	术前准备	护士	1	2	2 373	4 746	2.60%	8 185.89	3.45
330604005ap	复杂牙拔除术	术前准备	护士	1	2	18 495	36 990	20.30%	63 800.26	3.45
330604005bp	复杂牙拔除术	术前准备	护士	1	2	9 221	18 442	10.12%	31 808.71	3.45
330604006ap	阻生牙拔除术	术前准备	护士	1	2	7 948	15 896	8.72%	27 417.38	3.45

（续表）

项目代码	项目名称	作业名称	人员类别	操作人数（个）	操作时间（分钟）	本期工作量（次）	作业动因参数（分钟）	作业动因参数占比	间接人力成本（元）	单位间接人力成本（元）
3306040006bp	阻生牙拔除术	术前准备	护士	1	5	8 765	43 825	24.05%	75 589.25	8.62
3306040006cp	阻生牙拔除术	术前准备	护士	1	5	11 017	55 085	30.23%	95 010.46	8.62
3306040007p	拔牙创面搔刮术	术前准备	护士	1	1	13	13	0.01%	22.42	1.72
3306040010p	牙槽骨修整术	术前准备	护士	1	1	205	205	0.11%	353.58	1.72
3306040012p	颌骨隆突修整术	术前准备	护士	1	2	102	204	0.11%	351.86	3.45
3306040014ap	口腔上颌窦瘘修补术	术前准备	护士	1	5	1	5	0.00%	8.62	8.62
3306040018p	阻生智齿龈瓣整形术	术前准备	护士	1	2	7	14	0.01%	24.15	3.45
3306040020p	颌骨病灶刮治术	术前准备	护士	1	5	1.50	7.50	0.00%	12.94	8.62
3306040022p	根端囊肿摘除术	术前准备	护士	1	2	135	270	0.15%	465.70	3.45
3306040024p	颌骨囊肿摘除术	术前准备	护士	1	5	6	30	0.02%	51.74	8.62
3306040026p	根尖切除术	术前准备	护士	1	2	2	4	0.00%	6.90	3.45
3306040027p	根尖搔刮术	术前准备	护士	1	2	198	396	0.22%	683.02	3.45
3306040029p	牙龈翻瓣术	术前准备	护士	1	2	108	216	0.12%	372.56	3.45
3306040031p	牙龈切除术	术前准备	护士	1	2	3	6	0.00%	10.35	3.45
3306040038p	分根术	术前准备	护士	1	2	2	4	0.00%	6.90	3.45
3306040039p	半牙切除术	术前准备	护士	1	2	1	2	0.00%	3.45	3.45
3306050001p	口腔颌面部小肿物切除术	术前准备	护士	1	5	43.50	217.50	0.12%	375.14	8.62
3306050018p	口底皮样囊肿摘除术	术前准备	护士	1	5	1	5	0.00%	8.62	8.62
3306050032p	涎腺导管结石取出术	术前准备	护士	1	5	0.50	2.50	0.00%	4.31	8.62
3306060001ap	系带成形术	术前准备	护士	1	5	14	70	0.04%	120.74	8.62

（续表）

项目代码	项目名称	作业名称	人员类别	操作人数（个）	操作时间（分钟）	本期工作量（次）	作业动因参数（分钟）	作业动因参数占比	间接人力成本（元）	单位间接人力成本（元）
330606001bp	舌系带剪断术	术前准备	护士	1	2	2	4	0.00%	6.90	3.45
330608003p	口腔颌面软组织清创术	术前准备	护士	1	2	1	2	0.00%	3.45	3.45
330608026p	上颌骨缺损植骨修复术	术前准备	护士	1	5	1	5	0.00%	8.62	8.62
330609001p	牙种植体植入术	术前准备	护士	1	5	8	40	0.02%	68.99	8.62
330609008p	引导骨组织再生术	术前准备	护士	1	5	6	30	0.02%	51.74	8.62
330609012p	骨挤压术	术前准备	护士	1	5	8	40	0.02%	68.99	8.62
330609013p	种植体周软组织成形术	术前准备	护士	1	5	1	5	0.00%	8.62	8.62
331602001p	脓肿切开引流术	术前准备	护士	1	2	13	26	0.01%	44.84	3.45
331602004ap	浅表肿物切除术	术前准备	护士	1	5	5	25	0.01%	43.12	8.62
331602004bp	浅表肿物切除术	术前准备	护士	1	5	2	10	0.01%	17.25	8.62
330601011p	鼻前庭囊肿切除术	术中操作	护士	1	60	1	60	1.65%	8.15	8.15
330601011p	鼻前庭囊肿切除术	术中操作	医生	1	60	1	60	0.01%	81.94	81.94
330604001p	乳牙拔除术	术中操作	医生	1	2	310	620	0.09%	846.69	2.73
330604002p	前牙拔除术	术中操作	医生	1	2	2 388	4 776	0.67%	6 522.24	2.73
330604003p	前磨牙拔除术	术中操作	医生	1	5	1 346	6 730	0.94%	9 190.68	6.83
330604004p	磨牙拔除术	术中操作	医生	1	5	2 373	11 865	1.67%	16 203.18	6.83
330604005ap	复杂牙拔除术	术中操作	医生	1	10	18 495	184 950	25.97%	252 572.88	13.66
330604005bp	复杂牙拔除术	术中操作	医生	1	15	9 221	138 315	19.42%	188 886.82	20.48
330604006ap	阻生牙拔除术	术中操作	医生	1	5	7 948	39 740	5.58%	54 270.05	6.83

（续表）

项目代码	项目名称	作业名称	人员类别	操作人数（个）	操作时间（分钟）	本期工作量（次）	作业动因参数（分钟）	作业动因参数占比	间接人力成本（元）	单位间接人力成本（元）
330604006bp	阻生牙拔除术	术中操作	医生	1	10	8 765	87 650	12.31%	119 697.29	13.66
330604006cp	阻生牙拔除术	术中操作	医生	1	20	11 017	220 340	30.94%	300 902.45	27.31
330604007p	拔牙创面搔刮术	术中操作	医生	1	5	13	65	0.01%	88.77	6.83
330604010p	牙槽骨修整术	术中操作	医生	1	10	205	2 050	0.29%	2 799.54	13.66
330604012p	颌骨隆突修整术	术中操作	医生	1	15	102	1 530	0.21%	2 089.41	20.48
330604014ap	口腔上颌窦瘘修补术	术中操作	护士	1	60	1	60	1.65%	8.15	8.15
330604014ap	口腔上颌窦瘘修补术	术中操作	医生	1	60	1	60	0.01%	81.94	81.94
330604018p	阻生智齿龈瓣整形术	术中操作	医生	1	30	7	210	0.03%	286.78	40.97
330604020p	颌骨病灶刮除术	术中操作	护士	1	60	1.50	90	2.48%	12.23	8.15
330604020p	颌骨病灶刮除术	术中操作	医生	1	60	1.50	90	0.01%	122.91	81.94
330604022p	根端囊肿摘除术	术中操作	医生	1	30	135	4 050	0.57%	5 530.79	40.97
330604024p	颌骨囊肿摘除术	术中操作	护士	1	30	6	180	4.96%	24.46	4.08
330604024p	颌骨囊肿摘除术	术中操作	医生	1	30	6	180	0.03%	245.81	40.97
330604026p	根尖切除术	术中操作	医生	1	20	2	40	0.01%	54.63	27.31
330604027p	根尖搔刮术	术中操作	医生	1	15	198	2 970	0.42%	4 055.91	20.48
330604029p	牙龈翻瓣术	术中操作	医生	1	15	108	1 620	0.23%	2 212.32	20.48
330604031p	牙龈切除术	术中操作	医生	1	30	3	90	0.01%	122.91	40.97
330604038p	分根术	术中操作	医生	1	30	2	60	0.01%	81.94	40.97
330604039p	半牙切除术	术中操作	医生	1	30	1	30	0.00%	40.97	40.97
330605001p	口腔颌面部小肿物切除术	术中操作	护士	1	30	43.50	1 305	35.95%	177.37	4.08

（续表）

项目代码	项目名称	作业名称	人员类别	操作人数（个）	操作时间（分钟）	本期工作量（次）	作业动因参数（分钟）	作业动因参数占比	间接人力成本（元）	单位间接人力成本（元）
330605001p	口腔颌面部小肿物切除术	术中操作	医生	1	30	43.50	1 305	0.18%	1 782.14	40.97
330605018p	口底皮样囊肿摘除术	术中操作	护士	1	60	1	60	1.65%	8.15	8.15
330605018p	口底皮样囊肿摘除术	术中操作	医生	1	60	1	60	0.01%	81.94	81.94
330605032p	涎腺导管结石取石术	术中操作	护士	1	90	0.50	45	1.24%	6.12	12.23
330605032p	涎腺导管结石取石术	术中操作	医生	1	90	0.50	45	0.01%	61.45	122.91
330606001ap	系带成形术	术中操作	医生	1	60	14	840	0.12%	1 147.13	81.94
330606001bp	舌系带剪断术	术中操作	医生	1	5	2	10	0.00%	13.66	6.83
330608003p	口腔颌面软组织清创术（小）	术中操作	医生	1	20	1	20	0.00%	27.31	27.31
330608026p	上颌骨缺损植骨修复术	术中操作	护士	1	120	1	120	3.31%	16.31	16.31
330608026p	上颌骨缺损植骨修复术	术中操作	医生	1	120	1	120	0.02%	163.88	163.88
330609001p	牙种植体植入术	术中操作	护士	1	60	8	480	13.22%	65.24	8.15
330609001p	牙种植体植入术	术中操作	医生	1	60	8	480	0.07%	655.50	81.94
330609008p	引导骨组织再生术	术中操作	护士	1	60	6	360	9.92%	48.93	8.15
330609008p	引导骨组织再生术	术中操作	医生	1	60	6	360	0.05%	491.63	81.94
330609012p	骨挤压术	术中操作	护士	1	30	8	240	6.61%	32.62	4.08
330609012p	骨挤压术	术中操作	医生	1	30	8	240	0.03%	327.75	40.97
330609013p	种植体周软组织成形术	术中操作	护士	1	30	1	30	0.83%	4.08	4.08
330609013p	种植体周软组织成形术	术中操作	医生	1	30	1	30	0.00%	40.97	40.97
331602001p	脓肿切开引流术	术中操作	护士	1	30	13	390	10.74%	53.01	4.08

（续表）

项目代码	项目名称	作业名称	人员类别	操作人数（个）	操作时间（分钟）	本期工作量（次）	作业动因参数（分钟）	作业动因参数占比	间接人力成本（元）	单位间接人力成本（元）
331602001p	脓肿切开引流术	术中操作	医生	1	30	13	390	0.05%	532.59	40.97
331602004ap	浅表肿物切除术	术中操作	护士	1	30	5	150	4.13%	20.39	4.08
331602004ap	浅表肿物切除术	术中操作	医生	1	30	5	150	0.02%	204.84	40.97
331602004bp	浅表肿物切除术	术中操作	护士	1	30	2	60	1.65%	8.15	4.08
331602004bp	浅表肿物切除术	术中操作	医生	1	60	2	120	0.02%	163.88	81.94
120500003p	清创缝合（小）	综合治疗	护士	1	10	2	20	0.01%	14.06	7.03
120500003p	清创缝合（小）	综合治疗	医生	1	20	2	40	0.08%	172.09	86.04
120600001p	特大换药	综合治疗	护士	1	30	1	30	0.01%	21.09	21.09
120600001p	特大换药	综合治疗	医生	1	30	1	30	0.06%	129.07	129.07
120600002p	大换药	综合治疗	护士	1	20	23	460	0.16%	323.33	14.06
120600002p	大换药	综合治疗	医生	1	30	23	690	1.39%	2 968.52	129.07
120600003p	中换药	综合治疗	护士	1	18	16	288	0.10%	202.43	12.65
120600003p	中换药	综合治疗	医生	1	18	16	288	0.58%	1 239.04	77.44
120600004p	小换药	综合治疗	护士	1	5	16	80	0.03%	56.23	3.51
120600004p	小换药	综合治疗	医生	1	5	16	80	0.16%	344.18	21.51
310501002p	咬合检查	综合治疗	护士	1	30	5	150	0.05%	105.43	21.09
310501002p	咬合检查	综合治疗	医生	1	30	5	150	0.30%	645.33	129.07
310501005p	下颌运动检查	综合治疗	护士	1	30	2	60	0.02%	42.17	21.09
310501005p	下颌运动检查	综合治疗	医生	1	30	2	60	0.12%	258.13	129.07
310501007ap	口腔模型制备（藻酸盐）	综合治疗	护士	1	10	5	50	0.02%	35.14	7.03

（续表）

项目代码	项目名称	作业名称	人员类别	操作人数（个）	操作时间（分钟）	本期工作量（次）	作业动因参数（分钟）	作业动因参数占比	间接人力成本（元）	单位间接人力成本（元）
31050501007ap	口腔模型制备（藻酸盐）	综合治疗	医生	1	10	5	50	0.10%	215.11	43.02
31050502001p	牙髓活力检查	综合治疗	护士	1	5	8	40	0.01%	28.12	3.51
31050502001p	牙髓活力检查	综合治疗	医生	1	5	8	40	0.08%	172.09	21.51
31050502002p	根管长度测量	综合治疗	护士	1	5	3	15	0.01%	10.54	3.51
31050502002p	根管长度测量	综合治疗	医生	1	5	3	15	0.03%	64.53	21.51
31050503003p	咬合动度测定	综合治疗	护士	1	5	10	50	0.02%	35.14	3.51
31050503003p	咬合动度测定	综合治疗	医生	1	5	10	50	0.10%	215.11	21.51
31050503004p	龈上菌斑检查	综合治疗	护士	1	20	1	20	0.01%	14.06	14.06
31050503004p	龈上菌斑检查	综合治疗	医生	1	20	1	20	0.04%	86.04	86.04
31051510001p	调颌	综合治疗	护士	1	5	9	45	0.02%	31.63	3.51
31051510001p	调颌	综合治疗	医生	1	5	9	45	0.09%	193.60	21.51
31051510004p	口腔局部冲洗上药	综合治疗	护士	1	5	12 968	64 840	22.80%	45 575.05	3.51
31051510004p	口腔局部冲洗上药	综合治疗	医生	1	3	12 968	38 904	78.41%	167 373.12	12.91
31051510005p	不良修复体拆除	综合治疗	护士	1	8	91	728	0.26%	511.70	5.62
31051510005p	不良修复体拆除	综合治疗	医生	1	8	91	728	1.47%	3 132.01	34.42
31051510006ap	牙开窗助萌术（骨内）	综合治疗	护士	1	45	39	1 755	0.62%	1 233.56	31.63
31051510006ap	牙开窗助萌术（骨内）	综合治疗	医生	1	45	39	1 755	3.54%	7 550.38	193.60
31051510006bp	牙开窗助萌术（龈下）	综合治疗	护士	1	20	10	200	0.07%	140.58	14.06
31051510006bp	牙开窗助萌术（龈下）	综合治疗	医生	1	20	10	200	0.40%	860.44	86.04
31051510007p	口腔局部止血	综合治疗	护士	1	5	17	85	0.03%	59.75	3.51

（续表）

项目代码	项目名称	作业名称	人员类别	操作人数（个）	操作时间（分钟）	本期工作量（次）	作业动因参数（分钟）	作业动因参数占比	间接人力成本（元）	单位间接人力成本（元）
310510007p	口腔局部止血	综合治疗	医生	1	5	17	85	0.17%	365.69	21.51
310510009p	口内脓肿切开引流术	综合治疗	护士	1	10	35	350	0.12%	246.01	7.03
310510009p	口内脓肿切开引流术	综合治疗	医生	1	10	35	350	0.71%	1 505.77	43.02
310510011p	拆除固定装置	综合治疗	护士	1	10	9	90	0.03%	63.26	7.03
310510011p	拆除固定装置	综合治疗	医生	1	10	9	90	0.18%	387.20	43.02
310510012p	口腔活检术	综合治疗	护士	1	40	1	40	0.01%	28.12	28.12
310510012p	口腔活检术	综合治疗	医生	1	40	1	40	0.08%	172.09	172.09
310511002ap	复合树脂类充填	综合治疗	护士	1	30	7	210	0.07%	147.61	21.09
310511002ap	复合树脂类充填	综合治疗	医生	1	30	7	210	0.42%	903.46	129.07
310511002cp	玻璃离子类充填	综合治疗	护士	1	20	5	100	0.04%	70.29	14.06
310511002cp	玻璃离子类充填	综合治疗	医生	1	20	5	100	0.20%	430.22	86.04
310511005p	充填体抛光术	综合治疗	护士	1	10	7	70	0.02%	49.20	7.03
310511005p	充填体抛光术	综合治疗	医生	1	10	7	70	0.14%	301.15	43.02
310511008p	橡皮障隔湿法	综合治疗	护士	1	5	2	10	0.00%	7.03	3.51
310511008p	橡皮障隔湿法	综合治疗	医生	1	5	2	10	0.02%	43.02	21.51
310511011p	盖髓术	综合治疗	护士	1	5	6	30	0.01%	21.09	3.51
310511011p	盖髓术	综合治疗	医生	1	5	6	30	0.06%	129.07	21.51
310511013p	开髓引流术	综合治疗	护士	1	15	1	15	0.01%	10.54	10.54
310511013p	开髓引流术	综合治疗	医生	1	15	1	15	0.03%	64.53	64.53
310511015p	牙髓摘除术	综合治疗	护士	1	10	1	10	0.00%	7.03	7.03

（续表）

项目代码	项目名称	作业名称	人员类别	操作人数（个）	操作时间（分钟）	本期工作量（次）	作业动因参数（分钟）	作业动因参数占比	间接人力成本（元）	单位间接人力成本（元）
310511015p	牙髓摘除术	综合治疗	医生	1	10	1	10	0.02%	43.02	43.02
310511016p	根管预备	综合治疗	护士	1	15	8	120	0.04%	84.35	10.54
310511016p	根管预备	综合治疗	医生	1	15	8	120	0.24%	516.27	64.53
310511018p	显微根管治疗术	综合治疗	护士	1	20	6	120	0.04%	84.35	14.06
310511018p	显微根管治疗术	综合治疗	医生	1	20	6	120	0.24%	516.27	86.04
310511019p	髓腔消毒术	综合治疗	护士	1	5	8	40	0.01%	28.12	3.51
310511019p	髓腔消毒术	综合治疗	医生	1	5	8	40	0.08%	172.09	21.51
310511021p	根管再治疗术	综合治疗	护士	1	15	2	30	0.01%	21.09	10.54
310511021p	根管再治疗术	综合治疗	医生	1	15	2	30	0.06%	129.07	64.53
310511026p	劈裂牙治疗	综合治疗	护士	1	10	373	3 730	1.31%	2 621.76	7.03
310511026p	劈裂牙治疗	综合治疗	医生	1	10	373	3 730	7.52%	16 047.24	43.02
310511-1p	镍钛旋转根管预备仪使用加收	综合治疗	护士	1	10	3	30	0.01%	21.09	7.03
310511-1p	镍钛旋转根管预备仪使用加收	综合治疗	医生	1	10	3	30	0.06%	129.07	43.02
310512009p	钙化桥打通术	综合治疗	护士	1	60	2	120	0.04%	84.35	42.17
310512009p	钙化桥打通术	综合治疗	医生	1	60	2	120	0.24%	516.27	258.13
310513001p	洁治	综合治疗	护士	1	20	4	80	0.03%	56.23	14.06
310513001p	洁治	综合治疗	医生	1	20	4	80	0.16%	344.18	86.04
310513005p	牙面光洁术（自费）	综合治疗	护士	1	20	4	80	0.03%	56.23	14.06

（续表）

项目代码	项目名称	作业名称	人员类别	操作人数（个）	操作时间（分钟）	本期工作量（次）	作业动因参数（分钟）	作业动因参数占比	间接人力成本（元）	单位间接人力成本（元）
310513005p	牙面光洁术（自费）	综合治疗	医生	1	20	4	80	0.16%	344.18	86.04
310515001p	颞下颌关节复位	综合治疗	护士	1	10	2	20	0.01%	14.06	7.03
310515001p	颞下颌关节复位	综合治疗	医生	1	10	2	20	0.04%	86.04	43.02
310515002p	冠周炎局部治疗	综合治疗	护士	1	10	34	340	0.12%	238.98	7.03
310515002p	冠周炎局部治疗	综合治疗	医生	1	10	34	340	0.69%	1 462.75	43.02
310515003p	干槽症换药	综合治疗	护士	1	10	5	50	0.02%	35.14	7.03
310515003p	干槽症换药	综合治疗	医生	1	10	5	50	0.10%	215.11	43.02
310516001p	颞颌关节腔内封闭治疗	综合治疗	护士	1	30	5	150	0.05%	105.43	21.09
310516001p	颞颌关节腔内封闭治疗	综合治疗	医生	1	30	5	150	0.30%	645.33	129.07
310516002p	关节腔灌洗治疗	综合治疗	护士	1	30	2	60	0.02%	42.17	21.09
310516002p	关节腔灌洗治疗	综合治疗	医生	1	30	2	60	0.12%	258.13	129.07
310517001bp	烤瓷冠	综合治疗	护士	1	60	1	60	0.02%	42.17	42.17
310517001bp	烤瓷冠	综合治疗	医生	1	60	1	60	0.12%	258.13	258.13
310518002ap	可摘局部义齿（胶托）	综合治疗	护士	1	60	1	60	0.02%	42.17	42.17
310518002ap	可摘局部义齿（胶托）	综合治疗	医生	1	60	1	60	0.12%	258.13	258.13
310519001p	拆冠桥	综合治疗	护士	1	60	2	120	0.04%	84.35	42.17
310519001p	拆冠桥	综合治疗	医生	1	60	2	120	0.24%	516.27	258.13
310519003bp	激光焊接	综合治疗	护士	1	15	2	30	0.01%	21.09	10.54
310519003bp	激光焊接	综合治疗	医生	1	15	2	30	0.06%	129.07	64.53
310519009p	加入工牙	综合治疗	护士	1	30	2	60	0.02%	42.17	21.09

（续表）

项目代码	项目名称	作业名称	人员类别	操作人数（个）	操作时间（分钟）	本期工作量（次）	作业动因参数（分钟）	作业动因参数占比	间接人力成本（元）	单位间接人力成本（元）
310519009p	加人工牙	综合治疗	医生	1	30	2	60	0.12%	258.13	129.07
310519010p	义齿接长基托	综合治疗	护士	1	30	2	60	0.02%	42.17	21.09
310519010p	义齿接长基托	综合治疗	医生	1	30	2	60	0.12%	258.13	129.07
310520001ap	（牙合）垫厚度大于3 mm 加收	综合治疗	护士	1	5	1	5	0.00%	3.51	3.51
310520001ap	（牙合）垫厚度大于3 mm 加收	综合治疗	医生	1	5	1	5	0.01%	21.51	21.51
310520001p	（牙合）垫	综合治疗	护士	1	15	1	15	0.01%	10.54	10.54
310520001p	（牙合）垫	综合治疗	医生	1	15	1	15	0.03%	64.53	64.53
310522004p	恒牙期安氏Ⅰ类错（牙合）固定矫治器正畸治疗	综合治疗	护士	1	108	0.50	54	0.02%	37.96	75.91
310522004p	恒牙期安氏Ⅰ类错（牙合）固定矫治器正畸治疗	综合治疗	医生	1	108	0.50	54	0.11%	232.32	464.64
330100002bp	小神经阻滞麻醉	综合治疗	护士	1	8	26 131	209 048	73.52%	146 936.66	5.62
H30000015-1p	热牙胶根管充填术（自费）	综合治疗	护士	1	20	1	20	0.01%	14.06	14.06
H30000015-1p	热牙胶根管充填术（自费）	综合治疗	医生	1	20	1	20	0.04%	86.04	86.04
H30000015-2p	热牙胶根管充填术（加收树脂类根管封闭剂）（自费）	综合治疗	护士	1	10	1	10	0.00%	7.03	7.03
H30000015-2p	热牙胶根管充填术（加收树脂类根管封闭剂）（自费）	综合治疗	医生	1	10	1	10	0.02%	43.02	43.02

将项目中各作业的人力间接成本相加即可得出本项目的人力间接成本,仍以牙种植体植入术(330609001p)为例,该项目人力间接成本如表3-16所示。

表3-16 牙种植体植入术单位人力间接成本 单位:元

项目代码	项目名称	作业名称	人员类别	单位人力间接成本
330609001p	牙种植体植入术	术前准备	护士	8.62
330609001p	牙种植体植入术	术中操作	护士	8.16
330609001p	牙种植体植入术	术中操作	医生	81.94
330609001p	牙种植体植入术	术后处理(监测)	护士	17.75
小 计				116.47

4)汇总计算项目人力成本

通过汇总各医疗服务项目的人力直接成本和人力间接成本,即可计算出各项目的人力成本,如表3-17所示。

表3-17 乙医院口腔科本期医疗服务项目单位成本表 单位:元

项目代码	项目名称	单位直接人力成本	单位间接人力成本	项目单位人力成本
03p	口腔专家正(诊疗费自费)	73.13	41.24	114.37
04p	口腔专家副(诊疗费自费)	53.55	28.63	82.18
10p	诊疗费(自费)	32.44	16.99	49.43
120500003p	清创缝合(小)	154.50	93.07	247.57
120600001p	特大换药	293.65	150.15	443.80
120600002p	大换药	252.39	143.12	395.51
120600003p	中换药	176.19	90.09	266.28
120600004p	小换药	48.94	25.03	73.97
16p	专病诊疗费(自费)	93.18	47.34	140.52
270300003p	局部切除组织活检检查与诊断	130.32	55.55	185.87
270300005ap	手术标本检查与诊断(小标本)	89.06	51.02	140.08
310501002p	咬合检查	293.65	150.15	443.80
310501005p	下颌运动检查	293.65	150.15	443.80
310501007ap	口腔模型制备(藻酸盐)	97.88	50.05	147.93
310502001p	牙髓活力检查	48.94	25.03	73.97
310502002p	根管长度测量	48.94	25.03	73.97
310503003p	咬合动度测定	48.94	25.03	73.97
310503004p	龈上菌斑检查	195.77	100.10	295.87

（续表）

项目代码	项目名称	单位直接人力成本	单位间接人力成本	项目单位人力成本
310510001p	调颌	48.94	25.03	73.97
310510004p	口腔局部冲洗上药	37.62	16.42	54.04
310510005p	不良修复体拆除	78.31	40.04	118.35
310510006ap	牙开窗助萌术（骨内）	440.48	225.23	665.71
310510006bp	牙开窗助萌术（龈下）	195.77	100.10	295.87
310510007p	口腔局部止血	48.94	25.03	73.97
310510009p	口内脓肿切开引流术	97.88	50.05	147.93
310510011p	拆除固定装置	97.88	50.05	147.93
310510012p	口腔活检术	391.54	200.20	591.74
310511002ap	复合树脂类充填	293.65	150.15	443.80
310511002cp	玻璃离子类充填	195.77	100.10	295.87
310511005p	充填体抛光术	97.88	50.05	147.93
310511008p	橡皮障隔湿法	48.94	25.03	73.97
310511011p	盖髓术	48.94	25.03	73.97
310511013p	开髓引流术	146.83	75.08	221.91
310511015p	牙髓摘除术	97.88	50.05	147.93
310511016p	根管预备	146.83	75.08	221.91
310511018p	显微根管治疗术	195.77	100.10	295.87
310511019p	髓腔消毒术	48.94	25.03	73.97
310511021p	根管再治疗术	146.83	75.08	221.91
310511026p	劈裂牙治疗	97.88	50.05	147.93
310511-1p	镍钛旋转根管预备仪使用加收	97.88	50.05	147.93
310512009p	钙化桥打通术	587.30	300.31	887.61
310513001p	洁治	195.77	100.10	295.87
310513005p	牙面光洁术（自费）	195.77	100.10	295.87
310515001p	颞下颌关节复位	97.88	50.05	147.93
310515002p	冠周炎局部治疗	97.88	50.05	147.93
310515003p	干槽症换药	97.88	50.05	147.93
310516001p	颞颌关节腔内封闭治疗	293.65	150.15	443.80

（续表）

项目代码	项目名称	单位直接人力成本	单位间接人力成本	项目单位人力成本
310516002p	关节腔灌洗治疗	293.65	150.15	443.80
310517001bp	烤瓷冠	587.30	300.31	887.61
310518002ap	可摘局部义齿（胶托）	587.30	300.31	887.61
310519001p	拆冠桥	587.30	300.31	887.61
310519003bp	激光焊接	146.83	75.08	221.91
310519009p	加人工牙	293.65	150.15	443.80
310519010p	义齿接长基托	293.65	150.15	443.80
310520001ap	（牙合）垫厚度大于 3 mm 加收	48.94	25.03	73.97
310520001p	（牙合）垫	146.83	75.08	221.91
310522004p	恒牙期安氏Ⅰ类错（牙合）固定矫治器正畸治疗	1 057.15	540.55	1 597.70
310701001bp	电脑多导联心电图	73.70	25.03	98.73
310701008p	遥测心电监护	20.63	5.01	25.64
310701022p	心电监测	268.22	13.84	282.06
310701027p	指脉氧监测	41.27	5.74	47.01
310701028p	血氧饱和度监测	61.90	6.48	68.38
330100002bp	小神经阻滞麻醉	44.34	21.12	65.46
330601011p	鼻前庭囊肿切除术	628.57	107.59	736.16
330604001p	乳牙拔除术	19.58	6.23	25.81
330604002p	前牙拔除术	19.58	6.23	25.81
330604003p	前磨牙拔除术	44.82	13.83	58.65
330604004p	磨牙拔除术	44.82	13.83	58.65
330604005ap	复杂牙拔除术	73.13	20.66	93.79
330604005bp	复杂牙拔除术	113.81	32.81	146.62
330604006ap	阻生牙拔除术	44.82	13.83	58.65
330604006bp	阻生牙拔除术	97.88	31.16	129.04
330604006cp	阻生牙拔除术	142.12	39.49	181.61
330604007p	拔牙创面搔刮术	36.56	10.33	46.89
330604010p	牙槽骨修整术	69.00	18.93	87.93
330604012p	颌骨隆突修整术	101.43	27.48	128.91

（续表）

项目代码	项目名称	单位直接人力成本	单位间接人力成本	项目单位人力成本
330604014ap	口腔上颌窦瘘修补术	628.57	107.59	736.16
330604018p	阻生智齿龈瓣整形术	186.36	47.97	234.33
330604020p	颌骨病灶刮除术	628.57	107.59	736.16
330604022p	根端囊肿摘除术	186.36	47.97	234.33
330604024p	颌骨囊肿摘除术	334.92	62.55	397.47
330604026p	根尖切除术	129.74	34.31	164.05
330604027p	根尖搔刮术	101.43	27.48	128.91
330604029p	牙龈翻瓣术	101.43	27.48	128.91
330604031p	牙龈切除术	186.36	47.97	234.33
330604038p	分根术	186.36	47.97	234.33
330604039p	半牙切除术	186.36	47.97	234.33
330605001p	口腔颌面部小肿物切除术	334.92	62.55	397.47
330605018p	口底皮样囊肿摘除术	628.57	107.59	736.16
330605032p	涎腺导管结石取石术	922.22	152.64	1 074.86
330606001ap	系带成形术	380.98	99.44	480.42
330606001bp	舌系带剪断术	40.69	12.05	52.74
330608003p	口腔颌面软组织清创术（小）	129.74	34.31	164.05
330608026p	上颌骨缺损植骨修复术	1 236.51	206.56	1 443.07
330609001p	牙种植体植入术	649.20	116.47	765.67
330609008p	引导骨组织再生术	649.20	116.47	765.67
330609012p	骨挤压术	322.54	57.22	379.76
330609013p	种植体周软组织成形术	322.54	57.22	379.76
331602001p	脓肿切开引流术	310.16	52.05	362.21
331602004ap	浅表肿物切除术	322.54	57.22	379.76
331602004bp	浅表肿物切除术	504.77	103.51	608.28
H30000015-1p	热牙胶根管充填术（自费）	195.77	100.10	295.87
H30000015-2p	热牙胶根管充填术（加收树脂类根管封闭剂）（自费）	97.88	50.05	147.93
S0008p	动力钻	84.93	15.50	100.43

（六）作业成本法运用在医疗服务项目成本核算中的优缺点

1. 作业成本法的优点

1）核算关注的角度更直接

传统成本法关注的重点是成本，而作业成本法关注的重点是作业，即医院经济运营中各项具体活动（医疗服务项目活动）。

2）分配标准更精细

对于能够直接计入医疗服务项目的成本，传统成本核算法和作业成本法相同，都是直接计入和计算计入。但是，对间接成本传统成本核算法，往往按照简单的分配标准在各种医疗服务项目之间进行分配，而作业成本法把关注的重点放在作业上，分配标准更为精细。对不同的作业采用不同的分配标准，这对于以间接成本大、服务流程复杂、难易程度差异大为特点的医疗服务项目成本核算而言，分配基础与被分配成本的相关性能够得到改善，核算更细致、成本归属更真实。

3）理论上更能提升医院成本管理效能

作业成本法是根据每步作业测算的，可通过寻找重点作业、找到成本控制的关键点来测算。分析增值和非增值作业成本，增加增值作业，减少不必要的非增值作业，提升科室、医院整体的成本管理效能。

4）成本的可追溯性更强

该方法能够找到产品最终成本的发生源头，使医院管理层一目了然地看到医疗成本的核算过程是否存在问题，也有利于从源头入手，降低资源消耗。

2. 作业成本法的缺点

1）实施、维护成本高

运用作业成本法进行项目成本核算是一项复杂、缜密的系统工程，实施成本远远高于一般成本核算方法。该方法需要考虑各种因素的影响，划分出各个作业中心，在此基础上分别按资源动因和作业动因对科室的医疗项目工作量、医疗项目的作业步骤、平均操作时间、操作人员、消耗的卫生材料、使用的仪器设备等信息和数据进行调研、采集和规范。可想而知，其会耗费庞大的人力、物力。医院进行核算的目的是控制成本，单单为了核算反而耗费更多的资源，其实是不符合成本效益原则的，这极大地限制了当前作业成本法在医院项目成本核算中的应用。同时，医院每作出调整和改变时，如引入新的诊疗技术、更新机器设备、调整内部科室机构等情况下，作业成本法的模型也要随之发生变化，这也大大增加了该方法的核算成本和工作量。此外，不同医院的医疗习惯和治疗手段千差万别，难以制定统一的作业标准。因此在引入作业成本法之前，医院首先需要对实施该方法的耗费进行预估，并与其未来能够为医院带来的效益进行对比评估，因地制宜地决定是否引入。

2）成本动因的主观性导致偏差

成本动因的确定是作业成本核算工作的重中之重。一方面，成本动因的准确性很大程度上依赖于制定者的专业能力的高低，如果制定者在确定动因时考虑的因素不够全面，过于主观，那么很容易导致整个作业成本核算结果与实际情况产生巨大的误差。另一方面，成本动因个数越多,考虑的因素越仔细,核算结果也越准确,如图 3-10 所示;然而,资源动因和作业动因的确定和统计是非常复杂和艰难的,因此实务中作业成本法采用的各类成本动因都是单一因素。以《北京市公立医院成本核算办法》为例,在形成作业成本的资源动因中,人员经费的动因仅为人员数量;在最终形成医疗服务项目成本的作业动因中,人员经费的动因仅为工时。显然,人员经费的成本动因中并没有体现医务人员的职级和劳务价值,这

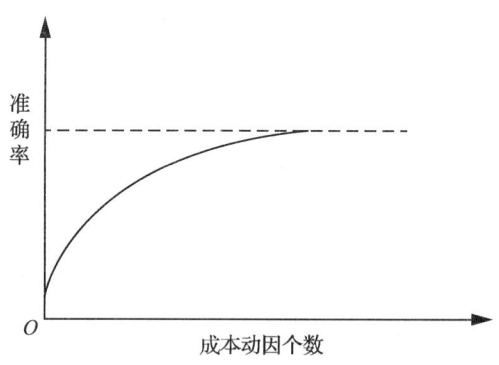

图 3-10　成本动因个数和核算准确率的关系图

样单维动因的设置无疑是考虑到统一标准并简化核算难度,但牺牲了核算的准确性,可见理想的理论在现实中的运用并不完美。

3) 间接成本的分配优势在医院项目成本核算中并未显现

传统上认为,作业成本法在间接成本分配方面的理念和流程上较为先进,特别适用于电信等间接费用占比很高的网络型行业,但在医疗机构中存在业务场景复杂、组织文化特殊、资源条件有限等因素,导致该方法难以有效适应实际情况,特别是人力成本的复杂性和多样性使得传统作业成本法的应用效果打了折扣。由于项目成本的最重要成本——人力成本中的间接人力成本占比不大,就核算的重要性原则而言,作业成本法在间接成本的分摊上太过繁复,甚至是舍近求远。此外,在财政部发布的《公立医院成本核算案例——基于作业成本法的医疗服务项目成本核算》中,人力间接成本资源动因和作业动因的一致意味着作业成本法的"两步分摊法"失去了意义,与运用传统参数分配法中以工时为参数计算的结果是完全一致的,因而该案例中医院"两步分摊法"采用相同人力成本参数值得商榷。

4) 人力成本核算中没有考虑医务人员的技术、风险要素

项目成本核算要按照价值转移规律,根据"谁受益谁承担成本"的原则,运用管理会计的方法,通过将发生的成本费用科学合理地归集和分摊形成项目成本。项目成本中人力成本的比重很高,其中手术项目和护理项目中人力成本的占比更高达 70%～80%,因此人力成本核算的准确性很大程度上决定了整个医疗服务项目成本核算的准确性。作业成本法源自传统企业的标准产品分配法,运用于医院项目成本核算时仍存在一定局限性。当前医院的作业成本法核算中,主要使用"人员数量"和"时间"变量作为成本动因分配人力成本的耗费,表面看考虑了医务人员的劳务消耗,也符合价值规律中关于"价值量是由社会必要劳动时间决定的"的要求。但医疗服务是一项高技术、高风险的特殊复杂劳动,不同于企业一般劳动者所提供的劳务,主要依靠"人员数量"和"时间"变量来分配成本并不公平。以上海市普外科开展的两种胃癌手术为例,从表 3-18 中可以发现两种胃癌手术人力资源耗费是相同的,经过调研发现其物资消耗也是类似的,则按作业成本法计算的项目成本必然一致。然而,由于考虑到手术的技术和风险程度,其对应的手术收费却有高低之分。换而言之,不考虑医疗技术难度及风险程度的情况下,核算出来的成本对医疗服务项目的定价参考意义

不大,也不能真实体现医务人员的劳务价值。

表 3-18　普外科两种胃癌手术收费和人力资源耗费情况表

科室	收费大类	医疗项目名称	收费单价(元)	职级	人数(人)	手术时长(小时)
普外科	手术费	胃癌姑息切除术	3 680	高、中、低	3	2.50
普外科	手术费	胃癌根治术	4 600	高、中、低	3	2.50

5) 通过作业来分配成本未必最优

作业成本法的指导思想是"作业消耗资源、产品消耗作业",采取"资源—作业—产品"的成本传递路线。该方法侧重于通过作业来分配成本,忽略不同资源要素之间的相互依赖关系,也未考虑这种相互关系对成本状况的影响,忽视了对资源耗费的计算和分析。此外,运用作业成本法消除不增值作业、降低可增值作业的资源消耗,使医院达到整体经营业绩改善的思想只是一种从局部至整体的管理思想。消除或减少不增值作业并不是能在每个核算周期内解决的问题。一方面,这涉及医院医疗业务位置的空间布局规划,已经完成的布局是不可能轻易改变的;另一方面,医生、护士在处理患者病情时,必须遵守相应的医疗服务业务操作规范。在这样的空间布局规划、业务操作规范背景下,再用作业成本法去"寻找"非增值作业并非合理的选择。

作业成本法缘起于美国,但经过检索文献(本章第二节中有论述)以及实地访问,在其发源地(美国)也未发现有某家医院完整运用该方法的案例,大多数实践只是在某些科室、某些医疗项目中探索运用,而其他一些医院管理较好的国家和地区如澳大利亚、新加坡、我国台湾地区也都没有发现类似案例,其庞大的计算量和操作的繁杂使得该方法在发达国家的医院实务中也难以全面实施。由于该方法理论上的完美和现实中的骨感,该方法的奠基者卡普兰教授随后也提出用时间驱动作业成本法来代替该方法在医院中的运用。

在我国,将作业成本法运用到医院成本核算管理方面的研究近十几年来得到高度重视。虽然已有部分试点城市如北京、上海等有应用作业成本法开展医疗服务项目成本测算的探索案例,但大样本、系统性的实施案例不多,试点过程还是暴露出很多问题。一方面,作业成本法的固有缺陷导致该方法无论在哪个行业落地都是一个艰难的过程,其可操作性值得商榷;另一方面,实施该方法的医院的很多配套管理流程和措施未能作出相应的改进和协调,导致实施效果没有达到预期目标,真正成功被认可的案例屈指可数。此外,也有个别软件公司在推广应用该方法,它们虽然也拥有较为丰富的数据来源和相应的信息技术支持,但对于相关理论的研究相对薄弱。这也是十几年来,软件企业所做的项目成本核算仅限于少部分医院的试验性核算,而并没有被广泛推广的重要原因之一。很显然,作业成本法虽然在我国卫生行业出现理论研究热,但实践应用大大不及预期,只能将该方法看作小范围内探索和实践的主流方法之一,还有待一些新的研究成果和实践提供新的助力。

在一个产品非常复杂的行业运用一种非常复杂的成本核算方法,该方法是否能成为大范围推广运用的最优方法?其逻辑还有待进一步验证。作业成本法在我国医院成本核算管理中的推广应用目前仍处于初步实践阶段,其应用方式尚在不断完善的过程中。

三、时间驱动作业成本法

(一)时间驱动作业成本法概述

为了更好地计算成本,人们对于间接费用的分配进行了长时间的研究,先后提出了依照因果关系、受益大小、公平允当、负担能力等间接费用的分配原则,内部结算价格分配法、直接分配法、顺序分配法、交互分配法、代数分配法、矩阵分配法等间接费用分配的方法,机器工时、人工工时、计划分配率等间接费用分配标准。但是这些方法、标准掺杂着人们大量的主观臆断,要么简单粗糙,使用效果差;要么操作复杂,使用成本高;要么与现实情况差距大,不适合实际使用。长期存在的产品成本扭曲、企业利润和资产信息失真等问题,在相当程度上是由间接费用分配不合理造成的。20 世纪 80 年代,哈佛大学的罗宾·库珀(Robin Cooper)和罗伯特·卡普兰(Robert Kaplan)教授在《哈佛商业评论》上联合发表了《计量成本的正确性:制定正确的决策》等论文,对作业成本法的现实意义、运作程序、成本动因选择、成本库的建立等重要问题进行了全面深入的分析,奠定了作业成本法研究的基石。这种被称为"成本会计的一项革命性变革的方法"在理论界和企业界掀起了研究和应用的热潮。应该说,对间接费用分配方法的探索,使间接费用分配情况有了一些好转,但企业成本扭曲的状况仍没有明显的改进,即使那些采用受追捧的作业成本法的企业,成效也不十分乐观。英国《管理会计》月刊 1993 年报道过惠普公司某工厂在采用"作业基础成本计算法"后,其生产的 57 种产品中成本扭曲的数据,如表 3-19 所示。

表 3-19　产品成本扭曲一览表

产品成本扭曲情形	产品种类
成本低计超过 100%	1
成本低计超过 50%～100%	5
成本低计超过 20%～50%	6
成本低计超过 5%～20%	23
成本多计超过 5%～20%	9
成本多计或低计小于－5%	13
总　　数	57

这一数据披露后,有人质疑作业成本法的效果,并依次推想,在成本控制上享有盛誉的国际知名企业惠普公司尚且如此,其他企业的使用情况恐怕更令人担忧。事实上,作业成本法确实存在不足,如技术方法尚不十分成熟,存在漏洞;信息的访谈和调查过程耗费大量的人力、物力,使用成本高,且往往得不到企业高层和员工的配合,效果不易显现。因而,作业成本法在很多国家和地区都出现了理论研究热而实践应用冷的局面。学者 Schoute(2003)在《对 ABC 悖论的深思》一文中指出作业成本法在国际上的运用远逊于其理论支持者对它的高度期望。共同性成本分摊的难题给会计工作带来了困扰,影响了会计信息的有

用性,是企业界和会计界的共同心患。

卡普兰和史蒂文·安德森(Steven Anderson)教授为解决作业成本法运用中存在的主要问题,提出了作业成本法的改良版——时间驱动作业成本法(Time-Driven Activity-Based Costing,以下可简称"TDABC")[①],即以时间作为分配资源成本的依据,以单位时间产能成本和作业消耗单位时间两个参数估计为起点,相乘得到成本动因分配率,再乘以作业消耗量,即为成本对象总成本。该方法一经提出就得到了众多学者的关注,他们一致认为 TDABC 是一种革命性的新方法,简化了作业成本法的计算和使用,能够提供更准确的成本信息,更能应对复杂的作业流程,更有利于盈利能力分析,十分适用于服务行业。TDABC 计算出的作业成本可以作为数据分析和决策制定的参考。

与传统作业成本法相比,TDABC 至少有五方面不同:

(1) 时间是成本目标(产品、服务、顾客、部门、交易、订单)最主要的成本动因,因为大多数资源如人力、设备、仪器都是可以通过所消耗时间测量的资源。

(2) TDABC 消除了传统作业成本法执行步骤的第一步——不同作业的认定,它不需要分配总部门的成本到不同的作业中。

(3) TDABC 简化了实施程序,大大减少了传统作业成本法为了分配资源成本到作业中对员工进行采访和调查的工作量。

(4) TDABC 也会根据有效产能计算的实际产能利用率来确定闲置产能,并根据这一比例和消耗的作业来选择对应的成本。

(5) TDABC 可以适应现实中复杂的服务,并可以根据不同的业务及时调整模型。TDABC 的实施和测试表明它比传统作业成本法成本更低且更简单、有效。

在医疗领域,TDABC 的运用也引起了学术界极大的关注。最具影响的是提出 TDABC 方法的卡普兰和波特教授于 2011 年 9 月在《哈佛商业评论》上发表的《The Big Idea:How to Solve the Cost Crisis in Healthcare》一文,分析了在医疗领域运用 TDABC 的可行性和优势。他们认为基于 TDABC 的原理,对每个流程步骤只需要估计两个参数,即流程中使用的各资源单位时间成本和病患使用各资源的时间,将这两个数字相乘,就能得到病患使用该资源的成本。该方法为在医疗领域建立新的成本核算系统带来了新思路。随着这一新思路的提出,近年来围绕 TDABC 在医院中运用的研究悄然兴起并引起了国内学者的注意。

(二) 时间驱动作业成本法运用于项目成本核算的流程和主要步骤

1. 时间驱动作业成本法

时间驱动作业成本法运用于项目成本核算的流程如图 3-11 所示。

2. 时间驱动作业成本法运用于项目成本核算的主要步骤

和其他管理会计方法一样,成本项目核算工作的开展建立在完成科室成本四类二级分摊的基础上。

---

① KAPLAN R S, ANDERSON S R. Time-driven activity-based costing[J]. Harvard Business Review, 2004, 82 (11):131-138.

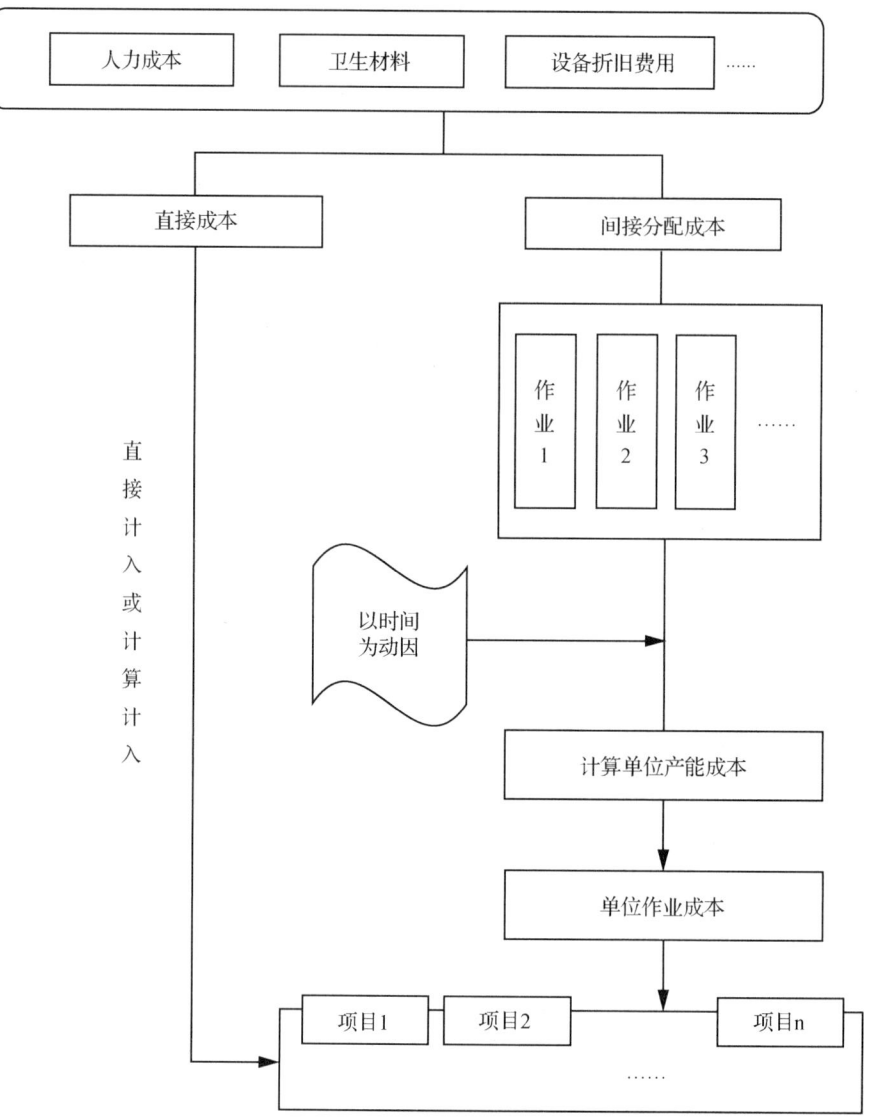

图 3-11　时间驱动作业成本法运用于项目成本核算的流程

1）分析流程,定义作业

和作业成本法类似,首先对所要测算的医疗服务项目的操作流程进行分析、梳理,定义主要作业。作业划分要符合医院经营活动流程的特点,同时要考虑成本动因的因素,适当确定间接成本分配率的个数,提高成本分配的准确度。原则上,划分作业的作业时间和作业数量应当易于计量,作业的资源消耗应当相对集中。在此基础上,在科室成本中以作业为对象划分直接成本和间接成本,直接成本可以直接归集到项目成本,间接成本按照时间驱动作业成本法来分配到项目成本上。

2）计算单位产能成本

单位产能成本是指会计主体在单位时间内实现有效产能所需负担的单位费用,即以单位时间有效产能为前提,将间接费用作为分配对象,核算出的结果为单位产能成本。在计算单位产能成本时,要确定作业中心有效作业时间。有效作业时间是指扣除休息、病假、设备必要停工等无生产力的时间后实际用来工作的时间,也就是实际可用的作业能力。实务中可以根据历史水平、运用回归分析等方法来确定所提供的资源的实际产能,也可以用最简单的方法,也就是凭管理人员的经验去估测,例如,管理人员根据经验估计采用理论作业时间的80%~85%作为有效作业时间,然后利用某类资源成本库总成本(如人力成本、不可收费卫生材料、设备折旧费用等)除以有效作业时间即可得到某一资源的单位产能成本。

3)确定单位作业耗时

单位作业耗时是用于分配成本的关键参数,耗时通常是通过直接观察得到,或者按照行业标准(当有公认的标准时)确定,采用观察法时最好是选取适当数量(具体数量根据所测算项目的复杂程度确定)的样本,可以取所有样本耗时观察值的平均数,也可以取众数。

4)计算单位作业成本(成本动因率)

单位作业成本也称为成本动因率,由单位作业耗时和单位产能成本相乘即可计算出单位作业的间接成本。

5)计算项目间接成本

将该项目各作业的单位成本相加即可得到该项目的间接成本总和。

6)计算医疗服务项目成本

将该医疗服务项目的直接成本加上该项目的间接成本即可得到该医疗服务项目的成本。

(三)时间驱动作业成本法的优缺点

1. 时间驱动作业成本法的优点

时间驱动作业成本法选取时间作为生产能力的度量和分配资源成本的依据,基于流程分析与生产能力管理,较好地弥补了传统作业成本法实施难度大、维持成本高且适应性较差等弊端,更适用于产品、渠道及流程复杂、质量要求高且间接成本占比大的行业。因此,在理论上,该方法适用于医院医疗服务项目成本核算。时间驱动作业成本法是作业成本法的创新和延伸,与传统作业成本法相比具有以下优势。

1)核算方式更加精确和简便

由于诊疗体系的特殊性和医疗服务项目的多样性,医院的成本核算具有作业流程与作业动因众多、间接成本比重大、核算过程繁杂等特点。时间驱动作业成本法通过直接测定单位作业耗时来代替估算资源分配系数的烦琐过程,将资源动因和作业动因过程融合在一起,并且时间驱动作业成本法用到的两个参数——单位产能成本和单位作业耗时都比较容易取得,提高了成本核算的及时性和准确性。当医院新增某一医疗项目时,可以运用时间驱动作业成本法的测算模型快速地测算新增项目的成本,以作为定价和补偿的依据。

2)模型容易维护

基于时间驱动作业成本法的核算模型允许便捷地更新模型以反映医院运营情况的变化。当增加作业项目时,不必重新调查,只需估算新作业的时间耗费;当资源价格改变时,可以很容易地更新产能成本率,不需改变其他内容;当作业效率改变时,只需修正对单位时间的估计。

2. 时间驱动作业成本法的缺点

1) 没有考虑医务人员的技术、风险要素

与作业成本法一样,该方法在人力成本核算中没有考虑医务人员的技术、风险要素。以时间作为单一的成本动因,计算出来的是单位时间平均的人力成本,而无法考虑到因医务人员的技术水平不同、诊断的难易程度不同、手术操作风险和强度不同等产生的投入差异,使项目成本测算结果存在偏差。该方法计算人工费用的价值量单位——"时间"所体现的只是凝聚在医疗服务商品中的一般人类劳动,只是把医疗服务产品视同为"简单劳动"。医疗卫生服务是高科学技术含量的复杂劳动,与社会其他部门的劳动是不同质的,即使在医疗机构内部,不同医护人员独立生产出来的同种产品也是不同质的。每个医疗服务项目都包含着不同的技术难度、风险度和劳动强度,对提供服务活动的医护人员的技术水平、熟练程度都有不同的要求。同时,一个成功的治疗技术和方法是由无数次失败、不懈的科研攻关和若干无法计量的资源投入换来的;一个合格、成熟的医务工作者的专业成长往往需要历时十几年、几十年乃至贯穿整个职业生涯,在此过程中国家与个人都投入了大量的人力、财力、物力。因此,医疗服务项目中人员成本的计算与确认不能简单运用普通价值量——"劳动时间"的方法,而是应该不仅以参与提供服务的医务人员的职称职级作为计算基础,还应充分反映医疗服务项目的技术难度、风险程度。

2) 仍有一定主观性

有效作业时间计算的是医护人员的实际工作时间,所以除了扣除假期时间外,还要扣除开会、培训、出差等的时间。为了简化计算,所谓的实际工作时间一般由管理人员根据具体情况估计百分比来获得,因而带有一定主观性,与实际情况可能存在偏差。由于通过有效时间计算出单位产能成本,时间驱动作业法应用在医疗服务项目成本核算中,其计算后的项目成本总和与四类二级分摊后科室成本(扣除药品、可收费耗材)是有差异的。

3) 闲置产能概念在医院中的适用性存疑

闲置产能通常是指设备或人力资源未被充分利用的状态,通过识别并优化这些"空闲时间"。在工业制造领域,闲置产能优化是提升效率的核心手段——流水线上的机器停转意味着产能浪费,工人的非生产时间直接转化为成本损失。任何与直接生产无关的活动都被视为需要消除的低效环节。这种"时间即成本"的逻辑在标准化生产场景中行之有效,因为工人的价值创造完全依附于可见的实物产出。然而,这种工业化管理范式在医疗服务行业面临根本性失效,尤其对于承担多重职责的医务人员而言。医生在医院中的职能远不止于临床诊疗,还涵盖科研、教学、学术交流等重要工作内容。这些"非生产性投入"虽不直接产生经济效益,却在推动医学发展、提升医疗服务质量和保障可持续发展方面发挥着关键作用,也可以认为医生的"非临床时间"实质是知识资本的再生产过程。例如,医生参与临床研究和实验,有助于探索新的诊疗方法与技术;通过教学培养年轻医生,为未来医疗体系输送专业人才;参与学术交流也有助于知识更新与学科建设。因此,在医疗成本管理中,应更加全面地认识"闲置产能"的概念，避免简单地将非临床时间视为资源浪费，而应从整体价值创造的角度，科学评估医务人员的多维贡献。医疗闲置产能的优化，不在于消除"非临床时间"，而在于识别无效行政负担（如重复填表、低效会议），释放医务人员投入高价值活动的能力。当一台 MRI 设备空闲是损失，但一名顶级医生的思考时间可能是无价之宝——医疗成本管理的艺术，正在于分辨这两者。

此外，该方法适用于与时间关联性高的人力、设备成本的分配，其他成本费用要素则不完全适用。若医疗服务项目数量较多，也同样存在工作量大且容易出错的问题，还存在未能分摊所有的成本的可能性，就会导致成本数据不准确。因此，也有一些学者对 TDABC 提出了尖锐的批评，认为其只是简化了 ABC 的计算，没有从根本上解决 ABC 内在的缺陷。

目前，时间驱动作业成本法引入国内的时间较短，国内对时间驱动作业成本法的研究和运用还处于初级探索阶段。相对而言，对该方法的研究以其在酒店、物流等服务业及制造业的运用为重点，对于我国公立医院来说则是一种全新的方法。多数医院成本管理领域的学者只是研究和探讨该方法在现有医院成本核算模式下运用的可行性，而且多以医技科室（如 CT、B 超等）为中心，目前也没有系统的研究表明时间驱动作业成本法适合所有的科室，研究的范围有待进一步拓展和完善。

综上所述，该方法在医院的实践运用上仍然具有相当大的挑战性，某种程度上来说，其目前仍是一种叫好不叫座的核算方法，还没有典型的综合医院样本案例支撑其可靠性和可复制性。如何让 TDABC 在医院成本核算中更好地落地还需要进一步地研究和实践。

四、当量系数法

（一）当量系数法概述

当量系数法是成本当量法的一个分支。成本当量法的原理是先核算代表项目成本，用代表项目成本和其他项目成本的相对值，即服务当量来推测未核算项目成本，然后再进行成本核算。该方法可以看做制造企业中常用的约当产量法在卫生行业中的近似应用。2001 年8 月，国家计委和卫生部印发了《医疗服务项目成本分摊测算办法（试行）》，在医疗服务项目成本测算方面就推荐使用成本当量法。成本当量法的关键在于成本当量值的确定，根据成本当量值的计算模式可以归纳为两种类型，即成本当量系数和成本点数。

1. 成本当量系数

成本当量系数是一种相对值的概念。《具体指引》中将当量系数法定义为："使用该方法时，应遴选典型的医疗服务项目作为代表项目，将其成本当量系数定为'1'作为标准当量。其他项目与代表项目进行单次操作资源耗费的比较，进而确定每个项目的成本当量值。再根据各项目成本当量总值计算出各项目成本。"即科室成本四类二级分摊后扣除可收费材料和药品成本后，以科室为单位，确定本科室各医疗服务项目的成本当量系数，最后按成本当量系数分摊科室成本到医疗服务项目，计算出项目成本。因此，运用"成本当量系数"的方法也可以称作"当量系数法"。

2. 成本点数

"点数"的概念在国家计委、卫生部2001年公布的《医疗服务项目成本分摊测算办法（试行）》中就被提及，但长期以来未受重视。相较于成本当量系数，点数是一种绝对值的概念，其理念与起源于美国、运用于医师工作量绩效评估的 RBRVS（Resource-Based Relative Value Scale）理论是一致的。RBRVS 是由美国医学会研发的一套医师支付系统，它以资源消耗为基础，以相对价值为尺度，来支付医生劳务费用的方法，主要是根据医生在提供医疗服务过程中所消耗的资源成本来客观地测定其费用。该系统引入国内医院后，主要用于评价医生、医技人员、护士的劳动价值。以 RBRVS 为基础的分配模式，改变了原来单纯以科室收减支乘以奖金分配系数的模式，调动了医护人员工作积极性，具有很好的成本管控作用。点数计算模式选取各种医疗服务成本的若干关键性成本要素进行评估，并赋予一定的分值，这个分值也被称为"成本点数"，通过计算成本点数价值来获取医疗服务项目的成本值。某一医疗项目消耗的资源越多，给予的分值越高，折算或应分摊的成本也就越高。因此，运用"成本点数"的成本当量法也被称为"点数成本法"或"点数法"。

（二）当量系数法的核算步骤

1. 选取代表项目

确定各科室单元的典型项目作为代表项目，将其成本当量数设为"1"。

2. 计算科室单元的总当量值

（1）以代表项目单次操作的资源耗费为标准，以项目的风险程度、技术难度、使用量、资源消耗稳定性等作为参考依据，将该科室单元当期完成的所有医疗服务项目单次操作的资源耗费分别与代表项目相比，得出每个项目的成本当量系数。

（2）每个项目的成本当量系数乘以其操作数量，得出该项目的总成本当量值。

（3）各项目总成本当量值累加，得到该科室单元的成本当量总值。

即：

$$某科室项目成本当量总值 = \sum（该科室各服务项目成本当量系数 \times 各项目本期服务量）$$

3. 计算当量系数的单位成本

$$成本当量系数的单位成本 = \frac{该科室单元当期总成本 - 药品成本 - 单独收费的卫生材料成本}{该科室单元的成本当量总值}$$

4. 计算医疗服务项目单位成本

$$项目单位成本 = 成本当量系数的单位成本 \times 该项目的成本当量系数$$

（三）当量系数法的分类

根据当量划分的方式和颗粒度不同，当量系数法又可以细分为如下三种方法。

1. 综合当量系数法

该方法需要先通过专家调研等办法确定各医疗服务项目的单位综合成本当量系数，然后采用一定的方法计算出单位成本当量系数承担的成本额，再乘以某项目的成本当量系数,即可计算出该项目的单位成本和总成本。

2. 分项当量系数法

该方法按项目的主要成本要素分别确定各成本要素的成本当量系数,如:人员成本当量系数、不可收费材料成本当量系数、折旧成本当量系数、其他运行费用当量系数等,计算出各分项成本要素的资源耗费后,最终计算出该项目的单位成本和总成本。

3. 作业成本法基础上的当量系数法

以作业成本法划分的作业资源耗费为基础,进而采用分项当量系数法去计算分项成本分配,更加精细化而且反映的准确度较高,当然计算也更复杂。

(四)当量系数法案例

1. 综合当量系数法

丙医院手术室开展 A、B、C、D、E 五项手术,其中以典型的 A 项目为代表项目,通过"成本测算项目调查表",由专家根据项目技术难易及物质消耗等情况进行判断后得出这五项手术的当量系数分别为 1、1.2、5、1.5、0.8,当期该手术室成本(四类二级分摊后扣除药品和可收费耗材成本)合计 70 万元,各项手术的发生例数及单位项目成本如表 3-20 所示。

表 3-20　综合成本当量系数分配表

手术项目	手术人次 (M)	综合成本 当量系数	综合成本 分配率	项目总成本 (元)	单位项目 成本(元)
A	100	1	10.12%	70 850.20	708.50
B	160	1.20	19.43%	136 032.39	850.20
C	60	5	30.36%	212 550.61	3 542.51
D	200	1.50	30.36%	212 550.61	1 062.75
E	120	0.80	9.72%	68 016.19	566.80
合计	640	9.50	99.99%	700 000.00	

2. 分项当量系数法案例

此案例仍以丙医院手术室为例。

1)人员费用的分配

丙医院手术室开展 A、B、C、D、E 五项手术,手术人员中医院主任医师级人员薪酬为 21 000 元、副主任医师级为 18 000 元、主治医师级为 12 000 元、护士(师级)为 9 000 元,护士(士级)为 6 000 元,假设以护士(士级)工资为比例基数 1,那么人员薪酬级别系数则为 3.5、3、2、1.5、1。假设 A 项手术平均操作时间为 2 小时,该项手术由副主任医师 1 人,主治医师 1 人,护师(师级)1 人,护士(士级)1 人参加,则 A 项目手术的人员成本当量系数则为 2×(1×3+1×2+1×1.5+1×1)=15。以此类推,B 项目手术人员分配系数为 12,C 项目手术人员费用分配系数为 20,D 项目手术人员费用分配系数为 10,E 项目手术人员费用分配系数为 18。若手术室人员费用共计 600 000 元,根据以上条件,人员费用分配数如表 3-21 所示。

表 3-21 手术人员费用分配表

手术项目	人员成本当量系数（L）	手术人次（M）	分配权重（L＊M）	人员分配率	人员薪酬分配额（元）
A	15	100	1 500	17.08%	102 480
B	12	160	1 920	21.87%	131 220
C	20	60	1 200	13.67%	82 020
D	10	200	2 000	22.78%	136 680
E	18	120	2 160	24.60%	147 600
合计	75	640	8 780	100.00%	600 000

2）手术材料物资费用的分配

单项目使用的专用材料应直接计入该医疗项目的材料成本。其余材料物资按各项目的材料成本当量系数和手术业务量加权后，计算出各项目的材料物资分配率，再将各项目的材料物资分配率乘以该科室材料物资总额（扣除已经直接计入的专用耗材），就可以求出各项目的材料物资的分配数额。

计算各项目的材料成本当量系数，可先获取每一项目的材料物资耗用额，然后将某一项目材料物资耗用额设定为比例基数，再用其他项目的耗用额除以基数，依次得出各项目材料成本当量系数。本案例假设手术室各项目无单独使用的材料，手术室本期材料物资消耗为 40 000 元，其中 A 项目手术材料物资耗用额估计为 20 元、B 项目为 40 元、C 项目60 元、D 项目为 80 元、E 项目为 100 元，以 A 手术项目材料物资耗用额为比例基数 1，则各项目材料成本当量系数为 1、2、3、4、5，手术业务量同上例，则材料物资分配数如表 3-22。

表 3-22 手术物资材料分配表

手术项目	材料物资当量系数（r）	手术人次（M）	分配权重（r＊M）	物资材料分配率	物资材料分配额（元）
A	1	100	100	5.00%	2 000
B	2	160	320	16.00%	6 400
C	3	60	180	9.00%	3 600
D	4	200	800	40.00%	16 000
E	5	120	600	30.00%	12 000
合计	15	640	2 000	100.00%	40 000

3）设备折旧费的分配

单项目使用的专用设备产生的专用设备折旧费单独归集。共同使用固定资产的折旧费按项目操作时间获取设备折旧当量系数，再与项目工作量加权后计算分配率，然后按折旧费用总额乘以分配率，就可以将设备折旧费分配到各手术项目。本案例假设手术室无单独使用的设备，设备折旧费共计 20 000 元，A 项目手术平均操作时间 120 分钟，B 项目为

100 分钟,C 项目为 180 分钟,D 项目为 90 分钟,E 项目为 120 分钟,以 A 手术项目平均操作时间 120 分钟为基准 1,则按操作时间获取的各项目设备折旧当量系数依次为 1、0.83、1.5、0.75、1,折旧费用分配见表 3-23。

表 3-23 设备折旧费用分配表

手术项目	设备折旧当量系数(S)	手术人次(M)	分配权重(S*M)	设备折旧分配率	设备折旧分配额(元)
A	1.00	100	100.00	16.85%	3 370
B	0.83	160	133.33	22.47%	4 494
C	1.50	60	90.00	15.17%	3 034
D	0.75	200	150.00	25.28%	5 056
E	1.00	120	120.00	20.23%	4 046
合计	5.08	640	593.33	100.00%	20 000

4)其他运行费用的分配

其他运行费用的分配在本案例中适当简化,直接按照手术量的比例获取其他成本当量系数来分配其他运行费用,手术室当期其他运行费用共计 40 000 元,则其他运行费用分配见表 3-24。

表 3-24 其他运行费用分配表

手术项目	手术人次(M)	其他运行费用当量系数	其他运行费用分配率	设备折旧分配额(元)
A	100	1.0	15.63%	6 252
B	160	1.60	25.00%	10 000
C	60	0.60	9.37%	3 748
D	200	2.0	31.25%	12 500
E	120	1.20	18.75%	7 500
合计	640	6.40	100.00%	40 000

根据分配后汇总计算的各项目总成本费用,除以该手术项目的业务量即为该项目的单位成本,如 A 项目手术单位成本＝(102 480＋2 000＋3 370＋6 252)÷100＝1 141.02(元)。

从丙医院运用综合成本当量系数法和分项成本当量系数法的案例可以看出,前者简单粗放,后者则能在一定程度上反映各项目成本结构的差异,从而较为准确地表达出各项目成本状况。

(五)当量系数法的优缺点

总体而言,当量系数法通过计算某服务项目当量占该科室所有服务项目当量合计的比值,将直接成本科室总成本分摊到该服务项目上,可以一次性核算出科室所有项目的成本,在逻辑上也比较严密。

1. 综合当量系数法

该方法简单易行,仍有一些缺点。一方面成本当量主要依靠成本测算调查表得出,而成本测算调查表是通过咨询高年资的医师或护士长(专家咨询法)获得,具有一定主观性;另一方面只用一个综合成本当量系数代表所有成本要素计算分配成本会导致各医疗项目的成本结构不能反映其真实成本状况,成本精确性较差且主观性较强。

2. 分项当量系数法和作业成本法基础上的当量系数法

分项当量系数法从各项目的分项成本科目上找到对应合适的当量关系,其较为贴近真实成本,较综合当量系数法的难度和复杂程度也更高。作业成本法基础上的当量系数法在作业成本法的基础上采用分项当量系数法来核算项目成本,考虑了各医疗服务项目对作业的消耗水平,对成本的划分更加精细到位,成本核算结果比前两种方法更加准确。该法一般适用于作业流程比较明确且可以单独计量的科室如医技科室,但也有计算环节多且工作量大的弊端。

此外,在实际运用当量系数法进行项目成本核算时,还可以考虑各项目的技术难度和风险程度,使得核算结果更加合理可信,更能体现医生的劳务价值。

综上所述,虽然分项当量系数法和作业成本法基础上的当量系数法更加精确,但这两种当量系数法运用于医院项目成本核算的难点主要在于实务中很难确定各分项成本的"分项当量系数"。当前,当量系数法在国内公立医院项目成本核算实践应用中非常少见,查阅相关文献发现只有温州个别医院运用当量系数法测算过 237 种具有代表性的医疗服务项目(主要涉及手术麻醉类项目、ICU 治疗类项目、医技类治疗项目)。武汉同济医院运用综合当量系数法核算了床位费、挂号费等全院性开展的项目,占该院全部医疗项目总量的 5%。尚未有医院在实践中全面运用分项当量系数法和作业成本法基础上的当量系数法,即使是上述温州某院运用的也非严格意义上的分项当量系数法,并且只是对部分项目进行了测算而非核算。在长达 20 年的时间里,全国没有任何一家医院运用该方法进行全部医疗项目成本核算,也无信息化的案例,因此有理由认为该方法需要被重新审视并升级优化。2023 年底国家卫健委颁布了《全国医疗服务项目技术规范(2023 版)》之后,当量系数确定的难点问题得到了一定程度的解决,但仍需在基层医院进行试行,以验证其可行性。

五、点数成本法

(一)点数成本法的概述

如前所述,当量系数法(主要指分项当量系数法和作业成本法基础上的当量系数法)虽然科学合理,理论上极具可推广性;然而,对于分项当量系数法和作业成本法基础上的当量系数法,由于在实务中很难确定"分项当量系数",此种方法无法系统地大规模应用于实践。在 2001 年的《医疗服务项目成本分摊测算办法(试行)》中推荐使用的成本当量法(点数法),

即在二十多年来该方法在实践中运用的实质多是"当量系数",采用相对值的概念,而非成本当量法的另一个重要分支——点数成本法(点数法)。

随着医保支付改革的不断深化和政府会计系列准则制度的逐步实施,成本核算研究的思路、范围、方法比之前有了更深入的进展,成本核算研究呈现出基础性和前沿性并重的特征。相比于作业成本法在卫生经济界研究热潮相比,业内对于成本当量法的研究不多,但在2018年以后基于点数法的成本当量法逐步取得了一些突破性进展,也为业内攻克医疗服务项目成本核算难关奠定了坚实的基础。点数法意为要素计点,即先选取各种医疗服务成本的若干关键性要素进行评估,并给相应的要素赋予一定的分值,这个分值也称作"点数",再通过计算点数价值来获取医疗服务项目的成本值。因而,通过按资源消耗和分配的因果关系对"点数"定量化来取得成本当量值,完美解决了当量系数法中当量系数确定难的问题。

纵观国外管理会计发展脉络可以看出,管理会计实践发展的明显特征是管理会计工具单项迭代,每一项管理会计工具与方法的出现都是基于解决不同时代提出的实践问题。各项管理会计工具创新陆续推出,以资源为导向的成本会计新方法——点数成本法(点数法)也就应运而生。

本书把点数成本法定义为根据医疗服务项目内涵的规定,借鉴RBRVS理论,综合考虑项目的物质消耗(包括内涵一次性材料和低值易耗品)、人力消耗及耗时、技术难度和风险程度等,算出各医疗服务项目的点数,形成项目之间的比价关系,在科室全成本核算的基础上,先计算每点成本值,以此归集并分配各成本单元的医疗服务项目成本,也是一种资源为导向的成本会计方法。

点数成本法的分类和当量系数法类似,可以细分为综合点数成本法、分项点数成本法和基于作业的分项点数成本法三种方法。

1)综合点数成本法

该方法先通过专家调研等办法确定各医疗服务项目的单位综合成本点数,然后采用一定的方法计算出单位成本点数承担的成本额,再乘以某项目的成本点数,即可计算出该项目的单位成本和总成本。

综合点数成本法简单粗放,未考虑各医疗服务项目成本结构的差异,故较少运用。

2)分项点数成本法

该方法先按成本要素进行分项,再分别确定各分项成本要素的成本点数,如人力成本点数、专用材料成本点数、通用材料成本点数、专用设备折旧成本点数、通用设备折旧点数、专用房屋折旧成本点数、通用房屋折旧成本点数、医疗风险基金点数、其他运行费用点数等,计算出各分项成本要素的资源耗费后,最终计算出该医疗项目的单位成本和总成本。

3)基于作业的分项点数成本法

在划分作业的基础上,采用分项点数成本法来计算分项成本的分配,更加精细化,反映的准确度较高,当然计算也更复杂。

医技科室由于业务分工比较明确、作业之间员工相对固定,故适用于基于作业的分项点数成本法,具体核算方式更类似于时间驱动作业成本法和分项点数成本法相结合,兼具二者优点,具有很强的理论基础和实务操作性。

基于上述分析,分项点数成本法适合运用于临床科室医疗服务项目的成本核算,而基于作业的分项点数成本法则更适合运用于医技类科室的项目成本核算。不同的方法应用于不同类型的科室,使本方法体系更加科学合理、计算结果更加准确。

本书所讲的点数成本法专指分项点数成本法和基于作业的分项点数成本法。

综上所述,成本当量法的关键在于成本当量值的确定,成本当量法在成本当量值的二种计算模式下的核算方法如图 3-12 所示。

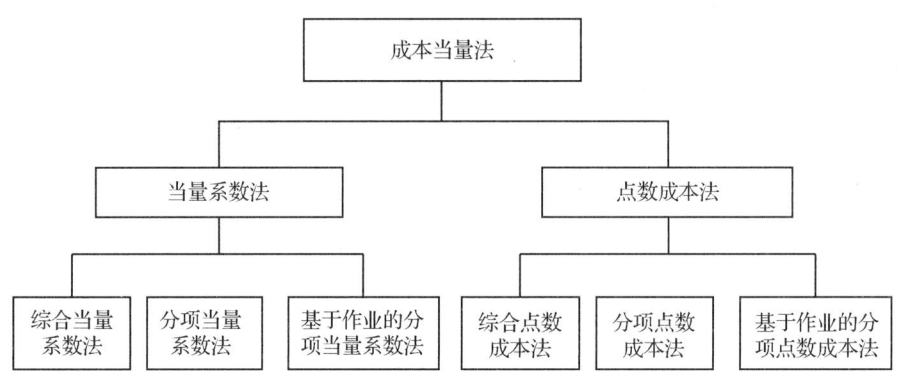

图 3-12　不同成本当量值计算模式下的成本当量法分类

(二)工序的概念

点数成本法中一个重要的概念是"工序"。与作业成本法不同,在点数成本法中,医疗服务项目流程划分为不同岗位医务人员的"工序"。"工序"是指医护人员在进行医疗业务服务过程中,针对患者所进行的一系列连续的、有序的操作步骤和活动。这些步骤和活动通常是根据医学知识和实践经验形成的,以确保患者能够得到正确、及时和有效的医疗服务。例如,一个简单的医疗服务工序可能是:医护人员接待患者,询问病情,进行必要的体格检查,然后根据症状和体征开具相应的检查单或处方,最后给予患者治疗建议或药物并指导其正确使用。在这个过程中,每个步骤都是有序的、紧密相连的,共同构成了一个完整的医疗服务工序。具体而言,该方法下医疗服务项目的人力成本被划分为不同岗位医务人员的工序,即医生工序、医技工序和护士工序。与之相对应的是作业成本法的"作业"概念,"作业"是指医疗服务提供过程中的各流程或环节,如"肌肉注射"划分为"核对、取材、取位、消毒、注射、观察"等多个作业。由此可见,作业成本法划分的"作业"与点数成本法中的"工序"在底层逻辑上是一致的,点数成本法中的"工序"就是作业成本法中"作业"的集合。即 $\sum$ 医生作业=医生工序、$\sum$ 医技人员作业=医技人员工序、$\sum$ 护士作业=护士工序。需要指出的是,人力成本在医疗服务项目中的精准核算,关键并不在于作业的划分细致度,而在于准确估量/计量各类不同医务人员的在医疗项目中的标准人力资源消耗动因参数。由于划分"工序"的理念上更务实,在实践中点数成本法比作业成本法更为便捷。作业成本法"重作业轻资源",导致该方法长期以来在实务应用中步履维艰。作业真的需要划分得很细致吗?基于上述分析,如果作业成本法下人力成本核算按大类仅划分三类作业,即医生类作业、护士类作业、医技人员类三大作业,不仅核算更为流畅简洁,其核算结果也是一致的。同时,基于这一理念,在点数成本法中分项点数成本法也可以直接替代基于作业的分项点数成本法。

以《公立医院成本核算指导手册》中作业成本法中的经电子内镜胃内支架植入术为例,作业成本法下医务人员的各个作业与点数法下工序关系如表 3-25 所示。因此,该方法下工序的概念也可理解为"服务消耗工序,工序消耗资源"。

表 3-25　作业与工序的关系:以电子内镜胃内支架植入术为例

作业成本法				点数成本法		
作业	操作人员类型	人数	操作时间（分钟）	工序	人数	操作时间（分钟）
术前准备	护士	1	4	医生	1	30
润滑	医生	1	2	护士	1	30
	护士	1	2			
消泡	医生	1	2			
	护士	1	2			
插入	医生	1	8			
	护士	1	8			
置入	医生	1	10			
	护士	1	10			
退镜	医生	1	3			
出报告	医生	1	5			
术后检测	护士	1	4			
小计	医生	1	30			
	护士	1	30			

此外,本书认为作业成本法应用在医疗卫生行业中所谓的辨别增值作业和非增值作业是伪命题。医疗服务流程是在保证医疗质量的前提下,系统规划和执行的一系列有序医疗服务活动,涵盖了从患者就诊、初步诊断、制定治疗计划、实施治疗、康复指导到随访等的一系列环节。在这个过程中,各利益相关方(如医疗机构、医务人员、医保机构和患者)需共同努力确保质量优先,即无论是在疾病诊断、治疗还是护理阶段,都必须严格按照医学规范和指南操作,确保诊疗行为安全、有效,避免发生医疗差错和事故。因此,即使是非增值作业也可能是

必须或必要的医疗流程,应该得到保留。通过改进医疗服务流程,提高工作效率,减少无效等待和重复检查,降低医疗资源消耗,同时确保患者在各个环节得到及时、连贯的服务也是医疗机构必要的精细化运营管理工作。需要指出的是,流程优化往往属于管理者通过现场观察、经验判断即可识别和改进的范畴,并不需要依赖复杂的成本核算体系来发现。这类改进更侧重于流程再造与管理协同,是提升医院运行效率和患者满意度的直接抓手。

(三)分项和点数的概念

无论是分项点数成本法还是基于作业的分项点数成本法,其最核心之处在于分项和点数两个概念。

1. 分项原则与方法

根据重要性原则精简会计核算中的支出项目,突破、延伸《医院财务制度》中的成本项目。在制度规定的七大类一级成本项目下,对支出类项目采取"抓大放小"的方式进行精简和分类,细化设置二级成本项目,建立支出类项目与二级成本项目之间的对应关系。同时,根据成本性态或资源耗费对成本项目按变动成本、固定成本进行分类。在此基础上,"分项"精细化对项目成本进行核算,以有利于日后的成本管理工作。

2. 一级成本点数

一级成本点数(以下简称"一级点数")是指按照医院成本管理的要求根据二级成本项目分类提炼而产生的用于项目成本核算的最基础的要素点值,以反映各医疗项目分项二级成本的基础权重。一级点数的确定是点数成本法中最核心的部分,可通过多种渠道如历史数据法、现场采样法、专家法、定额法及通过国家相关文件等方式取得。一级、二级成本项目和一级点数之间的具体关系如表 3-26 所示。分项一级成本点数越高,分配到的项目分项单位成本也越高。

表 3-26　一级成本、二级成本和一级点数关系表

序号	一级成本项目	二级成本项目	一级成本点数
1	人员经费	基本工资	人员经费点数
		津贴补贴	
		绩效工资	
		奖金	
		其他工资福利支出	
		伙食补助费	
		对个人和家庭的补助	
		社会保障费	
2	卫生材料费	可收费耗材	无点数(项目成本不考虑)
		专用不可收费耗材	专用不可收费耗材点数
		通用不可收费耗材	通用不可收费耗材点数

（续表）

序号	一级成本项目	二级成本项目	一级成本点数
3	药品费	西药费	无点数（项目成本不考虑）
		中草药费	
		中成药费	
4	固定资产折旧费	专用房屋折旧	专用房屋折旧点数
		通用房屋折旧	通用房屋折旧点数
		专用设备折旧	专用设备折旧点数
		通用设备折旧	通用设备折旧点数
5	无形资产摊销费	无形资产摊销费	无形资产摊销点数
6	提取医疗风险基金	提取医疗风险基金	医疗风险基金点数
7	其他运行费用	专用电费	专用电费点数

3. 二级成本点数

该方法体系在一级点数的基础上设立了二级成本点数（以下简称"二级点数"），二级点数是进行项目成本分摊的最终权重，根据其相应的一级点数与核算期间医疗项目服务例数的乘积来确定。分项二级成本点数越高，分配的项目分项总成本也越高。

4. 点数成本法中一级点数的构成要素

各分项成本一级点数的构成要素涉及多种成本动因，具体如下。

1）人力成本点数

人力成本点数的确定是各类分项成本点数中最难和最重要的一项。点数成本法在考虑"时间"变量的基础上，首次在实践中把技术和风险要素也纳入人力成本核算，以此充分体现医务人员的劳务价值，即人力成本点数不仅与医护人员职级系数、服务人数、服务时长相关，而且和医疗服务的技术难度、风险程度系数相关，这也是点数成本法的重要创新之一。

人力成本点数 ＝ 医护人员职级系数×服务人数×服务时长×综合技术风险等级系数

（1）医护人员职级系数。医护人员职级系数指根据人事部门提供的全院医护人员职级对应的人均年收入，医生以初级职称医生的年均收入作为医生职级的基准系数 1、护士以士级职称的年均收入作为护士职级的基准系数 1，在此基础上对正高、副高、中级、初级依次进行比较得出各职级的系数比。

以医生系列为例，医生职级系数如表 3-27 所示。

表 3-27　医生职级系数表

医生职级	正高级 （主任医师）	副高级 （副主任医师）	中级 （主治医师）	初级 （住院医师）
人均年收入（万元）	60	50	35	20
职级系数	3	2.50	1.75	1

在为科室的某项医疗服务项目填报人力成本点数时,首先应明确参与该项目的医护人员职称,并依据各类人员职级系数表获取相应的职级系数。具体操作中,职称的确认可以采用以下两种方法之一。一种是最小职称法:即选取参与该项工作的医护人员中职称最低者的职称所对应的系数。另外一种是最常见职称法:即选取参与该项工作的医护人员中人数最多的职称所对应的系数。无论选择哪种方法,必须确保在同一科室内部使用统一的填报口径——即要么全部采用最小职称法,要么全部采用最常见职称法。这样做是为了保证科室内部数据的可比性和一致性,从而提高成本核算的准确性和可靠性。

(2)服务人数、服务时长。这两项分别是指参与医疗服务项目的医护人员标准数量和标准服务耗时,可通过现场采样、业务系统数据统计或专家访谈调研等方式获得。其中,"服务时长"指的是该职称医疗人员参与此项目的时长,而非项目总时长。比如静脉输液项目,此项目耗时1个小时,但是护士参与的时长只限制为"配液、注射、处理医疗废物"的5分钟时间。

(3)综合技术风险等级系数。这一系数的确定需要有权威的指引。国家发展和改革委员会、原卫生部和国家中医药管理局于2012年5月颁布了《全国医疗服务价格项目规范》(以下简称"2012年版《规范》"),并在全国实施。这一版规范的制定工作是在三部委(局)直接领导下,由卫生部卫生发展研究中心组织课题组开展修订研究完成的。课题组由"核心研究组""价格政策专家组"和"临床专家咨询组"组成。其中,"核心研究组"21人,"价格政策专家组"41人,"临床专家咨询组"508人。"临床专家咨询组"又分为"临床专家工作组"和"临床专家审核论证组"。前者负责医疗服务价格项目的筛选、归并、整理和对项目名称、内涵等各个栏目内容的研究、撰写;后者负责对前者研究成果的审核、论证和确认。"临床专家工作组"分48个临床专业组,由313名临床专家组成,每个组的组长由中华医学会或中国医师学会相应的专业委员会主任委员或副主任委员担任。"临床专家审核论证组"同样分48个临床专业组,由195名临床专家组成。每个组的组长同样由中华医学会或中国医师学会相应专业主任委员担任,成员由上述专业委员会常委以上专家担任。该规范首次将"技术难度"和"风险程度"列为医疗服务项目的定价要素。由此,2012年版《规范》的实施为向医疗服务项目成本核算中引入权威的技术难度、风险程度系数带来了可能。在此基础上开展核算的项目成本也更能体现医务人员的技术劳务价值,给各地定价提供更科学的参考。

2023年,国家卫健委对2012年版《规范》进行了进一步优化和完善,制定了《全国医疗服务项目技术规范(2023年版)》(以下简称"2023年版《规范》")。该项工作于2019年启动,组织了42个临床专业及相关政策领域共700余名专家参与。该规范主要包括前言、使用说明、正文3部分,其中,正文总体框架包括综合、诊断、治疗、康复和中医5类,细分为综合医疗、病理学诊断、实验室诊查、影像学诊查、临床诊查、临床手术、临床非手术治疗、临床物理治疗、康复理疗、中医医疗和辅助操作等内容。项目内容则包括"项目编码、项目名称(中文)、项目名称(英文)、项目内涵、必需耗材、可选耗材、低值耗材分档、基本人力消耗及耗时、技术难度、风险程度、人力资源消耗相对值、计量单位、特殊情况资源消耗调整系数、说明、收费票据分类、会计科目分类、病案首页费用分类"17个要素。

2023年版《规范》根据最新的技术和实践情况,优化了技术难度和风险程度系数,使其更加符合实际需求。该规范中,"技术难度"是指根据项目的复杂程度、技术投入程度及操作者技术要求(包括操作者技术职称、专业操作培训)等因素确定的医疗服务项目技术的相对难易程度。技术难度各章独立形成体系,用数字表示,各体系内技术难度按1~100分赋值,分值越大,项目技术难度越高。"风险程度"是指根据医疗服务项目在操作过程中导致患者发生并发症的概率、可能产生不良后果的严重程度等多种因素确定的项目相对风险值。风险程度各章独立形成体系,用数字表示,各体系内风险程度按1~100分赋值,分值越大,项目风险越高。

在实践中,可以将2023年版《规范》中医疗服务项目对应的技术难度系数和风险程度系数加权后得到的综合技术风险赋值作为基础,同时以1~100分每间隔10分划分为一档等级,每个等级赋予相应的综合技术风险等级系数,如表3-28所示,[0,10)分为1级、[10,20)分为2级、以此类推到[90,100]分为10级,共10个综合技术风险等级,然后根据综合技术风险赋值获取对应的综合技术风险等级系数。

以残胃癌扩大根治性切除术(全国编码HPD6X304)为例,该手术技术难度系数和风险程度系数分别为93分和80分,加权后得到综合技术风险赋值为86.5分,则对应的综合技术风险等级系数为9,若该手术需要3个医生、医生的职级系数为2.5,则该项目医生的人力成本一级点数=2.5×3×2.5×9=168.75点。

表3-28 综合技术风险等级系数对照表

综合技术风险赋值	[0,10)	[10,20)	[20,30)	[30,40)	……	[90,100]
综合技术风险等级系数	1	2	3	4	……	10

在此基础上,还需要把本地区、本医院开展的医疗收费项目和2023年版《规范》中11 000多个项目进行对接。

此外,考虑到手术过程中涉及护士的技术、风险要素缺失,还需要对手术过程中涉及护士的技术、风险要素进行评估。评估可借鉴RBRVS评估系统进行,对手术室护士参与的各类手术的技术、风险等要素进行评估打分并赋值,来取得相对应的护士手术类别系数。如上海市第一人民医院借鉴RBRVS评估系统,采用Delphi法邀请手术室工龄超过15年、中级职称以上的护理专家,采用"背对背"相互不干涉的方法,对预先按专科分好组的手术类别进行单独记分,收回数据后取得各手术类别系数的中位数。部分手术类别系数赋值(点)见表3-29。

表3-29 部分手术类别系数赋值(点)

普外科		泌尿科		妇产科	
手术类别	系数	手术类别	系数	手术类别	系数
肝移植	10	肾移植	8	宫颈癌	7

（续表）

普外科		泌尿科		妇产科	
胃癌	6.50	全膀胱切除	9	卵巢癌	6.50
肠癌	6	肾癌	6.50	阴式子宫切	5
肝癌	6	肾盂癌	7	卵巢囊肿	3
胰腺癌	8.50	前列腺切除	4	剖宫产	3

在此基础上，还需要将手术类别和手术收费项目进行对接。

2）不可收费耗材点数

不可收费耗材点数可分为专用耗材点数和通用耗材点数。

（1）专用耗材。专用耗材是指围绕医疗服务项目开展所需要消耗的非收费专用耗材。专用耗材只在耗用该耗材的项目之间分摊，可更精准符合价值转移规律的原则。

（2）通用耗材。通用耗材是围绕医疗服务项目开展所需要消耗的一些通用非收费低值耗材以及消毒器械包等。

耗材点数的成本动因是单位用量，设定耗材标准用量 1 为 1 点，耗材点数＝单位用量。其中，对于通用耗材也可以根据重要性原则，直接采用 2023 年版《规范》中"低值耗材分档"系数作为点数。2023 年版《规范》中"低值耗材分档"指按成本对提供医疗服务过程中必须消耗的、不能向患者收费的低值卫生消耗材料划分的档次。分档由低到高，按 1—9 分为 9 个档次，分值越大，成本越高，作为成本测算时的参考依据。低值耗材包括碘酒、酒精、碘伏、生理盐水、消毒液、耦合剂、棉球、纱布、帽子、口罩、鞋套、绷带、手术巾、毛巾、床单、铺巾、压舌板、滑石粉等医院内部运营需消耗的低值卫生材料。例如，残胃癌扩大根治性切除术（全国编码 HPD6X304）的低值耗材分档系数为 7，因此该项目通用耗材一级点数就可以设为 7 点。

此外，一些部门领用的公药，如核医学科 PET-CT 项目领用的氟［F-18］脱氧葡糖注射液（弗唐派特）等已经包含在项目收费中，不可另外收费，因此这些公药在实务中可单独作为非收费药品，设立公药点数来核算，也可以根据重要性原则直接作为专用不可耗费耗材核算（涉及改变药品的属性及专用耗材细分类）。

3）设备折旧点数

设备折旧总数可分专用设备折旧点数和通用设备折旧点数。专用设备是指医疗服务项目开展时使用的专用医疗设备，如在骨科手术的骨科手术床、椎间盘镜手术系统。专用设备折旧只在使用该设备的项目之间分配，以更精准符合价值转移规律的原则。通用设备是指能够较为普遍地在医疗服务项目开展时使用的医疗设备或医院持有的一些普通固定资产如办公家具、交通工具等。例如，在手术室使用的手术无影灯、手术床、加温仪、医用器械车、医用监测器等，属于绝大部分手术项目都需使用的通用型设备。

设备折旧点数的成本动因是项目耗时，即专用（通用）设备折旧点数＝项目耗时。

4）房屋折旧点数

房屋折旧点数可分专用房屋折旧点数和通用房屋折旧点数。房屋折旧点数的成本动因主要是项目耗时。专用房屋是指开展医疗服务项目专用的区域房屋,如门诊大楼是开展门诊服务的场所,则其折旧应分摊在门诊大楼开展的项目中(主要是挂号费等);病房大楼是开展住院服务的场所,则其折旧应分摊在病房大楼开展的各医疗项目中(主要是床位费等);手术室是为病人提供手术及抢救的场所,则其折旧应分摊在手术室开展的各类医疗项目中(主要是手术项目等)。专用房屋的折旧在科室成本中一般作为直接成本计入,故在项目成本核算中其折旧只计入特定的项目,可更精准地符合价值转移规律的原则。

如对于床位费收费项目而言,主要资源消耗一般包括护士扫床、病房消毒、病房大楼的房屋折旧等。其中,病房大楼所分摊房屋折旧费的确定是核算关键所在。通常情况下,病房存在各种床位收费标准,不同级别的床位费收费标准与折旧的资源消耗并不是线性一致的,而是与床位数量以及占用面积密切相关。因此,床位费项目涉及的专用房屋折旧点数可以根据床位数量和面积来设计,即根据床位系数和面积系数来计算其一级点数,以此进行病房折旧费专项分摊。某院床位费点数的设计,如表3-30所示。

表 3-30　某院床位费点数的设计

房屋类型	面积(m^2)	面积系数	床位系数	房屋专用折旧一级点数(点)
单人间	25	1	1	1
双人间	25	1	0.50	0.50
三人间	25	1	0.33	0.33
四人间	30	1.20	0.25	0.30
五人间	35	1.40	0.20	0.28
六人间	40	1.60	0.17	0.27
七人间	50	2	0.14	0.28
八人间	110	4.40	0.13	0.55

通用房屋是非专用医疗业务用房,如医院行政楼、科研楼、教学楼等。通用房屋折旧在科室成本中一般属于间接成本,在科室成本四类三级分摊中,应在一级分摊或者二级分摊时计入。

5) 无形资产摊销点数

无形资产摊销的成本动因以项目耗时为基准。

6) 医疗风险基金点数

《医院财务制度》中规定医疗风险基金是指从医疗支出中计提、专门用于支付医院购买医疗风险保险所发生的支出或实际发生的医疗事故赔偿的资金,医院累计提取的医疗风险基金不应超过当年医疗收入的1‰～3‰。由此可以认为提取医疗风险基金和医疗服务项目的风险程度高度相关,因而同样可以借鉴2023年版《规范》中的风险程度赋值。操作上也可以1～100分每间隔10分划分为一档风险等级,为每个等级赋予相应的等级系数,然后根据风险程度赋值,获取对应的风险等级系数,如[0,10)分为1级、[10,20)分为2级,以此类推到[90，100]分为 10 级，共 10 个风险等级点数。例如，胃癌扩大根治性切除术(全国编码 HPD6X304)的风险程度系数为 64 分，则该项目医疗风险基金点数设为 7 点。

7）其他点数

此类点数包括专用电费、房屋维修费、物业费、其他费用等，可根据各自的成本动因计算得出，如专用电费应以大型专用设备功率耗用、作业时长作为成本动因计算一级点数。同时考虑到重要性原则，"其他运行费用"不可能无限制细分，而实践中这类费用一般和医疗业务紧密相关，如物业费、保安费、食堂费等，借用成本点数中和此最紧密相关的人力成本点数来核算也是一种相对合理的选择。

（四）点数成本法的主要核算步骤

以分项点数成本法为例，该方法的核算主要步骤如图 3-13 所示。

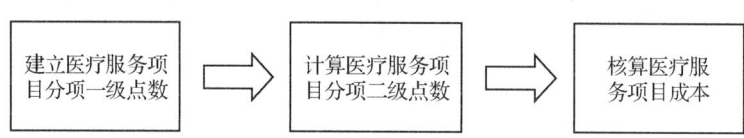

图 3-13　分项点数成本法应用步骤

1. 建立医疗服务项目一级点数库

在前述收集的相关标准资源消耗基础数据上计算各医疗服务项目的分项一级成本点数，包括人力成本点数、专用(通用)不可收费耗材点数、专用(通用)设备折旧点数、专用(通用)房屋折旧点数、无形资产摊销点数、医疗风险基金点数、电费点数等。在此基础上建立起全院医疗服务项目的一级成本点数库。

2. 计算医疗服务项目的二级点数

统计核算期间的各医疗服务项目发生的例数，并与相应的各分项一级点数相乘来获得各医疗服务项目的分项二级点数。

以胃癌根治术为例，若本期该手术发生 10 例，则人力成本二级点数 = 150 × 10 = 1 500 点。

3. 核算医疗服务项目成本

1）计算项目直接成本

以科室(组)执行的各医疗服务项目的分项二级点数作为权重，分配各科室(组)的项目分项成本，如表 3-31 所示，在此基础上汇总计算科室(组)以及医院的医疗项目实际总成本和单位成本，计算公式如下。

表 3-31　扣除药品和可收费耗材后科室直接成本分配项目成本示意表

分项项目	人力成本	专用耗材	普通耗材	专用设备折旧	普通设备折旧	……
分项成本	β_1	β_2	β_3	β_4	β_5	
医疗项目 1	人力成本二级点数 a_1	专用耗材二级点数 b_1	通用耗材二级点数 c_1	专用设备折旧二级点数 d_1	普通设备折旧二级点数 e_1	

（续表）

分项项目	人力成本	专用耗材	普通耗材	专用设备折旧	普通设备折旧	……
医疗项目2	人力成本二级点数 a_2	专用耗材二级点数 b_2	通用耗材二级点数 c_2	专用设备折旧二级点数 d_2	普通设备折旧二级点数 e_2	
……	……	……	……	……	……	……
医疗项目n	人力成本二级点数 a_n	专用耗材二级点数 b_n	通用耗材二级点数 c_n	专用设备折旧二级点数 d_n	普通设备折旧二级点数 e_n	……

医疗服务项目1的总直接成本为：

$$f_1 = \frac{a_1}{\sum\limits_{j=1}^{n} a_j} \times \beta_1 + \frac{b_1}{\sum\limits_{j=1}^{n} b_j} \times \beta_2 + \frac{c_1}{\sum\limits_{j=1}^{n} c_j} \times \beta_3 + \frac{d_1}{\sum\limits_{j=1}^{n} d_j} \times \beta_4 + \frac{e_1}{\sum\limits_{j=1}^{n} e_j} \times \beta_5 + \cdots\cdots$$

医疗服务项目单位直接成本 ＝ 医疗服务项目总直接成本 ÷ 当期服务例数

基于作业的分项点数成本法的核算多了划分作业这一步骤，即在医技科室中首先通过明确的实体组织进行分组或者按重要资源(大型专用设备、专业作业区等)分配来划分科组。以放射科为例，首先按专业设备名分组，可分为 CT 设备组、DSA 设备组、MR 设备组、普放设备组；其次按其内部业务流程及岗位分工进行作业的划分，如图 3-14 所示；最后在划分作业环节的基础上运用分项点数成本法来进行核算，整个流程如图 3-15 所示。

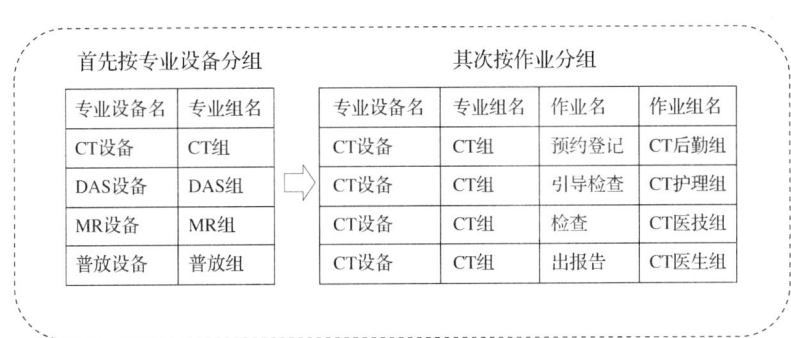

图 3-14　以放射科 CT 组 CT 检查项目为例

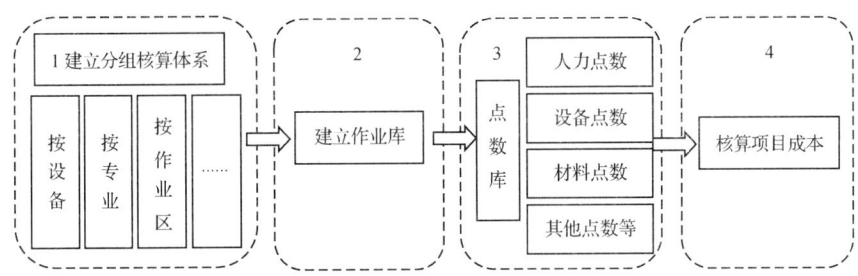

图 3-15　基于作业下的点数成本法核算流程

2）计算项目间接成本

（1）间接人力成本。由于科室人力总成本中,各类医务人员的直接成本占比较高(一般占到70％～80％),间接人力成本占比较小(一般小于30％),从重要性原则出发可对人力间接成本的核算作简化处理。即点数成本法下在计算间接人力成本时,首先要根据科室当期医生、护士、医技三类直接人力成本的比例来划分间接人力成本中这几类人员的人力成本,之后具体算法趋同于直接人力成本算法。具体算法如下。

首先,重新分类科室的各类直接和间接人力成本。

$$科室人力成本 = 本科室初始医生直接人力成本 + 本科室初始护士直接人力成本$$
$$+ 本科室初始医技直接人力成本 + 本科室初始间接人力成本$$
$$+ 本科室分摊到的间接人力成本$$

其中,本科室初始间接人力成本是指科室的人员成本中不能计入医生、护士和医技系列员工人力成本的部分,这部分人力间接成本主要是科室的科研教育(假设不核算科教成本而作为医疗活动成本)、管理和辅助人员的人力成本。

其次,计算当期各类人员(医生、护士、医技)直接人力成本的比例。

$$\frac{科室医生人力}{成本占比} = \frac{本科室初始医生}{直接人力成本} \bigg/ \left(\frac{本科室初始医生}{直接人力成本} + \frac{本科室初始护士}{直接人力成本} + \frac{本科室初始医技}{直接人力成本}\right)$$

$$\frac{科室护士}{人力成本占比} = \frac{本科室初始护士}{直接人力成本} \bigg/ \left(\frac{本科室初始医生}{直接人力成本} + \frac{本科室初始护士}{直接人力成本} + \frac{本科室初始医技}{直接人力成本}\right)$$

$$\frac{科室医技}{人力成本占比} = \frac{本科室初始医技}{直接人力成本} \bigg/ \left(\frac{本科室初始医生}{直接人力成本} + \frac{本科室初始护士}{直接人力成本} + \frac{本科室初始医技}{直接人力成本}\right)$$

再次,计算当期各类人员(医生、护士、医技)的间接人力成本。

$$科室医生人力间接成本 = (本科室初始间接人力成本 + 本科室分摊到的间接人力成本)$$
$$\times 科室医生人力成本占比$$

$$科室护士人力间接成本 = (本科室初始间接人力成本 + 本科室分摊到的间接人力成本)$$
$$\times 科室护士人力成本占比$$

$$科室医技人力间接成本 = (本科室初始间接人力成本 + 本科室分摊到的间接人力成本)$$
$$\times 科室医技人力成本占比$$

最后,按直接人力成本的算法将各类人员(医生、护士、医技)的间接人力成本分配入各医疗服务项目。

因此,医疗项目人力成本＝医疗项目直接人力成本＋医疗项目间接人力成本。

实务中,还可以将划分后各类人员的间接人力成本归入各类人员的直接人力成本形成各类人员的人力总成本,即:

$$\frac{科室医生}{人力总成本} = \frac{本科室初始医生}{直接人力成本} + \left(\frac{本科室初始}{间接人力成本} + \frac{本科室分摊到的}{间接人力成本}\right) \times \frac{科室医生人力}{成本占比}$$

$$\frac{科室护士}{人力总成本} = \frac{本科室初始护士}{直接人力成本} + \left(\frac{本科室初始}{间接人力成本} + \frac{本科室分摊到的}{间接人力成本}\right) \times \frac{科室护士人力}{成本占比}$$

$$\begin{array}{c}科室医技\\人力总成本\end{array} = \begin{array}{c}本科室初始医技\\直接人力成本\end{array} + \left(\begin{array}{c}本科室初始\\间接人力成本\end{array} + \begin{array}{c}本科室分摊到的\\间接人力成本\end{array}\right) \times \begin{array}{c}科室医技人力\\成本占比\end{array}$$

最后，以科室各类别人员的人力总成本为人力成本分摊总额，按各人员类别通过点数成本法分摊计入各医疗服务项目。

从上述算法中可以看到，点数成本法下直接人力成本和间接人力成本的成本动因与核算逻辑是一致的。这种趋同可以有效地将间接人力成本分摊到医生、护士和医技人员参与的医疗服务项目中，有助于提高成本核算的一致性和便捷性，符合核算的重要性原则，而且能够很大程度上确保成本核算的准确性和合理性，避免了作业成本法下间接成本烦琐复杂的核算工作。

（2）间接不可收费耗材。科室的间接不可收费耗材是由科室四类二级分摊产生的，这些耗材成本的分摊可与通用耗材合并，以2023年版《规范》中低值耗材分档系数为成本动因进行分摊。

（3）间接固定资产折旧。①间接房屋折旧。科室的间接房屋折旧是由科室四类二级分摊产生的，可与通用房屋折旧合并以项目耗时为成本动因进行分摊。②间接设备折旧。科室的间接设备折旧是由科室四类二级分摊产生的，可与通用设备折旧合并以项目耗时为成本动因进行分摊。

（4）间接无形资产摊销。科室的间接无形资产摊销是由科室四类二级分摊产生的，可与科室中的直接无形资产摊销合并以项目耗时为成本动因进行分摊。

（5）间接其他运行费用。科室的间接其他运行费用是由科室四类二级分摊产生的，可与直接其他运行费用（难以逐项划分动因的部分）合并以人力成本点数动因来进行分摊。即可以认为其他运行费用主要是为一线医务人员服务的，故可按照当期各类人员（医生、护士、医技）直接人力成本占比来切割出服务于三类人员的费用份额，再根据分类人员的点数为桥梁将费用合理分配至各医疗服务项目中。这种"合并切割→点数穿透"模型，以人力成本结构为纲、岗位价值点数为目，可以成功化解医院其他运行费用分摊的经典难题，在管理可行性与成本准确性间寻找最优解。

3）计算项目成本

$$\begin{array}{c}核算单元某医疗\\服务项目总成本\end{array} = \begin{array}{c}核算单元某医疗\\服务项目直接成本\end{array} + \begin{array}{c}核算单元某医疗\\服务项目间接成本\end{array}$$

$$核算单元某医疗服务项目成本 = \frac{核算单元某医疗服务项目总成本}{该核算单元开展该医疗服务项目总工作量}$$

$$医院某医疗服务项目单位成本 = \frac{\sum 医院核算单元某医疗服务项目总成本}{医院开展该医疗服务项目总工作量}$$

（五）应用点数成本法的要求

1. 海量的基础数据

医疗服务项目成本核算涉及海量的基础数据，点数成本法亦然。点数成本法虽然与作业成本法相比大大简化了核算流程，但是由于项目成本核算的复杂性，仍需要处理大量的数据。只有依托信息化手段搭建符合医院实际情况的灵活强大的项目成本核算信息系统，才能更加科学准确地实现核算目的。这需要医院财务人员、信息部门人员等与国内具有丰富医院成本管理经验的软件开发商深度合作，深入业务过程，软件开发商与医务人员充分沟通，梳理各类信息需求和存在的问题，共同讨论解决对策，不断扩充、优化完善成本核算软件，使其更好地为医院的成本核算及成本分析控制提供强有力的保障。

2. 医院做好成本管理的基础工作

此类工作包括确定财产物资的计价方法，建立各项财产物资的收发、领退、转移、报废、清查盘点制度，核定各科室实际在岗人员数量和科室实际占用房屋面积，建立健全与成本核算有关的各项原始记录，制定费用开支分配标准，明确费用审批程序与权限，做好预算定额的制定和修订工作，建立内部结算制度，明确核算单位与成本项目编码。

3. 从事成本核算工作的人员应具有较高的专业素质

成本核算具有较强的专业技术性，医院成本核算的人员不仅要具备经济学管理和财务管理方面的知识，还应掌握基本的医学知识、熟悉和了解医院的有关情况。同时，医院成本核算还具有较强的实践性，涉及医院运营的各个具体环节和方面，因此从事成本核算的人员除应具备一定的专业知识，还必须具有高度的责任心和积极的工作态度、较好的协调能力和较强的团队合作精神，才能完全胜任医院成本核算的工作。

4. 医院信息化程度较高

要应用点数成本法，医院应具有 HIS、LIS、PACS、RIS、手术麻醉系统、病案系统、工资薪酬系统、物资管理系统、会计核算系统等信息化系统，且这些系统要相对紧密集成，实现从业务源头直接采集核算数据，为实现精细、高效、一体化的财务成本核算提供了良好的技术保障。

5. 具备较好的计算机网络信息系统

医院成本核算工作要达到优质、经济、高效的目标，必须使用现代化的科学技术手段，最重要的手段之一就是计算机网络信息系统。尤其对于大型综合医院，要做到核算统计及时准确、数据分析可靠可信，其困难更是难以想象。因此，大型综合医院必须全方位地大力推进计算机网络化建设，相关科室配备良好的局域网计算机设备以加快成本核算数据的传递速度，提高成本核算的传递效率。

（六）点数成本法案例

1. 以 RBRVS 为基础的分项点数成本法在手术项目成本核算中的应用——以胃癌扩大根治术为例

手术项目是医疗服务项目中涉及成本因素最为复杂的医疗服务项目，一个典型的手术需要外科与手术室共同完成。传统作业成本法可将手术项目的作业分为术前教育、术前备皮、手术室准备、术中操作、术后监护、术后观察、搬运病人等作业步骤，难点在于作业划分过多，数据收集难度加大、步骤烦琐，有相当的实施难度。根据重要性原则，运用以 RBRVS 为基础的分项点数成本法把"术中操作"这一体现医务人员劳务价值的重要作业成本核算准确，就能使手术项目的核算工作更为简单合理，操作性也更强。

具体核算的流程为分别按手术室和手术临床科室两条线平行计算各自的分项成本。

第一条线：在平台科室（手术室）运用分项点数成本法计算各手术的项目成本。

第二条线：在手术临床科室（病房）运用分项点数成本法计算各手术的项目成本。

某手术项目成本＝手术室手术项目成本＋手术临床科室手术项目成本

接下来以胃癌扩大根治术为例计算手术室发生的该手术项目成本。

（1）计算该手术室分项一级点数。

第一步：计算护士人力成本一级点数。

根据手术室各职级护士人员人均年收入换算出护士职级系数：护士正高级2.3、副高级2.1、中级2、初级（师级）1.2、初级（士级）1。

经过手术室调研，确定该手术需要初级（师级）以上护士3人，手术时长为3小时。

对照手术类别系数表，胃癌扩大根治术对应的系数为6.5。

人力成本一级点数＝护士职级系数×术中护士人数×手术时长×手术类别系数＝$1.2 \times 3 \times 3 \times 6.5 = 70.2$（点）。

第二步：计算不可收费耗材一级点数。

手术室领用的不可收费卫生耗材主要包括专用不可收费耗材（一次性专用手术包）和通用耗材（通用低值耗材以及消毒器械包）。其中，一次性专用手术包由医院SPD供应商根据手术项目配送相应专用手术标准包，表3-32展示了胃癌扩大根治术专用手术包及包内耗材明细使用单位标准量；低值医用耗材包括一次性口罩、一次性手术衣、一次性帽子、一次性鞋套、外科手术手套、手术巾、纱布片、床垫罩等，由手术室每月申领；消毒器械包由医院供应室中心提供。

表 3-32　胃癌扩大根治术专用不可收费耗材手术包

材料名称	单位标准用量	一级点数
彭氏多功能手术解剖器	1	1
一次性使用医用连接管	3	3
一次性使用灌注器	1	1
丝线编织非吸收性缝线	1	1
体腔器械导入润滑剂	2	2
粘贴伤口敷料B型（6＊7）	5	5
粘贴伤口敷料B型（9＊15）	1	1
关节镜套	1	1
医用缝合针（组合针）	1	1

设定专用不可收费耗材单位标准用量1为1点，用量2为2点，以此类推，如表3-32所示。

对于通用不可收费耗材,根据重要性原则,以 2023 年版《规范》中低值耗材分档系数为基础,则该手术项目对应的一般通用耗材成本点数为 7 点。

第三步:计算设备折旧一级点数。

经过现场调研,胃癌扩大根治术没有涉及专用设备(麻醉设备因另收费不计入在内;术中使用的超声刀等属于设备收费项目也不计入在内),使用的通用设备主要为手术无影灯、手术床、加温仪、医用器械车、医用监测器等,则通用设备折旧一级点数=手术作业时长=3 点。

第四步:计算房屋折旧一级点数。

本期专用房屋(手术室)折旧一级点数=手术作业时长=3(点)

本期通用房屋折旧一级点数=手术作业时长=3(点)

(2)建立该手术项目一级点数库。其他各分项点数计算过程略,汇总后该项目一级点数库如表 3-33 所示。

表 3-33　胃癌扩大根治术一级点数库

单位:点

人力成本	通用耗材	通用设备折旧	专用房屋折旧	通用房屋折旧	……
70.20	7	3	3	3	

其中,手术的各个专用不可收费耗材一级点数已在表 3-32 中单独列示。

(3)计算该手术分项二级点数。统计得到该手术本期例数为 30 例,则分项二级点数如表 3-34 所示。

表 3-34　胃癌扩大根术二级点数汇总

单位:点

人力成本	通用耗材	通用设备折旧	专用房屋折旧	通用房屋折旧	……
2 106	210	90	90	90	

(4)计算并汇总本期手术室发生的所有手术项目的二级点数。如表 3-35 所示,其他手术项目二级点数计算过程略,专用不可收费耗材的二级点数如表 3-39 所示。

表 3-35　手术室本期所有手术项目分项二级点数汇总

单位:点

手术项目	人力成本	通用耗材	通用设备折旧	专用房屋折旧	通用房屋折旧	……
胃癌扩大根治术	2 106	210	90	90	90	
直肠癌扩大根治术	6 48	70	32	32	32	
肝癌切除术	220	28	12	12	12	
……						
合计	139 900	14 218	4 500	4 500	4 500	

(5)计算该手术室该手术项目的单位成本。

第一步:统计本期手术室各分项的直接和间接成本,如表 3-36 所示。

表 3-36 手术室本期归集的总成本

单位：元

人力成本	通用耗材	通用设备折旧	专用房屋折旧	通用房屋折旧	......
2 798 000	284 360	487 500	67 500	40 500	

其中，手术室本期使用的胃癌扩大根治术专用不可收费耗材成本如表 3-37 所示。

表 3-37 本期胃癌扩大根治术专用不可收费耗材成本

材料名称	单价(元)	本期手术室耗用量(个)	本期手术室各专用不可收费耗材的成本(元)
彭氏多功能手术解剖器	78	1 019	79 482
一次性使用医用连接管	9	2 655	23 895
一次性使用灌注器	6	845	5 070
丝线编织非吸收性缝线	3	913	2 739
体腔器械导入润滑剂	18	1 590	28 620
粘贴伤口敷料 B 型（6 * 7）	0.70	4 080	2 856
粘贴伤口敷料 B 型（9 * 15）	2	987	1 974
关节镜套	4.50	450	2 025
医用缝合针（组合针）	10	1 018	10 180

第二步：计算手术室项目单位成本。

手术室项目单位成本 = $\sum$ 该手术项目的归集手术室各分项成本 ÷ 该手术项目的各分项二级成本点数之和 × 该手术项目的各分项一级点数，计算结果如表 3-38 所示（专用不可收费耗材单独计算）。

表 3-38 胃癌扩大根治术单位成本（不包括专用不可收费耗材）

单位：元

人力成本	通用耗材	设备折旧	专用房屋折旧	通用房屋折旧	......	单位成本
1 404	140	325	45	27		2 688

专用不可收费耗材以当期各项目使用该耗材的二级点数为权重基础，在当期使用专用不可收费耗材的手术项目中进行成本分配，如表 3-39 和表 3-40 所示。

表 3-39 手术室专用不可收费耗材一、二级点数表

单位：点

专用不可收费耗材	胃癌扩大根治术（30 例）		胃癌根治术（40 例）		......		二级点数小计
	一级点数	二级点数	一级点数	二级点数	一级点数	二级点数	
彭氏多功能手术解剖器	1	30	1	40	......	......	1 019

（续表）

专用不可收费耗材	胃癌扩大根治术 （30 例）		胃癌根治术 （40 例）		……		二级点数 小计
	一级点数	二级点数	一级点数	二级点数	一级点数	二级点数	
一次性使用医用连接管	3	90	3	120	……	……	2 655
一次性使用灌注器	1	30	1	40	……	……	845
丝线编织非吸收性缝线	1	30	1	40	……	……	913
体腔器械导入润滑剂	2	60	2	80	……	……	1 590
粘贴伤口敷料 B 型(6 * 7)	5	150	5	200	……	……	4 080
粘贴伤口敷料 B 型(9 * 15)	1	30	1	40	……	……	987
关节镜套	1	30	1	40	……	……	450
医用缝合针(组合针)	1	30	1	40	……	……	1 018
……	……	……	……	……	……	……	……

表 3-40　手术室专用不可收费耗材成本分配表

专用不可收费耗材	本期胃癌扩大根治术专用 不可收费耗材分配成本（元）	本期胃癌扩大根治术专用 不可收费耗材单位成本（元）
彭氏多功能手术解剖器	2 340	78
一次性使用医用连接管	810	27
一次性使用灌注器	180	6
丝线编织非吸收性缝线	90	3
体腔器械导入润滑剂	1 080	36
粘贴伤口敷料 B 型(6 * 7)	105	3.50
粘贴伤口敷料 B 型(9 * 15)	60	2
关节镜套	135	4.50
医用缝合针(组合针)	300	10
……	……	……

（1）以彭氏多功能手术解剖器为例，本期胃癌扩大根治术需分配的成本为＝（30÷1 019）×79 482 或(79 482÷1 019)×30＝2 340(元)，则该耗材的单位成本＝2 340÷30＝78(元)，其他专用不可收费耗材的成本分配以此类推。

本期胃癌扩大根治术单位专用不可收费耗材成本＝78＋27＋6＋3＋36＋3.5＋2＋4.5＋10＝170(元)。

上述计算后，胃癌扩大根治术在手术室的单位成本＝2 688＋170＝2 858(元)。

（2）计算普外科胃肠亚专科该项手术项目成本。计算方法同手术室，过程略，普外科胃肠亚专科本期该手术单位成本如表 3-41 所示。

表 3-41 普外科胃肠亚专科该项目单位成本

单位：元

人力成本	专用不可收费耗材	通用耗材	通用设备折旧	通用房屋折旧	……	单位成本
4 180	0	0	0	27		4 740

（3）汇总后胃癌扩大根治术本期项目成本。

本期胃癌扩大根治术项目成本＝2 858＋4 740＝7 598(元)。

（4）计算财政基本拨款收入摊入该项目的单位收入。

经计算(过程略)该项目单位财政基本补助收入为 323 元。

（5）计算胃癌扩大根治术项目盈亏。

项目单位盈亏＝收费单价－单位项目成本＋单位财政基本拨款收入＝5 980－7 598＋323＝－1 295(元)。

2. 以放射科医疗项目 X 线计算机体层(CT)平扫(64 层及以上 CT 机)为例,体现基于作业的分项点数成本法在医技科室项目成本核算中的应用

医院的医技科室是临床业务的支持平台,是医院中间产品的提供部门,为各个临床专科提供诊断、治疗和手术方面的支持。这些科室主要有放射科、B 超室、病理科以及核医学科等,每个医技部门都能独立提供医疗技术服务,有各自独立的作业流程,作业划分较为明晰,进而能快速地建立相应的作业库,以放射科为例,作业可分为预约登记、引导检查、检查、出报告共四个步骤。在此基础上,根据相应的成本动因采用分项点数成本法分配各项作业的成本到放射科各医疗检查项目,具有可操作性和便利性。

1）建立分组核算单元

先将医技科室的专业医技小组作为科室的基础核算单位,其分组可以有两个基本原则,一是通过明确的实体组织进行确认分组;二是通过重要资源分配来划分科组,例如,大型专用设备、专业作业区域等,如放射科按大型专用设备可分为 CT 组、DSA 组、MRI 组和普放组。

2）定义、识别和选择主要作业

以放射科 CT 组为例,其内部进一步按业务流程及岗位分工划分了四个具体作业,同时根据作业分工环节再细分为医生组、医技组、护理组、后勤(护士)组,如表 3-42 所示。

表 3-42 CT 组下各作业和作业组

作业	作业组	作业说明
预约登记	CT 后勤(护士)组	核对并登记病人信息
引导检查	CT 护理组	提醒或协助患者去除体表扫描部位金属物品等
检查	CT 医技组	摆位、扫描,根据需要重建轴位序列,完成胶片或其他储存介质的处理
出报告	CT 医生组	医生完成诊断报告

3）建立项目作业库

项目作业库根据资源动因建立，资源动因是指作业消耗资源的原因或方式，反映了作业对总资源的消耗关系。对于医院而言，资源动因就是将医技类科室成本向作业分配的依据。当一项资源服务于一种或多种作业时，可以通过资源动因把资源的耗费分配给相应的作业，形成作业库，放射科 CT 组医疗项目 X 线计算机体层(CT)平扫(64 层及以上 CT 机)人力资源作业库，如表 3-43 所示。

表 3-43　放射科 CT 组医疗项目 X 线计算机体层(CT)平扫(64 层及以上 CT 机)人力资源作业库

科组	作业	职称	人数(人)	作业时长(分钟)
CT 后勤组(护士)组	预约登记	士级及以上	1	3
CT 护理组	引导检查	师级及以上	1	10
CT 医技组	检查	中级及以上	1	10
CT 医生组	出报告	中级及以上	1	5

4）建立项目专业资源库

项目专业资源库主要包括工作量库、专用不可收费耗材库、专用医疗设备库等。

（1）工作量库。工作量库包括医疗项目、作业科组、作业名称、人员职称、作业人数、作业时长。

（2）专用不可收费耗材库。专用不可收费耗材库包括医疗项目、物资分类、物资名称、作业科组、单位用量、采购单价。

（3）专业医疗设备库。专业医疗设备库包括医疗项目、设备分类、资金来源、设备名称、作业科组、作业台数、作业时长。

5）计算项目分项一级点数

（1）计算人力一级点数。人力一级点数依据职级系数、作业人数、作业时长和综合技术风险等级系数计算得出。其中，按放射科各职级医护人员人均年收入换算出医生(含医技)和护士的职级系数；医生职级系数分别为正高级 3.5、副高级 2.5、中级 2、初级 1；护士职级系数分别为正高级 2.3、副高级 2.1、中级 2.0、初级(师级)1.2、初级(士级)1。对照 2023 年版《规范》，该项目技术难度系数和风险程度系数分别为 32 分和 54 分，加权后得到综合技术风险赋值为 43 分，对应的综合技术风险等级系数为 5 级。则 CT 各作业组人力一级点数计算如下。

CT 后勤(护士)组＝1×1×3×5＝15(点)

CT 护理组＝1.2×1×10×5＝60(点)

CT 医技组＝2×1×10×5＝100(点)

CT 医生组＝2×1×5×5＝50(点)

（2）计算专用不可收费耗材一级点数。专用不可收费耗材的成本只在耗用该耗材的项目之间分摊，以单位标准用量 1 为 1 点，专用不可收费耗材一级点数的计算如表 3-44

所示。

表 3-44　专用不可收费耗材一级点数

材料名称	单位标准用量	耗材点数（点）
CT 床单	1	1
X 光胶片	1	1

（3）计算专用设备一级点数。专用设备折旧成本只在使用该设备的项目之间分配，该项目使用 CT 设备 1 台，项目作业平均时长为 10 分钟/例，以每分钟为 1 点，则专用设备一级点数＝10 点。

（4）计算其他各分项点数（如通用耗材、通用设备折旧、专用房屋折旧、通用房屋折旧、其他运行费用等），计算过程略。

（5）在上述工作基础上，建立该项目一级点数库。

6）计算该项目分项二级点数

经统计，该项目本期服务数量为 400 例。

（1）人力成本点数二级点数如表 3-45 所示。

表 3-45　CT 组该医疗项目人力成本二级点数

作业科组	一级点数（点）	服务数量（例）	二级点数（点）
CT 后勤（护士）组	15	400	6 000
CT 护理组	60	400	24 000
CT 医技组	100	400	40 000
CT 医生组	50	400	20 000
合计	225	400	90 000

（2）该项目专用不可收费耗材二级点数如表 3-46 所示。

表 3-46　专用不可收费耗材二级点数

材料名称	一级点数（点）	服务数量（例）	二级点数（点）
CT 床单	1	400	400
X 光胶片	1	400	400

（4）该项目专用设备折旧二级点数＝10×400＝4 000（点）。

（5）其他各分项点数（如通用耗材、通用设备折旧、专用房屋折旧、通用房屋折旧、其他运行费用等）计算过程略。

7）计算并汇总 CT 组本期所有医疗项目的二级点数

（1）放射科 CT 组本期所有医疗项目人力成本二级点数如表 3-47 所示。

表 3-47　放射科 CT 组本期所有医疗项目分项二级点数汇总

単位：点

医疗项目	人力成本
X 线计算机体层(CT)平扫(64 层及以上 CT 机)	90 000
X 线计算机体层(CT)平扫(64 层以下 CT 机)	72 000
X 线计算机体层(CT)增强扫描(64 层及以上 CT 机)	54 000
……	……
小计	360 000

（2）使用专用不可收费耗材涉及的项目及其二级点数如表 3-48 所示。

表 3-48　专用不可收费耗材涉及项目及其二级点数表

単位：点

专用不可收费耗材	X 线计算机体层(CT)平扫(64 层及以上 CT 机)(400 例)		X 线计算机体层(CT)平扫(64 层以下 CT 机)(320 例)		X 线计算机体层(CT)增强扫描(64 层及以上 CT 机)(120 例)		……	
	一级点数	二级点数	一级点数	二级点数	一级点数	二级点数	一级点数	二级点数
CT 床单	1	400	1	320	1	120	……	……
X 光胶片	1	400	1	320	1	120	……	……
……	……	……	……	……	……	……	……	……

（3）涉及该 CT 专用设备使用的项目及其二级点数如表 3-49 所示。

表 3-49　CT 专用设备涉及项目及其二级点数

単位：点

专用设备	X 线计算机体层(CT)平扫(64 层及以上 CT 机)(400 例)		X 线计算机体层(CT)平扫(64 层以下 CT 机)(320 例)		X 线计算机体层(CT)增强扫描(64 层及以上 CT 机)(120 例)		……	
	一级点数	二级点数	一级点数	二级点数	一级点数	二级点数	一级点数	二级点数
CT	10	4 000	10	3 200	20	2 400	……	……

8）归集和分摊放射科的成本

CT 组本期归集直接和间接成本后，CT 组人员成本为 80 000 元，该项目的专用不可收费耗材成本如表 3-50 所示，专用设备(CT)折旧成本为 72 000 元，其他成本如通用耗材、通用设备折旧、房屋折旧(专用、通用)等略。

表 3-50　本期放射科 CT 组涉及的专用不可收费耗材成本

材料名称	単价(元)	本期耗用量(个)	本期耗用的成本(元)
CT 床单	3	1 600	4 800
X 光胶片	12	600	7 200

9）计算该项目的单位成本

医疗项目的成本以各个分项二级点数作为权重，将作业中发生的成本要素进行分配，得到其应当承担的分项成本额。

该项目人力成本单位成本＝（90 000÷360 000）×80 000÷400＝50（元）

专用不可收费耗材单位成本＝（400÷1 600）×4 800÷400＋（400÷1 600）×7 200÷400＝7.5（元）

专用设备单位成本＝（4 000÷16 000）×72 000÷400＝45（元）

其他各类经费单位成本小计为9.5元（计算过程略）。

汇总加计各分项成本得到该项目的单位总成本＝50＋7.5＋45＋9.5＝112（元）

10）计算财政基本拨款收入摊入到该项目的单位收入

经计算（过程略）该项目单位财政基本拨款收入为7元。

11）计算X线计算机体层（CT）平扫（64层及以上CT机）项目盈亏

该项目收费价格为200元/例，则项目单位盈亏＝收费单价－单位项目成本＋单位财政基本拨款收入＝200－112＋7＝95（元）。

3. 基于点数成本法的病房大楼专用折旧费分摊算法案例

病房大楼是开展住院服务的场所，因此则其折旧应分摊在病房大楼开展的各医疗项目（主要是床位费等）中，根据成本核算的重要性原则，为了适当简化核算工作，病房大楼的折旧费在实务中也可全部分摊计入床位费中。通常情况下，各类病房存在各种床位收费标准，而不同级别的床位费收费标准与折旧的资源消耗并不是线性一致的。病房大楼专用房屋折旧的成本动因有如下两种情况。

（1）在单个病房的面积相同的情况下，每间病房分配的病房大楼房屋必然折旧相等，则每个床位费分摊的病房大楼折旧应按床位数的多少来分配。即在病房相同面积下，每床位应分摊的病房大楼折旧与该病房的床位数成线性反比，可理解为单间病房的床位费承担的折旧为N人间病房的每张床位承担的折旧费的N倍。

（2）在病房不同面积的情况下，上述公式不再成立。如果加入一定参数如面积系数后，可使得不同面积的病房经过调整后具有可比性。例如，假设单间病房的面积为A平方米，N人间的面积为B平方米，则单间病房的床位费承担的折旧÷N人间病房的每张床位承担的折旧费＝A×N/B倍。

因此，病房大楼专用房屋折旧的成本动因与床位数量以及占用面积密切相关。在此基础上，对于病房大楼的折旧成本分摊可以按照床位数量和占用面积来设计点数，即根据床位系数和面积系数来计算其一级点数，以此进行病房折旧专项分摊。

假设某医院的呼吸科有三级医院A、B、C等病房若干以及一间监护病房，本月呼吸科按该科室占用面积计算所承担的病房大楼折旧费为80 000元，则该科室床位费单位专用房屋折旧成本计算过程如表3-51所示。

其中，C等病房加权专用房屋折旧成本＝（33.79×350＋31.54×550＋30.64×500）÷1 400＝31.78（元）。实务中，在同一收费项目下可能难以统计各类房型各自的收费次数，如在本案例中C等病房只能统计到本期合计收费1 400次。在这种情况下，可采取先对每种

表 3-51　床位费单位专用房屋折旧成本

项目收费	房间类型	房间数量（间）	床位数（床）	本月收费次数（次）	一级点数（点）	二级点数（点）	单位专用房屋折旧成本（元）
三级医院 A 等病房	2 人间	2	4	120	0.50	60	56.32
三级医院 B 等病房	3 人间	5	15	440	0.33	145.20	37.17
三级医院 C 等病房	4 人间	3	12	350	0.30	105	33.79
	5 人间	4	20	550	0.28	154	31.54
	6 人间	3	18	500	0.272	136	30.64
	C 等病房小计	10	50	1 400		395	31.78
监护病房床位费	8 人间	1	8	200	0.55	110	61.95

房间类型现行加权平均再进行计算的策略。在本案例中,C 等病房平均床位数＝50÷10＝5(床),即加权床位系数为 0.2;加权面积系数则为(3×1.2+4×1.4+3×1.6)÷(3+4+3)＝1.4,则三级医院 C 等病房的专用房屋折旧加权平均一级点数为 0.2×1.4＝0.28(点),加权平均二级点数为 0.28×1 400＝392(点),与原算法的二级点数 395 点误差在 1% 之内,故是可行的。

（七）点数成本法的优缺点

1. 点数成本法的优点

点数成本法是当量系数法的升级优化版,完美解决了当量系数法中当量系数难以确定的问题。点数成本法一旦确定了评价的因素及其分项点数,整个计划的执行比作业成本法简单,如表 3-52 所示。由于该方法按资源消耗和分配的因果关系,将成本按不同的分配标准分配给各个医疗服务项目,成本计算结果更贴近实际情况,主观判断的随意性要比其他方法小得多。江苏省人民医院探索的关键因素法,其理念和内涵也属于点数法的范畴。

表 3-52　各分项点数的成本动因

序号	成本项目	成本点数	成本动因
1	人员经费	人力成本点数	职级、服务人数、服务时长以及技术难度和风险程度
2	卫生材料费	专用不可收费耗材点数	单位用量
		通用不可收费耗材点数	单位用量或 2023 年版《规范》中低值耗材分档系数
4	固定资产折旧费	专用房屋折旧点数	项目耗时
		其中：床位费类项目	床位数量以及占用面积
		通用房屋折旧点数	项目耗时
		专用设备折旧点数	项目耗时
		通用设备折旧点数	项目耗时

（续表）

序号	成本项目	成本点数	成本动因
5	无形资产摊销费	无形资产摊销点数	项目耗时
6	提取医疗风险基金	医疗风险基金点数	医疗服务项目的风险程度
7	其他运行费用	如专用电费点数	大型专用设备功率耗用、项目耗时
……		……	……

相较于作业成本法和时间驱动作业成本法，点数成本法在医疗成本核算中更能体现成本效益原则。该方法简化了针对"作业"的划分，不区分增值和非增值作业，在人力成本核算中使用"工序"囊括医疗服务的所有环节，在确保核算准确度的前提下更便捷地进行成本核算。与此同时也综合考虑了不同工序的人数、时间消耗、技术难度和风险程度，使成本核算更具精准性，确保医务人员的劳动价值得到合理体现，并且点数成本法的灵活性和便捷性更有利于实践中的推广使用。

2. 点数成本法的缺点

作为一种全新的核算方法，点数成本法具有许多理论上的优势，该方法尚需要通过在更多的医院实际应用来验证。同时，点数成本法虽然相比作业成本法更加简洁，但基于医疗服务项目成本核算的复杂性，该方法仍然需要大量的基础数据，包括各个医疗服务项目的成本动因、资源消耗等，且数据的质量如标准动因参数的准确程度会直接影响到点数的准确性和可靠性。因此，医院应投入必要的时间和资源，确保该方法下高质量成本核算数据的产出。医院在考虑采用点数成本法时，需要充分评估自身的条件和需求，制定详细的实施计划，并做好充分的准备工作。通过逐步推进和持续优化，逐步克服这些挑战，实现成本管理的精细化和高效化。

我们应当看到，任何管理会计方法的构建、发展不仅需要借鉴、继承和创造，而且更需要发现实践成功案例中的"火花"，总结经验、提炼升华并制度化也是其必经之路。成本当量法由于受制于当量系数难以定量的局限曾经被长期冷落，得益于近几年医院管理者特别是总会计师们的不懈努力，基于点数的成本当量法终于取得突破性进展。基于此，在制度中对成本当量法的描述中应重新加入点数概念，以体现了 2001 年《医疗服务项目成本分摊测算办法（试行）》的本意，同时将成本当量法中在长三角地区应用的点数成本法、关键因素法等案例纳入到政府会计准则制度应用的典型案例中，来指导医院的实际应用。

第五节 标准项目成本动因数据采集平台在项目成本核算中的应用

造成医疗服务项目成本核算开展困难的原因很多，除了对具体的项目成本核算方法仍有争议、缺乏相应的人才等主客观因素外,一个重要难点就是在传统项目成本调研模式下,医院特别是大型公立医院面对几十个临床医技科室、数千个医疗服务项目调研,往往需要花费大量的人力和时间,这也一直困扰着医院的项目成本核算工作。因此,有必要探索成本核算的标准化建设和支撑体系的完善,形成智能化的公立医院全成本核算体系。

一、传统项目成本调研的流程和缺陷

(一)传统项目成本调研的流程

传统项目成本调研的流程如图 3-16 所示。

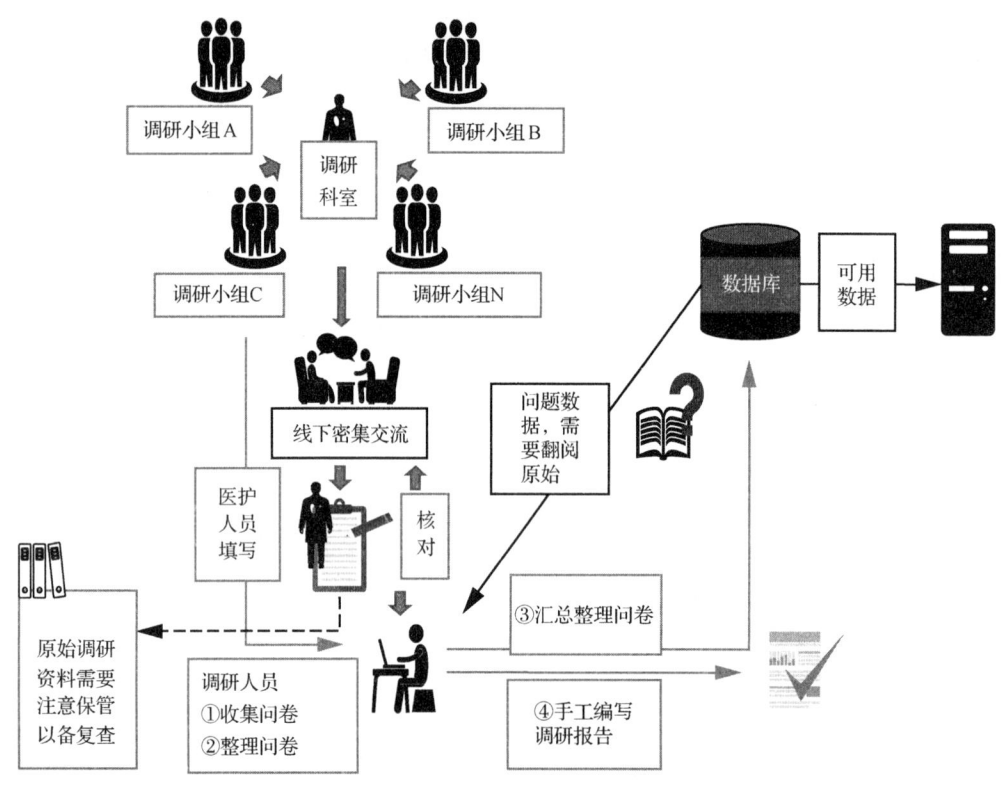

图 3-16 传统项目成本调研的流程示意图

(二)传统项目成本调研的缺陷和不足

传统项目成本调研模式主要的缺陷和不足在于以下几点。

(1)调研手段上,由于调研科室和具体的项目数量庞大,只能实行人海战术,财务部门需调集精兵强将投入不同的临床、医技科室。

(2)调研工具上,千篇一律地采用纸质问卷或者 EXCEL 电子表格,纯手工填写费时费力。

(3)调研场景上,医护人员工作繁忙,只能利用休息时间,导致医护人员无暇休息。

（4）调研存储上，纸质问卷、电子文档等均需要人工整理后方可录入电脑，不仅效率低且容易发生录入错误。

（5）调研轨迹上，如果需要查询、修改调研记录，则必须翻阅大量调研问卷资料且无数据变动轨迹。

（6）调研反馈上，科室相关人员在数据填写汇总后通常直接交给成本调研人员，无法确知调研项目数据是否被科室主任审核确认。

（7）数据稽核上，数据校对烦琐且调研双方可能需要多次往来沟通才能确定某一项基础数据，调研过程令调研双方都疲惫不堪，如一些科室专业耗材种类繁多，很容易产生由一些细小的型号规格差异或者约定俗成的称呼差异导致数据无法匹配的情况，如表 3-53 所示。人工核对中产生重复调研几乎不可避免，调研效率大大降低。

表 3-53　部分耗材标准名称和俗称对照表

物资编码	名称	规格	俗称
201901100262	医用无菌保护套	WJ14 ∗ 12	灯柄套
201901100264	医用无菌保护套	WJ90 ∗ 70I	C 臂机套
201907160001	一次性使用连接管	吸引器连接管(SL) 10 ∗ 2500	气腹皮条
201901100303	医用手术薄膜	SP3020 A-P 型 30 cm ∗ 20 cm	甲状腺薄膜

二、标准项目成本动因数据采集平台的应用研究和实践

周详的项目成本调研是项目成本核算取得成功必不可少的一环，然而传统模式下的项目成本调研在实践中已经不能适应当前的状况。项目成本核算的标准化依赖于数据采集的标准化，只有稳定的成本核算途径与效率才能确保项目成本核算的效果，同时信息化也能减少调研人员重复的手工劳动，避免二次录入发生错误的可能性，改善数据质量。对此，我们经过研究，创新性地通过建立标准项目成本动因数据采集平台来对项目成本核算进行调研工作。

（一）标准项目成本动因数据采集平台的定义

所谓标准项目成本动因数据采集平台（以下简称"平台"）是在对医院多个信息化系统（如 HIS、HRP、人力资源系统等）所提供的基础数据进行清洗、分析和提炼之后，通过在线调查、数据上传等数据采集模式获取医院临床、医技科室各项医疗服务项目的作业流程及项目成本动因（要素）资料，如各种标准资源消耗（人力、专用设备、专用不可收费材料）、服务时长等成本动因数据资料等，从而建立的一套标准化、集成化的线上数据调研系统，新型调研流程如图 3-17 所示。

（二）平台的建立

1. 平台设计开发的总体考虑

平台的设计开发需以前端医务人员填写数据便捷性和后端数据管理人员维护易用性

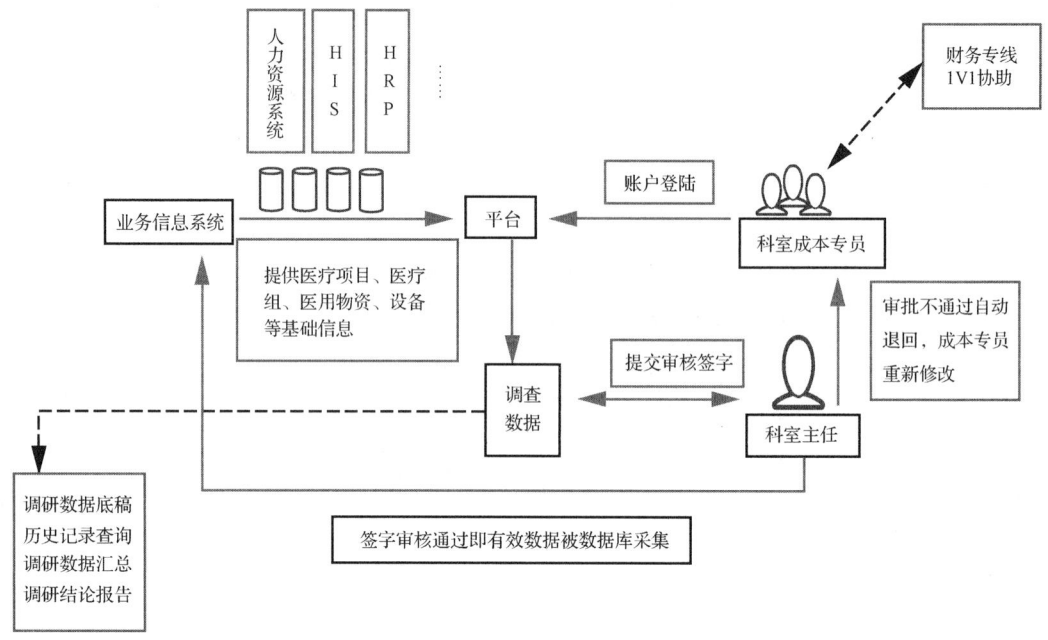

图 3-17　标准项目成本动因数据采集平台调研流程示意图

为首要考虑要素,以有效减轻双方的工作量为搭建平台的设计出发点。鉴于医院科室布局相对分散,平台应采用目前主流的 BS 结构(浏览器/服务器)模式部署,使医务人员无需安装平台软件客户端,只需在医院任何接入内网的计算机上打开科室电脑使用普通网页浏览器,即可方便填写数据。平台基于成熟的 JAVA 语言开发,面向对象安全性较强;支持跨操作平台快速部署,并采用 ORACLE 数据库做后端,支持对接医院海量业务数据与各平台接口;平台提供了分布式处理能力,能够满足医院多科室、多部门同时登录填写并保证填写响应速度。

2. 平台上各成本单元账号预置

平台调研对象为医院所有临床、医技科室,前期需由系统管理员根据医院实际情况对各成本单元账号进行预置工作。根据调研项目内容不同,将医生、护理人员账户分开填制,在此基础上开展各成本单元调研工作。

3. 平台建设的前期重要工作

调研工作需采集医院各成本单元的医疗服务项目、设备使用信息、物资耗用信息、医疗项目人员配置、项目时长等基础信息。为了填写人员方便,减少不必要的理解错误,先由平台维护人员将医院业务信息系统所提供的基础数据进行清洗、分析和提炼,并归集到平台各基础业务库中,如从人力资源系统中提取各成本单元的人员信息、从 HIS 系统中提取各成本单元开展的医疗项目的条目数据、从 HRP 系统中提取各成本单元领用的所有不可收费耗材数据和医疗设备等相关固定资产信息等。这些数据归集到平台基础数据库后,如果直接让医务人员填选还是会产生诸多技术问题,必须进行有效的二次数据优化,如对多规格多型号的卫生耗材、医疗设备如何进行快速选取是平台设计者必须解决的问题。首先,卫生耗材可根据领用科室名称、存放地点等信息按物资名称去掉大量重复记录,医疗设备则采取按物资具体功能分类进行同类项合并等方式,有效缩减这些项目的数据量。其次,可对耗材和设备进行评估并制定负面清单,列入负面清单的通用性不可收费耗材和设备不再纳入平台上的专用耗材和专用设备库进行填写。这些前期工作的充分准备使医务人员在填制采集平台数据具体内容时,无需过多地输入常规重复内容,只需在平台提供的预置数据基础上进行选择、补充完善及确认工作,大大降低了采集项目调研所需成本动因数据的工作量,是平台成功的关键所在。

涉及作业部分的,平台建设中也考虑了用作业划分来获取每个作业所需医疗人员种类及人数、作业时长等信息。

4. 平台的数据填选

医务人员只需在登录平台并确认该成本单元的医务人员信息后,即可对核算期间该成本单元发生的所有医疗服务项目进行数据维护。每个医疗项目都有其专属的"医疗工作量""项目医疗设备""项目不可收费卫生耗材"等数据填写维护区,医务人员需分别对相关数据内容进行确认。如在"医疗工作量"数据维护区中,医务人员填入此项目在本院医疗服务中通常所需配置的标准医生人数、医生职级信息、项目有效时长等业务数据。以五官科鼻咽部活检术项目为例,医疗工作量数据填选区如图3-18所示;项目医疗设备填选区需要匹配参与此项目所需的所有专用医疗仪器设备等信息,如图3-19所示。

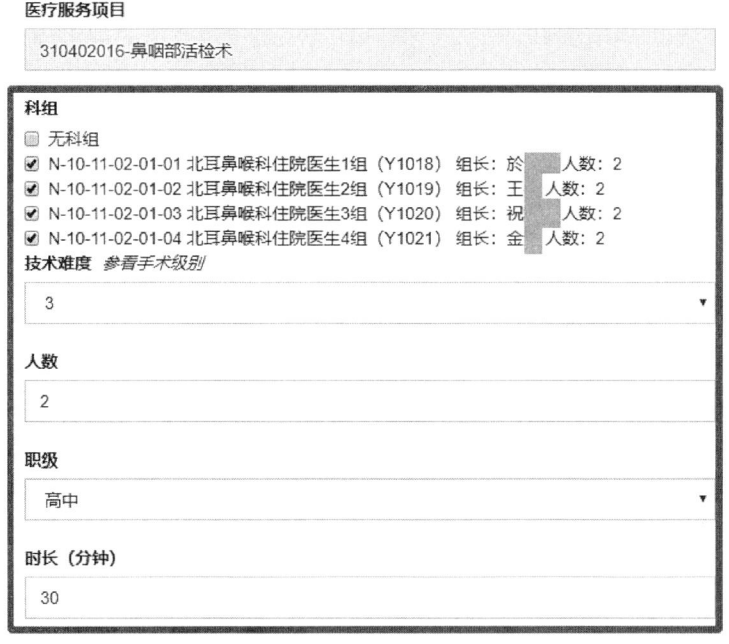

图3-18 五官科鼻咽部活检术项目医疗工作量数据填选示意图

此外,相关科室在调研平台上若发现有些项目非本科室执行(其原因可能为患者转科等),平台可提供项目划转功能,即该科室可选择其认为应该执行该项目的科室。经后台确

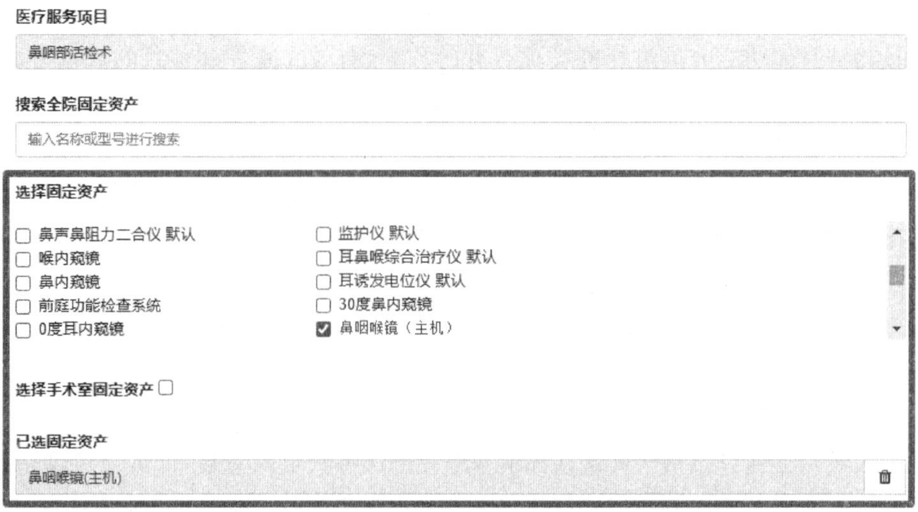

图 3-19　五官科鼻咽部活检术项目医疗设备填选示意图

认后,这些项目调研工作由新的执行科室来填写,相应的收入也会划归新科室。

5. 平台的数据稽核

在完成平台所预置的所有医疗项目数据后,医务人员需将数据提交给其科室领导进行复核,只有在科室领导复核后,数据才会正式提交给平台。同时,所有数据采集完毕之后,需要对这些标准项目成本动因数据进行分析和整合,通过对数据的逻辑分析检验来对发现的问题寻找原因。特别是由于医院仪器设备及耗材物资品目繁多,医务人员在填制数据中难免有遗漏情况存在,这种情况下平台会列出未匹配的本单元设备及耗材数据清单,提示医务人员需要进行二次数据完善。

6. 嵌入项目成本核算系统

对于项目成本核算系统来说,该平台实质是其业务系统的前端模块,后端则包含了系统设置、基础数据、数据核算、报表分析等功能模块,所有功能模块充分融合、统一设置,才能有效减少数据冗余,提高软件平台运行效率。因此,该平台必须和项目成本核算系统完全打通才能充分发挥作用。

(三)平台的维护与拓展

维护简单、拓展性强是平台保持长久"生命力"的关键。该平台维护简单,便于后端对基础业务数据进行变更维护,如成本单元的变更、新增医疗项目的信息等。同时,在平台建立之初引入了"调研期间"的概念,每期调研数据加入了"期间"字段。在开展新一期调研时所有项目会自动带出上期填制的参考数据,如遇到新项目,平台会自动对新增项目标记不同颜色以示区分,医务人员可以通过平台色标提示快速识别已填制项目和需要补充的数据,既降低了填写核对工作量,又可以保留原有记录痕迹。通过平台可以对不同期间同一个医疗项目历次调研的基础数据进行横向对比,发现其变动轨迹,为项目成本核算的数据分析和科室经营决策带来参考。

三、项目调研工作启发

(一)平台有较好的应用价值

该平台颠覆了原有的调研模式,是现代化医院项目成本核算及管理的必要手段及工具,通过该平台进行调研有效降低了以往项目成本动因调研环节所需要的工作强度,改进了以前粗放的调研模式,避免了调研过程中各类数据的不匹配,大大提升了项目成本核算的效率和效果。对医护人员而言,该平台的使用也能使他们在繁忙的医疗工作之余利用碎片化时间来完成项目调研工作,最大限度减少其抵触情绪,而且由于利用了医疗专家的知识,确保了项目成本分配的科学性与合理性,更易使科室负责人承认科室的项目成本核算数据,促进项目成本的管理与评价工作的开展。

(二)总会计师发挥重要作用

标准项目成本动因数据的采集工作是成本核算的重要环节,该环节的成功依赖于医护人员根据临床实际情况在该平台上认真填选每一个项目的标准资源耗费。对此,医院主要领导必须高度重视,特别是总会计师作为专业负责人应积极宣传、讲解和协调,才能使调研工作顺利有序开展。

(三)专科运营助理发挥"纽带"作用

专科运营助理的日常主要工作之一是通过深入临床一线实地了解科室运营情况,因此他们可以作为成本数据采集工作的联系人和沟通者,以强化职能部门与临床科室的协同与配合。

(四)采取线上和线下调研相结合的调研策略

平台的应用虽然有助于提升调研的效率、效果,但是重要数据、作业的划分乃至于一些沟通解释工作等仍需要通过实地访谈、小组座谈、会议讨论等方式来完成。如表 3-54 所示,部分通用型护理项目需通过访谈得到人力成本动因。

表 3-54 部分通用型护理项目人力成本动因

项目编码	项目名称	人数	职称	项目时长(分钟)
120100002	特级护理	1	初级	600
120100003	Ⅰ级护理	1	初级	180
120100004	Ⅱ级护理	1	初级	90
120100005	Ⅲ级护理	1	初级	60
120100010	气管切开护理	1	初级	20
120100010a	气管插管护理	2	初级	20
120100011	吸痰护理	1	初级	15

项目编码	项目名称	人数	职称	项目时长（分钟）
120100012	造瘘护理	1	初级	20
120100013	动静脉置管护理	1	初级	10
120100014	一般专项护理（擦浴）	2	初级	20
120100014a	一般专项护理（口腔护理）	1	初级	15
120100014b	一般专项护理（会阴冲洗）	1	初级	10
120100014c	一般专项护理（床上洗发）	2	初级	20
120100015	机械辅助排痰	1	初级	20

因此在调研过程中，调研人员应采取线上和线下调研相结合的调研策略。在先进的信息系统支持下，还需要和各科室参与调研的医务人员保持全过程的动态沟通并对进度和质量进行监控。除了启动会的沟通外，还可通过制作平台填报小视频和小手册，建立工作微信群等方式来答疑解惑。在此基础上，后台若发现科室调研进度滞后或者填报不规范，调研小组应及时采取点对点的微信联系、电话沟通或线下实地座谈、定量分析、观察等方法，使调研工作高质、高效顺利推进。

（五）在临床医技等科室设置兼职成本人员

临床医技等科室应设置兼职成本人员，该兼职人员须相对固定并熟悉科室的业务及材料、设备的使用情况，每个月各临床科室的兼职成本人员通过自己的用户名和密码登录系统，在标准项目成本动因数据采集平台对新增加的医疗服务项目、新增加不收费卫生耗材及设备情况等进行维护即可。这样既节约了临床医技科室有关人员的时间，又保证了医疗服务项目资源定期维护的准确性和及时性。

（六）借助医院业务信息系统取得项目调研所需的大数据

一些标准项目成本动因数据如服务时长、物耗需依靠专家或相关人员提供，但即使是同一项目，不同医护人员操作也可能有很大的差异，仅仅靠主观判断得到的成本动因可能和实际有偏差。医疗项目消耗资源的过程分布于诊疗的每个环节，而医院各类业务信息系统则是这些过程的忠实记录者，如医院手术麻醉系统记载着主刀、一助、二助、麻醉师、巡回护士、器械护士的信息，以及从患者入等待室开始的各个节点时间及手术物耗明细等；PACS医学影像系统中记录着每台影像设备、每位操作医生、每例检查部位，以及操作时间等信息；检验科的LIS记录着化验项目执行明细和各种试剂的消耗情况；各部门的叫号系统记录着每执行一例操作所花费的时间。这些业务信息系统中的大数据都可以成为项目成本调研工作所利用的第一手数据源，并且这些数据更可靠，时效性也更强。例如，上海市第六人民医院在项目成本动因调研工作中，就是从医院门诊大屏系统统计的数据中取得门诊就诊时间数据的，如图3-20所示。

此外，从顶层设计出发，也可将成本核算的需求融入医院物资、固定资产管理等系统的

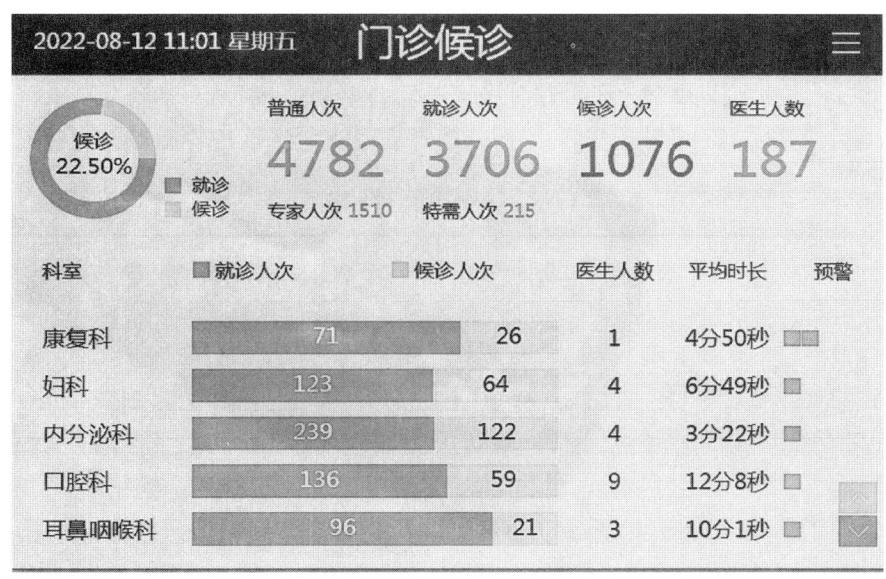

图 3-20　上海市第六人民医院门诊大屏系统就诊数据

运行中,在各类不可收费耗材和设备的购入(准入)环节就设置这些资源与医疗项目的匹配关系(如每项服务中物资的预计消耗量或设备的服务时长等),实现信息高效共享。如此,医院不仅能够提高成本核算的准确性和效率,还能促进资源的合理配置,为医院的长期发展和成本控制提供坚实的数据支持。

(七)提供适当的激励

在项目调研阶段有必要制定激励制度,对实施过程中对做得好的医务人员给与一定的奖励,以此鼓励他们对实施工作的热情和重视程度,保证项目调研的顺利进行。

(八)核算结果验证

成本动因数据调研完成后,对收集到的数据进行清洗、整理和统计分析,可通过设置典型值、波动范围等方法判断成本动因与项目成本之间的相关性,验证成本动因参数的准确性。以皮试项目为例,扎一针需要 5 分钟左右,但实务中初次调研时护士往往会填写需时20 分钟乃至 30 分钟,原因在于护士认为在扎完针之后患者均需要在旁边观察否有过敏情况,故把这一未消耗人力资源的时间计入,这就会导致核算出来的项目成本与实际偏差巨大。因此,在初步获取调研参数的基础上,首先应核算出初步项目成本结果;其次对其中异常数据进行分析,如果是动因数据选填有漏或者有误,还需进一步联系临床科室调整相关动因数据,如此才能在一个核算周期形成闭环。

(九)构建并持续改进优化标准动因数据库

根据调研结果,构建包含各医疗服务项目标准成本动因参数的数据库,可以包括成本动因名称、计量单位、典型值、波动范围等信息。准确的成本动因参数获取不是一蹴而就的,需要通过持续的反馈、优化使之尽量贴近实际。标准成本动因数据库建立后,医院应定期(原则上每个月)对新增医疗项目的成本动因进行调研,同时对原有医疗项目因技术迭代、设备新购、不可收费材料变更等引起的动因变化及时予以更新,持续改进优化动因数据库,从而形成全生命周期医疗服务项目标准成本动因参数获取流程(图3-21)。通过持续的反馈和优化,数据库将不断贴近实际,为医院的高质量成本核算工作提供有力支持。

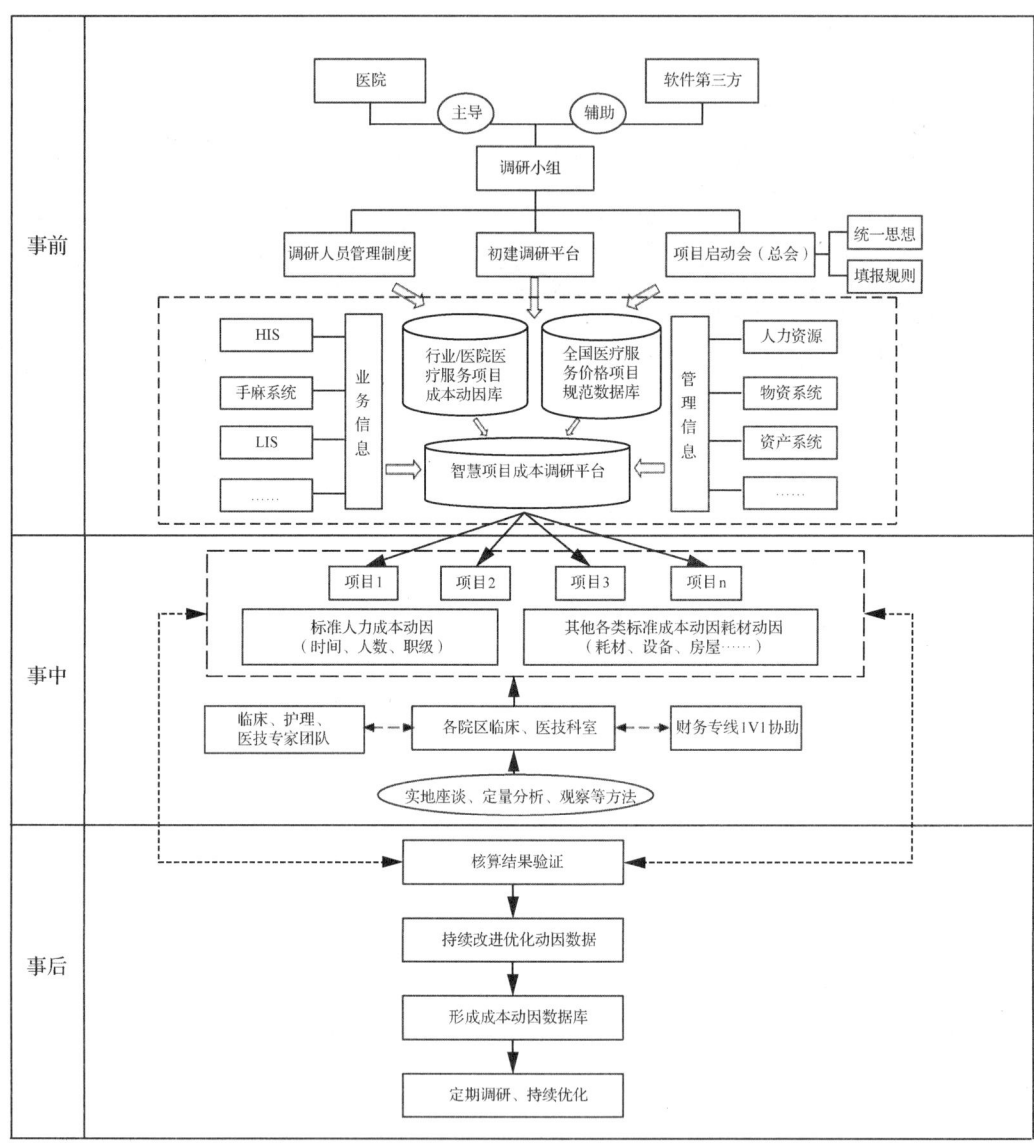

图 3-21　全生命周期医疗服务项目标准成本动因参数获取流程示意图

第四章

医院病种成本核算

《成本规范》第36条规定：病种成本核算是指以病种为核算对象，按照一定流程和方法归集相关费用，计算病种成本的过程。医院开展的病种可参照临床路径和国家推荐病种的有关规定执行。

项目是医疗服务的中间产品，病种则是医疗服务的最终产品。病种成本核算是科室成本核算和项目成本核算的延伸。

第一节　我国按病种付费情况介绍

当前，我国公立医院现行的医保支付体系逐步过渡到门急诊付费，以医疗服务项目为基础实行项目收费，住院以病种（DRG/DIP）付费为主的多元复合式医保支付方式。按病种支付方式的改革进一步唤醒了我国公立医院的成本管理意识，不断更新成本管理观念。这是因为在过去按项目付费的时代，每一项收费都可以通过转嫁来收回成本，公立医院的盈利模式相当于一个卖方市场的盈利模式；而在按病种付费的时代，价格由医保来定，医院想要什么样的结余就要做什么样的成本管控措施，就相当于盈利模式转变为买方市场。医院在按照项目付费的时代里，借用美国经济学家、诺贝尔经济学奖获得者米尔顿·弗里德曼的观点，是"花别人的钱给自己办事"。在这种观点下，医院强调的是治疗效果，而不注重成本节约。按病种付费时代则是用自己的钱为自己办事，这就要求医院既讲治疗效果也讲成本节约。从某种意义上来说，病种（DRG/DIP）支付改革就是医院版的"货币战争"，这势必给医院的运营管理机制带来巨大冲击。因此，在支付制度改革的外力作用下，医院管理者必须越来越关注内部成本管理问题。

开展病种成本核算工作必须对按病种支付方式的发展历程、分类有深刻的了解，才能有的放矢地对病种成本核算工作进行顶层设计。

一、我国按病种支付方式改革的发展历程

支付制度在医疗保险制度中具有重要的杠杆作用，并占据主导地位，其合理性决定直

接决定了医疗保险制度的效果,也决定了医疗保险在医疗服务的供方、需方和医疗卫生费用支付方的政策导向关系。一个好的支付方式既能抑制医疗费用的不合理增长,又能激励定点医疗机构提高服务效率,促使医疗保险与医疗服务健康协调地发展。尊重医疗服务具有复杂性、不确定性的内在规律,同时配套相应的监管机制,精准识别付费方式所存在的漏洞,是一个科学支付方式的基本要素。医保作为战略购买者,要代表参保人购买到有价值的医疗服务。因此,随着医药卫生体制改革的不断深入,支付制度也在不断变革。目前主流的按医疗服务项目收费方式存在医疗费用增长难以控制、医保超支严重、管理成本较高的问题,故对医疗服务项目收费的改革受到了广泛的关注,不同支付方式的优缺点如表4-1所示,以按病种付费为主的多元复合式医保支付方式是未来发展的方向。所谓按病种付费是指通过统一的疾病诊断分类,科学制定每种疾病的定额支付标准,即某种疾病的患者从入院到出院,整个治疗过程发生的就医费用,包括各类检查、检验、治疗、住院床位、护理、手术麻醉、卫生材料、药品等费用,都有统一的支付标准。

表4-1 不同支付方式的优缺点

支付方式	概念	支付标准	优点	缺点	成本管控的激励
按项目付费	卫生服务供方根据其提供的每个医疗服务收取费用	每个医疗服务项目的支付标准	服务灵活、效率高	过度医疗服务和诱导需求;管理成本高	负向,很强
按人头付费	在一定时期内,对一定范围的人群,按事先确定的支付标准及服务人口数,向医疗卫生机构预先支付固定费用	服务包内的所有医疗服务支付标准	有效降低医疗成本及控制医疗费用增长	逆向筛选、服务项目减少,可能会出现医疗质量下降	正向,很强
按床日付费	对每位患者每天的住院服务按预先制定好的固定费用支付给供方	依据患者住院日的时间变动	提高病床使用率;降低单日住院成本;简单易行,易操作管理	延长平均住院日,促使医疗机构床位规模的扩张	正向,很强
按病种付费	将住院病人分成一定数目的病种组,以病种付费	每病种的支付标准	降低医疗成本及控制医疗费用增长	可能导致服务项目减少,医疗质量下降	正向,较强
DRG/DIP付费	将住院病人分成一定数目的DRG/DIP疾病组,按组付费	每DRG/DIP组的支付标准	控制医疗服务成本	可能导致服务项目减少,操作难度大,程序复杂,管理费用高	正向,较强
总额预付	根据上年度医疗活动支出和服务总量,确定供方一定时期内的年度系列医疗服务支出的总预算额度	依据服务量(住院或门诊)制定固定支付额度,按或不按病例组合进行调整(仅限住院病人)	利于费用控制,降低管理成本	总额预算制定过高或过低,可能出现阶段性服务过度或服务不足	正向,很强

2004 年 8 月,卫生部办公厅下发了《关于开展按病种收费管理试点工作的通知》,选择天津、辽宁、黑龙江、山东、河南、陕西、青海等地探索试点,拉开了我国各地按病种收费改革的序幕;2009 年 4 月,中共中央、国务院印发的《关于深化医药卫生体制改革的意见》(中发〔2009〕6 号)中提出要完善支付制度,积极探索实行按人头付费、按病种付费、总额预付等方式;2015 年 5 月,《国务院办公厅关于城市公立医院综合改革试点的指导意见》(国办发〔2015〕38 号)鼓励推行按疾病诊断相关组(DRGs)付费方式;2016 年 6 月,《人力资源社会保障部关于积极推动医疗、医保、医药联动改革的指导意见》(人社部发〔2016〕56 号)提出积极推动按病种分组付费(DRGs)的应用;2016 年 7 月,国家发改委、卫计委、人社部、财政部联合印发了《关于印发推进医疗服务价格改革意见的通知》(发改价格〔2016〕1431 号),提出扩大按病种、按服务单元收费的范围,逐步减少按项目收费的数量;2016 年 10 月,中共中央、国务院印发了《"健康中国 2030"规划纲要》,要求全面推进医保支付方式改革,积极推进按病种付费、按人头付费,积极探索按疾病诊断相关分组付费(DRGs)、按服务绩效付费,形成总额预算管理下的复合式付费方式;2017 年 1 月,国家发改委、卫计委、人社部三部门联合印发了《关于推进按病种收费工作的通知》(发改价格〔2017〕68 号),遴选了 320 个病种作为各地推进按病种收费改革、制定收费标准的参考,同时要求城市公立医院综合改革试点地区在 2017 年年底前实现按病种收费的病种不少于 100 个;2019 年 5 月,国家层面真正意义上启动了 DRG 付费方式改革,《国家医保局、财政部、国家卫生健康委、国家中医药局关于印发按疾病诊断相关分组付费国家试点城市名单的通知》(医保发〔2019〕34 号)中,确定了 30 个城市作为 DRG 付费国家试点城市,并要求各试点城市按照"顶层设计、模拟测试、实际付费"三步走的思路,确保 2020 年模拟运行,2021 年启动实际付费,酝酿多时的 DRG 付费进入实操阶段;2020 年 3 月,中共中央、国务院印发的《关于深化医疗保障制度改革的意见》提出大力推进大数据应用,推行以病种付费为主的多元复合式医保支付方式,推广按疾病诊断相关分组付费,医疗康复、慢性精神疾病等长期住院按床日付费,门诊特殊慢性病按人头付费;2020 年 10 月,国家医保局发布了《国家医疗保障局办公室关于印发区域点数法总额预算和按病种分值付费试点工作方案的通知》(医保办发〔2020〕45 号),明确了试点目标,提出用 1~2 年的时间,将统筹地区医保总额预算与点数法相结合,实现住院以按病种分值付费为主的多元复合支付方式;2020 年 11 月,国家医保局发布了《关于印发区域点数法总额预算和按病种分值付费试点城市名单的通知》(医保办发〔2020〕49 号),将 27 个省(市、自治区)共 71 个城市列入试点城市,这标志着病种(DIP)试点工作正式迈入实质性阶段。

对医疗机构而言,医保支付方式改革促使公立医院从"做大做强"的扩张式发展模式,转变为"做精做细"的内涵式发展模式,从"收入为王"的经营思路转变为"成本管控",在发展策略上注重挖潜力、控成本、提效率、增效益,将有限资源投入重点科室中,促使优势医疗资源高效运行。

二、从外出就餐看医保支付方式改革[①]

日常外出就餐时,大部分人会选择点餐,即拿起菜单,选择特定菜肴,就餐后按点的菜

---

① 应晓华. 从外出就餐看医保支付改革[J]. 中国社会保障,2018(01):83.

肴买单。这种情况下,不同的就餐者实际支付费用差异较大。有一些饭店提供的是自助餐,食客进店前先被告知此次就餐的价格,进店后可随意挑选店里的食品,不管你实际吃掉多少,最后买单时只需要支付同样的价格。

医保支付制度与点餐、自助餐有些相似:点餐相当于按项目付费,属于后付制,支付的费用基于供方实际提供的服务类型和数量,与供方在提供服务中消耗的成本紧密相关;而自助餐则相当于按病种付费(或总额预付),属于预付制,支付的费用与供方实际提供的服务类型和数量没有直接关系。使用不同方式收费的餐厅的管理模式,其实有较大差异。点餐时,食客选择的食品越贵、数量越多、费用越高,餐厅收益就越大。因此,餐厅会喜欢提供更贵的菜,并希望食客点得越多越好,有时甚至会控制每盘菜的数量,以增加点菜量。同时,餐厅并不会太关注食客是否有浪费,因为多余的食品也会由食客买单,这也导致了餐饮上的巨大浪费。自助餐厅的管理则完全不同,餐厅更希望食客选择相对便宜的菜肴,大多数自助餐会有对各种高价格食材消费的限制,而且往往有用餐时间限制,并提醒顾客不要浪费食品。对于餐厅而言,点餐制形成收益最大化激励,而不去关注成本;自助餐制则是成本最小化激励,但相对会影响质量。

医院在特定支付方式下的应对行为其实与餐厅相近,在与自助餐类似的按病种支付下,医院很可能会控制高价服务,减少不必要的服务提供,降低特定病种住院病人的平均费用,提高服务效率,以获取更高的净收益,而这正是医保支付改革的目的。与餐厅不一样的是,按病种支付其实是建立很多个特定病种服务的打包价格,而非对所有人一个价格。故除了与餐厅有类似的增效行为,医院还可能会有其他应对措施,包括但不限于:通过诊断把患者归入更为严重的病种组,获得更高的收入;提供更多报销范畴外的服务,增加患者的自理费用;选择性收治收益更高的轻病人,推诿重病人;分解住院人次数,增加服务量等。因此,按病种支付会影响医疗质量,也对医院医疗质量的监管提出了更高要求。

综上所述,按病种支付理论上虽然能控制费用、提高效率,但在落实与监管过程中需要把握一些关键点,包括病种分组、合理制定各组支付价格、如何有效客观诊断、如何避免分解住院、如何保证服务质量等。否则,支付制度改革很可能会成为一把"双刃剑",在降低医保支付费用的同时,影响到医疗质量和老百姓的就医感受度。

因此,支付制度改革的目的,在于促进医疗机构提高服务效率、控制医疗费用,方式为制定支付单元(按病种付费中,是特定病种患者一次完整的住院服务),确定其价格并按照该价格进行支付,该价格与医疗机构实际的资源耗费无直接联系。医疗机构的收益体现为价格与所提供服务所消耗成本的差额。这会促进供方降低成本,提高效率。因此,支付方式的改革更多是构建一种成本最小化激励。

三、我国按病种付费方式的分类

按病种付费是以疾病的诊断为标识,由医保经办机构按预先确定的付费标准向医疗机构支付医疗费用的一种付费方式。按病种付费可大致区分为以下方式:单病种付费、按疾病诊断相关组(DRG)付费和按病种分值(DIP)付费。

（一）单病种付费

单病种付费是指对一个不含合并症和并发症、相对独立单一的疾病（常见的有胆囊炎、胆结石、非化脓性阑尾炎等）按照疾病分类确定支付限额的医疗费用支付方式。在实际工作中，单病种的范围也有所扩大，如《关于推进按病种收费工作的通知》（发改价格〔2017〕68号）中指出要重点在临床路径规范、治疗效果明确的常见病和多发病领域开展按病种收费工作，按照诊断明确、技术成熟、并发症少、疗效确切的原则遴选了320个病种作为各地推进按病种收费改革、制定收费标准的参考。

（二）按疾病诊断相关分组（DRG）付费

1. DRG 的基本概念

按疾病诊断相关分组（Diagnosis Related Groups，DRG）是将住院病人按照临床相似性以及资源消耗相似性（即按照病人的疾病严重程度、治疗方法的复杂程度及医疗资源的消耗程度）分成一定数目的疾病组，是病例组合（case-mix）中最常见的针对急性住院病人的一种病人分类体系。通常情况下，涉及 DRG 的体系、设计和管理时，不加"s"，涉及 DRG 具体分组时，会加上代表复数的"s"。DRG 分组的基本理念是疾病类型不同，应该区分开；同类病例但治疗方式不同，亦应区分开；同类病例同类治疗方式，但病例个体特征不同，也应区分开。

DRG 起源于 20 世纪 20 年代医疗服务当中的一个实际问题，即"如何比较出医疗服务提供者的优劣，以便作出适当的选择？"回答这个问题的核心困难在于，不同的医疗服务提供者收治病人的数量和类型不同，难以直接比较。为了应对这个困难，产生了"病例组合"的概念。"病例组合"将临床过程相近和（或）资源消耗相当的病例分类组合为若干个组别，组与组之间制定不同的"权重（weight）"反映各组的特征。于是，同组之间的病例可以直接比较，不同组的病例经过权重的调整后再进行比较，这个过程称为"风险调整（risk-adjustment）"。20 世纪 80 年代，美国率先将 DRG 用于医疗保险定额支付，现今多数发达国家的社会医疗保险都采用这一工具进行预算、资源配置管理或购买医疗服务。从本质上讲，DRG 既能用于支付管理，也能用于预算管理，还能用于质量管理，是一套"医疗管理的工具"。

2. 分组技术规范

国家医疗保障局办公室 2019 年 10 月印发了《国家医疗保障 DRG 分组与付费技术规范》和《国家医疗保障 DRG（CHS-DRG）分组方案》两个技术标准，2020 年 6 月印发了《医疗保障疾病诊断相关分组（CHS-DRG）细分组方案（1.0 版）》。国家医疗保障疾病诊断相关分组（China Healthcare Security Diagnosis Related Groups，CHS-DRG）是在以往研究开发的多个 DRG 版本的基础上编制的，是 DRG 版本从分散走向统一，从无序走向规范的重要一步。CHS-DRG 包含 26 个主要诊断大类（Major Diagnosis Category，MDC），376 个核心疾病诊断相关组（Adjacent Diagnosis Related Groups，ADRG），618 个细分组。细分组是 DRG 付费的基本单元，包含 229 个外科手术操作组、26 个非手术室操作组、363 个内科诊断组。各试点城市按照统一的 DRG 细分组参考方案，结合自身实际进行本土化探索与调整。

　　根据国家医保局印发的《国家医疗保障 DRG(CHS-DRG)分组方案》,CHS-DRG 分组过程可分为三个步骤:首先,以病案首页的主要诊断为依据,以解剖和生理系统为主要分类特征,参照 ICD-10 将病例分为主要诊断大类(MDC);其次,在各大类下,再根据治疗方式将病例分为"手术""非手术"和"操作"三类,并在各类下将主要诊断或主要操作相同的病例合并成核心疾病诊断相关组(ADRG);最后,综合考虑病例的其他个体特征、合并症和并发症,将相近的诊断相关分组细分为诊断相关组,即 DRG。DRG的分组理念、分组思路和命名规则示例如图 4-1、图 4-2 和图 4-3 所示。

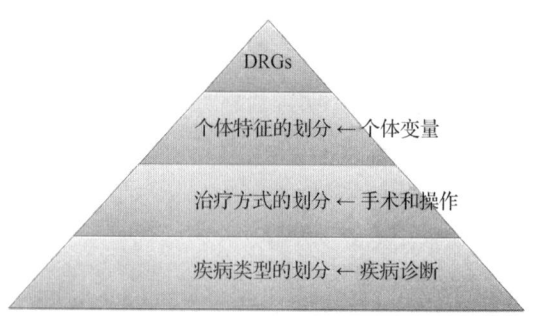

图 4-1　DRG 分组理念

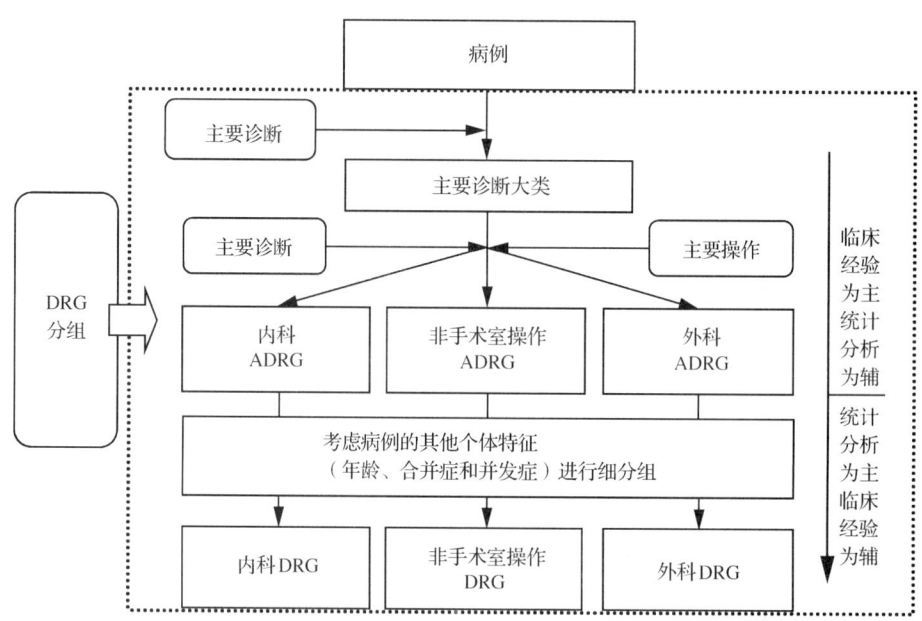

图 4-2　DRG 分组思路

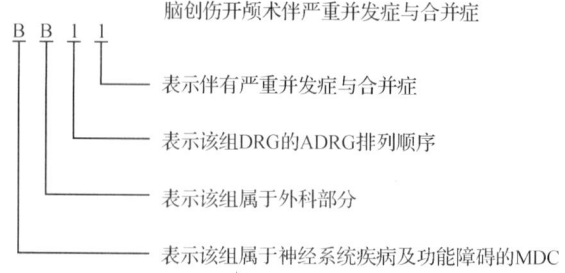

图 4-3　CHS-DRG 命名规则(以脑创伤开颅术伴严重并发症与合并症为例)

其中,主要诊断是指病案首页的若干个疾病诊断中,对患者危害程度最高、所需消耗的资源最多、花费的诊治时间最长的疾病名称,目前采用的是原国家卫生计生委公布的《疾病分类与代码 GB/T14396—2016》(ICD-10)。

主要操作是指医疗服务过程中,采取的最重要的治疗手段,一般情况下是针对"主要诊断"实施的治疗操作。部分内科治疗的病种的"主要操作/主要治疗方式"为空,目前手术操作分类与代码执行《T/CHIA 001—2017 手术、操作分类与代码》(ICD-9-CM-3)。

3. DRG 付费适用范围

DRG 以划分医疗服务产出为目标(同组病例医疗服务产出的期望相同),本质上是一套"管理工具",只有那些诊断和治疗方式对资源消耗和治疗结果影响显著的病例,才适合使用 DRG 作为风险调整工具,这使得该方案主要适用于急性住院病例(acute inpatients)。

DRG 付费不适用于以下情况,此类病例应作"除外"处理:①门诊病例;②康复病例;③需要长期住院的病例;④某些诊断相同,治疗方式相同,但资源消耗和治疗结果变异巨大的病例(如精神类疾病)。

值得一提的是,在目前的 DRG 支付体系中,大部分地区的医保局并未公开 DRG 分组器、支付标准以及其他分组和支付的核心逻辑(如离值群病例的剔除),这可能出于保护支付体系稳定性、防止滥用和欺诈,以及维护医保资金安全等考虑。然而,这种不透明性也可能导致一些问题,如给医院运行精细化管理造成困难等(包括无法开展 DRG 成本核算等)。针对这一问题,建议各地医保局在确保不损害医保资金安全和体系稳定性的前提下,应提供相应的 DRG 相关标准(包括 DRG 分组器、支付标准等)和技术支持,确保医疗机构有清晰的 DRG 成本核算依据,促进制度的公平性和可信度。

(三)按病种分值(DIP)付费

1. DIP 的基本概念

按病种分值(Diagnosis-Intervention Packet,DIP)付费是一种中国原创的支付方式。该支付方式利用大数据优势建立完整管理体系,发掘通过"疾病诊断＋治疗方式"的共性特征对病案数据进行客观分类的方法,在一定区域范围内的全样本病例数据中形成每一个疾病与治疗方式组合的标化定位,客观反映疾病严重程度、治疗复杂状态、资源消耗水平与临床行为规范。在进行医保支付时,根据医疗服务分值总量以及医保基金额度,计算出每一个医疗机构获得的分值并进行医保结算。DIP 在理念和操作方法上符合国情、客观反映临床现实,不仅适用于医保支付,也适用于卫生改革、公立医院管理等诸多领域,具有公开、透明的现代管理特性,可借此推动医药卫生治理体系和治理能力的现代化,推动医保基金使用与区域卫生、医院发展间的平衡。

2. 分组技术规范

在 DIP 分组中,首先,采用疾病诊断分类及代码(ICD-10)的前四位亚码对病例进行疾病诊断分类。其次,对每个疾病诊断组合按使用的手术操作分类与编码(ICD9-CM-3)技术进行分类,如果同一个病案中有多个手术操作分类与编码,可将各编码叠加作为新的分类。最后,对临床病案中"疾病诊断"与"治疗方式"的随机组合,穷举形成病种组合,奠定 DIP 病种组合目录库的基础。

《国家医疗保障按病种分值付费(DIP)技术规范》中指出,DIP 应用体系基于"随机"与"均值"的经济学原理和大数据理论,通过真实世界的海量病案数据,发现疾病与治疗之间的内在规律与关联关系,提取数据特征进行组合,并将区域内每一病种疾病与治疗资源消耗的均值与全样本资源消耗均值进行比对,形成 DIP 分值,集聚为 DIP 目录库。DIP 目录库是完整的、系统的应用,根据数据特征聚类可分为主目录与辅助目录,目录库以主目录为基础、以辅助目录修正,共同构建既能反映疾病共性特征又能兼顾病例个体差异的客观标准目录体系。

1) 形成病种组合的主目录

主目录以大数据形成的标准化方法凝练疾病与治疗方式的共性特征,反映诊断与治疗的一般规律,是 DIP 的基础。主目录分为核心病种和综合病种。核心病种与综合病种以病例数量临界值区分,核心病种直接沿用基于"疾病诊断"与"治疗方式"的自然聚类,而综合病种则因为病例数量较少,按照治疗方式(而不是诊断+治疗方式)进行分组,目前确定的治疗方式包括保守治疗、诊断性操作、治疗性操作、相关手术四类,以提升数据的可比性和应用的适用性。主目录根据最细化目录向上逐层聚类和收敛的原则,又分为三级目录,如DIP 主目录组合思路如图 4-4 所示。

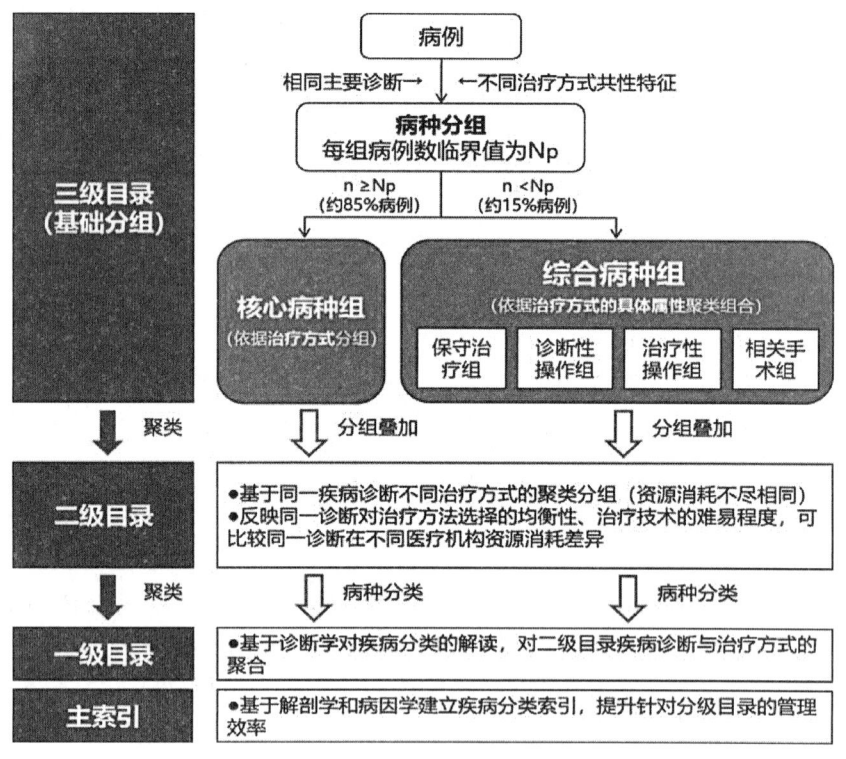

图 4-4　DIP 主目录组合思路

上海实践:基于上海现有数据进行计算,取该临界值为 15 例,即病例数量大于等于15 例的分组作为核心病种。2018 年上海市 366.33 万例住院病案共形成病种组合 20 余万例,超出 15 例(含 15 例)的病种组合病例数量 310.23 万例,占比为 84.69%,其对应的1.4 万核心病种直接纳入病种组合目录库,而小于 15 例的病种组合病例数量为 56.10 万例,占比为 15.31%,聚类综合病种 2 499 组再纳入 DIP 目录库,以"核心＋综合"的形式共同覆盖近 99%的病例。

2)辅助目录

在主目录病种分组共性特征的基础上,建立反映疾病严重程度与违规行为监管的个性特征辅助目录。辅助目录通过大数据提取诊断、治疗、行为规范等的特异性特征,其与主目录形成互补,对临床疾病的严重程度、并发症/合并症、医疗行为规范所发生的资源消耗进行校正,促进医疗费用的精确预算、精细管理与精准支付。

3. DIP 付费适用范围

DIP 付费主要适用于住院医疗费用结算(包括日间手术、医保门诊慢性病医疗费用结算)、精神类、康复类及护理类等住院时间较长的病例不宜纳入 DIP 范围。DIP 的适应性及可扩展性可探索应用于普通门急诊付费标准的建立,也可以应用于医疗机构收费标准的改革。

四、单病种支付、DRG 付费、DIP 付费概念的异同

(一)三种付费方式的相同点

在广义上,它们都属于病种打包支付的范畴,都是以疾病诊断为基础的付费方式,其作用是控制每个病例的医疗费用总量。共同特点是将医疗服务全过程视为一个单元,按照确定的医疗费用标准对医疗机构进行补偿,而不再是按诊疗过程中实际实施的每个医疗服务项目进行支付,实际支付额与每个病例的病种有关,而与其治疗的实际成本无关。在这种支付方式下,如果治疗成本超过病种支付标准,医院就要亏损,这对医院提出了严峻的挑战。按病种付费以病案首页作为支付的依据,以出院诊断结合不同的治疗方式作为支付的标准。因此,病案首页填写是否规范,影响到入组率,进而影响到医保支付水平。所谓住院病案首页,是医务人员使用文字、符号、代码、数字等方式,将患者的基本情况、住院医疗及诊断情况、住院医疗经费等信息精炼汇总,在特定的表格中形成的病例数据摘要。住院病案首页是按病种付费分析、医疗质量检测和医保付费等应用的基础,其完整性和准确性直接影响病种分组的结果。其中,病案首页"主要诊断"和"主要手术(治疗)"的书写准确性对应用的结果有至关重要的作用,病案首页模板如表 4-2 所示。

(二)三种付费方式的不同点

单病种付费是按病种付费的初级阶段,只能覆盖有限的疾病种类,只要有并发症或者合并症就不能很好地适用。在过去单病种付费的推行中,各地基本上只是选择了一部分的病种来进行,其"命门"在于医疗机构可对医保付费标准进行"逆向选择":当某个诊断医保支付定额标准高时,医疗机构会倾向于选择这个诊断;相反,当某个诊断支付定额不足的时候,医疗机构可以尽量不采用这个诊断。结果就会出现医保部门实行了一个单病种付费,这个单病的病例数就会迅速减少或者消失的现象。

表4-2 住院病案首页

医疗机构＿＿＿＿＿＿＿＿＿＿＿＿＿＿＿＿＿＿＿＿＿（组织机构代码：＿＿＿＿＿＿＿）

医疗付费方式：□   住院病案首页

健康卡号：   第   次住院   病案号：

姓名＿＿＿＿＿＿ 性别 1.男 2.女   出生日期＿＿＿年＿＿月＿＿日   年龄＿＿＿＿＿国籍＿＿＿＿＿ （年龄不足1周岁的）年龄＿＿＿月   新生儿出生体重＿＿＿＿＿克   新生儿入院体重＿＿＿＿＿克 出生地＿＿＿＿省（区、市）＿＿＿＿市＿＿＿县 籍贯＿＿＿＿省（区、市）＿＿＿＿市 民族＿＿＿＿ 身份证号＿＿＿＿＿＿＿＿＿＿＿＿＿ 职业＿＿＿＿＿＿ 婚姻□1.未婚 2.已婚 3.丧偶 4.离婚 5.其他 现住址＿＿＿＿＿＿＿＿＿＿＿＿＿＿＿＿＿＿＿＿＿＿ 电话＿＿＿＿＿＿＿ 邮编＿＿＿＿＿＿ 户口地址＿＿＿＿＿＿＿＿＿＿＿＿＿＿＿＿＿＿＿＿＿＿＿＿＿＿＿＿ 邮编＿＿＿＿＿＿ 工作单位及地址＿＿＿＿＿＿＿＿＿＿＿＿＿＿＿＿＿＿ 单位电话＿＿＿＿＿＿ 邮编＿＿＿＿＿＿ 联系人姓名＿＿＿＿＿＿ 关系＿＿＿＿＿ 地址＿＿＿＿＿＿＿＿＿＿ 电话＿＿＿＿＿＿ 入院途径□ 1.急诊   2.门诊   3.其他医疗机构转入   4.其他 治疗类别□ 1.中医(1.1中医 1.2民族医)   2.中西医   3.西医 入院时间＿＿＿＿年＿＿月＿＿日＿＿时 入院科别＿＿＿＿＿病房＿＿＿＿＿ 转科科别＿＿＿＿＿ 出院时间＿＿＿＿年＿＿月＿＿日＿＿时 出院科别＿＿＿＿＿病房＿＿＿＿＿ 实际住院＿＿＿＿＿天 门(急)诊诊断(中医诊断)＿＿＿＿＿＿＿＿＿＿＿＿＿＿＿＿ 疾病编码＿＿＿＿＿＿＿＿ 门(急)诊诊断(西医诊断)＿＿＿＿＿＿＿＿＿＿＿＿＿＿＿＿ 疾病编码＿＿＿＿＿＿＿＿ 实施临床路径：□ 1.中医 2.西医 3.否   使用医疗机构中药制剂：□ 1.是 2.否 使用中医诊疗设备：□1.是 2.否 使用中医诊疗技术：□ 1.是 2.否 辨证施护：□ 1.是 2.否

出院中医诊断	疾病编码	入院病情	出院西医诊断	疾病编码	入院病情

入院病情：1.有 2.临床未确定 3.情况不明 4.无
损伤、中毒的外部原因＿＿＿＿＿＿＿＿＿＿＿＿＿＿＿＿＿＿＿ 疾病编码＿＿＿＿＿＿＿
病理诊断：＿＿＿＿＿＿＿＿＿＿＿＿＿＿＿＿＿＿＿ 疾病编码＿＿＿＿＿＿＿   病理号＿＿＿＿＿＿＿
药物过敏 □1.无 2.有,过敏药物：＿＿＿＿＿＿＿＿＿＿＿ 死亡患者尸检 □1.是 2.否
血型 □ 1.A 2.B 3.O 4.AB 5.不详 6.未查   Rh □ 1.阴 2.阳 3.不详 4.未查
科主任＿＿＿＿＿＿ 主任(副主任)医师＿＿＿＿＿ 主治医师＿＿＿＿＿ 住院医师＿＿＿＿＿＿ 责任护士＿＿＿＿＿＿ 进修医师＿＿＿＿＿ 实习医师＿＿＿＿＿ 编码员＿＿＿＿＿＿
病案质量 □1.甲 2.乙 3.丙 质控医师＿＿＿＿＿＿   质控护士＿＿＿＿＿＿   质控日期＿＿＿＿＿年＿＿月＿＿日

手术及操作编码	手术及操作日期	手术级别	手术及操作名称	手术及操作医师			切口愈合等级	麻醉方式	麻醉医师
				术者	Ⅰ助	Ⅱ助			
							/		
							/		
							/		
							/		
							/		
							/		
							/		
							/		
							/		

离院方式 □1. 医嘱离院　2. 医嘱转院,拟接收医疗机构名称:＿＿＿＿＿＿＿＿＿

3. 医嘱转社区卫生服务机构/乡镇卫生院,拟接收医疗机构名称:＿＿＿＿＿＿＿　　4. 非医嘱离院

5. 死亡　6. 其他

是否有出院 31 天内再住院计划 □ 1. 无　2. 有,目的:＿＿＿＿＿＿＿＿＿＿＿＿＿＿＿

颅脑损伤患者昏迷时间:入院前＿＿＿天＿＿＿小时＿＿＿分钟　　入院后＿＿＿天＿＿＿小时＿＿＿分钟

住院费用(元):总费用＿＿＿＿＿＿＿＿＿＿＿(自付金额:＿＿＿＿＿＿)

1. 综合医疗服务类:(1) 一般医疗服务费:＿＿＿＿＿(中医辨证论治费:＿＿＿＿中医辨证论治会诊费:

＿＿＿＿) (2) 一般治疗操作费:＿＿＿　(3) 护理费:＿＿＿　(4) 其他费用:＿＿＿＿

2. 诊断类:(5) 病理诊断费:＿＿＿＿　(6) 实验室诊断费:＿＿＿＿　(7) 影像学诊断费:＿＿＿＿

(8) 临床诊断项目费:＿＿＿＿＿

3. 治疗类:(9) 非手术治疗项目费:＿＿＿＿＿＿＿＿(临床物理治疗费:＿＿＿＿＿)

(10) 手术治疗费:＿＿＿＿＿＿＿＿＿(麻醉费:＿＿＿＿＿手术费:＿＿＿＿＿)

4. 康复类:(11) 康复费:＿＿＿＿＿

5. 中医类(中医和民族医疗服务) (12) 中医诊断:＿＿＿＿　(13) 中医治疗＿＿＿＿(中医外治:＿＿＿

中医骨伤:＿＿＿＿　针刺与灸法:＿＿＿＿　中医推拿治疗:＿＿＿＿　中医肛肠治疗:＿＿＿＿　中医特殊

治疗:＿＿＿＿) (14) 中医其他:＿＿＿＿(中药特殊调配加工:＿＿＿＿辨证施膳:＿＿＿＿)

6. 西药类:(15) 西药费:＿＿＿＿(抗菌药物费用:＿＿＿＿)

7. 中药类:(16) 中成药费:＿＿＿＿(医疗机构中药制剂费:＿＿＿＿) (17) 中草药费:＿＿＿＿

8. 血液和血液制品类:(18) 血费:＿＿＿＿　(19) 白蛋白类制品费:＿＿＿＿　(20) 球蛋白类制品费:

＿＿＿＿　(21) 凝血因子类制品费:＿＿＿＿　(22) 细胞因子类制品费:＿＿＿＿

9. 耗材类:(23) 检查用一次性医用材料费:＿＿＿＿＿＿　(24) 治疗用一次性医用材料费:＿＿＿＿

(25) 手术用一次性医用材料费:＿＿＿＿

10. 其他类:(26) 其他费:＿＿＿＿

说明:(一) 医疗付费方式　1. 城镇职工基本医疗保险　2. 城镇居民基本医疗保险　3. 新型农村合作

医疗　4. 贫困救助　5. 商业医疗保险　6. 全公费　7. 全自费　8. 其他社会保险　9. 其他

(二) 凡可由医院信息系统提供住院费用清单的,住院病案首页中可不填写"住院费用"。

DRG付费综合考虑患者的年龄、性别、住院天数、临床诊断、病症、手术、合并症与并发症等情况,将临床过程相近、费用消耗相似的病例分到同一个DRG(病组),从而形成600～1 500个左右具有明显的组内同质性和组间差异的病组。DRG付费已经在多个国家有多年全面实施的成功经验,能够有效地提高医疗保险的管理能力,有利于控制医疗费用。

按DIP付费,病种粗细程度和原来的单病种差不多,但区别在于DIP是全病例覆盖,除了少量的病例按床日和项目划分之外,其余都要应分尽分。在这样的情况下,所有的病例都要纳入某一个组。因此,比起单病种付费,医疗机构对DIP的应对空间大大缩小。从目前在广州、上海等地的DIP实践来看,DIP分组都超过了1.2万组。可见,DIP的分组结果更细。

从以上分析可以看出,无论是单病种付费、DRG付费还是DIP付费,医保支付方式改革的目标是一致的。它们在技术基础原理方面是相同的,只不过在分组的逻辑和方法上有所差异。DRG的分组基于医学逻辑,只要医学诊断相同,费用就趋同;而DIP分组与医学逻辑无关,它按一定规则对现实病例进行聚类,但不组合成组。目前,国内通常是三级医院试点DRG,二级医院试点DIP,这是中国在付费机制改革中的一次颠覆性尝试。但无论是DRG,还是DIP,其目的都是控制医疗的支付形式,转变激励机制,促使整个医疗行业向良性的方向发展,让医改往更本质的地方推进。

在中国这一世界上最大的"医疗保障网"中,实施各方能够容易接受,也容易理解的支付方式,是中国医保高质量运行的关键环节。今后,减少推行过程中的博弈成本,能够做实、做细、做精并见真效,需要政府、社会公众、管理部门、医疗机构、科研专业人员等共同努力。医保支付方式改革一切为了人民健康大局考虑,让人们获得更加满意的医疗服务,同时降低医疗费用负担水平,才是检验真理的唯一标准。可以预期,通过持续努力,具有中国特色、时代特征的医保支付方式、高效管用的医保支付机制,将逐步成熟定型。

第二节　病种成本核算的概念、作用和发展沿革

目前,我国各地先后开展了按病种收付费的试点工作,试点从一些城市以及部分病种开始分批推出,稳步推进。这些地区的病种定价标准是依据历史收费平均水平制定的,未考虑病种治疗的实际成本消耗,如上海市DRG各组基础权重采用历史数据法进行测算,即以该市三级医疗机构前三年的DRG适宜病例历史费用为主要依据,按照1:2:7进行加权计算。一方面,以成本为基础的按病种收付费标准的制定必然要考虑病种成本的核算结果,也是确保按病种付费合理性的重要保障;另一方面,医院不仅要关注病种的实际费用与医保支付标准之间的医保结余(支付端),更要关注病种的实际费用与成本消耗之间的收支结余(成本端),实现支付端和成本端的"双结余"。因此,在医疗收付费制度改革的进程中,病种成本核算成为重要环节,对病种成本核算的研究与实践工作值得高度重视。

一、病种成本核算的概念

如前所述,病种成本核算是以病种为核算对象,把患者从诊断入院到按治疗标准出院的过程中所发生的各项支出按一定流程和方法进行归集,计算出病种成本的过程。病种成本核算可以分三个层级:病例病种成本核算、科室病种成本核算、医院病种成本核算。由定义可知,病种成本是指从入院到出院全过程中发生的成本支出总额,因此在核算病种成本时,只能以出院病种为基础。未完成治疗的病种受多种因素影响,其治疗完工程度难以准确评估。这主要源于疾病成因的复杂性、治疗过程中可能出现的不可预见性感染和并发症,以及患者个体差异导致的主观治疗意愿差异。此外,其他突发性因素也会影响住院时长和治疗进程,使得医院无法对未出院病种的治疗进度进行可靠预估。因此,针对这类未完成治疗的病种,其相关成本难以实现精确归集与核算。在实际操作中,病种成本核算通常以医疗成本为基准,也可根据具体管理需求采用医疗全成本核算方式。

就成本核算原理而言,项目成本的核算对象是医院所提供的中间产品,而病种成本的核算对象则是医院提供的最终产品,即由一系列中间产品组成的"产品线"。中间产品包括单独的挂号、诊断、各类检查和治疗等行为,它们是以一个个的医疗服务项目的形式出现的。"产品线"核算一定意义上就是把完整医疗服务流程作为核算对象。所谓医疗服务流程是指从病人挂号、登记、问询、各项辅助诊断的检查、各类治疗、看护,直至出院的完整过程。从我国医疗服务提供的现实来看,这个医疗服务流程既可以用于各类门急诊,也可以用于各类住院的流程。从上述中间产品和"产品线"的含义分析可知,我们可以从表观上认为医疗服务产品的"产品线"实际上就是各种医疗服务项目和药耗的累加。由于医疗过程具有很大的不确定性,不同医院的诊疗水平也存在差异,加上患者的年龄、病情、并发症、配合程度等诸多因素的影响,建立标准化诊疗流程难度较大,导致病种成本核算难度较大。

需要指出的是,本质上无论是单病种成本核算、DRG 成本核算还是 DIP 成本核算,数据源均来自病案首页,关键字段均为主要诊断、手术操作及治疗方式,不同的只是其分组原理,但其成本核算的内涵及方法是一样的。因此,DRG 和 DIP 成本核算的方法参照病种成本核算的方法即可。

二、病种成本核算的作用

(一)病种成本核算是医院内部管理的主要组成部分

医院发展离不开科室的发展,科室的学科建设和业务发展离不开病种业务的开展和精细化管理。病种成本核算,特别是建立病种成本管理信息化系统,提高病种成本核算的时效性和准确性,在核算结果统计和决策支持方面展现出更加重要的作用。近年来,医院往往会根据学科医疗水平和业务规模将一些医疗业务收入较高的科室,列入重点发展科室,对其不断增加资源投入,提高绩效分配额度。根据病种成本核算结果分析,医院可着手在确保医疗质量的情况下,强化对这些科室的包括高值耗材在内的各类耗材的使用管理,优化成本结构;也可着手完善各科室开展病种的业务划分与科室资源配置调整,努力使各科室资源成本发挥最大的效应。从科室维度展示的病种结构与收益情况可以看出不同科室的运行效益情况,以及耗材、药品、操作、检查化验等结构情况,并可再深入到每一个科室内、每一个病种的细项组成,对于科室的内部管理和降本增效,可以提供有益支撑。医院通过构建病种成本核算平台,深入分析病种成本与疗效指标、工作负荷、技术水平、费用控制、资源配置和患者结构的合理性,为结构转型提供决策支持,如分析按照病例组合指数(CMI)测算的病种结构与收益情况,可以得到不同 CMI 下的病种运行和效益情况,从而给全院的学科发展提供决策参考。病种成本的核算,促使医院改变以业务量、简单病种为主的运营增长模式,不断对重点病种成本进行结构调整,对不同科室实行差别化定位、管理和资源配置。如果没有病种成本核算或者核算误差很大,甚至会影响到和误导医院的学科建设和病种结构优化。

(二)病种成本核算为医保支付方式改革提供科学参考

按病种收付费标准的制定是当前医保支付方式改革的重点。在国外,医疗服务价格的制定基于成本核算,同质化比较不同专科医生每类服务的成本投入的相对价值,注重不同专业各项服务的补偿水平的均衡性,基于此计算的 DRG 权重是成本权重,准确反映疾病复杂度和资源消耗的差异。在国内,由于很少有医院能拿出相应的病种成本,医保部门在制定按病种收付费标准时无法按成本来定价,DRG 权重设置方案主要是通过历史收费数据的平均水平进行计算。基于病种历史收费水平制定按病种收费的标准,没有脱离医疗项目收费制度的影响,不符合按病种收费方式改革的初衷。本书认为,科学、合理的按病种收费标准应当以成本为基础,综合考虑其他因素进行制定,医院需要可靠的成本证据来执行平等的谈判协商机制和风险分担机制。如此,在医保 DRG/DIP 等支付制度改革下,政府相关部门才能够清晰地了解医院在提供服务时所消耗的实际成本,能够寻找到医院与医保单位在收付费上的平衡点,从而实现共赢。因此,医院应照统一的原则和方法核算病种成本,为制定合理的收付费标准提供数据支持。需要指出的是,当 DRG/DIP 成本核算的结果用于定价时,DRG/DIP 成本核算数据和定价数据要保持同源性,以便核算的 DRG/DIP 成本能够准确反映纳入 DRG/DIP 的付费患者的实际资源消耗。此时,应当将非 DRG/DIP 覆盖范围内的患者(如干部医疗)和医疗服务(如特需医疗服务)、DRG/DIP 覆盖范围内的其他支付方式(如离群值病例按项目付费、精神专科疾病按床日付费、日间手术按病种付费等)、DRG/DIP 覆盖范围内的其他特殊支付(如另行收费的药品、卫生材料、医疗服务新技术等)进行剔除。

(三)病种成本核算为医院绩效考核提供依据

医院通过准确的病种成本核算,实现由成本核算向成本管理拓展,设置与成本相关的绩效指标,衡量医院及内部各部门运行效率、效果和效益,将医院、科室和个人的发展进行衔接和绑定,以绩效考核为指挥棒,引导全院的工作全面服务于医院战略目标。收支结余率作为国家公立医疗机构绩效考核重要的考核指标,也与成本核算和控制效果息息相关,包括手术率指标、病种结构指标、收入结构指标、次均费用指标、基药及集采药品使用率指标等,都与成本核算指标相关。因此,加强病种成本核算工作既可以帮助在医疗保险机构支付方式改革下建立完善的绩效激励与考评机制,进而实现控制医疗费用、提升服务能力、提高服务效率的目标,逐步形成"成本核算—成本分析—差异纠偏—绩效考核"的闭环管理,又能够增进医院、科室以及医务人员主动控制成本的积极性,有助于提升医院竞争优势,实现可持续发展。

(四) 病种成本核算有利于临床路径的实施,提高医疗质量

临床管理标准化、规范化倡导了很多年,但一直未得到很好的执行,主要原因在于以往的医保付费方式下医院和医生普遍缺乏进行标准化、规范化的动力。在现在的 DRG/DIP 支付下,给定的疾病都有明确的付费标准,倒逼医院去研究更优的治疗方案和提高医疗技术水平,以保证为患者看好病的同时还能获得较好的结余。在这个过程中,临床路径的识别、固化和持续优化变得尤为重要。临床路径(clinical pathways,CP)是指针对某一疾病建立的一套标准化治疗模式与治疗程序,是一个有关临床治疗的综合模式,是以循证医学证据和指南为指导来促进治疗组织和疾病管理的方法。临床路径是一种诊疗标准化方法,以缩短平均住院日、合理支付医疗费用,按病种设计最佳的医疗和护理方案,根据病情合理安排住院时间和费用为特征。在提倡高效率、高品质、低费用的医疗服务改革下,临床路径提供了多专业协作的工作模式,保证医疗护理等措施在既定时间内实现并达到预期的医疗效果,促进了医疗资源的有效利用,提升了患者的满意度。病种成本核算是实施临床路径的保证,临床路径则为病种成本核算提供客观的依据。以临床路径为基础的病种成本核算,在保证医疗质量的前提下,控制诊疗成本,对诊疗过程进行了干预,是标准成本核算的一种形式。它不仅为政府部门科学地制定价格提供依据,同时还有利于控制医疗成本的上涨,提高医疗资源的利用率,提高医院管理的效益。

三、我国病种成本核算的发展沿革

我国在 1989 年开始研究单病种成本核算,上海医科大学在 1989—1993 年与 10 个城市的 25 所医院联合研究了 19 个病种成本,并发表了文章《关于病种医疗质量和成本标准化管理的研究》,标志着我国单病种成本核算研究正式开启;之后卫生部卫生经济研究所成本测算中心、北京医院管理研究所等机构都对病种成本核算工作进行了探索和研究。2012 年起北京市直属三级公立医院遵循卫生主管部门的统一要求,在实施公立医院科室成本以及医疗服务项目成本核算的基础上,采用基于作业成本法的项目叠加法开展了以病种为对象的成本核算工作,不仅支持了医院管理应用,而且服务于北京市公立医院综合改革测算。2017 年起上海市第一人民医院运用基于点数成本法的项目叠加法开展了病种成本核算工作,同年上海新华医院开展了基于服务单元叠加法的 DRG 成本核算工作。济宁医学院附属医院运用参数分配法从国家公布的 320 个病种中选取有一定代表性、技术优势突出的 60 个病种以及日间等 7 个分支病种,实施了病种成本核算。此外,也有医院和研究机构对

病种成本核算方法进行了探讨,提出诸如病种成本相对值法、基于作业成本法的病种成本核算法等方法,但很少运用于实践中,故本书不做介绍。

总体而言,当前我国公立医院的病种成本核算工作尚处于小规模、部分病例的实验性尝试阶段。纵观几十年来国内的公立医院病种成本核算的实践,可以发现总体来说实践落后于理论,整体进展偏慢。在旧医保支付体系下,即使医院能核算出病种成本,也不能按实际成本获得相应的补偿,所以医疗机构开展病种成本核算的动力不足。小部分试点核算的医院,也大都是在政府部门行政要求和软件运维工程师的指导下进行的。同时,病种成本的核算方法有很多种,计算方法迥异经常导致核算结果有一定差异,使病种成本的可比性不强,且信息化落地的案例并不多见。这些都严重阻碍了病种收费方式改革的不断深化,影响了病种成本分析与控制在公立医院经济运行管理中充分发挥决策支持作用。

第三节　病种成本核算的方法

研究和探索一套合理有效、适用于大部分医院的且具有可比性的病种成本核算方案,是卫生主管部门和各级医疗机构都非常关注的问题。为提高病种成本核算的可行性和准确性,应当把病种成本核算方法的科学性和可操作性放在首位。病种成本核算按核算路径可以具体分为病种实际成本与基于临床路径的病种标准成本两种路径来实施,以病种成本核算中主流的项目叠加法为例,两种路径对比如图 4-5 所示。

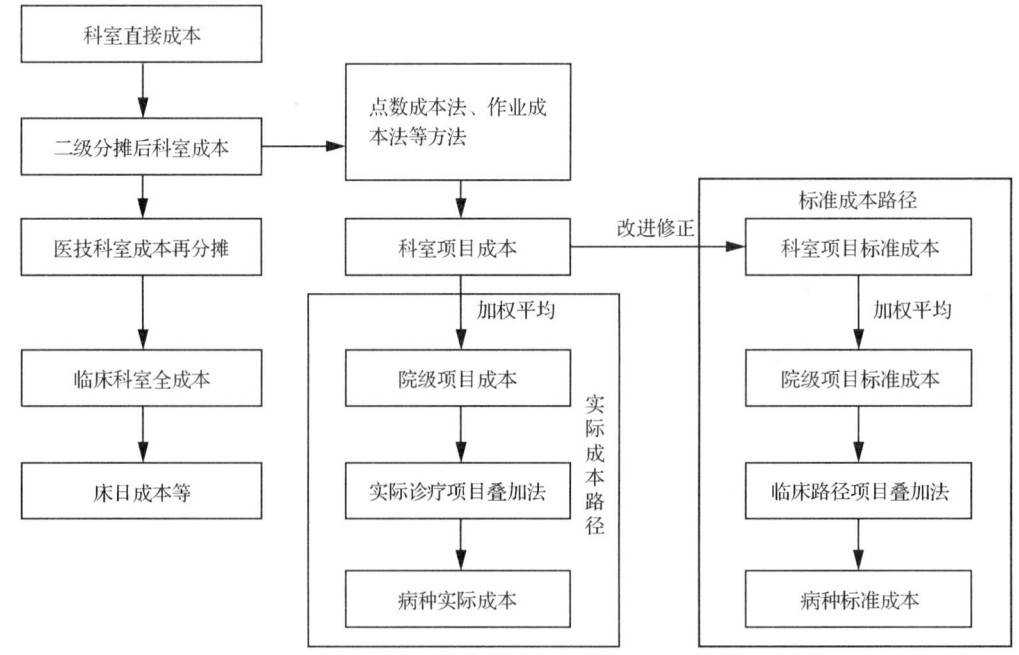

图 4-5　病种成本核算路径对比(项目叠加法)

一、实际成本路径

实际成本路径是在全成本核算的基础上依据政府会计准则制度、《医院财务制度》和《成本规范》等制度的要求,以病种成本核算为对象对医疗服务过程中的各项实际耗费进行分类、记录和归集,形成病种成本。实际成本路径计算比较直观,综合考虑了病种的全成本,同时可以在一定程度上规范医师的诊疗行为。由于患者个体差异和医生对病种诊疗习惯的差异,病种成本核算结果可能有较大差异,如以北京市 10 家医院开展的脑梗死(I63.902)核算为例,尽管单病种核算结果均表现为亏损,但如表 4-3 所示,亏损程度最高的医院约是最低的 3.6 倍,医院间存在较大差异[①]。用实际成本路径核算病种成本,必须进行大范围的测试得出病种成本的均值,才能据此作出决策。由于很多医疗机构面临与病种对应的标准临床路径尚未形成、缺乏医疗业务流程的规范等局限性问题,当前以实际发生的病种成本作为核算路径不失为一种比较现实的做法。

表 4-3 不同医院脑梗死(I63.902)核算结果

医院名称	病例数量（例）	单位收费（元）	单位成本（元）	单位收益（元）	成本收益率
A 医院	14	13 511.17	27 513.49	−14 002.32	−50.90%
B 医院	453	23 266.76	31 832.00	−8 565.24	−26.90%
C 医院	207	15 510.19	20 671.12	−5 160.93	−25.00%
D 医院	1 078	11 027.38	17 698.18	−6 670.80	−37.70%
E 医院	163	22 657.33	34 207.55	−11 550.22	−33.80%
F 医院	150	17 085.86	27 733.70	−10 647.84	−38.40%
G 医院	476	20 274.95	30 339.97	−10 065.02	−33.20%
H 医院	37	24 829.54	39 158.36	−14 328.82	−36.60%
I 医院	88	21 400.77	40 088.26	−18 687.49	−46.60%
J 医院	246	18 364.53	29 331.26	−10 966.73	−37.40%

财政部颁布的《具体指引》中提出病种成本核算方法主要有项目叠加法、服务单元叠加法和参数分配法。三种病种成本核算方法各有特点,彼此存在明显的区别,又存在一定的内在联系。在选择具体核算方法时,应结合医院实际选择运用。无论是哪种方法的实质都是药品、单独收费卫生材料成本以及医疗服务项目包成本的叠加,三种方法的差异在于对医疗服务项目包的不同拆分逻辑。其中,项目叠加法的拆包逻辑是复杂问题复杂化,因而将医疗服务项目包拆分成明细医疗服务项目来核算;服务单元叠加法的逻辑

---

① 许涛,申轶,吴曼,等.北京市公立医院病种成本核算实施与问题探讨[J].中国卫生经济,2016,35(11):81-84.

是复杂问题简单化,故而将医疗服务项目包在设置的各服务单元内以成本收入比为参数进行分配;参数分配法的逻辑也是复杂问题简单化或极简化,所以在科室四类二级(或三级)分摊后将医疗服务项目包在服务单元(或科室单元)内按不同的成本分配参数分摊到病种成本。

(一)项目叠加法

1. 概述

项目叠加法又称自下而上法(Bottom-Up Costing),该方法以医疗服务项目成本为基础计算病种成本,即在医疗服务项目成本核算基础上,将出院患者在院期间治疗某一病种消耗的医疗服务项目成本、药品成本和单收费卫生材料成本进行累加,从而形成某一病种的成本。从这个角度来看,病种成本核算显然同项目成本核算在精度上高度一致。如果项目成本核算的精度很高,由此累加的病种成本的精度显然也会很高,否则病种成本核算的精度也会比较低。

该方法计算公式如下:

$$\begin{aligned}某病种\\总成本\end{aligned} = \sum \left(\begin{aligned}该病种出院病人核算期间内\\各医疗服务项目工作量\end{aligned} \times \begin{aligned}该医疗服务\\项目单位成本\end{aligned} \right) + \sum \begin{aligned}药品\\成本\end{aligned} + \sum \begin{aligned}单独收费\\卫生材料成本\end{aligned}$$

$$某病种单位成本 = 该病种总成本 \div 该病种出院病人总数$$

医疗服务项目成本的核算方法可参照本书第三章中所述的点数成本法、作业成本法、时间驱动作业成本法、当量系数法、参数分配法等方法来核算。

此外,在计算病种收益时,如考虑财政基本拨款收入的影响,也可将在医疗服务项目成本核算时获得的该收入计入病种总体收入水平,即病种收益=病种收费标准+财政基本拨款收入-病种成本。

2. 核算步骤

该病种成本核算方法包含从诊断入院到按治疗标准出院所发生的各项支出,成本核算步骤和流程如图 4-6 和图 4-7 所示。

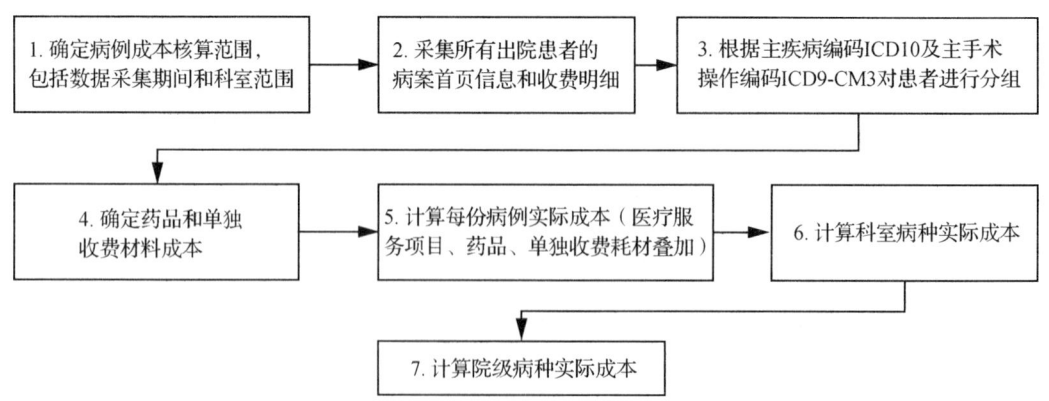

图 4-6 项目叠加法下病种成本核算步骤

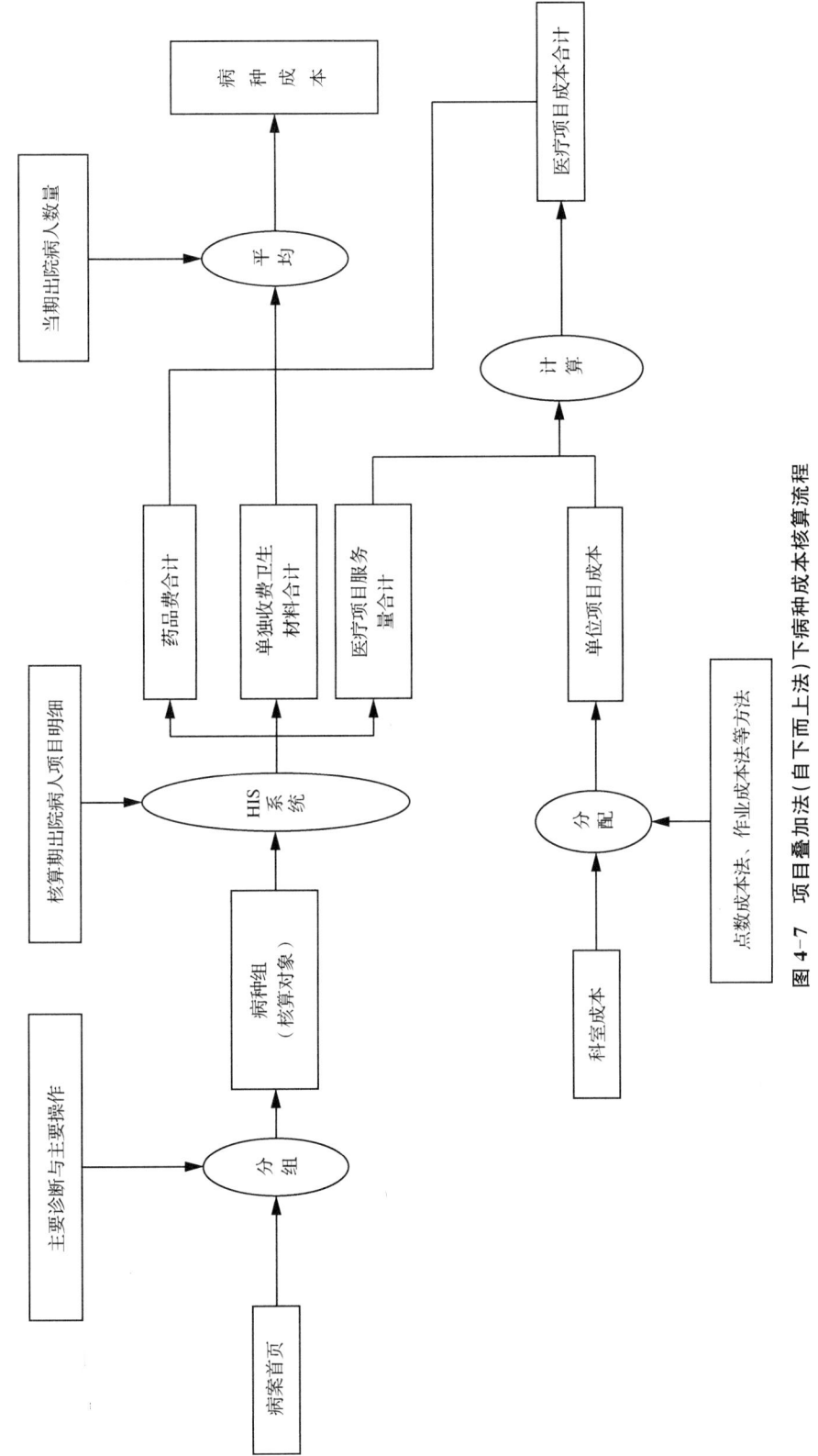

图 4-7　项目叠加法（自下而上法）下病种成本核算流程

具体核算中还需关注以下几点：

（1）确定药品和单独收费材料成本时，以每种药品和单独收费材料的进价明细和使用量数据为基础，以单位进价和使用量的乘积作为药品和单独收费材料的实际成本。如无法取得每种药品和单独收费材料的进价明细数据，则可采用从 HIS 中取得药品和单独收费材料的收入再按加成率倒推进价成本的方法，计算单位进价和使用量的乘积作为药品和单独收费材料的实际成本。采用此方法时，应注意按时间、分类分别选择药品及单独收费材料的加成率。

（2）医疗流程、科室成本的不同，同一个医疗项目的成本在不同科室之间可能存在较大差异。因此，项目叠加法中项目叠加的逻辑并不是院级项目的简单叠加，而是每一个医疗项目执行科室所开展的项目叠加，即在汇总病例成本时，需要汇总执行医疗项目的科室所对应的医疗服务项目成本。当开展多期间成本核算时（按月核算），还应考虑 DRG 病例项目执行的期间与该期间科室项目成本对应等因素。

3. 案例

某院在 2019 年开展以项目叠加法为基础的病种成本核算，其中胃恶性肿瘤手术本期病案统计共发生 83 例。通过信息化核算，其中药品成本、可收费耗材（含 S 类收费和血费）成本、医疗服务项目成本（暂不考虑财政基本补助收入）统计如表 4-4、表 4-5、表 4-6 所示。

表 4-4　胃恶性肿瘤手术耗用的药品成本

单位：元

医疗服务名称	数量（支/袋/片）	单价	收费合计	单位成本	总成本
洛铂注射剂	6	1 804.84	10 829.04	1 804.84	10 829.04
（基立福）人血白蛋白针	106	412.00	43 672.00	412.00	43 672.00
优维显-370（放射科用）碘普胺注射液 100 ml	24	345.47	8 291.28	345.47	8 291.28
（典比乐）碘帕醇注射液	20	315.71	6 314.20	315.71	6 314.20
（尤文）ω-3 鱼油脂肪乳注射液	341	255.30	87 057.30	255.30	87 057.30
（拜复乐针）盐酸莫西沙星氯化钠注射液	53	246.96	13 088.88	246.96	13 088.88
（欧苏）碘海醇注射液	95	236.58	22 475.10	236.58	22 475.10
（克凌诺）长链脂肪乳注射液（OO）	328	233.37	76 545.36	233.37	76 545.36
马根维显 15 ml（MRI 增强用）	10	162.23	1 622.30	162.23	1 622.30
力肽（丙氨酰谷氨酰胺）注射液	418	155.30	64 915.40	155.30	64 915.40
地佐辛注射液	293	143.00	41 899.00	143.00	41 899.00
盐酸右美托咪定注射液（DL）	72	133.00	9 576.00	133.00	9 576.00
（特治星针）哌拉西林钠/他唑巴坦钠针	14	131.83	1 845.62	131.83	1 845.62

(续表)

医疗服务名称	数量(支/袋/片)	单价	收费合计	单位成本	总成本
(特耐)帕瑞昔布钠针	21	116.11	2 438.31	116.11	2 438.31
(耐信针)艾司奥美拉唑钠粉针剂	20	106.34	2 126.80	106.34	2 126.80
可乐必妥针(左氧氟沙星注射液)	18	105.08	1 891.44	105.08	1 891.44
(天普洛安)乌司他丁注射剂	306	104.07	31 845.42	104.07	31 845.42
(万汶)羟乙基淀粉/氯化钠注射剂	87	99.67	8 671.29	99.67	8 671.29
注射用盐酸瑞芬太尼(国药廊坊)	70	93.91	6 573.70	93.91	6 573.70
(善宁)奥曲肽注射剂*	19	90.33	1 716.27	90.33	1 716.27
(EPO)(1万)重组人促红素注射液	110	89.06	9 796.60	89.06	9 796.60
(百普力)短肽型肠内营养混悬液(SP)	198	84.96	16 822.08	84.96	16 822.08
苯磺顺阿曲库铵(10 mg)注射剂	62	82.03	5 085.86	82.03	5 085.86
(血定安)琥珀酰明胶注射剂	85	76.45	6 498.25	76.45	6 498.25
(爱可松)罗库溴铵注射液	91	73.91	6 725.81	73.91	6 725.81
脂肪乳[中链及长链复合物]注射剂(C6-24)	173	73.30	12 680.90	73.30	12 680.90
[舒普深针(2:1)]头孢哌酮钠/舒巴坦钠注射剂	62	66.98	4 152.76	66.98	4 152.76
(瑞代袋装)肠内营养乳剂(TPF-D)	38	63.39	2 408.82	63.39	2 408.82
(罗氏芬)头孢曲松钠注射剂	104	53.26	5 539.04	53.26	5 539.04
(诺和灵针(R))重组人胰岛素注射剂	57	52.57	2 996.49	52.57	2 996.49
[速碧林(0.4 ml)]那屈肝素钙注射液	204	52.38	10 685.52	52.38	10 685.52
枸橼酸舒芬太尼注射液	191	50.17	9 582.47	50.17	9 582.47
(瑞能)肠内营养乳剂(TPF-T)	102	44.94	4 583.88	44.94	4 583.88
格拉司琼注射液	50	42.74	2 137.00	42.74	2 137.00
(能全力)整蛋白型肠内营养剂(TPF)	146	42.09	6 145.14	42.09	6 145.14
(耐乐品)盐酸罗哌卡因注射液	72	38.36	2 761.92	38.36	2 761.92
(先锋必)头孢哌酮钠注射剂	318	38.09	12 112.62	38.09	12 112.62
维生素K1注射液(华阳)	210	36.00	7 560.00	36.00	7 560.00
(爱益舒)蔗糖铁针	54	35.99	1 943.46	35.99	1 943.46

（续表）

医疗服务名称	数量 （支/袋/片）	单价	收费合计	单位成本	总成本
（法安明）达肝素钠注射剂	271	35.25	9 552.75	35.25	9 552.75
（邦亭）白眉蛇毒血凝酶针	38	34.44	1 308.72	34.44	1 308.72
（奥克针）奥美拉唑注射剂	923	31.68	29 240.64	31.68	29 240.64
（恒康正清）复方聚乙二醇 电解质散	108	30.08	3 248.64	30.08	3 248.64
钠石灰	86	27.00	2 322.00	27.00	2 322.00
（静安）丙泊酚注射剂	108	26.50	2 862.00	26.50	2 862.00
（西力欣针）头孢呋辛钠注射剂	124	22.13	2 744.12	22.13	2 744.12
头孢西丁钠注射剂	844	22.10	18 652.40	22.10	18 652.40
（乐凡命 8.5%）复方氨基酸 （18AA-Ⅱ）	1 517	22.00	33 374.00	22.00	33 374.00
（普米克令舒）吸入用布地奈德 混悬液	1 019	14.38	14 653.22	14.38	14 653.22
氯诺昔康注射剂	116	13.52	1 568.32	13.52	1 568.32
（维他利匹特）脂溶性维生素 注射剂	500	12.12	6 060.00	12.12	6 060.00
（安达美）多种微量元素注射剂	397	11.99	4 760.03	11.99	4 760.03
必嗽平针（溴己新针）	399	10.80	4 309.20	10.80	4 309.20
盐酸曲马多注射剂	142	10.12	1 437.04	10.12	1 437.04
（喜保福宁）七氟烷	220	9.51	2 092.20	9.51	2 092.20
（水乐维他）水溶性维生素 注射液	511	9.10	4 650.10	9.10	4 650.10
（格列福斯）甘油磷酸钠注射剂	222	7.10	1 576.20	7.10	1 576.20
百特 10%葡萄糖注射剂（500）	484	5.66	2 739.44	5.66	2 739.44
百特 5%葡萄糖注射剂（500）	202	5.66	1 143.32	5.66	1 143.32
0.9%氯化钠注射剂（500）	381	5.61	2 137.41	5.61	2 137.41
百特葡萄糖氯化钠注射剂	249	5.59	1 391.91	5.59	1 391.91
（沐舒坦）盐酸氨溴索针	3 218	5.12	16 476.16	5.12	16 476.16
（博利康尼雾化液）硫酸 特布他林雾化液	1 244	4.85	6 033.40	4.85	6 033.40
百特 0.9%氯化钠注射剂	1 332	4.52	6 020.64	4.52	6 020.64
（创盈）醋酸甲羟孕酮片	2 520	4.49	11 314.80	4.49	11 314.80
（优宁）地氟烷	4 312	3.24	13 970.88	3.24	13 970.88

（续表）

医疗服务名称	数量（支/袋/片）	单价	收费合计	单位成本	总成本
葡萄糖注射液（塑瓶）	1 706	1.26	2 149.56	1.26	2 149.56
氯化钾注射液（大袋）	2 587	1.25	3 233.75	1.25	3 233.75
大袋 0.9%氯化钠注射液	1 974	1.19	2 349.06	1.19	2 349.06
浓氯化钠注射剂	2 563	0.46	1 178.98	0.46	1 178.98
……					
小计			818 977.74		818 977.74

注：药品无加成。

表 4-5 胃恶性肿瘤手术耗用的可收费耗材（含 S 类收费和血费）成本

单位：元

医疗服务名称	数量（个）	单价	收费合计	单位成本	总成本
端端吻合器 111 981	62	4 407.50	273 265.00	4 207.50	260 865.00
弯型和直型腔内吻合器-CDH21A,25A,29A,33A	9	4 350.00	39 150.00	4 150.00	37 350.00
腔镜关节头直线型切割吻合器和钉仓	4	4 204.00	16 816.00	4 004.00	16 016.00
内镜用切割吻合器及一次性钉匣 030449	5	3 788.40	18 942.00	3 608.00	18 040.00
一次性切割缝合器及钉匣（AutoSuture GIA）	29	3 291.75	95 460.75	3 135.00	90 915.00
SOLO 外周插管中心静脉导管套件	5	3 129.00	15 645.00	2 980.00	14 900.00
直线形切割吻合器和钉仓 100 mm	37	3 108.00	114 996.00	2 960.00	109 520.00
一次性使用管型消化道吻合器	1	3 056.55	3 056.55	2 911.00	2 911.00
直线形切割吻合器和钉仓	6	2 856.00	17 136.00	2 720.00	16 320.00
内镜用切割缝合器及一次性钉匣	13	2 535.75	32 964.75	2 415.00	31 395.00
外周插管中心静脉导管	8	1 995.00	15 960.00	1 900.00	15 200.00
球囊扩张导管	3	1 995.00	5 985.00	1 900.00	5 700.00
ERCP 造影导管	1	1 104.60	1 104.60	1 052.00	1 052.00
穿刺器（商品名：VERSAPORT）	50	735.00	36 750.00	700.00	35 000.00
穿刺器	113	682.50	77 122.50	650.00	73 450.00
可吸收缝合线	13	549.15	7 138.95	523.00	6 799.00
穿刺器	15	519.75	7 796.25	495.00	7 425.00
一次性切口牵开固定器（套）	70	514.50	36 015.00	490.00	34 300.00
可吸收止血纱 1952	8	493.50	3 948.00	470.00	3 760.00

（续表）

医疗服务名称	数量（个）	单价	收费合计	单位成本	总成本
可吸收外科缝线 （Quill 可吸收自封缝合线）	52	401.63	20 884.76	382.50	19 890.00
凝胶伤口敷料－30 ml	10	341.88	3 418.80	325.60	3 256.00
奥美输注装置 AM320/AM330	55	315.00	17 325.00	300.00	16 500.00
医用胶	10	290.01	2 900.10	276.20	2 762.00
一次性压力传感器	30	252.00	7 560.00	240.00	7 200.00
一次性无菌中心静脉导管及附件	39	241.50	9 418.50	230.00	8 970.00
薇乔抗菌缝线	98	220.50	21 609.00	210.00	20 580.00
外周神经丛刺激针（D 型）	13	199.50	2 593.50	190.00	2 470.00
合成可吸收性外科缝线	34	173.25	5 890.50	165.00	5 610.00
加强型气管插管	61	128.52	7 839.72	122.40	7 466.40
鼻胃肠管 Link-02-3	77	99.22	7 639.94	94.50	7 276.50
Prolene 缝线	37	98.95	3 661.15	94.24	3 486.88
结扎钉和自动结扎钳 544220/544230/544240	533	78.75	41 973.75	75.00	39 975.00
引流管路-外科管（扁型引流）	90	77.70	6 993.00	74.00	6 660.00
密闭式防针刺伤静脉留置针	29	74.01	2 146.29	70.49	2 044.21
一次性结扎夹-大号、加大号	516	73.50	37 926.00	70.00	36 120.00
一次性使用喉镜片	82	73.50	6 027.00	70.00	5 740.00
一次性雾化喷雾装置	60	63	3 780.00	60.00	3 600.00
合成可吸收性外科缝线	64	63	4 032.00	60.00	3 840.00
PDSII 吸收性缝线 W9261T	71	58.39	4 145.69	55.61	3 948.31
杀菌纱布 14＊7 cm	126	55.12	6 945.12	52.50	6 615.00
一次性使用子母式集尿袋	59	52.50	3 097.50	50.00	2 950.00
正压接头	58	51.45	2 984.10	49.00	2 842.00
通诺一次性肠外营养输液袋 EVA 3500Ml	552	50.40	27 820.80	48.00	26 496.00
VicrylPlus 缝线 VCP603H	44	49.09	2 159.96	46.75	2 057.00
一次性使用呼吸过滤器	79	39.90	3 152.10	38.00	3 002.00
Q-Syte 分隔膜无针密闭式输液接头	131	36.75	4 814.25	35.00	4 585.00
耐药三通 16500C,16520C	126	35.59	4 484.34	33.90	4 271.40
一次性输液器接头-2000E	41	31.50	1 291.50	30.00	1 230.00

(续表)

医疗服务名称	数量(个)	单价	收费合计	单位成本	总成本
一次性使用营养液用输液器 带针	240	27.61	6 626.40	26.30	6 312.00
腹带	147	27.30	4 013.10	26.00	3 822.00
非吸收性尼龙缝线 （商品名：SURGILON）	156	26.04	4 062.24	24.80	3 868.80
一次性使用无菌导尿包	108	19.95	2 154.60	19.00	2 052.00
引流袋	296	18.38	5 440.48	17.50	5 180.00
一次性使用胃管	70	16.38	1 146.60	15.60	1 092.00
结扎钉	96	13.92	1 336.32	13.26	1 272.96
预充式导管冲洗器	356	9.45	3 364.20	9.00	3 204.00
一次性使用引流管	341	6.82	2 325.62	6.50	2 216.50
一次性使用负压引流器	1 404	5.04	7 076.16	4.80	6 739.20
超声刀	83	1 400.00	117 600.00	1 350	112 050.00
红细胞悬液（CRCs）	68	230.00	15 640.00	225.44	15 330.12
去白红细胞悬液	8	250.00	2 000.00	265.16	2 121.28
病毒灭活新鲜冰冻血浆	30	105.00	3 150.00	111.37	3 341.04
……					
小计			1 547 216.82		1 473 983.35

注：耗材无加成，S类收费和血费按量核算。

表 4-6　胃恶性肿瘤手术医疗服务项目成本

单位：元

医疗服务名称	数量(例)	单价	收费合计	单位成本	总成本
胃癌扩大根治术	71	5 980	424 580.00	8 432.03	598 674.13
半肝切除术	0.75	5 175	3 881.25	5 151.23	3 863.42
胃癌根治术	5	4 600	23 000.00	7 771.90	38 859.50
全胃切除术	1	4 600	4 600.00	5 153.18	5 153.18
近端胃大部切除术	4	4 002	16 008.00	5 498.26	21 993.04
腹膜后淋巴结清扫术	0.75	3 852	2 889.00	4 187.40	3 140.55
远端胃大部切除术	2	3 220	6 440.00	6 542.85	13 085.70
广泛肠粘连松解术	3.75	3 105	11 643.75	4 958.79	18 595.46
脾切除术	0.50	2 535	1 267.50	3 549.06	1 774.53
胆囊切除术	7.25	2 070	15 007.50	2 926.46	21 216.84

（续表）

医疗服务名称	数量(例)	单价	收费合计	单位成本	总成本
肠粘连松解术	5.50	1 955	10 752.50	3 280.97	18 045.34
全身麻醉(气管插管)	83	800	67 200.00	696.61	57 818.63
血液免疫全套	8	700	5 600.00	334.33	2 674.64
脱氧核糖核酸(DNA)测序	13	600	7 800.00	320.75	4 169.75
磁共振扫描(场强大于1.5T)	13	460	5 980.00	222.98	2 898.74
手术标本检查与诊断(大标本)	82	400	32 800.00	167.36	13 723.52
甲状腺常规	41	375	15 375.00	216.55	8 878.55
电子胃十二指肠镜检查	17	350	5 950.00	305.59	5 195.03
肿瘤标志物消化道组套	45	324	14 580.00	171.55	7 719.75
基因重排	32	300	9 600.00	142.45	4 558.40
64层及以上(CT)增强扫描	100	300	30 000.00	156.38	15 638.00
生化常规＋血脂	85	283	24 055.00	124.64	10 594.40
麻醉后复苏监护(PACU)	84	280	23 520.00	163.95	13 771.80
血栓弹力图试验(TEG)	23	280	6 440.00	130.35	2 998.05
心肌损伤标志物	76	280	21 280.00	108.03	8 210.28
手术标本检查与诊断(中标本)	12	260	3 120.00	119.93	1 439.16
血管彩超-颈部血管	37	200	7 400.00	91.62	3 389.94
64层及以上(CT)平扫	79	200	15 800.00	118.07	9 327.53
甲胎蛋白异质体测定	34	150	5 100.00	95.72	3 254.48
免疫球蛋白补体组套	7	150	1 050.00	79.92	559.44
冰冻切片检查与诊断	19	150	2 850.00	88.56	1 682.64
深静脉穿刺置管术	65	150	9 750.00	87.04	5 657.60
中心静脉穿刺置管术	13	150	1 950.00	94.25	1 225.25
心脏彩色多普勒超声	65	130	8 450.00	42.65	2 772.25
肺通气功能检查	78	125	9 750.00	80.71	6 295.38
血同型半胱氨酸测定	60	120	7 200.00	50.21	3 012.60
凝血常规(抗凝)	163	67	10 921.00	29.65	4 832.95
Ⅰ级护理	356	60	21 360.00	468.20	166 679.20
丙型肝炎核心抗原测定	68	60	4 080.00	40.21	2 734.28
免疫组织化学染色诊断	273	60	16 380.00	50.51	13 789.23

（续表）

医疗服务名称	数量（例）	单价	收费合计	单位成本	总成本
三级医院C等病房	1 029.50	58	59 711.00	69.69	71 745.86
血浆D-二聚体测定（D-Dimer）	166	50	8 300.00	38.48	6 387.68
（放）X线计算机体层（CT）成像	200	50	10 000.00	27.73	5 546.00
血清胱抑素（Cystatin C）测定	45	50	2 250.00	31.78	1 430.10
住院诊查费（三级医院）	1 309	50	65 450.00	131.98	172 761.82
Ⅱ级护理	951.50	42	39 963.00	211.60	201 337.40
隐血试验	54	40	2 160.00	20.05	1 082.70
纤维蛋白（原）降解产物测定（FDP）	102	40	4 080.00	26.26	2 678.52
大换药	233	30	6 990.00	97.40	22 694.20
超敏C反应蛋白测定	84	30	2 520.00	23.50	1 974.00
中换药	65	22	1 430.00	30.52	1 983.80
血细胞分析（五分类）	378	20	7 560.00	15.43	5 832.54
导尿	122	20	2 440.00	65.70	8 015.40
小换药	1 157	14	16 198.00	19.94	23 070.58
静脉输液	1 552	12	18 624.00	11.10	17 227.20
一般专项护理（会阴护理）	370	10	3 700.00	54.92	20 320.40
葡萄糖测定（微量法）	1 363	6	8 178.00	4.66	6 351.58
……					
小计			2 085 236.00		3 638 511.64

该病种的83个患者的总成本 $= \sum$（该病种出院病人核算期间内各医疗服务项目工作量×该医疗服务项目单位成本）$+ \sum$ 药品成本 $+ \sum$ 单独收费卫生材料成本 $= 3\ 638\ 511.64 + 1\ 543\ 983.30 + 818\ 977.74 = 6\ 001\ 472.73$（元）

该病种单位成本 $= 6\ 001\ 472.73/83 = 72\ 306.90$（元）

4. 项目叠加法的优缺点

1）项目叠加法的优点

项目叠加法是病种成本核算中最为常见的方法，符合病例接受治疗的实际情况，该核算方法思路清晰、易于理解，国内多数学者认可其作为病种成本核算的主流方法。首先，该方法在核算过程中需要对所有科室和项目的工作流程、所需资源进行全面梳理，能够较好地适应医院的实际工作流程，核算精细化程度高且易于理解。其次，该方法区分病种成本中属于不同收入类别的成本，有利于精细化盈亏分析，指导临床改善医疗服务行为与效率。最后，由于该方法下项目成本中已经是全成本，既包括直接成本也包括间接成本，故而在核算病种成本时不必再进行分摊，减少了过程中的随意性。

2）项目叠加法的缺点

医院必须对所有医疗项目进行成本核算,对没有开展医疗项目成本核算的医院不能采用该方法。医疗服务项目成本的准确性决定着病种成本的准确性,由于医院医疗项目多达数千项,成本动因复杂,项目成本核算工作量庞大,对医院的核算水平和基础管理水平要求也较高。目前,基于作业成本法的项目叠加法在北京市级公立医院、上海部分市级公立医院试点开展,但作业成本法过于复杂,对任何医院来说实施起来难度都非常大,一个理论性很强的方法未必能在实务中很好地生根落地。项目成本核算长期以来一直是瓶颈,对基于项目叠加法的病种成本核算的推广运用也是巨大的挑战,点数成本法和其他一些新方法的出现和运用则为基于项目叠加法的病种成本核算提供了一种新解决方案。

需要指出的是,2023年底国家卫健委出台的《指导手册》要求三级医院在2025年全部开展医疗服务项目成本核算和病种成本核算(含DRG成本核算),这意味着原先部分三级医院跳过项目成本核算直接开展病种成本核算的粗放核算模式已经不可行。考虑到三级医院在资源、规模和精细化管理水平上的优势较大且项目成本核算和病种成本核算紧密衔接,能够提高成本核算的准确性和精细化程度,因此选择基于项目叠加法的病种成本核算是唯一选择,也是病种成本核算的主流模式和"金标准"。本书后面讲述的服务单元叠加法和参数分配法将会更多地用在与项目叠加法核算结果的对比验证上。

(二)服务单元叠加法

1. 概述

服务单元叠加法也称成本收入比法或成本费用比法(Cost-to-Charge Ratio,CCR),该方法以服务单元的收入和成本为基础计算病种成本,计算医院为患者提供的各服务单元的成本收入比值,利用该比值将患者层面的收入转换为成本。早在1986年美国医疗保险和医疗救助中心就决定采用患者费用来计算DRG相对权重。随着计算方法不断完善,2005年美国医保支付咨询委员会(MedPAC)建议美国医疗照护与医疗救助服务中心(CMS)采用成本收入比法来计算DRG不同组别相对权重,该方法假设各服务单元或成本中心(cost center)的成本收入比值有线性关系,通过医院每年上交的成本报告,获得各成本中心的成本收入比,将患者费用直接通过成本-收入比(Cost-to-Charge,CCR)转化为成本。该方法在加拿大、澳大利亚等国家均得到了不同程度的应用。

在国内,国家卫生健康委卫生发展研究中心也探讨了服务单元叠加法在医院病种成本核算中的应用流程,并进行了可行性论证。该方法着重体现疾病分组成本与对应的医疗收入配比情况,将医院所有核算单位按服务性质设置成若干服务单元,各科室的成本和费用归集到相应的服务单元,求得各服务单元的CCR,计算出每个住院患者的成本。

其中:

$$某服务单元成本收入比(CCR) = 该服务单元成本 \div 该服务单元收入$$

$$某患者病种成本 = \sum 该患者某服务单元收入 \times 该服务单元成本收入比$$

通过CCR计算某病种每个住院患者住院成本后,某病种单位成本=某病种细分组总成本÷该病种患者数量。

2. 核算步骤

该病种成本核算方法包含从诊断入院到按治疗标准出院所发生的各项支出,成本核算步骤和流程如图 4-8 和图 4-9 所示。

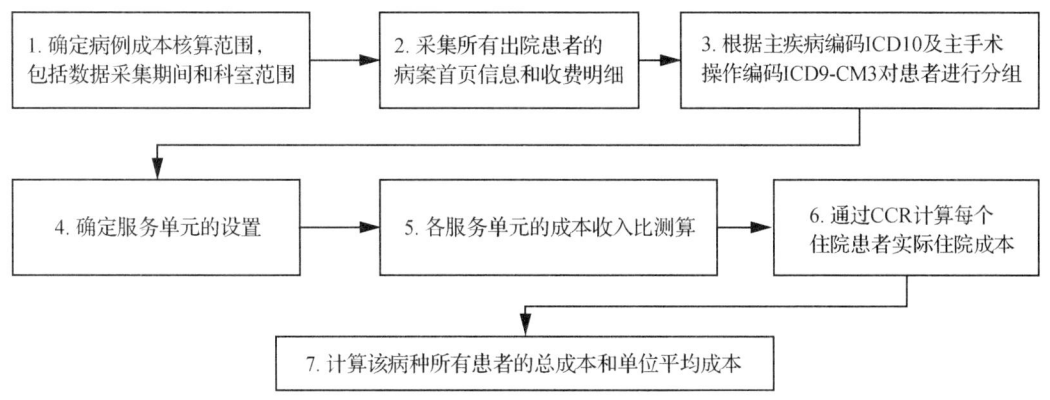

图 4-8 服务单元叠加法的病种成本核算步骤

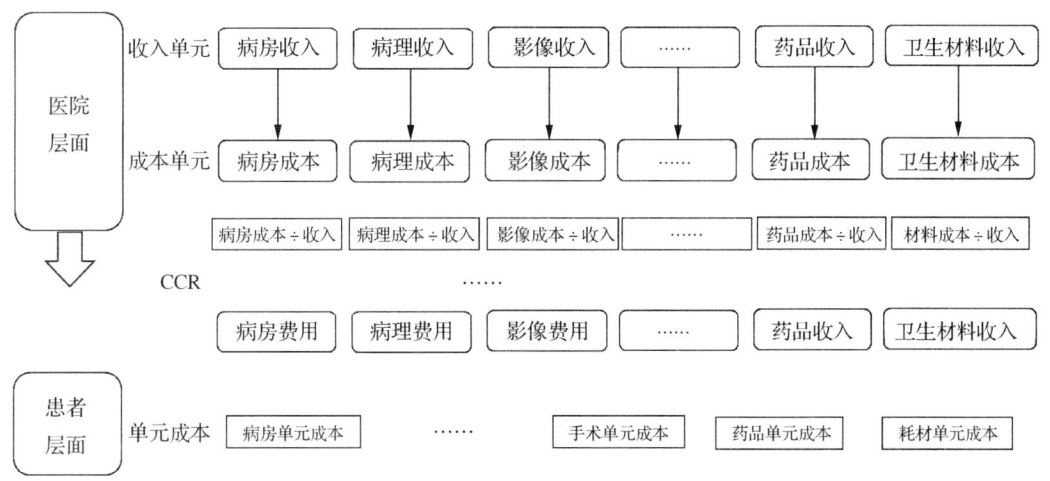

图 4-9 服务单元叠加法的病种成本核算流程示意图

在具体核算中,我们还需关注以下几点。

1)确定各服务单元的设置

服务单元(国外称为成本中心)指以医院提供的医疗服务为基础进行分类汇总的成本核算单元,主要用于病种成本核算(DRG/DIP)等,可根据专家咨询等方法结合医院的实际情况来确定。服务单元的设置可以根据病案首页或者患者收费清单,将为患者病种组提供的医疗服务划分为若干服务单元和与之对应的医疗服务费用类别。表 4-7 是一些国家的服务单元设置。如果服务单元设置不合理,就会影响病种成本的准确性,因此需要对服务单元设置和对接服务内容、科室的合理性和适用性进行深入研究。服务单元设置注意事项如下。

表 4-7 部分国家的服务单元设置

加拿大	澳大利亚	德国	美国
1. 行政管理部门	1. 综合急诊服务	1. 普通病房	1. 常规床日费
2. 服务支持中心	2. 临床服务	2. ICU	2. 特护病房
3. 系统支持中心	3. 危重症服务	3. 透析室	3. 治疗服务
4. 护理中心	4. 急诊服务	4. 手术室	4. 实验室
5. 手术室	5. 影像	5. 麻醉	5. 手术室
6. 急诊中心	6. 手术室	6. 产房	6. 心脏
7. 流动护理中心	7. 病理	7. 心脏诊断/治疗	7. 急诊室
8. 诊断治疗中心	8. 药物	8. 内镜诊断/治疗	8. 血制品
9. 社区服务中心	9. 其他服务	9. 放射	9. 其他服务
10. 科研中心	10. 特殊手术套件	10. 实验室	10. 分娩
11. 其他	11. 日常管理	11. 其他进一步诊断/治疗	11. 吸入治疗
			12. 麻醉
			13. 耗材
			14. 设备
			15. 放射
			16. CT 检查
			17. MRI 检查
			18. 药物
			19. IV 药物

（1）服务单元设置的颗粒度。对于服务单元设置的粗细程度，原则上应该按照医疗机构运营管理和业务开展的需要确定，同时要兼顾成本数据采集和核算的可行性。对于医院重点专科或者优势学科的划分可以相对细致，而对于业务量较少且相对薄弱的学科的划分可以相对粗略。例如，医疗技术类服务单元下的影像服务单元，可以就以影像服务单元作为服务单元，也可以按照医院业务开展的需要，把影像服务单元细化为影像检查服务单元、核医学服务单元、超声服务单元、心电服务单元、介入服务单元、其他影像服务单元等；病房单元可再细分为常规病房单元和重症监护病房单元；手术单元细分为手术室单元、急诊手术单元、日间手术单元。

（2）服务单元设置的范围。服务单元是以医院为患者提供的医疗服务内容类别为基础设置的成本核算单元，服务单元的对象是患者，因此在设置服务单元时，应该针对临床服务类和医疗技术类成本单元分别设置服务单元。行政管理类和医疗辅助类成本单元因不直接向患者提供服务，原则上应当进行间接成本的分摊，而不是直接设置对应的服务单元。

2）各服务单元的成本收入比（CCR）的测算

各服务单元的成本收入比（CCR）的测算是核心的一环。首先，将临床服务类科室住院成本和医疗技术类科室成本归集到各服务单元，形成成本中心；同时将住院病案首页收入或患者收费清单归集到各服务单元,形成收入中心。其次,将成本中心和收入中心进行对照,使得成本中心的耗费与收入中心产生的收入相配比,表 4-8 是国家卫生健康委卫生发展研究中心设置的 10 项服务单元成本收入对照表。最后,计算各服务单元的总成本与总收入,进而得到各服务单元成本收入比(CCR)。

表 4-8　各成本核算单元成本收入对照表

病案首页收费项目(收入)		服务单元	临床、医技科室成本(成本)
综合医疗服务类:(1)一般医疗服务费 (2)一般治疗操作费 (3)护理费 (4)其他费用		(1)病房单元	住院科室(除手术室住院、麻醉住院,并剔除药品费、卫生材料费、其他费用)
诊断类:(5)病理诊断费		(2)病理单元	病理科成本
诊断类:(6)实验室诊断费		(3)实验单元	医学检验科成本
			输血科成本
诊断类:(7)影像学诊断费		(4)影像单元	医学影像科成本
诊断类:(8)临床诊断项目费		(5)诊断单元	功能检查科成本
			内镜中心成本
			医技其他科室成本
治疗类:(9)非手术治疗项目费		(6)治疗单元	碎石中心成本
康复类:(11)康复费			血透室成本
中医类:(12)中医治疗费			激光室成本
			震波室成本
			高压氧治疗中心成本
手术治疗费:(10)	麻醉费	(7)麻醉单元	麻醉科住院成本
	手术费	(8)手术单元	手术科住院成本
西药类:(13)西药费		(9)药品单元	药剂办成本
中药类:(14)中成药费			药库成本
中药类:(15)中草药费			住院药房成本
血液和血液制品类:(17)白蛋白类制品费			制剂室成本
血液和血液制品类:(18)球蛋白类制品费			临床药学及实验室/GCP 成本
血液和血液制品类:(19)凝血因子类制品费			药剂其他科室成本
血液和血液制品类:(20)细胞因子类制品费			所有科室的药品成本
血液和血液制品类:(16)血费			
耗材类:(21)检查用一次性医用材料费		(10)耗材单元	所有科室的耗材成本
耗材类:(22)治疗用一次性医用材料费			
耗材类:(23)手术用一次性医用材料费			

资料来源:金丽霞,于丽华,李奕辰,等.基于费用成本转换法的病种成本核算流程探讨[J].中国卫生经济,2017,36(03):87-89.

3. 案例

某院在 2021 年开展了基于服务单元叠加法的病种成本核算,其中本期剖宫产手术病案统计共发生 330 例。根据该院为患者提供的医疗服务内容不同设置 10 个服务单元,分别为病房服务单元、病理服务单元、实验服务单元、影像服务单元、诊断服务单元、治疗服务单元、麻醉服务单元、手术服务单元、药品供应服务单元和耗材供应服务单元。经过计算医院各服务单元的总成本与总收入,得到各服务单元的成本收入比,如表 4-9 所示。

表 4-9　某院各服务单元成本收入比

服务单元	二级分摊后成本(元)	执行收入(元)	成本收入比
病房服务单元	2 894 661.91	2 607 803.52	1.11
病理服务单元	6 240 255.44	6 857 423.56	0.91
实验服务单元	1 274 219.90	3 107 853.42	0.41
影像服务单元	8 434 598.16	7 809 813.11	1.08
诊断服务单元	1 954 941.26	2 792 773.23	0.70
治疗服务单元	9 817 280.08	10 788 219.87	0.91
麻醉服务单元	2 150 108.76	3 307 859.63	0.65
手术服务单元	4 501 153.82	6 430 219.74	0.70
药品供应服务单元	12 470 069.62	12 855 741.88	0.97
耗材供应服务单元	30 840 731.10	31 794 568.14	0.97

利用服务单元成本收入比将患者 1 的收入转换为成本,计算患者成本,如表 4-10 所示。

表 4-10　剖宫产手术(患者 1)各项收入成本转换

序号	病案首页费用分类		服务单元	CCR	患者 1 病案首页住院费用(元)	患者 1 病种成本(元)
1		(1) 一般医疗服务费	病房单元	1.11	698.30	775.11
		(2) 一般治疗操作费				
		(3) 护理费				
		(4) 其他费用				
2		(5) 病理诊断费	病理单元	0.91	0	0
3		(6) 实验室诊断费	实验单元	0.41	953	390.73
4		(7) 影像学诊断费	影像单元	1.08	135	145.80
5		(8) 临床诊断项目费	诊断单元	0.70	353	247.10
6		(9) 非手术治疗项目费	治疗单元	0.91	126.20	114.84
		(11) 康复费				
		(12) 中医治疗费				

（续表）

序号	病案首页费用分类		服务单元	CCR	患者1病案首页住院费用（元）	患者1病种成本（元）
7	(10) 手术治疗费	麻醉费	麻醉单元	0.65	710	461.50
8		手术费	手术单元	0.70	730	511.00
9	(13) 西药费		药品单元	0.97	1 597.21	1 549.29
	(14) 中成药费					
	(15) 中草药费					
	(17) 白蛋白类制品费					
	(18) 球蛋白类制品费					
	(19) 凝血因子类制品费					
	(20) 细胞因子类制品费					
	(16) 血费					
10	(21) 检查用一次性医用材料费		耗材单元	0.97	2 909.61	2 822.32
	(22) 治疗用一次性医用材料费					
	(23) 手术用一次性医用材料费					
合计					8 212.32	7 017.69

将患者1的计算方法同样用于其他患者的成本计算，得到本期剖宫产手术330名患者的成本，如表4-11所示。

表4-11 本期剖宫产手术病种患者成本明细表（330名）

单位：元

患者	住院期间收入	成本
患者1	8 212.32	7 017.69
患者2	6 578.24	6 035.93
患者3	6 638.22	6 677.74
患者4	5 835.93	5 482.89
患者5	6 094.88	6 089.35
患者6	6 595.15	6 655.19
患者7	5 665.05	5 366.77
患者8	6 412.09	6 073.37
患者9	5 806.59	6 158.70
患者10	6 087.84	5 806.44
……		
合计	2 087 457.88	2 078 363.26

将这 330 名患者的成本累加形成病种总成本,采用平均数计算病种单位成本。

剖宫产手术总成本 $=\sum$ 该病种每名患者成本 $= 2\,078\,363.26(元)$

剖宫产手术单位成本 $=$ 剖宫产手术总成本 $\div$ 剖宫产手术出院患者总数 $= 2\,078\,363.26 \div 330 = 6\,298.07(元)$

4. 服务单元叠加法的优缺点

运用该方法计算病种组成本,实质上是本着"受益即承担"的原则,以服务单元的收入和创造该服务单元所需的成本为基础计算出相应的成本收入比值,从而实现利用该比值将患者层面的收入转化为成本的目的。

1) 服务单元叠加法的优点

(1) 具备应用基础。采用该方法进行病种成本核算需要用到的报表都是医院既有资料,容易获取,且计算过程简单,降低了成本核算的工作量。一旦明确各服务单元的成本收入比后,便可直接将病例费用数据转化为病例成本。因此,该方法较适用于已有一定成本核算基础,但无法准确核算医疗服务项目成本的医院。

(2) 核算可以覆盖所有病种,便于医院加强成本管理、规范临床路径、控制病种成本。

(3) 临床部门也能一定程度上接受和理解,便于成本结果应用与医院内部管理。

2) 服务单元叠加法的缺点

(1) 受限于项目成本核算的复杂性,该方法跳过项目成本核算直接进行病种成本核算,可以视为颗粒度较粗的成本比例系数法在病种成本核算中基于服务单元的运用。因此,该方法与成本比例系数法一样,默认了收费定价的合理性。由于项目成本核算缺失,而门诊服务、康复病例、需要长期住院的病例以及某些诊断相同、方式相同但资源消耗和治疗结果变异巨大的病例(如精神类疾病)还是采用医疗项目结算,服务单元叠加法核算结果的运用深度和广度比项目叠加法大大降低。

(2) 成本中心/服务单元的设置缺乏统一的标准,对病种成本的准确性影响较大。以影像服务单元为例,该单元涉及 CT、核磁共振、透视等多个项目,不同的项目采用的设备并不相同,折旧也差别较大,而且不同病种涉及的检查项目并不完全相同。因此,将影像服务单元按照 CT、核磁共振、透视等服务大类项目细分后再单独核算成本费用率,病种成本计算结果才能更准确。

(3) 成本收入比值关系的确定需要有可靠的核算数据作支撑。不同病种在同一服务单元的收入成本比值是不同的,如何衡量医护人员在提供服务过程中面临的技术难度和风险程度、体现医务人员的劳务价值,如何实现成本收入比的动态调整等都是值得研究的问题。

总体而言,该方法目前在国内得到一定的应用,如上海新华医院、四川大学华西第二医院等医院都有对于该方法的应用,但该方法仍需在实践中不断完善,特别是完善成本收入比值的算法,以进一步推广。

(三)参数分配法

1. 概述

参数分配法也称自上而下法(Top-Down Costing)。该方法以成本核算单元的成本为基础计算病种成本,按病种的服务量自上而下进行分摊,最终得到每一位患者的医疗服务成本。成本核算单元设置的维度分为科室单元和服务单元。使用该方法时,将出院患者实际耗用的药品成本、单独收费的卫生材料成本直接计入该患者成本,将除此以外的科室或服务单元的成本采用参数分配至患者成本。其中,以科室单元为基础的病种核算以三级分摊后的临床住院科室成本作为计算基础,以住院天数、诊疗时间等为参数把医疗服务项目包直接分配至患者成本;以服务单元为基础的病种核算则以二级分摊后的临床住院科室成本和医疗技术科室中服务于住院患者的成本为计算基础,并根据医院为患者提供的医疗服务内容划分服务单元,设置各服务单元的成本分配参数、计算分配比例,将各服务单元的医疗服务项目包分摊到每名患者。由于科室单元维度的核算方法较为简单,本书主要介绍服务单元维度的病种核算方法。该方法在国内外已有一定的运用,国外有英国、法国、爱沙尼亚等国医院运用,国内有北京大学第三医院、济宁医学院附属医院、杭州市儿童医院等医院运用。

以服务单元为基础的参数分配法也可称为基于科室成本的二级分摊法,即在科室全成本核算二级分摊的基础上,该方法将患者在诊疗过程中发生的临床医疗服务单元(病房、手术麻醉、ICU 成本)、医技服务单元(检查、检验等)根据"重要性"和"谁受益谁分摊"原则进行分摊,对临床医疗服务单元采用单个或多个参数来进行成本分配、对医技服务单元的医疗服务项目包采用参数分配法(成本比例系数法)的拆包方法直接计算项目成本,是一种混合型的计算模型。该方法使分摊过程具有较强的灵活性、科学性和可操作性,其关键在于科室成本数据的准确以及分摊参数选择的合理性。

2. 核算步骤

该病种成本核算方法包含从诊断入院到按治疗标准出院所发生的各项支出,成本核算步骤和流程(以基于科室成本二级分摊法为例)如图 4-10 和图 4-11 所示。

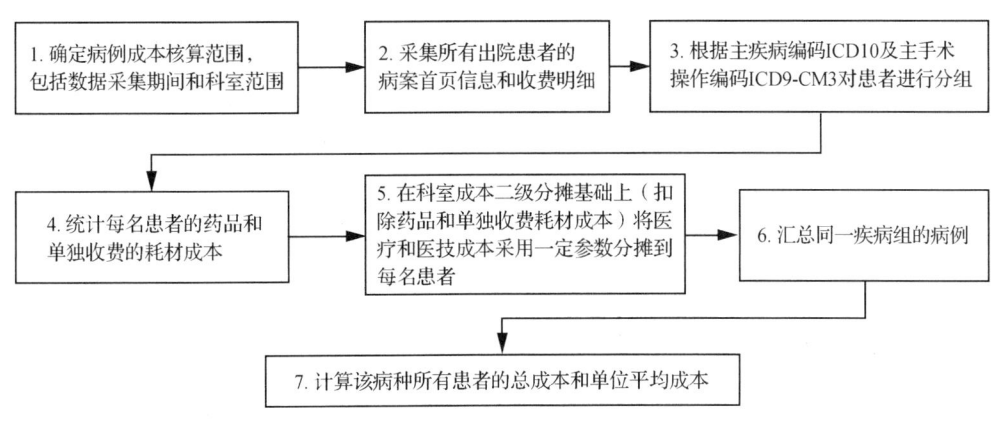

图 4-10 基于参数分配法的病种成本核算步骤

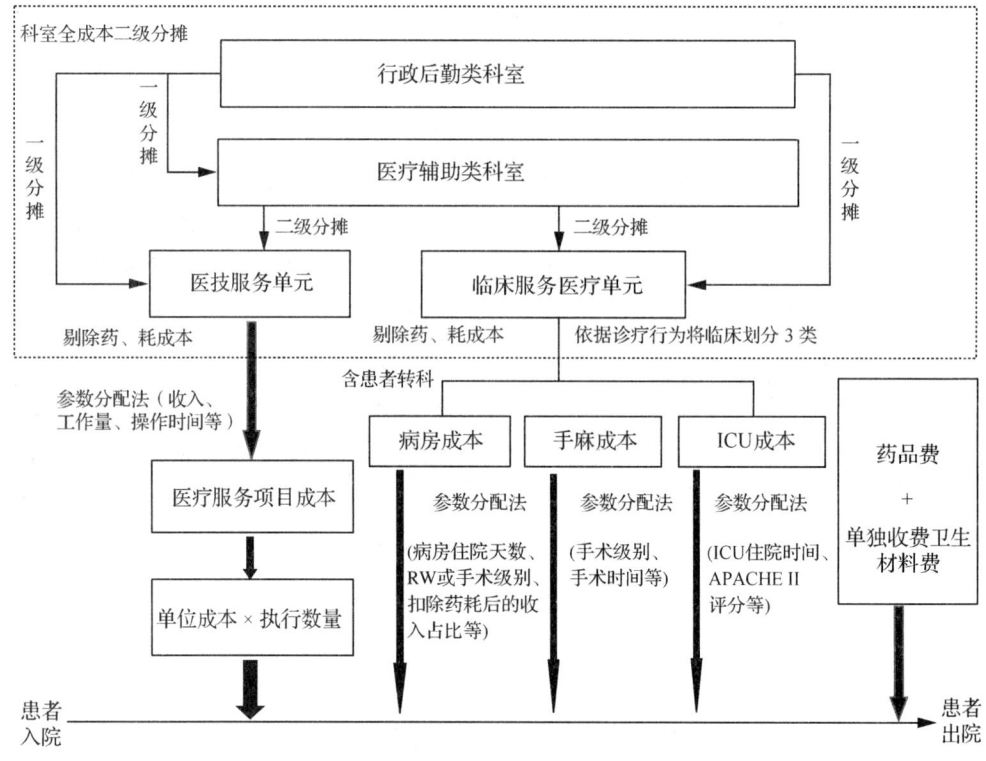

图 4-11 基于参数分配法的病种成本核算流程

具体核算中还需关注以下几点。

1）病例成本

$$病例成本 = \genfrac{}{}{0pt}{}{临床医疗服务单元成本}{（病房成本、手术麻醉成本、ICU成本）} + \genfrac{}{}{0pt}{}{医技服务单元成本}{（检查、检验等）} + \genfrac{}{}{0pt}{}{单独收费的}{药品和材料成本}$$

2）临床医疗服务单元

临床医疗服务单元是指临床科室的病房、手术、麻醉、ICU 等直接参与患者治疗的单元。这些单元涉及医疗服务项目较多，不同科室、不同医院管理模式差异较大，因而项目成本核算难度较大。故在核算中根据不同科室的特点，采取一定的参数将科室成本直接分摊至患者。其中，病房成本以患者的严重程度 RW（手术科室可以用手术级别）和住院天数或扣除药耗后的收入占比为参数进行分摊，对于患者资源耗费差别不大的科室也可以直接以住院天数为参数进行分摊。手术室、麻醉科是为手术患者服务的，手术、麻醉成本以手术时间和手术级别为参数进行分摊。ICU 病房是治疗与护理重症患者的重要场所，该科室的资源消耗程度除了与患者入住 ICU 的时间相关，还与患者的危重程度相关。在分摊 ICU 成本时，可以采用 ICU 住院时间和表示患者危重程度的数据（APACHEII）为参数。不同科室的成本项目分摊参数如表 4-12 所示。基于科室单元维度的参数成本法（三级分摊）可参考临床医疗服务单元中病房成本的核算方法。

表 4-12 临床医疗服务单元主要分摊参数设置

科室名称	成本项目名称	分摊参数
病房	人员费用	住院天数、RW 或手术级别×住院天数、扣除药耗后的收入占比等
	不收费材料	住院天数
	固定资产折旧	住院天数
	提取医疗风险基金	收入提取比例
	其他费用	住院天数
手术、麻醉科室	人员费用	手术时间×手术级别
	不收费材料	扣除药耗后的收入占比
	固定资产折旧	手术时间
	提取医疗风险基金	收入提取比例
	其他费用	手术时间
ICU	人员费用	ICU 住院时间×患者危重评分(APACHEII)
	不收费材料	ICU 住院时间×患者危重评分(APACHEII)或扣除药耗后的收入占比
	固定资产折旧	ICU 住院时间×患者危重评分(APACHEII)
	提取医疗风险基金	收入提取比例
	其他费用	ICU 住院时间×患者危重评分(APACHEII)

3）医技服务单元

医技服务单元包括检查类单元(CT 室、放射科等)和检验类单元(检验科、病理科等)。从医疗过程来看,临床医疗服务单元是诊疗的主体,但医技服务单元以不同的方式为临床科室(患者)提供服务(其项目大都有盈利),所以既具有对外提供服务的公用性,又具有科室的相对独立性,因而运用基于参数分配法(成本比例系数法)的项目成本核算相对合理且容易操作,对成本的管控也有一定现实意义。检查类单元的成本主要是人员成本和设备折旧,主要分摊参数设置如表 4-13 所示。其中,设备可以按大类如 CT、核磁共振等划分,其折旧成本按本期的工作量摊入相应的项目成本。检验类单元的成本主要是人员成本和试剂成本,主要分摊参数设置也如表 4-13 所示。

表 4-13 医技服务单元主要分摊参数设置

成本项目名称	分摊参数
人员费用	操作时间或收入
不收费材料	工作量或收入
固定资产折旧	操作时间或收入
房屋建筑物折旧	操作时间或收入
提取医疗风险基金	收入提取比例
其他费用	操作时间或收入

对重要成本进一步细化分类计算,则能更为准确地反映项目中分项成本的结构差异,核算真实度会更贴近实际。例如,对检验科的试剂成本可把项目收入和试剂先行分类(如分类为生化、免疫、分子、临检、微生物等类别),计算出各检验类别的本期成本收入比,并以此为参数计算出各大类别下明细各项目的成本,使核算方便快捷结果又相对合理;对于放射科设备折旧成本可参考检验单元试剂成本的分摊方法,将项目收入和设备按先行分类(如 X 线、CT、核磁共振等类别),计算出每个设备大类的本期成本收入比并以此为分配参数。

4)患者转科

参数分配法下医院病种成本核算需保证核算基础数据的准确性和相关性,特别是在患者转科事项中。患者住院后可能因为病情诊断或治疗方案需要转入其他科室,如患者因为肺部恶性肿瘤在医院胸外科动手术,术后一些原因导致肺部感染,需要入住 ICU 进行抗感染和器官功能支持。在 ICU 治疗 5 天后病情得到恢复、控制,又转回胸外科普通病房后康复出院。对此类情况,医院必须分别统计该患者从入院到出院的治疗过程中的所有转科记录,关键信息包括病例住院号、病房名称、转住天数和相关收入等,这样才能使病种的收入和成本相配比。

3. 案例

以肺部恶性肿瘤手术为例,某三甲医院胸外科 2021 年收治病人的总住院天数为 21 798 天,胸外科病房科室成本四类二级分摊(扣除药品和可收费耗材)后成本构成如表 4-14 所示。

表 4-14　胸外科病房科室成本四类二级分摊(扣除药品和可收费耗材)后成本构成表

单位:万元

科室成本	合计	人员成本	固定资产折旧	无形资产摊销	不可收费材料	其他成本	提取医疗风险基金
胸外科病房	1 678.43	1 318.99	54.17	25.02	216.71	54.42	9.12

根据医院 HIS 系统的数据,采集胸外科 2021 年收入数据和临床数据(假设患者全部为手术患者),包括住院的总收入、患者住院天数如表 4-15 所示,医院该病种患者个人数据(以患者王某为例)等相关数据,表 4-16 所示。

表 4-15　胸外科病房科室收入构成

成本类别	住院天数(天)	考虑手术级别后住院天数(天)	总收入(万元)
胸外科	21 798	55 543	3 039.52
肺部恶性肿瘤手术病种	6 020	24 080	2 053.87

表 4-16　肺部恶性肿瘤手术患者(王某)数据表

患者	住院天数(天)	考虑手术级别后住院天数(天)	总收入(元)
王某	14	56	43 965.21

其中,考虑手术级别后住院天数是指住院天数×手术级别,手术级别按 1～4 级计算。本期肺部恶性肿瘤手术病种收治肺癌病人 390 例(4 级手术),住院天数 6 020 天,则该病种考虑了手术级别系数后的住院天数为 24 080 天(6 020×4),该科室考虑了手术级别系数后的总住院天数为 55 543 天。

分摊规则如表 4-12、表 4-13 所示。病种成本核算过程如下。

1) 计算药品、单独收费耗材成本

药品、单独收费耗材成本从患者病案中取得,计入病例成本和病种成本,如表 4-17 和表 4-18 所示。

表 4-17 药品、可收费耗材成本(科室)

成本类别	总金额(万元)
药 品	370
可收费耗材	510
合 计	880

表 4-18 药品、可收费耗材成本(王某)

成本类别	肺部恶性肿瘤手术病例(王某)(元)
药 品	8 728.00
可收费耗材	10 310.00
合 计	19 038.00

2) 计算肺部恶性肿瘤手术的病房成本

根据胸部肿瘤外科患者住院天数分摊至病种,计算过程为:

该病种分摊的人员成本=1 318.99÷55 543×24 080=571.83(万元)

其中,王某分摊的人员成本=1 318.99÷55 543×56×10 000=13 298.42(元)

病种分摊的固定资产折旧=54.17÷21 798×6 020=14.96(万元)

其中,王某分摊的固定资产折旧=54.17÷21 798×14×10 000=347.91(元)

病种分摊的无形资产摊销=25.02÷21 798×6 020=6.91(万元)

其中,王某分摊的无形资产摊销=25.02÷21 798×14×10 000=160.69(元)

病种分摊的不可收费材料成本=216.71÷21 798×6 020=59.85(万元)

其中,王某分摊的不可收费材料成本=216.71÷21 798×14×10 000=1 391.84(元)

病种分摊的其他成本=54.42÷21 798×6 020=15.03(万元)

其中,王某分摊的其他成本=54.42÷21 798×14×10 000=349.52(元)

病种分摊的提取医疗风险基金=2 053.87×3‰=6.16(万元)

其中,王某分摊的提取医疗风险基金=43 965.21×3‰=131.90(元)

病房成本分摊后结果如表 4-19 所示。

表 4-19 胸外科病房成本分摊

单位:万元

病种类别	合计	人员成本	固定资产折旧	无形资产摊销	不可收费材料	其他费用	提取医疗风险基金
肺部恶性肿瘤手术病种成本	674.74	571.83	14.96	6.91	59.85	15.03	6.16

肺部恶性肿瘤手术病例(王某)分摊的成本如表 4-20 所示。

表 4-20　肺部恶性肿瘤手术病例(王某)分摊成本

单位：元

患者成本	合计	人员成本	固定资产折旧	无形资产摊销	不可收费材料	其他费用	提取医疗风险基金
王某	15 680.28	13 298.42	347.91	160.69	1 391.84	349.52	131.90

3) 计算肺部恶性肿瘤手术分摊的手术、麻醉成本

根据手术时长以及手术级别,分摊手术、麻醉科室成本至病种,医疗风险基金按医疗收入 3‰计算,计算过程略,分摊后的病种成本和患者王某的成本如表 4-21 和表 4-22 所示。

表 4-21　手术、麻醉科室成本分摊

单位：万元

病种类别	合计	人员成本	固定资产折旧	无形资产摊销	不可收费材料	其他费用	提取医疗风险基金
肺部恶性肿瘤手术病种成本	189.95	107	4.47	13.69	56.67	6.92	1.20

表 4-22　手术、麻醉科室成本分摊于肺部恶性肿瘤手术病例(王某)成本

单位：元

患者成本	合计	人员成本	固定资产折旧	无形资产摊销	不可收费材料	其他费用	提取医疗风险基金
王某	6 847.40	3 500	1 010.46	657.39	700	912	67.55

4) 计算肺部恶性肿瘤手术分摊的医技科室成本

CT 室、B 超室、病理室、检验室等医技科室成本按服务时长分摊至医疗项目,再根据项目服务例数分摊至患者,计算过程略,分摊结果如表 4-23 和表 4-24 所示。

表 4-23　医技科室成本分摊

医疗项目	合计分摊成本(万元)	医疗项目	合计分摊成本(万元)
CT 室	198.47	检验室	58.21
B 超室	82.67	心电图室	78.53
病理室	86.51	医技科室(小计)	504.39

表 4-24　医技科室成本分摊于肺部恶性肿瘤手术病例(王某)成本

患者	合计分摊成本(元)
王某	14 504.30

5) 计算肺部恶性肿瘤手术分摊的 ICU 科室成本

扣除药品和可收费耗材后的 ICU 科室四类二级分摊成本为 1 548.03 万元,如表 4-25 所示。

表 4-25　ICU 科室成本四类二级分摊后构成表

单位：万元

科室成本	合计	人员成本	固定资产折旧	无形资产摊销	不可收费材料	其他成本	提取医疗风险基金
外科 ICU	1 548.03	1 154.77	60.18	18.55	230.87	73.31	10.35

　　胸外科 2021 年肺部恶性肿瘤手术患者中转入 ICU 的患者共 10 名(不包括患者王某)，从病案中取得患者 ICU 住院天数和患者 APACHE Ⅱ 评分，如表 4-26 所示。其中，ICU 病房考虑 APACHE Ⅱ 评分后的 ICU 住院天数为 62 153 天，肺部恶性肿瘤手术病种考虑 APACHE Ⅱ 评分后的 ICU 住院天数为 3 305 天。

表 4-26　肺部恶性肿瘤手术病种患者数据表

成本类别	ICU 住院天数(天)	APACHE Ⅱ 评分	考虑 APACHE Ⅱ 评分后 ICU 住院天数(天)
患者 1	3	42	126
患者 2	3	33	99
患者 3	5	58	290
患者 4	7	65	455
患者 5	5	31	155
患者 6	6	60	360
患者 7	4	10	40
患者 8	14	70	980
患者 9	10	68	680
患者 10	3	40	120

　　根据肺部恶性肿瘤手术患者 ICU 住院天数×APACHE Ⅱ 评分分摊至病种，计算过程为：

该病种分摊的人员成本＝1 154.77÷62 153×3 305＝61.41(万元)

病种分摊的固定资产折旧＝60.18÷62 153×3 305＝3.20(万元)

病种分摊的无形资产摊销＝18.55÷62 153×3 305＝0.99(万元)

病种分摊的不可收费材料成本＝230.87÷62 153×3 305＝12.28(万元)

病种分摊的其他成本＝73.31÷62 153×3 305＝3.90(万元)

病种分摊的提取医疗风险基金＝10.35÷62 153×3 305＝0.55(万元)

病房成本分摊后的结果如表 4-27 所示。

表 4-27　ICU 科室成本分摊

单位：万元

成本类别	合计	人员成本	固定资产折旧	无形资产摊销	不可收费材料	其他费用	提取医疗风险基金
肺部恶性肿瘤手术病种成本	82.32	61.41	3.20	0.99	12.28	3.90	0.55

肺部恶性肿瘤手术病例王某术后没有入住ICU,故未分摊ICU成本。

6) 计算肺部恶性肿瘤手术分摊的病种和病例成本

肺部恶性肿瘤手术病种和病例成本分摊汇总后的结果如表4-28所示,患者个人(王某)成本分摊如表4-29所示。

表4-28 肺部恶性肿瘤手术病种成本

单位：万元

病种成本	合计	人员成本	固定资产折旧	无形资产摊销	不可收费耗材	药品成本	其他费用	提取医疗风险基金	可收费材料
病房成本	674.74	571.83	14.96	6.91	59.85	—	15.03	6.16	—
手术、麻醉成本	189.95	107.00	4.47	13.69	56.67	—	6.92	1.20	—
医技科室成本	504.39	312.00	38.20	10.63	94.00	—	46.00	3.56	—
ICU成本	82.32	61.41	3.20	0.99	12.28	—	3.90	0.55	—
药品成本	370.00	—	—	—	—	370.00	—	—	—
可收费耗材成本	510.00	—	—	—	—	—	—	—	510.00
合　　计	2 331.40	1 052.24	60.83	32.22	222.80	370.00	71.85	11.47	510.00

肺部恶性肿瘤手术病种平均成本＝2 331.40÷390.00＝5.98(万元)。

表4-29 肺部恶性肿瘤手术病例(王某)成本

单位：元

成本类别	合计	人员成本	固定资产折旧	无形资产摊销	不可收费材料	其他费用	提取医疗风险基金	药品成本	可收费材料
病房成本	15 680.28	13 298.42	347.91	160.69	1 391.84	349.52	131.90	—	—
手术、麻醉成本	6 847.40	3 500.00	1 010.46	657.39	700.00	912.00	67.55	—	—
医技科室成本	14 504.30	8 000.00	911.45	312.11	3 700.00	1 322.00	258.74	—	—
药品成本	8 728.00	—	—	—	—	—	—	8 728.00	—
可收费材料成本	10 310.00	—	—	—	—	—	—	—	10 310.00
合计	56 069.98	24 798.42	2 269.82	1 130.19	5 791.84	2 583.52	458.19	8 728.00	10 310.00

4. 参数分配法的优缺点

1) 参数分配法的优点

(1) 可操作性较强。参数分配法和服务单元叠加法一样规避了医疗服务项目成本数量庞大、核算复杂的难点,可操作性也较强(以服务单元为基础的参数分配法在医技科室中运用较为简单的比例成本法来计算项目成本)。只要医院完成了科室成本核算,即可采取从上到下的思路,按照上述分摊方法计算出所需核算的病种成本。实施过程也相对简单,实施成本低廉,能基本满足医院内部、外部的具体管理要求。

(2)易于接受和标准化。该方法的核算原理易于临床科室理解接受,而且在同一地区能较为容易地对该方法予以标准化,包括核算单元标准化、分摊流程标准化、分摊参数标准化,以及构建智能化的标准核算信息系统等。

2)参数分配法的缺点

(1)应用的推广度不足。和服务单元叠加法一样,临床科室的项目成本核算缺失导致该方法应用的广度不足。

(2)相比项目叠加法而言准确性不足。该方法和服务单元叠加法一样是基于科室成本管理的层面开展,最终目的是完成相应的成本分摊而非基于病种或临床路径开展。其中,对于科室单元维度,其逻辑是复杂问题极简化,分摊参数设置简单且直接,人为因素较大,属于典型的"为分摊而分摊";而对于服务单元维度,其逻辑和服务单元叠加法类似,都是复杂问题简单化,病种成本核算结果的准确性和可信性有所提升,但分摊方法和分摊参数设置仍不够细腻,导致业内对参数分配法的认可度还有待提高。

(3)病种成本核算方式影响准确性。该方法将未出院患者的病种成本也包含在已出院患者的病种成本中,导致核算出的病种单位成本虚高或虚低,也会影响到病种成本核算的准确性。当然,如果拉长期限来看,如以一年为周期,由于样本量的增加,年末与年初的未出院患者的成本之差占比会很小,对病种成本核算的准确性的影响会大大降低。

二、基于临床路径的病种标准成本路径

(一)概述

基于临床路径的病种标准成本路径,是指对每个病种按病例分型制订规范化的诊疗方案,再根据该病种临床路径所需医疗服务项目的标准成本核算病种成本。所谓临床路径是相对于传统路径实施的,传统路径即是每位医师的个人路径,不同地区、不同医院、不同的治疗组或者不同医师个人针对某一疾病可能采用不同的治疗方案。采用临床路径,可以避免传统路径使同一疾病在不同地区、不同医院、不同的治疗组或者不同医师个人间出现不同的治疗方案,避免了其随意性,提高了准确性、预后等的可评估性,可以规范医疗行为,提高医疗执行效率。每家医院的每个专科、每个疾病都应尽量寻找最优路径来保障医疗质量、获取合理结余,才能有机会将这部分结余应用到学科建设、人才培养等方面。病种成本核算是以病种为核算对象,计算出院病人在院期间为治疗某病种耗费的所有费用,而病种成本核算不同于企业产品成本核算。企业产品成本核算以生产过程为基础,可以从机器设备、员工素质等多个角度管控,实现生产过程的标准化,从而使成本更容易核算,标准化生产过程下的成本也可视为标准的成本水平。但是,卫生医疗机构提供的医疗服务过程具有很大的不确定性,不同等级的医院的诊疗水平也存在很大差异,建立标准化诊疗流程难度较大。对此,国家从2009年开始大力推行临床路径管理,2010年又组织开展临床路径管理

试点,目前国家卫生健康委共印发了 1 212 个临床路径。临床路径以循证医学证据和指南为指导,对推进临床路径管理工作、规范临床诊疗行为和保障医疗质量起到了重要作用。临床路径对患者从入院到出院需要做的检查、检验、治疗项目,以及使用的药品、材料都进行了规范,是解决医疗过程标准化问题的有效手段,所以按临床路径治疗病种的成本可以视为病种的标准成本,病种收付费标准可以参照临床路径管理下的病种成本水平予以确定。

临床路径受疾病的复杂性与医学技术发展的影响,在制定与开发临床路径时需要遵循以下原则。

1. 全员参加的原则

全员参加即医院需要在医务领导牵头下组建一个专业的研究团队,该团队应当包含多层级的人员,如医师、护士、临床药师、后勤人员、管理层等,一同研究国家临床路径标准,制定符合医院实际诊疗情况的临床路径。

2. 满足医疗需要原则

选择的临床路径应该根据医院自身的实际治疗水平进行适当调整,具有科学性和可行性,以确保临床路径下要求的各项医疗服务都能保质保量地完成,同时财务人员应当将标准临床路径分解成应当实施的医疗服务项目及其服务量、相关的药品费、单独收费的卫生材料消耗等,以便之后的成本核算。

3. 及时整改原则

对于实施过程中发现的问题,应做好临床路径变异的记录、分析、报告和讨论工作。对反复发生的同一变异,可能影响此病种临床路径实施的,应及时、仔细查找原因,必要时通过修改临床路径等措施进行整改。

4. 与患者沟通原则

临床路径的实施还受到患者的意愿影响,需要与患者沟通临床路径下治疗的有效性,同时做好信息公开工作。

(二)核算流程和公式

基于临床路径的病种标准成本核算流程如图 4-12 所示。

$$\text{某病种基于临床路径的单位标准成本} = \text{患者住院第一天各治疗费用平均成本小计} + \text{患者住院第二天各治疗费用平均成本小计} + \cdots + \text{患者住院第 } n \text{ 天各治疗费用平均成本小计}$$

基于临床路径的病种标准成本的具体核算方法可参考实际路径下的一些方法,如项目叠加法,该方法下基于临床路径的单位标准成本 $= \left[\sum (\text{规范临床路径下该病种各医疗服务项目工作量} \times \text{该医疗服务项目单位成本}) + \sum \text{药品成本} + \sum \text{单独收费的卫生材料成本} \right] \div$ 病种总例数。

(三)案例

某院 2019 年开展了临床路径下的重点病种成本核算,核算方法采用项目叠加法,其中胃恶性肿瘤手术病种临床路径下对某患者的每天收费和成本核算结果如图 4-13 所示(具体过程略)。

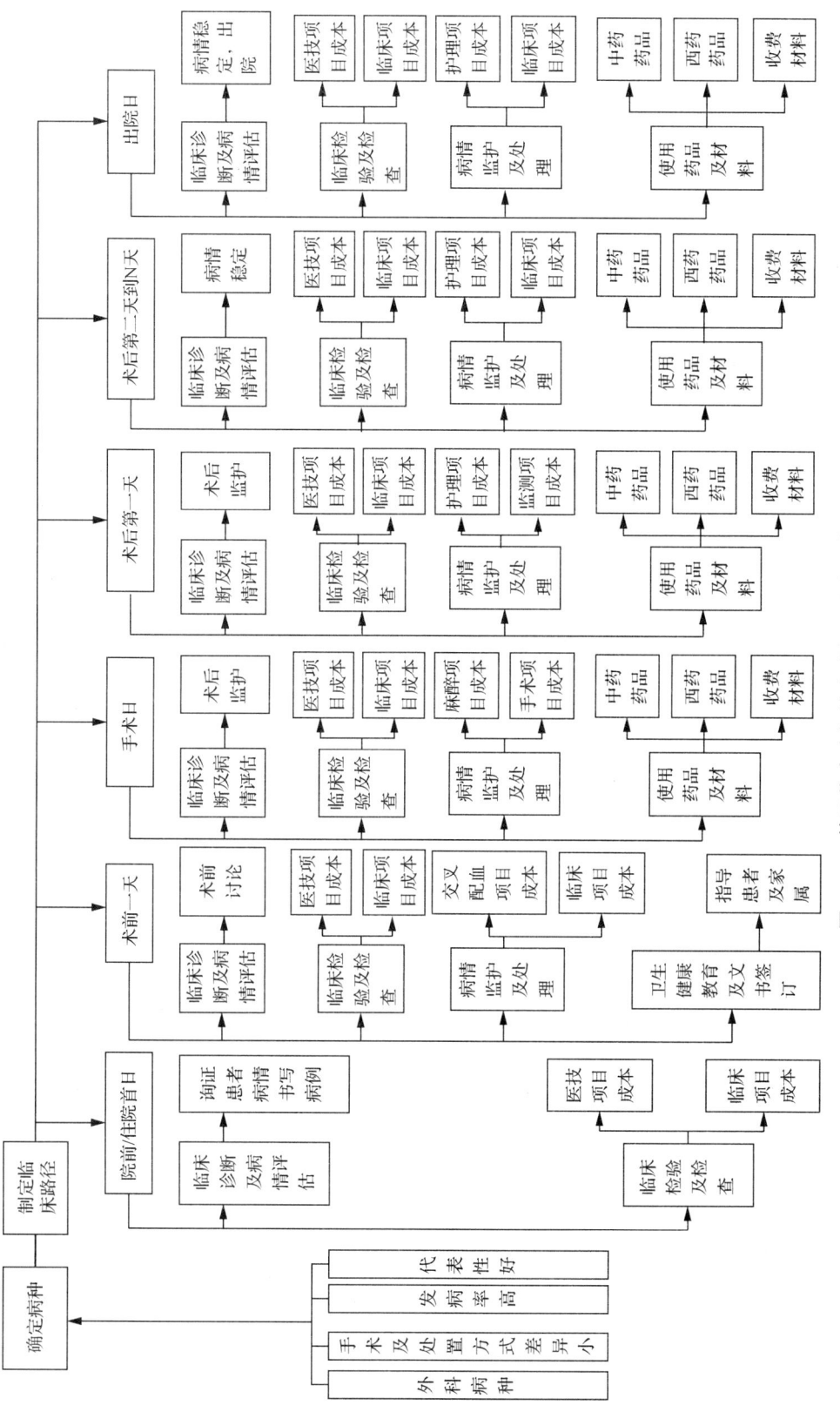

图4-12　基于临床路径的病种标准成本核算流程

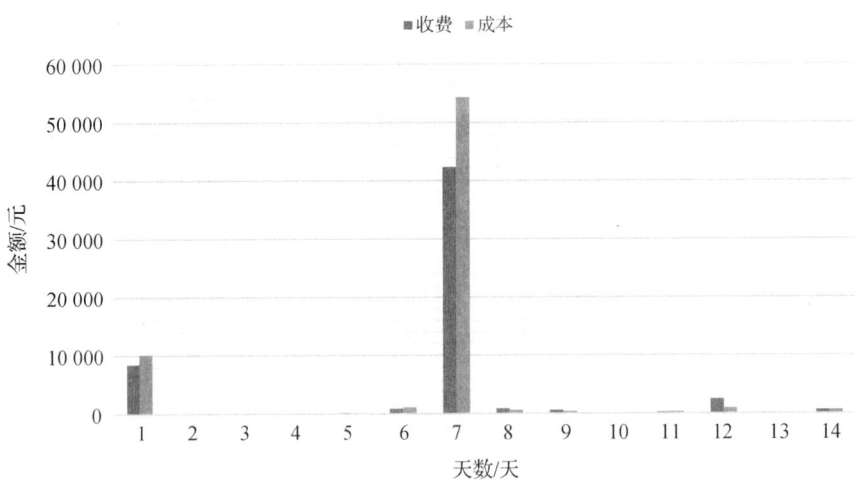

图 4-13 基于临床路径下病种收费与成本对比图

（四）基于临床路径的病种标准成本路径的优缺点

1. 该方法的优点

1）较为简洁、合理

病种的临床路径一旦确定，即可相对简洁、合理地核算出病种的标准成本，增加了病种成本核算结果的可信度和可比性，有利于不同医院或不同地区之间进行标准化病种成本控制管理的对比分析。

2）有利于成本控制

实际临床路径确定后，应进行"流程优化和再造"，优化和再造侧重于缩短平均住院日、减少不必要的检查检验项目、剔除高价药品和高价耗材（选用国产同质低价药品和耗材替代）、增加必要的服务项目，使流程更趋合理、有效，切实减轻患者的负担，提高社会效益。

2. 该方法的缺点

1）难以完全按照统一下发的路径执行

目前国家虽然有统一的临床路径标准，但由于全国范围内不同地域的医疗水平和病种特点是有差异的，医疗实践中难以完全按照国家卫健委统一下发的路径执行。

2）不适用于所有病种

虽然基于临床路径的标准成本法相对科学，但并不是所有的病种都有规范的临床路径。

而且，在 DRG 支付制度早期可能会存在病组分组不够精细、临床路径实施效果欠佳的现象。即 DRG 病组的划分不够细化，会导致同组内的病例异质性较大，可能包含病情严重程度、治疗方式、资源消耗差异明显的患者，会造成缺乏统一的、规范化的临床路径。

3）需要一定时间和费用

临床路径的实施还需要一定时间和费用，如果医务人员的态度不积极，也会阻碍其实施，进而影响标准成本的效果。

在国外，临床路径是伴随着付费方式的转变而出现和发展的，特别是 DRG 支付出现后，为了保证医疗机构的医疗质量水平，防止出现为了获取更高或者更有利的保险付费而不顾医疗质量和诊治疗效的情况,才产生了临床路径。医院和医生必须按照临床路径的各个步骤完成诊疗,保证医疗质量与安全,才能获取完整的保险费用。国内的情况正好相反,医保付费尚未真正建立起科学、精准的支付模式,也未与医院管理真正结合就开始推行临床路径,导致临床路径在我国医院的实施尚不完善,这也给现阶段开展按临床路径核算病种成本的工作带来了一定困难。但随着支付方式改革大幕开启和医疗市场竞争的加剧,我国的一些医院已开始采用临床路径以提高医疗管理水平,持续改善医疗品质,合理利用医疗卫生资源,降低医疗成本。鉴于临床路径的科学性,按临床路径进行病种成本核算具有良好的前景,目前有条件的医院可在临床路径规范、治疗效果明确的常见病和多发病领域开展病种成本核算。

三、病种实际成本与基于临床路径的标准成本分类意义

按病种实际成本路径核算的成本数据主要用于财政补助,可完善财政补偿机制;按基于临床路径的病种标准成本路径核算的成本数据,主要应用于医保定价。完善医保支付制度,是科学制定和调整价格的基础。而病种实际成本与基于临床路径的标准成本结合可用于医院的内部管理。通过对比实际成本与基于临床路径的标准成本可进行差异分析,主要分析方向有该病种所做项目数量与单位成本两方面,若实际成本高于基于临床路径的标准成本,那么可能存在过度医疗(项目数量过多)或过度浪费(单位成本过高)等现象;若基于临床路径的标准成本高于实际成本,则可能存在医疗不足(项目数量不足)或过度节约(单位成本过低)等现象,病种的实际成本越接近基于临床路径的标准成本,则说明该病种的治疗越接近医疗标准,有利于医院提高其医疗服务质量及服务性价比、加强成本控制。病种实际成本与基于临床路径的标准成本分类意义如图 4-14 所示。

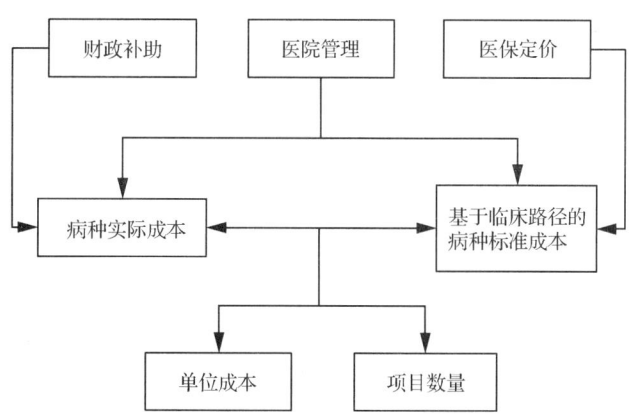

图 4-14　病种实际成本与标准成本分类意义

四、病种成本核算方法实施的辩证考量

不同的病种成本核算方法各有优点和局限性,采用不同的核算方法会导致最终病种成本核算结果的差异。在实际应用过程中,应综合考虑实际操作难度、信息使用者的需求和内外部环境的变化等多种因素的影响,选择科学、合理的病种核算方法。

（一）理论研究和实际操作

我国关于病种成本核算方法的理论研究有很多，这些方法在理论上已经日趋完善和成熟，但是理论层面的方法向实际操作转换时存在难点。例如，项目叠加法涉及对所有医疗服务项目成本的核算，核算工作量较大，短时间内无法完成，也相对难以进行动态调整；临床路径法需要对每个病种制定标准化的临床路径，因病种诊疗过程具有复杂性和不确定性，还需考虑个体的治疗差异。临床路径的制定方法与数据的精确性存在着较高的相关性，医疗机构可以考虑在重点病种中小范围应用。相较而言，一些基础条件一般的医疗机构限于信息技术和人力资源等因素，往往倾向于选择容易操作、简单易行的方法，如参数分配法和服务单元叠加法。

（二）外部需要与内部需求

对内部来说，医院利用病种成本数据可以指导其对资源配置、病种结构和学科布局的调整，优化病种临床路径的管理，促进临床科室更有的放矢地挖掘潜力、降低成本，达到规范管理、提质增效的运营目标，因此内部管理对核算方法的精准性有较高的要求。外部信息的使用者主要是政府部门和办医主体。政府部门或办医主体通过对病种成本数据的收集、监测和追踪，可以了解不同地区、不同医疗机构的病种成本情况和实施能力，测算社会平均化的病种成本水平，分析有关政策对医疗机构运行和临床医务人员行为的影响，为政策制定提供依据。因此，外部信息使用者更注重整体角度，一定区域内的医疗机构病种成本核算方法需要具有统一性和可比性，对方法的精准性要求可放在其次。

（三）历史回顾与客观变化

从本质上说，所有的病种成本核算方法都是一种基于历史数据的"回顾"，是对已有数据的核算和归集。一段时间内测算出的病种成本基本保持稳定，但随后的实际情况可能会发生变化，如社会物价指数、价格政策、政府制度变化、医院购置新设备、研究新技术等。今年核算出的某病种成本也许不能代表明年该病种的成本。因此，在进行病种成本核算时需要时刻关注内外部环境的变化，特别是使用以医疗服务项目成本为基础核算的项目叠加法。当环境发生较大变化，并会产生重大影响时，为了使已核算的数据更符合实际，就需要对病种成本进行实时动态调整，医院全成本核算周期应当与会计核算周期保持一致，减少基于历史回顾的数据与客观变化后的数据的差异。

综上，病种成本核算方法涉及医疗行为管理、医院经济管理、医疗费用控制、医疗质量规范等多个领域，关系政府、医疗保险机构、医院、患者等各方的利益因素。因此，病种成本核算方法体系研究不是孤立的或者单纯的学术研究，而是一个较为复杂的、和实际密切联系的系统工程，它务必与当前医疗领域内的体制改革、保险制度改革等相适应、相配套，必须融于各项改革的大环境中，不断地自我丰富和完善。

第五章

单体多院区成本核算

多院区模式已逐渐成为大型综合医院重要的发展方向,医院院区的增多既是医院发展的机遇,也给医院管理者带来了新的挑战,这些挑战包括学科布局、人员结构、运营效率、成本控制以及多院区的文化建设等。由此,积极借鉴国内外有效经验,推进多院区"一体化运行、同质化管理、高质量发展"已成为当今的热点问题。

前文对医院成本核算的阐述主要是针对单体医院进行的,本章将在此基础上对医院单体多院区模式下如何开展成本核算工作进行研究和讨论。

第一节 单体多院区成本核算的背景

在我国医疗卫生体制不断创新和改革的今天,优质医疗资源短缺且配置不均衡的问题依然十分突出。随着一些大型医院的发展以及人民需求的不断增长,原先建立医院时做的规划需要及时作出调整,实现与时俱进。因此,一些综合实力较强且有发展空间的医院在医疗技术不断增长的同时,通过开拓新院区更多、更合理地增加优质医疗资源,从而不断满足人民群众日益增长的对多元化医疗卫生服务的需求。在 2020 年新型冠状病毒感染防控中,大型公立医院分院区因远离人口密集的中心城区、医疗设备设施完备、技术及管理水平领先,也发挥了其独特作用。通过查阅各医院官网发现,在复旦大学医院管理研究所发布的《2019 年度中国医院排行榜》上排名前 30 的公立医院中,有 22 家设置了分院区,上海市 9 家市级综合医院中目前也有 7 家属于多院区发展状态。国务院办公厅在 2021 年发布的《关于推动公立医院高质量发展的意见》中,明确提出支持部分实力强的公立医院在控制单体规模的基础上,适度建设发展多院区,以便发生重大疫情时迅速转换功能。2022 年 1 月国家卫生健康委印发了《医疗机构设置规划指导原则(2021—2025 年)》,2022 年 3 月国家卫生健康委又印发了《国家卫生健康委关于规范公立医院分院区管理的通知》,这些重要制度对指导地方规范管理分院区,做到合理有序发展、科学规范管理分院区,具有重要现实意义。"分院区"的亮相,标志着"多院区医院"正式进入规范管理和稳步发展时代。多院区管理并非对原有模式和机制的简单延续,对公立医院来说设立分院区不仅是"量"的增加,更重要的是运行机制的改变带来的"质"的提升。如何统一不同院区的经营管理、如何同步改善医疗技术水平、如何有效提高管理效率、降低各项运行成本、如何不断提升服务能力,引发了各级管理者越来越多的关注与思考。

一、多院区医院的定义

多院区医院是指以资本或长期的经营管理权等为纽带建立起来的拥有两个或两个以上院区的医院,各院区与主院区有同一法定代表人,采用同一财务管理模式,依托主院区的品牌、人力、技术、管理等资源,通过多种方式将医疗服务辐射到各院区,在各分院区发展与主院区同质化的医疗服务,该类型多院区医院也被称作单体多院区医院。多院区的医院主院区多位于经济发达地区,发展基本达到饱和状态,其他分院区多位于郊区,发展空间大,但医疗资源、人才和管理经验相对缺乏。多院区医院始于 20 世纪 80 年代末,主要通过合作医疗联合体方式重组医疗资源。随着卫生体制的改革,各项文件的出台及各地区对卫生服务重视程度的提高,依托大型公立医院采用共建、新建、托管方式进行建设的多院区医院开始出现,并成为优化配置医疗资源的重要方式。

《医疗机构设置规划指导原则(2021—2025 年)》提出,分院区是公立医院在原有院区(主院区)以外的其他地址,以新设或者并购等方式设立的、具有一定床位规模的院区。分院区属于非独立法人,其人、财、物等资产全部归主院区所有,公立医院举办的基层医疗服务延伸点、门诊部、未设置床位的健康体检中心等,以及医联体、医院托管、合作举办、协议合作、对口支援等合作医疗机构不属于分院区。

二、单体多院区成本核算工作的意义

近年来,公立医院面临的内外部环境正发生着巨大变化,如全面取消药耗材加成、医保支付方式改革、带量采购、医疗市场竞争加剧等。公立医院亟需通过成本核算改善运行管理、提高服务效率、完善分配机制、做好内部控制,提高管理的科学化、精细化水平,推进医院高质量发展。政府部门也需要通过准确的医疗服务成本信息,为医疗服务创新技术定价及支付、医疗服务价格动态调整、政府卫生投入和监测、宏观财政规划等提供参考依据。单体多院区管理模式,一方面会带来更多的政府财政投入和医疗收入,另一方面也会给医院经济运营带来"散、杂、大"的困境。在此形势下,科学、合理地控制成本是实现多院区集约化管理的重要基础,是保证医院持续健康发展的前提,也是提高医院综合竞争力的关键。就成本核算而言,多院区成本核算并非单院区成本核算简单的罗列和叠加,院区间的功能规划设置、资源的分配、院区间的距离等都会影响到医院成本管理,给成本核算工作带来独有的特点和难点,对会计人员提出新的要求,对医院成本核算工作提出新的挑战。我们所说的单体多院区成本核算,即在一个会计核算主体内,由一个核心院区统一制定成本核算办法,负责指导或开展其他院区成本核算的医院财务成本核算形式。相较于单一院区,单体多院区的成本核算明显更复杂和更具有挑战性。因而,有必要对公立医院单体多院区开展一体化成本核算进行研究和探讨，以提升医院成本核算工作的质量，从而以较少的投入取得较好的医疗服务效果，为医院精益化管理打下坚实的基础。

第二节　单体多院区成本核算的难点

医院成本核算工作本质上是一项兼具高复杂性与高负荷量的系统性工程，其流程涉及多环节协同、海量数据处理及多元数据源整合，同时需兼顾分摊参数的动态性与精准性。而在多院区协同运营模式下，各院区之间人力、设备、信息等核心资源要素的跨院区共享已成为常态。这种资源要素的动态流动与交叉使用，导致多院区成本核算呈现出鲜明的"多维度交织"特征，并衍生出多重难点：资源流动的实时性与跨院区属性，使得成本记录的完整性面临挑战；资源使用的共享性与权属模糊性，导致成本界定的边界难以清晰划分；数据来源的分散性与格式异构性，加剧了成本归集的碎片化困境；分摊规则的适配性与多院区差异性，进一步放大了成本分配的复杂性。上述问题相互交织，导致多院区成本核算的精细化程度与准确性显著降低，成为医院高质量运营与资源优化配置的核心瓶颈。

一、构建精细化的多院区成本核算体系难

成本核算与医院组织关系密切，不同的组织形式对成本的要求是不一样的。多院区管理模式下，院区间的组织结构、功能规划设置、方法的运用、精益化的管理能力等都会影响到医院成本管理。没有正确的组织机构与先进的成本核算理念，多院区成本核算工作很难在医院管理实践中发挥应有的作用。

二、各类成本合理归集和分摊难

多院区的发展有利于形成规模效益，但人力、设备与信息等资源要素共享使得成本核算中形成了成本记录难、界定难、归集难及分配难等问题，进一步增加了成本核算的复杂性。

（一）成本大幅增加且呈多样性，分摊难

一院多区的发展有利于形成规模效应，但伴随着医院规模的扩大，医院产生的成本也随之增加且呈多样性，成本的控制更是一个错综复杂的过程，界定各种资源在多院区共享过程中产生的成本的难度加大。一个院区可以按照一种标准分摊医院发生的各种公共费用和支出，但多院区的情形则更为复杂。例如，医院总部行政人员为组织和管理医院运营活动而发生的费用、科研教学活动产生的成本费用如何分摊到多院区？又如，院区间学科建设侧重点不同，没有配合开展医疗服务项目（如多院区只有一台 PETCT），这就导致患者在不同院区间的流动性增加，其就医过程中产生的收入和成本如何界定分摊？再如，某院

南北二区各设有检验科,但是南院区出于成本效益考虑将部分检验送至北院区的检验科进行仪器分析,这块检验收入和试剂成本如何界定?

(二)人员成本的归集和分摊难

人员成本是指人员工资、津贴补贴、绩效工资和奖金、社会保障费、其他工资福利等支出的总和。公立医院的人力成本占医疗总成本的比例一般在30%~40%,在项目成本核算中人力成本的比重更高,其中手术项目和护理项目中人力成本的占比高达70%~80%,因此进行科学、系统、规范的人力成本核算是多院区成本核算的重中之重。在新院区的建立及发展中,人员数量必然会呈现高速增长趋势,而为了保持医疗水平同质化,院区间的人员特别是中高水平的医生的流动会比较频繁,如一些知名教授会在各院区进行出诊、手术和查房等,护士也会每几个月在各院区间轮转一次。这些都是多院区模式下优质医疗资源共享的特点,也使得人力资源管理的难度及复杂程度大大提升。在单体单院区模式下非常容易判断人员工作地点,而在单体多院区模式下人员成本的归集和分摊则成为一大难题。

(三)固定资产、医疗物资的成本管理和归集难

1. 固定资产流动性加大

固定资产是医院开展医疗服务、教学、科研等工作的重要保证。医学技术的发展和医疗水平的迅速提高,与先进医疗设备的投入使用密不可分,医疗设备也是反映医疗技术的重要指标之一,其存放位置的界定也是做好成本核算工作的基础。医院固定资产具有种类多、价值高、数量大、使用周期不等的特点,受各院区性质、地位和功能的影响,多院区模式下为了节约成本和提高设备使用效率,部分固定资产会具有一定的流动性,如院区间随意地相互借用仪器设备会导致各院区间固定资产的账、卡、物不一致的情况增多,造成固定资产折旧成本归集的准确性差。

2. 医疗物资的供应链延长

医院药品、卫生材料、试剂、低值易耗品、办公用品、五金配件的成本占医院全成本的50%以上。多院区模式形成后,医疗物资供应链由原来的点对点的"单一链"变成分散的"多点多链",增加了对药品、耗材等物资的消耗以及对物资调拨流程管控的工作量,在医院传统供应链模式下对医院管理提出了更高的要求。各院区原则上均需设立独立的物资库房,对各类医疗物资进行出入库和库存管理,但出于成本考虑难以全面设立二级库房。医院物资材料品种多,且较为分散,库存物资的检查和盘点困难,以领代耗的现象仍旧普遍存在,大大影响成本核算的准确性。

三、信息系统繁多,数据衔接难

近些年来,医院信息化建设的投入水涨船高,基本覆盖了以医疗业务为主线的医院管理的方方面面。与单院区相比,多院区的信息化建设面临更多问题。理论上在医院各院区设计之初就应采用一套统一的信息系统,这虽然更为方便,但实务中却很难做到。尤其是改扩建、兼并形成的多院区,各院区之间信息化水平的参差不齐,加之传统的"烟囱式"开发

模式,导致医院整体间数据联动出现差异,无法形成数据的有效处理与跟踪。各院区间软件不一致,数据接口不一致,各类资源的数据字典不一致,数据形成"孤岛"。基础数据散布在各院区,导致成本核算需要的数据缺乏准确性、真实性、及时性。如果没有信息化的强力支持,医院多院区高质量成本核算不可能全面实现,这也是《关于推动公立医院高质量发展的意见》中指出医院高质量发展要"强化信息化支撑作用"的意义所在。

四、精细化的成本核算调研难

医院成本核算体系中,项目成本核算起到承上启下的重要作用,而周详的项目成本调研是项目成本核算取得成功的过程中必不可少的一环。在传统调研方式下,医院需要花费大量的人力和时间到临床科室去调研每个医疗服务项目的成本动因,事倍功半。在单院区模式下一直困扰着医院的项目成本核算工作,也是作业成本法无法大面积推行的主要原因之一。毫无疑问,在多院区模式下,项目成本调研工作量成倍增加,这种"农耕式"调研方式需要颠覆性的变革才能满足高质量成本核算的需求。

第三节　单体多院区成本核算的对策

老子的《道德经》中有句话:"天下难事,必作于易;天下大事,必作于细。"这句话对医院成本管理工作也是很贴切的诠释,对于单体多院区医院来说,成本管理是大事,更是难事。多院区管理模式下,对医院管理者的精益管理要求越来越严格,精益管理的根本是成本管理,这已经成为新时期医院生存和发展的关键。公立医院应积极借鉴国内外多院区管理的有效经验,因地制宜地精细化处理人、财、物等资源在多院区之间共享和流动的问题,形成一系列"数据流""审批流""核算流",才能高质量地开展成本核算工作,进而采取有效地成本控制。

一、顶层设计

顶层设计是针对某一具体的设计对象,运用系统论的方式,自顶端开始的总体构想和战略设计。医院成本核算是医院经济管理的重要手段,也是卫生总费用控制的必要环节,特别是多院区成本核算涉及各院区经济财务运行的各个环节,势必成为医院管理顶层设计的重要一环。因此,医院应结合自身的实际情况,构建精细化的多院区成本核算体系。

(一)构建科学合理的多院区组织架构

1. 构建科学合理的组织架构

单院区的组织架构已经无法适应当下多院区时代的新要求,垂直化的管理使得管理部门、临床科室与后勤部门等组织之间缺乏协同与联动。现代管理学之父彼得·德鲁克

(Peter Drucker)认为医院作为知识经济的典型组织最适合扁平化模式,国内一些运行较好的单体多院区医院的实践也证实了"大部制、扁平化"组织理念的成功。扁平化管理模式下信息传递的链条减少,数据传递迅速,能把颗粒度更细、准确度更高的数据提供给相关决策部门,大大提高成本核算工作的效率和效果。因此,单体多院区医院应依据不同院区的功能定位,合理界定各院区、科室及部门的权责关系,按照"重大决策集中化,日常运行扁平化"原则,总院及各院区按需设置相应科室、部门,促进医院总体高效运行,将运行成本最低化。

以上海市第一人民医院为例,该院分设南北两个院区,其中核心院区设在北部院区,对于尚处建院之初的南部新院区,人少物缺,需通过提高运营效率来保证医院正常运转。南部院区刚起步时,医院行政部门正职在北部院区上班,副职在南部院区上班。这种模式的好处在于两个院区同一处室的成员隶属于同一个团队,可以省去很多管理上的时间和资源成本,但弊端也显而易见,南部院区的副职不能做决策,哪怕遇到紧急情况也要请示北部院区的正职,而后者长期在北部院区上班,不了解南部院区的情况,迟迟不敢拍板,造成行政效率低下。随着医疗业务的逐步开展,事务性工作不断增加,需设立固定、专门的科室来解决新院区的具体问题,同时又要兼顾成本。对此,医院班子经过研究还是认为,两个院区的行政部门和临床科室不能各设置一个正职。否则长此以往,容易导致两个院区独立管理,表面上挂同一块牌子,实质上却为两家独立的医院。经过一段时间的摸索,医院找到一条折中道路,即北部院区的行政部门不变,南部院区的行政部门划分为两类:第一类为核心业务处室,包括医务处、护理部和后勤保障处,因每天均有业务处理而独立设置,与北部院区的这些处室平行,以强化南部院区日常运营监管;另一类为非核心业务处室,即上述三个处室之外的职能部门,非核心业务处室一部分在南部院区不单独设置而集中组建一个党政综合办,涵盖党办、院办部分职能,其余则施行派专人定时赴南部办公的"合署办公"管理模式。在此基础上,遵循"一体化"高质量标准和评估体系,充分利用实时仿真信息术和移动办公管理系统构建两院互查互访、协调联动的规范化工作机制。上述管理运行机制的建立,避免了院区间的管理空白,加快了南部院区的行政协调力度,也减少了管理人员分驻两地的资源浪费,避免了南北管理工作割裂,产生不同质化的现象,在有力保障了新院区日常工作有效开展的同时,兼顾了人员成本和执行效率。

2. 成立跨院区的成本核算组织机构

医院领导的重视和决心,是单体多院区开展成本核算工作的坚强保障。医院应成立成本核算领导小组,医院院长担任组长,医院总会计师作为常务副组长及工作小组组长,以财务部门为核心(大型综合医院至少设立2~3名专职成本核算员),各院区的医务(含病案)、护理、信息、后勤保障、人力资源、绩效等多个职能部门协同配合,同时临床一线科室设立成本联络员,形成一套完整、高效的组织管理体系。总会计师应懂得如何实施成本核算工作的精细化管理,如何抓宏观、抓重点、抓要点、抓细节,如何让中层干部、普通职工和软件方跟着自己的思路走。多院区医院的成本核算工作只有在设计、调研、实践的阶段得到各院区相关科室医护人员的大力配合,才能做到"上下同欲者胜",实现持续、健康、有效发展。

3. 加强临床专科运营助理工作

算为管用,管算结合。专科运营助理日常的主要工作之一是通过深入临床一线实地了解科室运营情况,医院可以将他们作为成本数据采集工作的联系人和沟通者,以强化职能部门与临床科室的协同与配合。成本核算产出的大数据必须有专人负责分析和运用,对同一医疗服务项目、DRG病种组在不同院区科室之间横向对比差异并进行分析,针对差异较大的科室追溯成本构成,从而达到监管并改善科室运营,寻求降低成本的途径。以上海市第一人民医院为例,在核算结果中发现分属南北两个院区的同一科室甲A、甲B科室下同一医疗项目成本差异较大,其中甲B科室该项目亏损较大。经过分析发现,亏损的主要原因在于甲B科室医疗服务量不够,同时闲置的设备较多,导致折旧成本较大。对此,医院和甲B科室的主任进行了沟通,科室主任表示将部分闲置的设备调配到资源相对紧缺的甲A科室并主动缩减下一年的设备采购计划,同时通过提升服务、开展新技术等方式来提高科室收入,增加设备的利用率来改善科室运营。

(二)夯实基础数据的质量

在构建精细化的多院区成本核算体系过程中,数据甚至比算法更为重要。没有医院底层的精细化数据,各种算法的应用就会是"无源之水,无本之木"。在任何一家医院,如果没有建立一个完善的内部控制体系,提升管理水平和经营水平都是非常困难的,管理会计作为一个分析系统需要用到各种数据,因此必须要有内控机制的支持,以有效保障数据收集的便利性与真实性。例如,加强对能源消耗的控制,对水电气暖计量设施进行修理完善,减少跑冒滴漏、对用水用电大户安装计量设施设备进行准确计量;建立外包服务的监督考核机制,动态追踪外包服务公司的履约能力,定期对外包公司的服务进行业务评价和服务考核,将考核结果与外包费用关联;对高值耗材管理实施全流程追踪机制,实施高值耗材的一物一码管理,建立收费与出库管理的信息系统之间的联动机制和定期核对机制,高值医用耗材异常使用预警机制等内控措施。以上海市第一人民医院为例,该医院管理层非常重视内控体系的建设和完善,从2014年起依据《行政事业单位内部控制规范》和上海申康医院发展中心制定的《上海市市级医院内部控制操作指南》,参照COSO全面风险管理框架,通过以风险为导向、以流程为纽带、以控制为手段、以制度为保障的思路逐渐完善了内部控制体系建设。在确保内部控制体系顶层设计的全面性、完整性的基础上,创新性地对关键业务领域进行了突破实践,形成了符合公立医院特点、具备医院特色的内部控制管理体系。医院将内部控制体系纳入到以"六梁六柱"为核心的医院全质量管理体系(如图5-1所示)中并获得了第六届中国管理科学奖。在此基础上,医院从2017年开始借鉴RBRVS理论,开展基于点数成本法的多院区成本核算工作及信息化系统研发,取得了一些可复制、可推广、有价值的成果。

(三)灵活组合运用各种管理会计方法

病种成本核算方法中,项目叠加法被认为是医院成本核算的金标准,但基层财务工作者往往桎梏于范围内的主流方法——作业成本法,这对项目叠加法的推广运用是巨大的挑

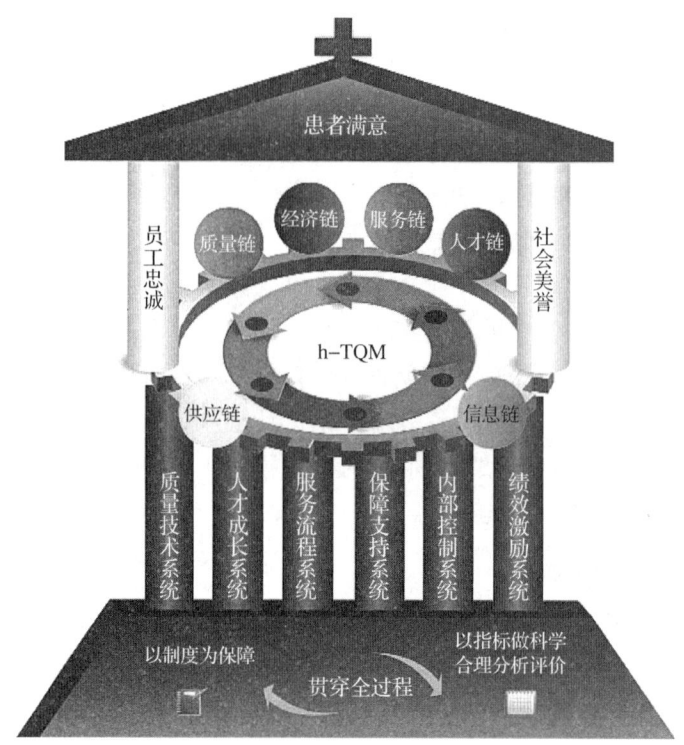

图 5-1 "六梁六柱"矩阵式医院全质量管理(h-TQM)体系

战。由于医疗业务的复杂性,我们不能寄希望于用单一的方法或公式套算出医疗项目成本,而是需要分析不同类型科室、不同类别资源、不同的资源消耗方式,结合医院自身业务特点,才能找到最科学、简便、高效的核算方法。本书认为,多院区下高质量成本核算应该在各种场景中灵活组合运用各种方法来开展,如上海市第六人民医院在临床和大部分医技科室中运用分项点数成本法,在检验科的材料成本核算中采用分类比例成本系数法,成功核算了 2021—2023 年徐汇和临港两个院区逾 3 300 个院级项目成本,为医疗服务项目的合理定价和财政补偿提供了数据支撑,也为医院病种成本核算乃至 DRG 成本核算打下了坚实的基础。

(四)树立"医院主导+企业合作"的成本核算信息化实施理念

多院区高效准确的成本核算工作离不开专业化软件的支撑,这就需要与国内具有丰富医院成本管理经验的软件开发商深度合作。合作过程中,医院必须树立"医院主导+企业合作"的理念,不能把成本核算信息化项目当做"交钥匙"工程。在实施过程中,应由医院主导,双方紧密配合,做到"建设有规划,过程有标准,管理有机制",来确保医院能持续产出高质量的成本数据。

二、建立合理、可操作性强的分摊模型

首先,应对涉及多个院区的每项成本进行细致分析,对于确实统计无法具体到院区的成本项目,按"谁受益,谁承担"原则设置合理的分摊规则计入各院区,如医院总部的行政管理部门发生的费用需要在总院与分院之间进行分摊,分摊参数可以为院区医疗收入、人数或面积等。其次,各院区的成本分摊规则原则上应予统一,便于之后产出的院区之间的成本数据比较。但也不应搞"一刀切",在不影响成本数据真实性的情况下,根据重要性原则可以适当个性化处理。最后,为了准确核算医技科室的成本,对于收费项目开单和执行科室跨院区的情况应做适当处理。如前述单体多院区医院只有一个院区有PET-CT的情况,实践中可以将核医学科作为全院的平台科室,任何院区开单,其执行科室均为该平台科室,在科室成本四类三级分摊时按各院区的开单收入来分摊成本;前述检验科也可以类比核医学科的情况,将该科室作为全院的平台科室核算。

三、加强精益化管理

在多院区模式下,公立医院只有加强管理,精益化处理人、财、物等资源的多院区共享和流动问题,形成一系列"数据流""审批流""核算流",才能高质量地开展成本核算工作,进而采取有效的成本控制。

(一)加强人力资源管理

人力成本是公立医院的主要刚性成本之一,而人力资源又是医院的核心竞争力,因此单体多院区模式下应做好人员成本的管控和界定。

1. 合理设置成本核算单元

单体多院区下的人力成本的监管,要先合理设置成本核算单元,它是医院针对不同核算对象进行核算的起点。最底层成本核算单元的设置既要尽量划分到最小单位,也要照顾到各院区的学科规划、管理基础,还要综合考虑各院区之间的动态平衡以及相关科室之间的数据比较。例如,南京市儿童医院于2017年下发通知,对两院区科室名称和机构设置进行规范,以医院组织架构图和临床、医技、职能及其他科室的分支机构一览表的形式,明确两院区各科室的功能分布,加强统一管理和监督。同时规定如有变更,必须按照规定流程办理审批,院办统一通知各部门调整,任何部门不得擅自增减变更。通过这些举措,保障了成本核算单元的准确性。

2. 建立健全统一的员工信息库

员工信息库中包括专门唯一工号、员工的姓名、身份证号、出生年月、职称、编制、常驻工作院区以及所属成本核算中心等,当人员发生变动等情况时,数据可以联动调整。

3. 优化人力资源结构

优化人力资源结构应从加强多院区人力资源的科学规划、合理配置和动态调度上入手。单体多院区医院应从加强日常业务质量管理、确保医疗服务同质管理效果的角度出发,推行科室人员固化的管理模式,这同时有利于人力成本的界定。如上海市第一人民医院原则上主治及以上医护人员在两个院区分别固定,以确保新院区的医疗安全,提升了医疗质量。

4. 建立和完善医院统一的人事考勤系统

多院区医院应建立和完善医院统一的人事考勤系统,加强人员考勤管理,科学合理地统计各院区间门诊、手术、查房、轮转、变动等人员流动情况。同时,人力资源管理系统和财务、成本核算系统实现互联互通,人力成本数据可以直接获取,以方便准确地对人力成本进行分院区的界定、分摊与核算,事半功倍。例如,假设本月有 21 个工作日,张医生本月工作岗位考勤显示其有 7 天在甲院区工作,14 天在乙院区工作,那么本期张医生的人力成本有 1/3 分摊到甲院区,有 2/3 分摊到乙院区。

(二)加强对各类资产的管理

1. 规范和加强资产管理

首先,应建立健全固定资产归口管理,采用分院区条码管理,一物一码,并明确责任科室。规范院区间的资产调拨流程,采用定期与不定期抽查等多种形式进行资产盘点,并辅以奖惩措施。其次,应建立各类医用设备、物资的集中采购、统一分配模式。例如,上海市第一人民医院设立医院采购处,凭借多院区规模优势提高议价能力,降低医疗设备、器械与耗材等物资的购买成本。各院区间施行统一的采购制度、验收标准和分配制度,从而避免多院区间盲目采购和使用,以合理调拨各类资源。在此基础上,统一对设备、耗材与药品的基础信息包括商品名称、规格、价格、商品编码等进行维护,提高了各院区的基础成本数据质量。

2. 物资管理的模式创新

多院区模式下,医院必须完善医用物资管理,避免以领代耗,提高材料成本的入账准确性、及时性等。对此,公立医院应加强模式创新、管理创新。例如,上海仁济医院有东、西、南、北四个院区,其作为单体多院区大型综合性医院,物资采购纷繁复杂,涵盖临床、医技科室、科研部门、职能科室等,各院区消耗点共 355 个,每年完成医用耗材、试剂、办公用品、五金配件、IT 配件等各类物资采购共 4 000 多万件,总金额为 17 亿元。该院从 2015 年起对物资采购进行集中信息化管理,经过多年的实施推进,现在已经建立起了一套完整的集中物资采购系统,实现了各院区从申领到结算的全流程闭环统一管理,以及信息流、物资流、资金流"三流合一"。同时,为了使各科室领用耗材更加方便、耗材采购更加快捷、采购量更加精准,医院建设了"网上申领平台"。平台 7×24 小时开放,一物一码,各院区科室可根据实际需求随时网上申领,申领需求经采购部门审核汇总后直接发送至供应商客户端。供应商及时响应,按需配送,减少了供应商与医院再次沟通和确认环节,提高了供应商对医院物资需求的响应能力,加快了物资周转速度,有效降低了医院库存量。"网上申领平台"方便、快捷、准确,被医院的医务人员亲切地称为"仁济院内淘宝"。采购和领用环节的信息化智能管理,实现了医院库存物资月平均额约 30 万元,存货周转天数不足 1 天,有效提高了物资采购速度和周转效率,减少了无效浪费,保障了医院医教研工作顺利开展。又如,上海市第一人民医院通过开展 SPD 物资供应链新模式,来实现物资的精益化管理。SPD 是指供应(supply)、加工(processing)和配送(distribution)环路,是 20 世纪六七十年代,由美国医院经营顾问戈登·弗里森(Gorden Friesen)医生提出的"医疗物资医院内物流的管理供应一体化"构想。20世纪80年代末日本根据自己的实际情况对欧美的SPD模式进行了改良。上海市第一人民医院从2013年起进一步改进该模式,SPD物资供应链新模式如图5-2所示,将医院内医疗物资的供应、存储和整理、配送等工作进行集中一体化运行,从而提升医疗物资管理效率和服务效果,如表5-1所示。在SPD模式下,医院对于物资的管理范围大大缩小,主要集中在诊疗区域内的使用,同时SPD库房在信息系统支持下自动补货,实现医用物资的零库存。由于采用了消耗点完成物权转移的方式,除了节省了医院现金流,最重要的是能使医疗物资的消耗数据得到准确、及时的统计,助力多院区下高质量全成本核算体系的构建。

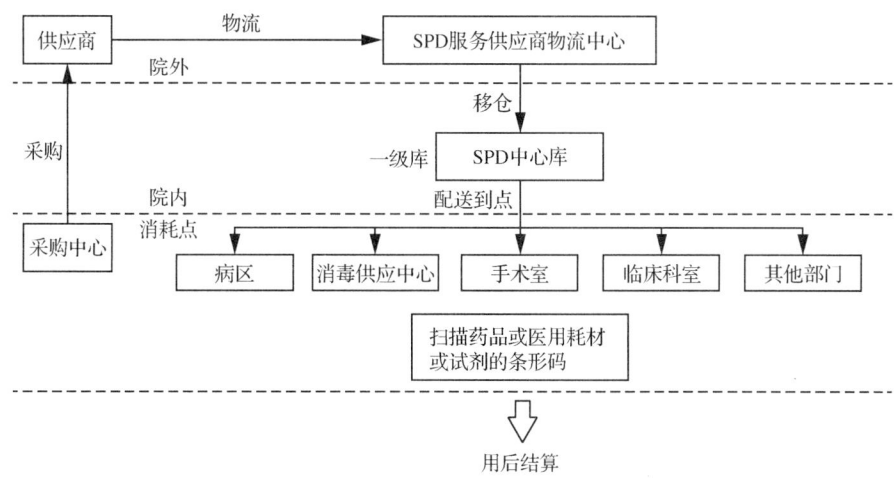

图 5-2　SPD 物资供应链新模式

表 5-1　新模式下给医院供应链管理带来的变化

供应链环节	传统模式	SPD 模式
申领	科室专人下库房	无需申领
采购	自行采购	根据医院采购目录由第三方采购
配送	部门人员根据计划自行领取	根据定数包自动配送
仓储	物品存放不规范;人员、物通道混杂;盘点难	库房由第三方专业仓库管理
结算	入库结算	消耗点结算
供应商管理	面对供应商众多,管理较混乱,需要进行大量沟通	第三方集中配送,医院只需与第三方建立战略合作伙伴关系
终端顾客	患者等待时间长、满意度低	效率提高,满意度提升

四、加强多院区高质量信息一体化工作

多院区下开展高质量成本核算工作,就必须加强多院区信息一体化建设,注重整体性、

前瞻性和标准化,从初始的通过院内的系统建设到院区间系统融合协调,逐渐完成从一个个独立系统走向整合互联系统的高质量发展过程。

(一)建立一套科学、标准、有弹性的高质量数据字典

数据字典(包括名称和编码等)应以国家或者地区行政主管部门发布的版本为基础,综合考虑各院区之间的动态平衡以及相关科室之间的数据比较,主要包括对院区、病区、核算单元、医疗服务项目、药品、耗材、固定资产、疾病诊断和手术操作编码等进行的规范化,并建立必要的数据字典变更管理制度,由此才能保证信息系统功能的最大发挥和各种管理手段的良好实现。

(二)建立医院数据中台

在进一步完善各个运营管理系统的基础上构建全院的医院数据中台,解决医院各院区现有 IT 架构上业务互联互通以及数据共享的困境。该平台具备异构数据统一计算、存储的能力,联通财务管理、物资管理、人力资源管理等系统中的成本运营数据,实现信息资源的深度整合,给需要吃"百家饭"长大的成本核算以高质量的基础数据支持。

(三)提高财务、成本核算一体化水平

一方面,在会计核算方面应统一各院区的记账方法和科目,实现总院区与分院区会计核算的一体化;另一方面,由于传统方式下成本核算系统和会计系统的数据存在重复录入等缺点,成本核算及其制度的设计并不是游离于会计系统之外,而是根据政府会计准则制度,且与财务会计核算系统有机结合在一起进行周期性的常规核算。因此,可以建立成本核算与会计核算的并轨作业流程,使成本核算与会计核算融为一体。

五、建立智慧成本调研平台

项目成本调研工作应摒弃粗放的、以现场调研为主的方式,通过建立标准化、集成化的智慧项目成本调研平台(图 5-3)来开展。如本书第三章第五节的案例中所述,上海市第一人民医院创新性地建立了标准项目成本动因数据采集平台来对项目成本核算进行调研工作,包括项目所需的人员数量、职称、项目时长、专用耗材、专用设备、专用房屋等标准耗费。通过该平台,医院财务人员有效降低了以往项目成本动因调研环节所需要的工作强度,避免了调研过程中各类数据的不匹配性,可以获得更及时、准确的项目成本动因数据,是多院区模式下项目成本核算及管理的必要手段及工具。

多院区时代下,医院管理成本、运营成本会发生变化,这一点是确定的。但是,设置分院区带来的成本上升和资源集约共享带来的成本下降,是一种辩证关系,处理好这种关系,就能做好医院的运营管理。如何处理好这种关系?加强成本核算工作就是必走路径。当然,多院区的成本核算工作是一项复杂的系统工程,必须客观地面对核算过程中出现的各种困难,期望短期内一蹴而就并不现实,高质量的成本核算工作一定是从中低质量的成本核算工作发展而来的,有一个"始于过去,优于过去"的螺旋式上升过程。因此,多院区医院应在医院整体布局的基础上,结合驻地医疗市场需求进行科学分析和论证,明确成本核算

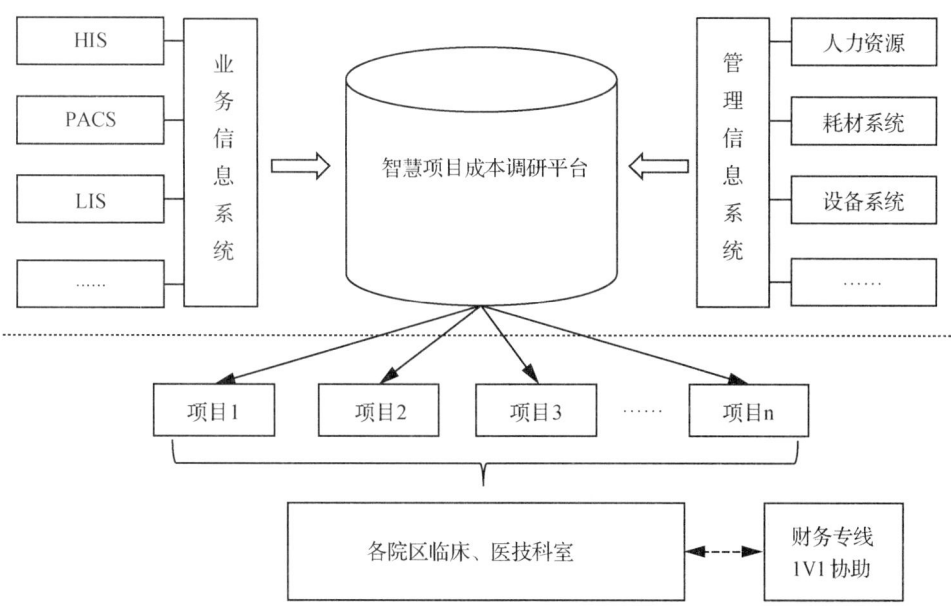

图 5-3　智慧项目成本调研平台

的目标定位。在充分考虑国家政策要求、医院人员和相关配套条件现状的基础上,确定现阶段医院成本核算模式和开展方式,制定长期规划,通过多种渠道提升人员素质和配套设施水平,达到相关要求后,实行更高阶的成本核算方式。实践中,可以运用类似医院等级评审工作中使用的"以评促建,以评促改"的理念,在高质量成本核算工作建设过程中改进医院业务流程,完善多院区的成本管理基础工作,积跬步以致千里,充分发挥成本在公立医院高质量发展中的引领作用。

第六章
医院成本报表与成本分析

《具体指引》第三十条和第三十二条规定：医院成本报告是指反映医院一定时期成本状况的总结性书面文件，是医院成本核算成果的重要表现形式，旨在为报告使用者提供医院成本信息。医院成本报告应包括成本报表和成本分析报告。

《成本规范》第四十条规定：为保证成本信息质量，开展成本核算的医院应当按照要求定期形成成本报表和成本核算报告，并对成本核算结果和成本控制情况作出详细说明。

第一节　医院成本报表概述

一、医院成本报表的概念

医院成本信息的主要载体是医院编制的成本报表。医院成本报表按医院成本管理的要求，根据成本日常核算等有关资料编制，反映医院成本构成及其变动情况。成本报表为医院了解、评价、管理、控制卫生资源消耗提供支持，同时为国家研究、制定医疗服务价格以及医药卫生体制改革政策提供依据。因此，成本报表是成本数据的展示，也是开展成本分析和管理的依据。

医院应当按照月度或年度编制报表，也可以按照季度编制。成本报表数据应当真实、准确。医院应当每年编制年度成本报表，也可以根据内部管理的特殊需要定期编报成本报表，及时服务于医院经营管理的全过程。

二、医院成本报表的编制原则

成本报表的编制是成本管理工作的一项主要内容，为保证成本信息质量，发挥成本报表作用，成本报表编制应符合下列基本原则。

（一）真实准确性

成本报表应根据真实信息，遵循规定的核算方法正确计算成本结果，客观、如实地反映医院实际发生的成本费用。成本信息失真,就会导致错误的判断和决策,只有真实准确的成本信息,才能使成本数据真正为医改和加强医院成本管理提供科学依据。因此,医院应按国家和地方的规范编制成本报表,确保相关数据的真实、准确和完整。

（二）重要性

对于重要的成本和费用,应在成本报表中单独列示,对次要内容可以合并反映。

（三）一致性

成本报表与财务报表之间、各种成本报表之间、主表与明细表之间凡是有勾稽关系的,数据信息需相互一致。本期报表与上期报表之间有关的数据应相互衔接,不得随意变更,保持具有可比性。

（四）相关性

成本核算报表所提供的成本信息应与医院运营管理工作需要密切相关,为医院管理决策提供数据支撑。报表所提供的信息,应包含对医院运营现状的准确反映和对未来发展趋势的预测,重要事项应附文字分析报告。

（五）完整性

要使成本信息有效地发挥作用,还要求信息内容完整,不得漏报、漏项、漏填,无论是表内项目还是补充资料、分析说明,都必须填齐上报,不得随意取舍,以免造成成本信息不全,使分析决策作出错误的判断。

（六）及时性

医院应按规定日期向报表使用者及时报送成本报表,以有利于对成本执行中的差异及时采取措施,发挥成本信息的支持和参考作用。

三、医院成本报表的分类

（一）按使用者不同分类

医院成本报表按使用者不同可分为对内报表和对外报表。

1. 对内报表

对内报表指医院为满足单位内部各相关部门的经营管理需要而编制的各种报表。

2. 对外报表

对外报表指医院按要求向外部信息需求方如国家和地方卫健委、办医主体、医保、物价和财政部门等报送的成本报表。

（二）按核算对象不同分类

医院常用成本报表分为科室成本报表、诊次成本报表、床日成本报表、医疗服务项目成本报表、病种成本报表、DRG/DIP 成本报表。

1. 科室成本报表

医院科室成本报表是进行责任成本核算的医院各成本中心,按责任的归属反映报告期内实际发生的直接成本(可控成本)和分摊的间接成本(不可控成本)及其与成本计划差异情况的报表。它是医院考核成本中心工作业绩的重要依据,主要包括直接成本表、全成本表、成本分摊汇总表、成本差异分析表、结余分析表等。

2. 诊次成本报表

它主要包括院级诊次成本构成表、科室诊次成本构成表等。

3. 床日成本报表

它主要包括院级床日成本构成表、科室床日成本构成表等。

4. 医疗服务项目成本核算报表

医院通过项目成本核算的开展,定期形成医疗服务项目成本核算报表,该报表客观反映医院的项目成本核算结果,主要包括项目成本汇总表、项目成本分类明细表、成本分摊表等。

5. 病种成本报表

医院通过病种成本核算的开展,定期形成病种成本核算报表,该报表客观反映医院的病种成本核算结果,主要包括病种成本明细表、病种成本构成明细表等。

6. DRG/DIP 成本报表

医院通过 DRG/DIP 成本核算的开展,定期形成 DRG/DIP 成本核算报表,该报表客观反映医院的 DRG/DIP 成本核算结果,主要包括 DRG/DIP 成本明细表、DRG/DIP 成本构成明细表等。

把海量的成本数据转化为易于读懂、实际有用的报表,有针对性地根据不同层级使用者的需求提供成本数据,是报表设计的难点和重点。各类成本报表的编制就是将分散的成本数据有逻辑地归集起来,迅速响应管理者对于数据的需求。因此,在构建报表体系时,应从管理和业务的视角出发,建立包含管理和业务维度的、适应业务需求的成本报表体系。值得一提的是,《成本规范》中明确了 6 大类核算对象的 18 张基本报表,虽然较《政府会计制度——行政事业单位会计科目和报表》的补充规定有部分增加,但毫无疑问,这些报表在实际工作远远不够。例如,涉及项目成本报表的报表只有项目成本汇总表和明细表 2 张,缺乏科室成本与项目成本数据校验表、项目成本收益表、医疗项目保本分析表等诸多报表。很显然,《成本规范》中的报表只是成本核算的最低要求,实务中各地区和医疗机构应根据自身情况予以丰富和扩展,如项目成本报表可参考《北京市公立医院成本核算办法》中的附件 7-北京市医疗服务项目成本核算报表体系中的 25 张报表等。

本书对《成本规范》中的报表予以了部分充实,具体医院成本核算报表可参见本书附录二。

第二节　医院成本分析概述

成本数据和报表产出以后,应用这些数据和报表将数据价值传递至院领导、运营管理科室、临床科室等部门,将事后成本分析作用于事前成本预测和成本决策,才是医院成本管理的真正意义所在。《医院财务制度》第 35 条规定:医院应根据成本核算结果,对照目标成本或标准成本,采取趋势分析、结构分析、量本利分析等方法及时分析实际成本变动情况及原因,把握成本变动规律,提高成本效率。《成本规范》第 42 条规定:医院要结合经济运行等相关信息,开展成本核算结果分析,重点分析成本构成、成本变动的影响因素,制订成本控制措施,提出改进建议。目前,大多数医院仅停留在产出成本报表的层次上,虽然成本报表能概括地反映成本状况,但是还需要对成本产出结果进行科学细致地分析,挖掘数据背后的问题,为医院的经营管理决策提供有价值的依据。因此,成本分析是实施闭环式成本管理(PDCA)的重要组成部分。医院应当借助信息技术手段,搭建成本管理"驾驶舱",加强成本数据和分析结果的应用,分析医疗服务成本水平与成本构成的变动情况,研究影响医疗服务成本的各种因素及其变动原因,寻找控制成本的关键途径。

一、医院成本分析的概念和作用

(一) 成本分析的概念

医院投入的要素形成了医院的成本,成本是反映医院各项工作质量的一个重要指标,是医院管理决策能力、医疗质量、资源配置与使用效率的综合体现。医院成本管理,就是将成本意识作为医院管理理念的一部分,有效地传递给全体员工,它通过标准成本、责任成本、目标成本等一系列工具方法,对影响医院盈利水平的重要因素进行全面、全程、动态与多维度控制,而成本分析在其中发挥着重要的作用,是医院成本管理的重要组成部分。医院成本分析,就是按照一定的原则,采用一定的方法,在成本预算和成本核算的基础上,将成本核算的数据转化为决策依据的手段和方法。该项工作是成本控制的基础,它在医院成本管理工作中起到承上启下的作用,一方面是对前期成本管理工作的总结,另一方面又可以为下期的成本管理工作提供科学的数据支持。成本分析的目的是把握成本变动规律,提出有效管理和控制成本的合理化建议,寻找成本控制的途径和潜力,降低医院运营成本,有助于政府主管部门、医院管理层的科学决策成本分析可以提高医院的经济效益和社会效益,在一定程度上也可以反映医院的管理水平。

必须指出的是,医院进行成本分析、成本控制时,并不是为了使医院成本越低越好,而是在保证医疗质量和医疗效果的前提下,降低病人费用和医院的运行成本。

(二) 医院成本分析的作用

随着新医改的推进,政府对公立医院的投入方向和渠道发生了重大变化。继取消药品加成后,政府全面实行了医用耗材零差价的政策,促使公立医院进一步回归公益属性,但同时也加大了医院的政策性亏损。医院为了实现收支平衡,在力求扩大医务性收入的同时越来越重视成本效益,而提高规模效益是降低成本、增强自身竞争实力的重要手段。在此形势下,医院应当加强成本数据和分析结果的应用,促进业务管理与经济管理相融合,提升运营管理水平,推进医院高质量发展。成本分析具体作用如下。

（1）通过成本分析，可以揭示和测量影响成本变动的因素及其程度。为各科室分析工作效率、服务能力、资源利用情况、问题原因等提供依据。

（2）通过成本分析，可以检查成本计划完成情况。全面评价医院成本管理的水平，明确各部门、各环节履行成本责任的状况，发现、纠正、消除成本形成过程中的偏差，促进医院挖掘潜力，提高成本管理，提高经济效益。

（3）通过成本分析，可以了解设备利用情况，加强设备管理。通过提高设备利用率，防止闲置、积压和浪费。对于大型贵重设备，可以通过分析找到使用过程中的盈亏平衡点，充分发挥设备的经济效益和社会效益。

（4）通过成本分析，可以了解医疗行业成本的基本态势，判断自身在行业中所处的位置。与竞争对手或先进水平医院对比，找出管理决策、医疗技术、效率等方面存在的问题等，通过对标学习，不断改进工作，有效降低成本。

（5）通过成本分析，可以帮助各级卫生健康行政部门、办医主体加强地区间、医院间的成本数据的分析比较，服务于政策的制定和完善，优化卫生资源配置，提高资源利用效率。

二、成本分析的原则

（一）定量分析与定性分析相结合原则

成本分析不能只注重"量"的方面，还要抓住"质"的方面。定量分析是定性分析的深化，定性分析是定量分析的基础。仅有定量分析结果而无定性分析说明，或者仅有定性分析说明而无定量分析资料作为依据，都不能充分发挥成本分析应有的作用。因此，定性分析与定量分析是相辅相成、互为补充的。

（二）全面分析和重点分析相结合原则

成本分析要树立整体观念，防止以偏概全，实事求是地看待成绩与缺点、经验与问题、主流与支流。在此基础上，要以成本费用归集形成的全过程为对象，结合医疗服务各阶段的不同性质和特点进行成本分析。同时，在全面分析的基础上，对影响成本的关键要素或者异常因素有针对性地进行分析。

（三）专业分析和群众分析相结合原则

成本分析是一项专业性很强的工作，一般由医院财务部门等专业部门的专业人员利用在成本核算中所获得的成本资料，采用专门的技术工具分析方法来完成。然而，成本涉及医院所有科室以及全体员工，为了使成本分析达到经常性和有效性，必须发动职工积极参与，使之成为职工的自觉活动。把专业分析建立在群众分析的基础上，上下结合，才能充分挖掘医院降低成本的潜力，把成本分析进行得有声有色，真正达到成本分析的目的。

（四）经济分析和技术分析相结合原则

经济分析是医院进行管理的重要方法之一，是分析研究医院经济活动、提高社会效益和经济效益的必要手段。但是，医院医疗成本的高低既受到经济因素的影响，又受到医疗技术水平的影响，在一定程度上技术因素甚至起着关键性作用。所以，成本分析如果只停留在对经济指标进行分析,不深入技术领域结合技术指标,就不能达到全面深入分析医院经济活动的目的。由此,通过经济分析为技术分析提供课题,增强技术分析的目的性,而技术分析又可以反过来提高经济分析的深度,并从经济效果的角度对所采取的技术措施加以评价,从而通过改进技术来提高经济效果。只有将两方面的分析相结合,才能防止出现片面的、错误的成本分析结论,才能根据技术等因素查明成本指标变动的真实原因,从而全面改进工作,提高医院的经济效益。

基于上述分析,分析人员也应通晓一些基本的技术知识和原理(即业财融合),并注意发动技术人员一起参与成本分析,真正把经济分析和技术分析结合起来。

(五)纵向分析与横向分析相结合原则

纵向分析是指医院内部范围的纵向对比分析,包括本期实际与上期实际比较、本期实际与上年同期实际比较、本期实际与历史较佳水平比较等,通过观察各个时期成本升降的幅度,总结出成本升降的规律。

横向分析是指医院与医院之间的对比分析,主要包括与同区域、国内外的相同类型、相同规模医院特别是标杆医院之间的相关成本的比较分析。横向对比有助于医院知己知彼、找出差距、不断创新、增强竞争力,进一步做好成本管理工作。

(六)事后分析与事前、事中分析相结合原则

成本分析按时间上的先后顺序可以分为事前分析、事中分析和事后分析三种方式。事前分析就是在成本发生之前开展预测分析;事中分析是指在成本发生过程中实行控制和分析;事后分析是指在成本形成之后做好考核分析。医院进行成本分析往往采用的是事后分析,但事后分析所发现的问题已经是结果,而结果是不能改变的,相对已经被动。事前分析和事中分析则不同,具有主动管理和动态管理的优势。三个阶段的分析方式既相互联系,又各有特定的作用。因此,在进行成本分析时,应把事前分析、事中分析和事后分析结合起来。做到事前预测事中发生的问题;在事中及时发现差异,提出改正措施;事后正确评价业绩,总结经验教训,如此才能形成完整的分析体系,使成本分析贯穿于医院经济活动的全过程。

(七)成本核算数据与调查研究相结合原则

成本分析必须系统掌握和充分利用核算数据,这是做好分析工作的基础。但是要完整了解实际情况,真正弄清问题的实质,从复杂的因素中找出关键因素所在,得出全面的分析结论,就不能仅限于成本核算层面的数据分析。换而言之,医院成本分析要与医疗业务紧密结合,要求成本分析人员深入临床一线实地调研,透过数据看医疗业务活动的实质。因此,成本分析实际就是一个以成本核算数据为核心的、"挖掘数据→检查数据→理解数据→预见数据"的过程。通过把核算数据和调查研究结合起来,加深认识,进一步提高分析质量和水平。

三、成本分析的内容

医院成本的分析包括医疗业务成本、管理费用、科室成本、项目成本、病种成本(DRG/

DIP)、诊次成本、床日成本等(包含相应的收入、结余)的分析,通过分析成本(收入、结余)增减的原因及其影响因素,挖掘潜力,寻找降低成本的途径。

四、影响成本变动的主要因素

影响成本变动的因素是多方面的,既有外部的,也有内部的。在一定条件下,这两类因素又是相互制约和相互促进的,因此在成本分析时必须予以关注。

(一)影响成本的外部因素

1. 国家宏观政策环境

公立医院运营环境的独特性在于政府扮演强有力的角色,是公立医院的出资人、管理者和各项重要运营政策的制定者(服务价格、项目准入、药品耗材加成限制、医保支付等),在公立医院的运营中几乎无处不在。医院的运营涉及几项重要体制——医疗体制、医药体制、医保体制(三医体制),这些重要体制决定了公立医院的运营模式、收入补偿、包括人员薪酬在内的各类成本耗费,决定了公立医院可以发挥的空间。

2. 医疗市场竞争

从目前看,虽然民营医院如雨后春笋般出现,发展也较为迅速,如爱尔眼科、和睦家等医院,但普遍实力不强,同时在医保定点、税收、大型设备配置、人才发展、科研支持等方面的限制仍较多,对公立医院的挑战有限。医院的竞争依然集中在公立医院之间,尤其是在大型城市,由于医疗资源集中和交通便捷,区域内的医疗机构竞争激烈,因此对医院产生较大的影响,进而影响到成本水平。

3. 物价水平

物价水平的高低如居民消费价格指数(CPI)的变动,对医院各项成本的升降有着直接的影响。

4. 人民群众的收入水平

随着国民经济的迅速发展和人民收入的提高,我国人民消费的恩格尔系数也迅速降低,说明人民群众在食品消费方面的需求得到了基本满足,开始将更多的支出用于其他方面的消费,特别是包括医疗保健方面的需求,这也会间接地对医院成本的升降产生影响。

(二)影响成本的内部因素

1. 医院的地理位置

医院的地理位置对医院的成本水平有一定的影响,地理位置较好、交通便利、人口覆盖面较广的医院具有天然的优越性。病人就医方便导致患者增加,医院的成本耗费就会比较低,反之,医院的成本耗费就会居高不下。

2. 医院的规模

医院规模的大小也会对医院的成本水平产生一定的影响。经济学中著名的规模经济效益指出企业生产规模扩大使单位产品的生产成本降低,医院的发展同样符合这个基本规律。一般情况下,医院规模越大,成本中的固定成本费用也会越高,只有通过大量病人产生规模经济效益才能相对节约成本费用。

3. 医院的管理水平。

科学有效的管理可以降低成本水平、减少浪费。例如,医院多院区管理中,可以凭借多院区医院规模优势提高议价能力,降低药品、耗材、医疗器械等物资的购买成本,同时各院区间实行统一采购制度、统一付款政策、统一验收标准,开展集约化、精细化管理,可以有效地降低医院的采购成本和管理成本。

第三节　医院成本分析的方法

医院成本分析可供选择的方法有很多,医院可根据分析的目的、分析对象的特点、自身管理的需要,和主管部门的要求,选择不同的技术分析方法分析成本的形成及产生差异的原因,寻求降低成本的措施。

医院成本分析是一项技术性很强的工作,按照不同指标比较方法不同,常见的医院成本分析方法有比较分析法、比率分析法、趋势分析法、因素分析法和本量利分析法等。医院应当健全成本分析的指标体系,根据自身管理需要选择不同的分析方法,通过对各类指标进行分析,如业务量指标、效率指标、运营能力指标、收益能力指标、控制能力指标、结构指标和发展能力指标等,分析成本变动、成本差异及产生原因,反映医院的成本水平和管理状况。

一、比较分析法

比较分析法是成本分析中最基础和最常用的一种方法,是通过计算医院某指标的实际成本与其目标成本的差异,找出产生差异的因素,从而分析医院经营状况的一种方法。在采用比较分析法时,可采取绝对数对比、增减差额对比或相对数对比等多种形式。比较分析法主要用于以下几个方面。

(1)用本期的实际指标与本期的计划指标比较,用以说明本期计划的完成情况和完成进度情况,并为进一步分析产生差异的原因指明方向。

(2)本期的实际指标与上期的实际指标比较,用以了解指标的发展变化情况,预测发展变化的规律和趋势,评价本期与上期成本管理状况的优劣。

(3)用本单位的实际指标与本地区的平均水平进行比较,用以说明医院成本的差距与不足,促进医院进一步提高成本管理水平。

(4)用本单位的实际指标与其他地区同类医院的相同指标进行比较,用以说明地域差异。

(5)用本期的实际指标与本医院历史上的较佳水平进行比较,找出和分析存在差距的原因。

(6)用医院内部各个部门、科室之间的指标进行比较,了解、掌握医院内部各部门的管理情况和差异原因。

【例6-1】 围绕快速康复(ERAS)诊疗模式进行病种成本效益分析[①]。

ERAS体系的建设是通过优化流程、部门协作,以加强手术患者术前、术中、术后管理,为手术患者提供高效、快捷、标准化的入院绿色通道,一站式完成术前各项检查,减少等待时间,在保证医疗质量的同时,缩短住院床日、降低住院费用。以甲医院腹腔镜胆囊切除术病种为例,对比分析得出ERAS诊疗模式的平均住院天数较传统组缩短1.3天,每床日效益高于传统组诊疗路径,如表6-1所示。从病种结构看,ERAS治疗路径的药品及卫生材料费用低于传统路径;常规项检查和化验项目基本能在术前完成,时间消耗较传统路径低,使其劳务类项目成本低于传统路径,病种效益得到提高,如表6-2所示。

表6-1 两类路径运行效益指标对比

诊疗模式	效益指标			
	平均住院天数(天)	均次费用(元)	均次成本(元)	均次收益(元)
ERAS组	4.59	16 388.32	16 836.97	−448.65
传统组	5.84	16 768.73	17 638.70	−869.97

表6-2 两类治疗路径结构对比

单位:元

诊疗项目	治疗路径					
	ERAS组			传统组		
	均次费用	均次成本	均次收益	均次费用	均次成本	均次收益
劳务类项目	5 198	6 212	−1 015	5 191	6 660	−1 469
检查化验项目	3 403	2 886	517	3 360	2 868	492
卫生材料	4 135	3 920	215	4 229	3 960	269
药品	3 297	3 297	0	3 529	3 527	2
其他	355	521	−166	460	624	−164
合计	16 388	16 837	−449	16 769	17 639	−870

【例6-2】 乙医院2020年5月受新冠疫情影响,各临床科室的门急诊人次、出院人次与2019年同期相比受到的影响较大,但是部分科室经过努力,业务量仍有增长。以出院人次为X轴,门急诊人次为Y轴,各科室业务情况如图6-1所示。

第一象限:2020年5月门急诊人数与出院人数均同比增长;第二象限:2020年5月门急诊人数同比增长,出院人数同比下降;第三象限:2020年5月门急诊人数与出院人数均同比下降;第四象限:2020年5月门急诊人数同比下降,出院人数同比增长。

临床科室中,儿内科门诊量同比下降幅度最为显著,主要归因于两方面因素:一是疫情期间学校停课、学生居家网课,群体性活动锐减,而学校作为流感等呼吸道传染病的高发传

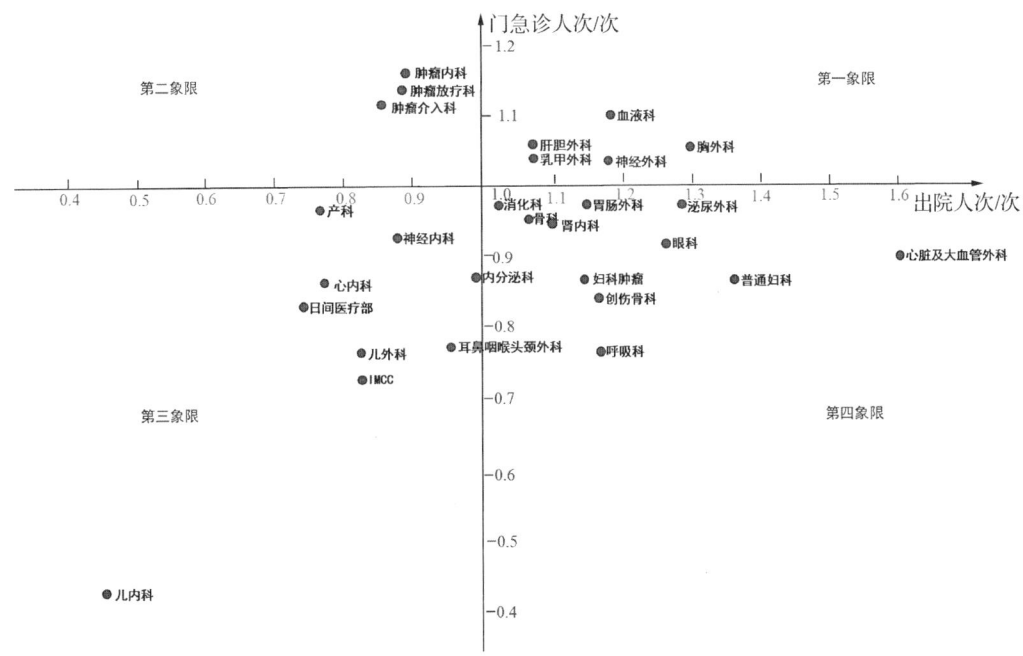

图 6-1　乙院 2020 年 5 月门急诊人次、出院人次对比图

播场景,儿童交叉感染风险大幅降低,2020 年居家隔离措施直接导致流感患儿数量显著下降;二是儿童群体在常态化疫情防控中养成了勤洗手、戴口罩等良好卫生习惯,个人防护屏障的强化进一步阻断了病毒传播链,使得季节性呼吸道疾病发病率持续保持低位。

从科室类别上看,疫情对内科的业务量影响相对较大,主要是慢性病回访周期较长,药品长处方等因素所致。

二、比率分析法

比率分析法是指以比率的方式反映同一报表或不同报表间的相关项目之间的相互关系,据以评价医院及医疗业务科室经济状况的一种分析方法。运用比率分析法进行指标对比得到的结果是相对数,具体分析的方法有以下两种。

(一)结构比率分析

这是指通过个体指标与总体指标的对比,计算出个体指标占总体指标的比重,分析构成项目的变化,掌握经济运行活动的特点及变化趋势。例如,药品、耗材收入占总收入的比例、人员成本占总成本的比例、时间消耗指数(科室 DRGs 各组平均住院日/医院 DRGs 各组平均住院日)、费用消耗指数(科室 DRGs 各组平均费用/医院 DRGs 各组平均费用)等。

【例 6-3】　丙医院对比 2021 年同一 DRG 分组下各科室的时间、费用消耗情况,如图 6-2 所示。处于第一象限的 F 科室和第二象限的 A 科室,需要重点进行管控。

【例 6-4】　丙医院 2021 年通过项目成本核算,使医院对每个医疗服务项目的实际消耗和成本构成情况有了清晰的了解,部分医院项目成本构成如图 6-3 所示。

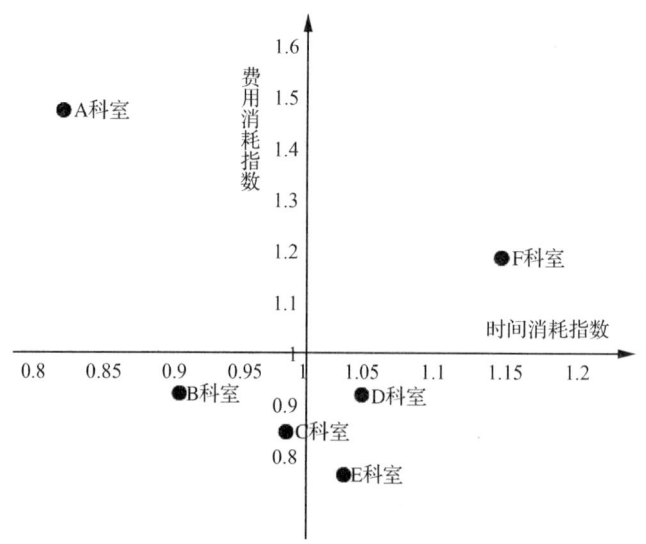

图 6-2　时间/费用消耗象限图

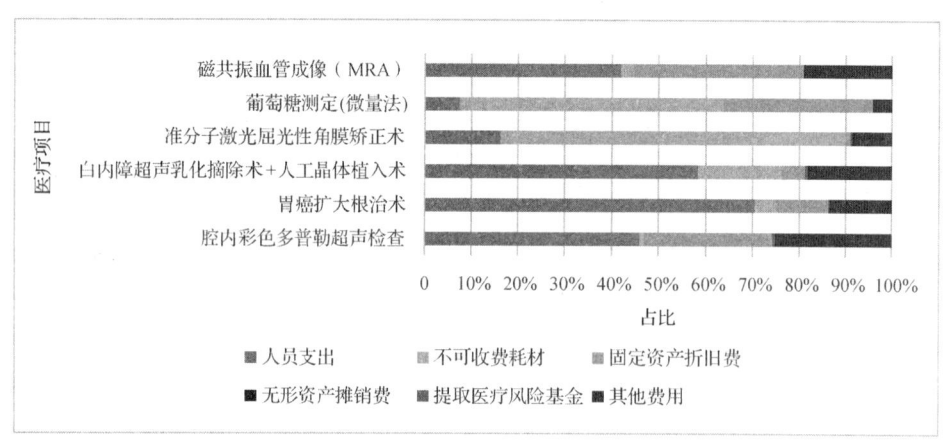

图 6-3　部分医疗项目成本构成分析图

通过该图可以找到成本控制的关键点,对于耗材成本占比高的项目,如葡萄糖测定(微量法)可通过控制耗材的采购成本、减少耗材的浪费来降低成本;对于折旧成本占比高的项目如磁共振血管成像(MRA),可通过提高设备的利用率来降低项目的单位成本。

(二)相关比率分析

该指标是在两个性质不完全相同但又相互联系的指标之间进行对比的一种方法,相关指标比率分析要求被分析的项目确实相关,这样才能反映各数字之间的比例是否合理、正常,为成本控制、协调各环节的平衡服务。在实际工作中,由于医院规模不同等原因,单纯地对比收入、费用及结余等绝对数的多少不能说明各个医院经济效益的好坏,如果用成本收入率、成本收益率等指标,就可以反映各医院经济效益的好坏,此方法在实践中的应用非常广泛。

【例 6-5】　丁医院 2021 年对各临床科室进行了科室成本核算,表 6-3、表 6-4 列示了部分核算数据(消化、血液、泌尿、普外)。

表 6-3　丁院 2019 年临床科室成本构成情况

科室	全部成本（元）	直接计入成本		分摊管理费用		分摊医辅科室成本		分摊医技科室成本	
		金额（元）	比例	金额（元）	比例	金额（元）	比例	金额（元）	比例
消化内科门诊	24 692 652.42	10 186 813.48	41.25%	3 088 267.00	12.51%	563 238.38	2.28%	10 854 333.56	43.96%
消化内科病房	54 623 925.56	26 409 329.56	48.35%	13 677 546.74	25.04%	824 993.54	1.51%	13 712 055.72	25.10%
血液科门诊	5 989 488.66	2 786 865.82	46.53%	1 672 961.24	27.93%	119 664.80	2.00%	1 409 996.80	23.54%
血液科病房	66 118 283.68	40 391 716.00	61.09%	10 162 404.38	15.37%	894 053.08	1.35%	14 670 110.22	22.19%
普外科门诊	16 137 315.20	7 457 957.66	46.22%	1 317 682.88	8.17%	256 034.38	1.59%	7 105 640.28	44.03%
普外科病房	49 329 209.90	28 822 595.72	58.43%	8 149 359.28	16.52%	504 488.96	1.02%	11 852 765.94	24.03%
眼科门诊	9 479 479.10	3 337 089.06	35.20%	1 120 987.02	11.83%	423 113.76	4.46%	4 598 289.26	48.51%
眼科病房	35 380 300.80	15 725 351.74	44.45%	8 170 541.76	23.09%	579 133.60	1.64%	10 905 273.70	30.82%
……									

表 6-4　丁院 2019 年临床科室成本、效益分析

成本分类	消化内科		血液科		普外科		眼科	
	金额（元）	比例	金额（元）	比例	金额（元）	比例	金额（元）	比例
人员经费	33 852 652.58	42.68%	24 009 371.86	33.30%	25 390 170.74	38.78%	20 569 676.60	45.85%
物耗成本	7 469 730.48	9.42%	12 643 405.86	17.53%	12 524 107.24	19.13%	6 122 112.14	13.65%
药品成本	21 372 363.72	26.94%	24 073 742.28	33.39%	15 748 713.94	24.06%	8 038 032.76	17.92%
固定资产折旧	2 989 089.40	3.77%	1 944 263.20	2.70%	3 116 727.54	4.76%	2 397 259.56	5.34%
无形资产摊销	69 127.48	0.09%	47 251.84	0.07%	46 285.54	0.07%	43 465.68	0.10%
提取医疗风险基金	271 160.24	0.34%	187 707.48	0.26%	161 316.24	0.25%	148 492.68	0.33%
其他费用	13 292 454.08	16.76%	9 202 029.82	12.76%	8 479 203.86	12.95%	7 540 740.48	16.81%
医疗成本合计	79 316 577.98	100.00%	72 107 772.34	100.00%	65 466 525.10	100.00%	44 859 779.90	100.00%
医疗收入	78 620 820.80		50 797 760.48		63 846 315.56		51 851 679.78	
科室结余	−695 757.18		−21 310 011.86		−1 620 209.54		6 991 899.88	
科室成本收入率	100.88%		141.95%		102.45%		86.52%	
科室成本结余率	−0.88%		−29.55%		−2.47%		15.59%	

从表6-3的核算结果分析,消化内科2019年全部成本为7 931.65万元,其中直接成本3 659.61万元,占比为46.14%,分摊的间接成本4 272.04万元,占比为53.86%;血液科2019年全部成本为7 210.78万元,其中直接成本4 317.86万元,占比为59.88%,分摊的间接成本2 892.92万元,占比为40.12%;普外科2019年全部成本为6 546.66万元,其中直接成本3 628.06万元,占比为55.42%,分摊的间接成本2 918.60万元,占比为44.58%;眼科2019年全部成本为4 485.97万元,其中直接成本1 906.24万元,占比为42.49%,分摊的间接成本2 579.73万元,占比为57.51%。

从表6-4核算结果中可以看出,眼科的收益水平较高,眼科也是该院的重点学科,应该进一步大力发展;普外科和消化内科都略有亏损,可以通过增加业务量控制成本来扭亏为盈;血液科亏损较大,主要是用药较多,药占比达到33.39%,但该科室重点病种进入到该地区首位,为医院重点发展病种,且其开单收入为5 078.78万元,尚能覆盖其直接成本4 317.86万元,医院一方面可在控制成本的基础上继续扶持该科室开展业务,另一方面可通过核算项目成本进一步计算盈亏保本点,有保本点的亏损项目可通过增加业务量来扭亏为盈,无保本点的项目则是因为项目定价过低,为政策性亏损,需纳入医院重点调价申报库。

三、趋势分析法

趋势分析法是通过对若干个连续期间的报告资料进行相关指标的比较分析,以说明成本变化过程及其发展趋势的方法,包括定基分析法和环比分析法。采用这种方法可以从医院的成本状况和发展变化中寻求其变动的原因、性质、速度等。

(一)定基分析法

定基分析法是指在连续几期的成本数据中,以某期为固定基期(一般为第一期),指数定为100,分别计算其他各期相对固定基期的变动情况,以判断其发展趋势的方法。定基分析法将报告期与基期直接对比,便于挖掘潜力,改进工作方法。

(二)环比分析法

环比分析法是指在连续几期的成本数据中,每一期分别与上一期进行对比,计算各期的变动情况,以判断其发展趋势的方法。采用环比分析法可以看出分析指标的连续变化趋势。

【例6-6】 戊医院自2012年被甲院托管后,进行同质化精益管理,医疗技术水平和质量突飞猛进,医疗收入高速增长,如图6-4所示,医疗收入从2011年底的2 301.7万元增加

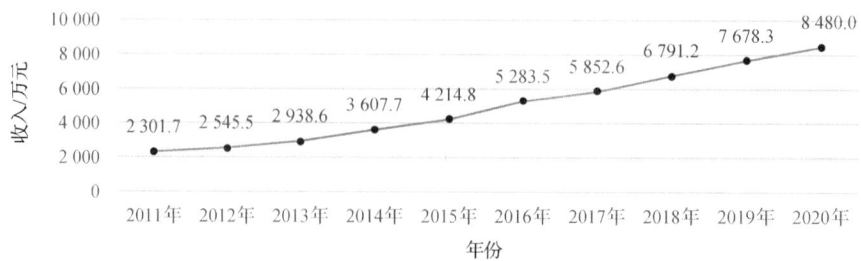

图6-4 某眼科专科医院被托管后医疗收入趋势图

到 2020 年的 8 480.0 万元,年均增长 15.6%,其中 2020 年增幅较缓,达 10.44%,低于往年平均水平,主要是因为受新冠疫情影响。

四、因素分析法

因素分析法又称连环置换法,可用来分析各种因素对成本的影响程度。在进行分析时,假定众多因素中的一个因素发生了变化,其他因素则不变,然后逐个替换,分别比较其计算结果,以确定各个因素的变化对成本的影响程度,找出问题所在,抓住主要矛盾,有的放矢地解决问题,评价医院的成本状况。运用该方法分析出来的结果,可以用绝对值表示,也可以用相对数表示。如门急诊成本主要受门急诊人次数、门急诊次均成本两个因素的影响,则门急诊人次影响＝(本期门急诊人次数－上年同期门急诊人次数)×上年同期门急诊次均成本;门急诊次均成本影响＝(本期门急诊次均成本－上年同期门急诊次均成本)×本期门急诊人次数。

【例 6-7】　戊医院眼科 2020 年和 2021 年门诊业务量和医疗收入基本数据如表 6-5 所示。

表 6-5　戊医院眼科 2020 年和 2021 年门诊业务量和医疗收入表

项目	年　份	
	2020 年	2021 年
门诊人次(人)	600 000	630 000
门诊均次费用(元)	280	300
门诊医疗收入(元)	168 000 000	189 000 000

两年医疗收入变动＝189 000 000－168 000 000＝21 000 000(元)

门诊人次变动对门诊医疗收入的影响:

(630 000－600 000)×280＝8 400 000(元)

影响占比:8 400 000/21 000 000＝40%

门诊均次费用变动对门诊医疗收入的影响:

(300－280)×630 000＝12 600 000(元)

影响占比:12 600 000/21 000 000＝60%

合计带来的变化＝8 400 000＋12 600 000＝21 000 000(元)

五、本量利分析法

本量利分析是"成本—业务量—利润(结余)分析"的简称,也称 CVP 分析(Cost-Volume-Profit-Analysis)。该方法原本是基于企业经济管理而产生的一种新的分析方法,通过分析产品数量、生产成本、销售利润这三者之间的互动关系,掌握盈亏变化的规律。近些年来,由于医院经营管理中在成本核算、绩效考核以及医院投融资的效益评估等方面的实际需求,该方法得到了医院管理者的高度重视,该方法开阔了医院管理者的视野,起到了优化医院经济决策的作用。但也应当看到,医院毕竟不同于企业,医院在引入本量利分析法时需要结合其自身的行业特点,才能使本量利模型在经济管理中发挥应有的作用。

在医院成本管理中,运用本量利分析主要是为了研究如何确定保本点和相关因素变动对保本点的影响。保本点是达到保本状态时的业务量的总称,即在该业务量水平下,收入正好等于全部成本;超过这个业务量水平,就有盈利;低于这个业务量水平,就会发生亏损。保本点越低,经营风险就越小。

本量利分析方法计算公式如下。

$$单位边际贡献 = 单位收费水平 - 单位变动成本$$
$$结余 = 医疗收入 - 变动成本 - 固定成本$$

当结余为零时,此时的工作量即为保本点工作量。

$$保本业务量 = 固定成本 \div (单位收费水平 - 单位变动成本) = 固定成本 \div 单位边际贡献$$
$$保本业务收入 = 固定成本 \div (1 - 变动成本率)$$
$$安全边际 = 正常业务量 - 盈亏临界点业务量$$
$$边际贡献率 = 单位边际贡献 \div 单位收费水平$$
$$变动成本率 = 单位变动成本 \div 单位收费水平$$

当业务量超过保本业务量后,在固定成本水平不变的情况下,结余增幅将大于业务量增幅。当业务量小于保本业务量时,科室出现亏损。在这种情况下若科室收入不足以弥补变动成本,即边际贡献小于 0,则越做越亏;若科室收入可以弥补变动成本,即边际贡献大于 0,则业务量增加的情况下,亏损逐步减小。

【例 6-8】 庚医院 2021 年部分项目成本核算数据如表 6-6 所示,有保本点的亏损项目可以通过增加业务量、降低固定成本和单位变动成本来扭亏为盈,无保本点的项目则是因为项目定价过低,为政策性亏损,需纳入重点调价目录。

表 6-6 本量利保本点分析

项目	本量利基本数据				本量利保本分析		
	工作量（次）	单位收费水平（元）	固定成本（元）	单位变动成本（元）	是否有保本点	保本点业务量（次）	安全边际（次）
项目 A	2 000	1 200.00	100 000.00	400.00	是	125.00	1 875.00
项目 B	2 500	130.00	150 000.00	100.00	是	5 000.00	−2 500.00
项目 C	1 000	240.00	30 000.00	200.00	是	750.00	250.00
项目 D	100 000	50.00	400.00	60.00	否		
项目 E	200 000	25.00	600.00	30.00	否		
项目 F	2 000	75.00	70 000.00	50.00	是	2 800.00	−800.00

该方法下,医院应结合医疗服务特点和成本性态,合理分析成本变动与服务量之间的依存关系,科学划分固定成本和变动成本,并根据实际情况及时调整。

在应用本量利模型为临床医技科室提供经济分析时,首先要向科室说明本量利模型的原理,在此基础上运用"图表+数据"的说明方式更有利于非财务人员接受这种财务分析模型。

【例6-9】　庚医院血液透析科有医生8人,护士16人,血液透析机26台。2021年血透室应分摊的固定成本为3 140 800元,医疗收费价格为400元/次,当年累计服务量为12 800次,单位变动成本为177元/次,相关结果计算如下:

保本业务量=3 140 800÷(400-177)=14 084(台)

保本业务收入=3 140 800÷(1-177/400)=5 633 722(元)

计算结果表明血液透析科的保本业务量为14 084台,保本业务收入额为5 633 722元,只有超过保本点才能获得收益;在保本点上,只能获得边际贡献总额3 140 800元,与固定成本总额相等,不盈不亏。如图6-5所示,总收入线和总成本线的相交点即为保本点。从保本点划垂线与横轴相交处就是保本业务量14 084台次,再从保本点划水平线与纵轴相交处即为保本业务收入5 633 722元。

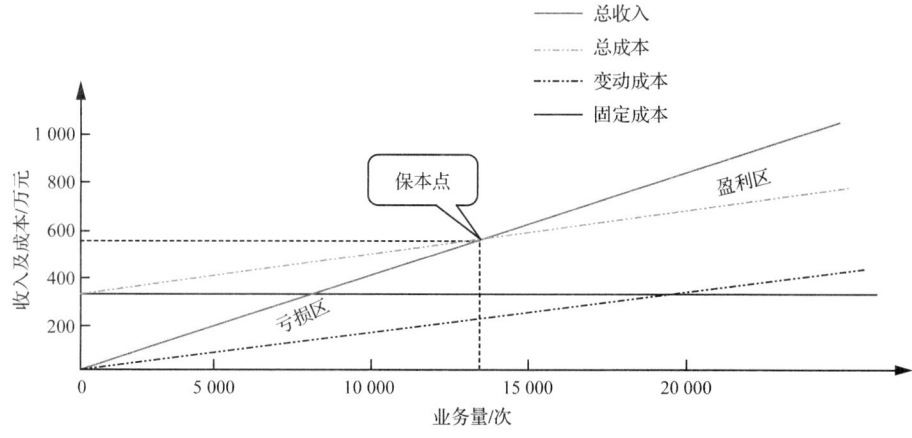

图6-5　血液透析科本量利分析图

第四节　撰写和运用成本分析报告的注意事项

《具体指引》第30条规定:成本分析报告是对医院运营现状和未来发展趋势进行分析预测、提出改进建议等的文字报告。因此,医院应依据一定的格式和内容,定期编制成本分析报告,及时报送上级部门、医院成本管理工作领导小组和相关部门。成本分析报告按照不同的分析目的和要求,可以分为全面分析、局部分析、专题分析等。其中,全面分析报告应对全院的成本数据信息进行全面分析,从而有针对性地提出改善医院成本管理效率的建议,主要包含编制说明、成本构成分析、变化趋势分析、本量利分析、影响成本升降的因素分析以及建议等内容;局部分析是对主要问题或主要指标进行扼要的分析,如科室成本分析、诊次成本分析、床日成本分析、医疗服务项目成本分析、病种成本分析、DRG成本分析等;专题分析则是对某一专门问题或针对某一重大措施所做的分析,如对医疗服务价格调整做专题分析,以剖析价格升降对医院的影响。这种分析的特点是范围单一,目标明确且研究深入透彻。遇到有情况发生或问题发现,可随时进行专题分析,以便采取有效措施,改进工作。

成本分析报告汇集了大量成本信息,基于这些信息,报告应发现和指出其中问题所在,并针对存在问题的业务流程或临床科室提出切实可行的解决方案和管理建议。成本分析报告应将如何提高运营效率、控制成本、优化资源配置作为落脚点,对照人力、药品和卫生材料等的实际成本与目标成本或标准成本的差距,及时分析实际成本变动情况及原因,把握成本变动规律,提出有效管理和控制成本的合理化建议,降低医院运营成本,提高医院运行的效率和效果。因此,医院的财务人员不仅要学会写而且要善于写成本分析报告。财务人员在写成本分析报告时,不能只简单罗列数字,而是要达到重点突出、说明清楚、预测准确、措施得力的目的,充分发挥其诊断医院管理的"听诊器"作用和观察医院运行状况的"显微镜"功能。对此,财务人员要注重专业素质和职业判断能力的提高,熟练运用各种财务分析方法和分析指标,提高写作的深度和广度,提升专题成本分析质量的水平。同时,医院也应创造条件让财务人员进行多方面的学习和交流,加大信息化投入,使财务人员能够借助先进的分析软件,提高分析工作质量与效率。

成本分析报告应重点做好以下几个方面。

一、熟悉政策法规,把握医疗行业运行规律

随着国家新医改的持续深入推进,医院所处的社会经济环境也发生了深刻的变化,如药耗零差率的实施、医保支付方式改革、二票制、药品耗材集中采购、规范招投标工作、国家卫健委提出的"公立医疗机构经济管理年",都会在不同程度上影响医院的经济运行成本。因此,财务人员要多了解国家宏观经济政策,密切关注社会经济环境的变化,把握医疗行业的运行规律,同时关注同行业兄弟医院先进的管理方法以及为应对环境变化所采取的有效措施,运用科学有效的手段对医院的全部经济活动进行充分、合理的成本分析和成本预测。

二、成本分析报告要有针对性,抓住问题的实质

成本分析涉及很多方面,撰写报告时要从分析报告的目的出发,重在揭露问题,抓住主要矛盾,深入分析,解决重点问题。分析内容应当抓住问题的本质,找出影响当期指标变动的主要因素,重点剖析导致变化较大指标产生的主、客观原因。如果面面俱到,"胡子眉毛一把抓",反而会是"盲人骑瞎马"。写出的成本分析报告不痛不痒、抓不住要害、没有针对性,那就对医院挖潜堵漏、完善管理的价值不大。

例如,某医院针对本期卫生材料消耗占比提高较快的问题,财务部门经过分析发现,一方面,医院重点学科如骨科、心内科的重点病种增幅较大,导致高值耗材的使用量增幅较

大，但这些科室的重点病种均次费用增幅不大，仍处于合理范围内；另一方面，耗材使用仍有不合理的地方，特别是止血类耗材增幅较大。对此，成本分析报告建议建立责任追究制，一是将医院的每百元医疗收入卫生材料消耗量指标分解到各临床科室，落实各类材料物质的归口管理，并与绩效考核相结合；二是严控一次性医用耗材的申请使用，提倡使用目录内的耗材，临时使用的耗材必须是特殊情况或是与新技术开展相关，同时严控使用可吸收止血纱布、生物蛋白海绵两个品种的耗材。

三、成本分析报告要注重可读性

成本分析报告无论是形式还是内容都应有自己的特色，除了内容上要突出重点、有的放矢，形式上也要灵活、新颖、多样。内容上千篇一律，甚至抽换上期指标数据搞"填空题"似的八股文章，那就是成本分析报告的大忌。成本分析本就专业强，加上形式上的呆板、内容上的千篇一律，其可读性必然被弱化。应把各项指标以横向或纵向对比、图表方式（饼图、柱状图及折线图等）呈现，使成本分析形成有可读性、认可度高的报告。

四、成本分析报告要结合"死数据"和"活情况"

要分析指标变化，难免要进行数字对比。如果仅停留在罗列指标的增减变化，局限于就数字论数字，摆不出具体情况、说不清影响差异的原因，这样的成本效益分析只能是空洞无物，类似于财务指标说明书。这种枯燥死板的"分析"，肯定不会受欢迎。成本分析要用数据"说话"，让数据"活起来"。如果能把"死数据"与"活情况"充分结合，做到指标增减有"数据"，说明分析有"情况"，彼此相互印证补充，才有说服力、可信度与强逻辑性、高可操作性。

例如 2020 年上半年，受新冠疫情影响某院门诊次均费用较去年同期增长 21%，经过分析并和各部门沟通后，将其归纳总结为以下 5 个原因：①小病不到医院：受疫情影响，如果是小病，患者担心受感染，减少了到医院就诊的频率，从而提高了次均费用。②儿科门诊患者的下降：儿科门诊人次大幅减少 63%，去年同期为 23.9 万人次，今年只有 8.8 万人次，而儿科次均费用相对较低（本期次均费用 248 元，去年同期 204 元），仅为全院次均的一半，儿科患者大幅减少，变相拉高了次均费用。③核酸、CT 检验检查：因疫情要求感控防范严格，医院增加核酸、CT 检验检测等项目，使次均费用增加了 12 元。④长处方的影响：国家医疗保障局于 2 月发布了《关于优化医疗保障经办服务 推动新型冠状病毒感染的肺炎疫情防控工作的通知》，要求各地疫情期间，实施"长处方"报销政策，支持医疗机构根据患者实际情况，合理增加单次处方用药量，减少病人到医疗机构就诊配药的次数；对高血压、糖尿病等慢性病患者，经诊治医院医生评估后，支持将处方用药量放宽至 3 个月，保障参保患者长期用药需求。经统计，上半年该院受长处方影响的次均费用为 21 元。⑤医院不合理医疗行为：受疫情影响，医院收入下降，医务人员的绩效下降，部分医务人员通过不合理医疗行为提高次均费用，增加收入。对此，医院应采取积极措施，尽快恢复诊疗秩序复工复产，将疫情的影响降到最低,增收节支,同时对不合理的医疗行为加以严控(具体措施不再赘述)。

五、准确把握成本分析报告的结论

真实、准确、客观是成本分析报告的生命。要诊断、观察医疗运营状况,维护医院健康运行,就应敢于揭短、敢于曝光,才不会贻误"病情",才能"对症下药"。常言道:"成绩不讲跑不了,问题不讲不得了"。成本分析报告既要肯定成绩,又要揭示医院管理中存在的问题;既要探寻影响当期效益变化的客观因素,更要侧重找出影响当期效益变化的主观原因。只有实事求是,客观全面地分析,才能有的放矢、兴利除弊。此外,医院经营是一个漫长的过程。短期的最佳经营状态水平未必符合医院长期发展战略,完善、适用的成本分析应着眼于医院长期的生存与发展,不能片面强调短期利益。医疗是医院发展永恒的主题,所以成本分析的目的并非纯粹的效益最大化。成本分析的根本目的是提高资源使用效率、优化结构,为医疗质量、安全以及学科建设创造坚实稳固的经济基础。因此,成本效率分析与医疗质量、学科建设之间的关系是不矛盾的。如产科多为盈利科室,其业务类型相对单一,可采用本量利分析法合理地测算其成本效益和工作量的关系,给予科室运营指导;而儿科的公益效益远远大于经济效益,应在合理的成本效益范围内指导其节约成本,提升经济效益。

六、成本分析报告应及时上报

成本分析报告是财务人员参与医院管理、提出合理化建议的有效途径,其指导性的价值就在于时效性。时过境迁的分析报告对医院改善运营管理的作用将大打折扣。成本效益分析多采用"一事一议"的方法,财务人员完成报告后应及时上报分管领导并形成制度。

七、成本分析报告忌专业味太浓

成本分析报告主要服务于医院内部运营成本管理的改善,力求为领导当好参谋。如果财务人员在成本分析中整理、罗列一堆数据,对于报告的使用者来说却是雾里看花、水中望月。医院领导层和临床科室一句"我看不懂你们的分析报告",会让财务人员所有的工作都前功尽弃,这也是财务工作经常只停留在"苦劳"层面而无缘"功劳"的缘由之一。所以,成本分析应尽量淡化专业味,少用专业术语,多用大众词汇,力戒矫揉造作、高深莫测;做到直截了当、简明扼要、通俗易懂。

八、成本分析报告需有正确有效传达的渠道

医疗业务科室成本分析报告的主要阅读者之一是临床科室的管理者,即科室主任和护士长。作为医疗专业人员,他们对数据的熟悉程度和敏感程度肯定不如财务专业人员,正如财务人员不熟悉医疗业务流程一样。双方具有截然不同的专业背景,若在沟通时都习惯性地从自身的专业角度出发,则难以达成共识,工作开展的难度自然也就大很多。特别是临床科主任往往会直接提出疑问:"我们科室为什么亏损? 哪些医疗业务是盈利的? 哪些

是亏损的？我们在控制成本方面应如何入手?"他们希望财务专业人员能成为科室的"经济管家",能个性化地为科室管理提供及时、有效、翔实的数据支持。因此,财务人员需基于对专业知识、医院发展战略和对临床科室业务的了解,采用预测分析、决策分析、成本控制,与绩效评价等理论与方法,将数据转化为信息,由核算会计角色转为业务合作伙伴,成为"业务中的财务专家、财务中的业务专家"。

　　管理会计不仅是一项专门的技术工具,更是一套方法论体系。管之有道,理之有术,在管理会计的应用场景中,其沟通的艺术性甚至要高于其实操技术性。实践中,发轫于我国台湾地区长庚医院的"专科经营助理"这一新型的管理方式能很好地解决这个问题。首先,专科经营助理应该是医院运营管理的"眼睛",通过深入临床一线,实地了解科室运营情况,实时进行各类经营数据特别是庞大且琐碎的成本数据的采集和分析,及时发现临床科室在运营过程中遇到的困难和存在的问题。其次,专科经营助理还是职能部门与临床科室的"纽带",通过定期沟通与交流,向临床科室宣传解读最新政策与制度要求(如控制不合理费用增长),了解和反馈临床一线的需求与困惑,缓解信息不对称的情况,强化职能部门与临床科室的协同与配合。最后,专科经营助理更是临床科主任的"参谋",要帮助科室主任做好全面预算管理、科室和医疗组成本核算、运行分析、绩效考核、物价管理等工作,承担科室相关工作统计、报表填写等相关日常服务,出具科室运营(成本)分析报告,提出改善科室运营管理的合理化建议。某种意义上来说,专科经营助理是科室的小总会计师或小总经济师,该方式值得探索和实践。

第五节　医院成本分析报告案例

一、基于业财融合视角的医院影像科室运营成本分析[①]

　　随着医改的深入,公立医院面临的内外部挑战日益增多,而医院运营管理的重要性也愈发凸显。之前的理论研究多从财务分析的角度出发,注重在医院和科室层级构建医疗、人力与财务等评价维度和指标,缺乏从具体业务角度分析的运营研究。从工作实践角度,目前的医院运营分析通常面临以下"三个忽视"。一是集中于数据分析,忽视了业务流程。分析模式局限于"收集数据—制作报表—完成报告",忽视了对具体业务和流程的观察、分析和改进,分析结果往往是片面化、表象化的,降低了整体分析的可信度和可执行度。二是集中于横纵比较,忽视了内外比较。分析范围局限于院内比较,如全院同类型科室的横向比较和同一科室过往数据的纵向比较,忽视了本科室与外院标杆科室在业务

---

　　① 朱先,张露文,向前.基于业财融合视角的影像科室运营分析实践探索[J].中华医院管理杂志,2020,36(05):379-382.

水平和管理水平上的比较。三是集中于发现问题,忽视了解决方案。分析建议局限于对异常数据的改进,又限于分析思维的局限性和医疗活动的专业性,缺乏具体的解决落实措施,以至于出现结论建议"大而空"的情况。本案例从业财融合角度,以某大型综合性医院——甲医院的影像科室为例,采用业务流程分析和标杆比较等方法提出科室运营分析研究的新思路。

(一)基于业财融合视角的影像科室运营管理分析

1. 构建基于业财融合视角的医院精细化运营管理框架

业财融合既是一种基于"结构—系统—方法"的建设模式,又是一种业务思维模式。本书认为,基于业财融合视角进行科室运营管理和分析,是系统化推进医院业财融合工作的实际基础和基本体现,应当强调运营管理者对实际业务流程的调查和分析,强调院内院外分析对象之间的对比,强调解决方案的针对性和可行性。将业务流程分析和标杆比较法纳入科室运营分析的常用方法,是解决传统科室运营分析中"三个忽视"问题的具体途径。基于业财融合视角的医院精细化运营管理模式框架如图6-6所示。

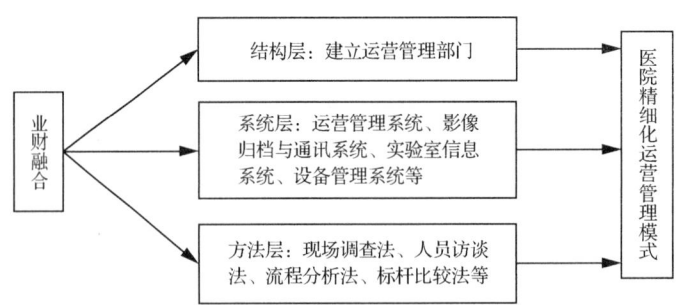

图6-6 基于业财融合视角的医院精细化运营管理模式

2. 甲院影像中心一般情况分析

该院大型综合性医院影像中心配备各类电子计算机断层扫描仪(CT)设备6台,磁共振成像仪(MRI)设备4台,在岗医疗技术人员76人,年检查约12万人次。该科室近几年处于快速发展时期,为进一步提升科室运营管理水平和产出效益,需探索对其进行基于业财融合视角的整体运营分析。

从收入成本、效率、人员和设备、其他4个维度收集甲院影像中心相关数据,如表6-7所示。这些数据是科室成本运营分析的重要组成部分,同时也是加深对科室了解,进行业财融合运营分析的基础。通过一般情况分析,可以给出具有普遍性的运营改善意见。

表6-7 甲院影像中心一般情况分析维度及指标

维度	指标
收入成本维度	科室收入,科室收入结构,人均收入等
	科室成本,科室成本结构,人均成本等
	科室结余,人均结余,收入成本率等

（续表）

维度	指标
效率维度	总检查部位数、人均检查部位数、台均检查部位数等
	机器开放时间、人员排班组成、数量与时间等
	人员数、人员职称结构、人员流失情况
人员和设备维度	设备数、设备启用年份、价格、运行状态等
其他维度	人均绩效、人均预约等待时间等

3. 甲院影像中心的运营管理分析

1）现场调查

设计追踪记录表，对影像检查患者进行个体检查全过程的追踪记录，包括其主要步骤、涉及人员、使用设备、材料消耗与检查时间等信息，随机追踪观察 2018 年 12 月 19 日—28 日 CT 检查的 77 人次，MRI 检查的 14 人次。

2）人员访谈

（1）本科室人员访谈。对科室的医技护人员进行访谈，收集人员排班、设备状态、绩效情况、业务流程等的现状，以及他们对现状的建议，共访谈调查 2 名医生、5 名技师和 2 名护士。

（2）标杆科室人员访谈。对外院标杆科室主任进行访谈，了解其人员设备规模、资源利用、业务流程、成本管理、绩效情况、等待时间等，共访谈调查 2 名科室主任。

3）业务流程分析

本案例中业务流程分析的主要步骤包括：①基于现场调查和访谈，建立影像中心主要业务流程图。②测量流程中各个节点的时间数据，识别增值时间与非增值时间。③提出流程改进的建议，缩短非增值时间。甲院影像中心业务流程分析前的业务流程如图 6-7 所示。

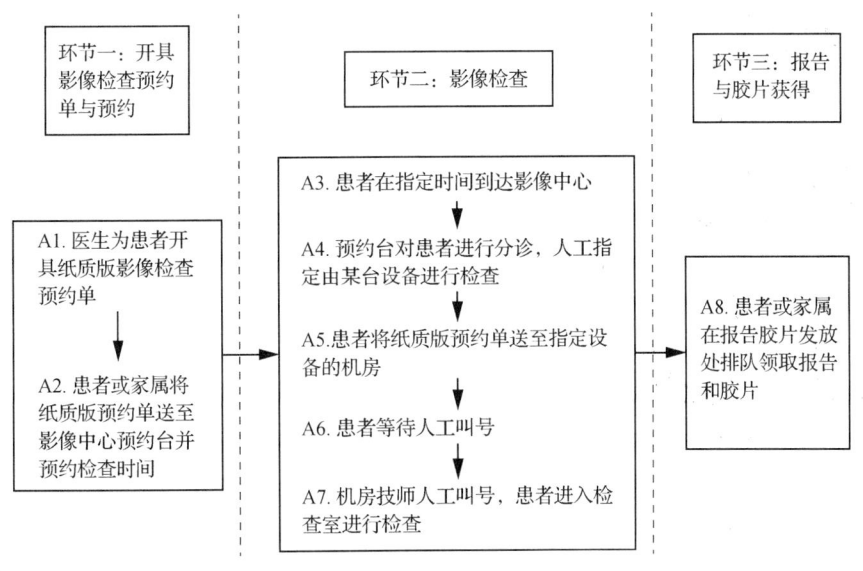

图 6-7　甲院影像中心流程分析前的业务流程图

以单个患者平均情况为例,其在影像中心进行检查的各步骤中增值时间和非增值时间如表6-8所示。

表6-8 甲院影像中心业务流程增值与非增值时间分析

主要步骤	步骤内活动	增值活动	时间(min)	非增值活动	时间(min)
A1,A2	医生开具影像检查预约单,由患者进行预约	医生判断需求并开检查单,向病人说明情况	5	患者或家属送预约单至预约台并排队预约	15
A3,A4	患者报到,指定检查设备	患者在预约台刷卡报到	1	预约台人工指定检查设备	1
A5,A6	患者送预约单并等待	患者排队等待	15~60	患者送预约单至机房	2
A7	技师叫号,患者接受检查	患者接受影像检查	5~60	技师人工叫号	2
A8	打印并发放检查结果和胶片	打印胶片和检查结果	2	文员手工查找、发放胶片和检查结果	5

4) 标杆比较

本案例中标杆比较主要包括以下三个步骤。

(1) 取两个规模类似、在同区域内具有影响力的外院影像科室做为标杆。

(2) 将研究对象与标杆科室进行全方位比较,寻找差距。

(3) 提出具有针对性的改进建议。

将甲院影像中心与外院标杆科室在资源配置、业务规模、资源管理、流程管理、成本管理等方面进行比较,具体结果如表6-9所示。

表6-9 甲院影像中心与外院标杆科室比较情况

维度	指标		甲院影像中心	标杆科室1	标杆科室2
资源配置	设备数量(台)	CT	6	5	4
		MRI	4	5	5
	医技人员数量(人)	技师	56	约60	48
		医师	41	约50	32
业务规模	工作日平均检查量(人次)	CT	320	400	300
		MRI	120	160	150
资源管理	单台机器每周开放时间(小时)	CT	42	65	81
		MRI	73	99	81
	每班次CT检查操作人员配置		2~3个技师人均日工作7小时	2个技师人均日工作7小时	1个技师人均日工作7小时
	每班次MRI检查操作人员配置		1个技师人均日工作5.5小时	1个技师人均日工作7小时	1个技师人均日工作7小时

（续表）

维度	指标	甲院影像中心	标杆科室1	标杆科室2
流程管理	预约与叫号方式	人工预约，人工叫号	系统预约，系统叫号	系统预约，系统叫号
	胶片发放方式	手工袋装发放	自助胶片打印机	发放U盘
成本管理	胶片成本管理	全部胶片打印，其中约40%的胶片无人认领	采用自助打印机，约30%患者未打印胶片	全部发放U盘，U盘成本较胶片成本降低30%以上

注：医技人员数量含"四生"数量，即实习生、研究生、规培生和进修生；本案例在等待时间、设备维护、患者管理与绩效方案等方面也进行了标杆对比，限于篇幅，在此不做详细论述。

从本案例的现状分析可以看出，该院的影像中心的业务流程需要重新设计或调整工作方式，来提高工作效率和患者满意度。

（二）甲院影像中心基于业财融合视角的运营管理分析成效

1. 业务流程分析成效

参考大型医院影像科室的普遍做法，基于业务流程分析，以信息化建设和流程优化为手段，优化后的业务流程如图6-8所示。

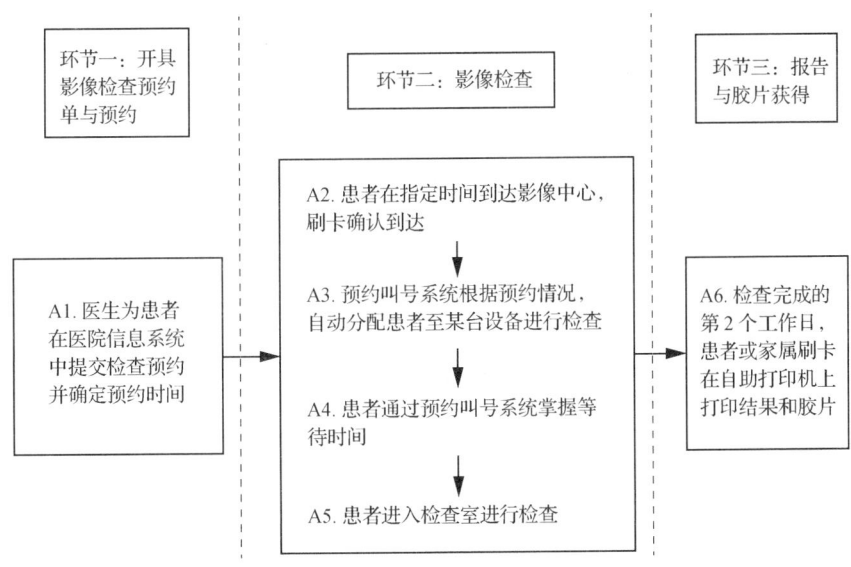

图6-8　甲院影像中心流程分析改进后的业务流程图

业务流程优化后，改进了患者送预约单、报到和排队领取结果的步骤，基本消除了整个流程中的非增值时间，预计可以为每位患者节约25分钟，科室也释放了预约台和胶片打印室的人力资源，提升了资源的利用效率，达到了优化科室整体运营的目的。

2. 标杆比较成效

与外院标杆科室比较后得到以下结论。

（1）在设备和人力资源规模类似的情况下，甲院影像中心单台CT单日检查53人次，标杆科室 1 单日检查 80 人次,标杆科室 2 单日检查 75 人次,甲院影像中心的单台设备产出与标杆科室存在明显差距。

（2）导致单台设备产出差异的主要原因是甲院影像中心在资源管理、流程管理等方面与标杆科室存在差距,如单台设备开放时间较低(标杆科室 1 和标杆科室 2 单台 CT 每周开放时间分别较甲院影像中心高 55% 和 93%),每班 CT 技师操作人员偏多(甲院影像中心每班 CT 检查配置人员 2～3 人,明显高于标杆科室的 1～2 人),每班 MRI 技师工作时间仅5.5 小时,明显低于标杆科室的 7 小时。

（3）在成本管理上甲院影像中心的胶片成本明显较高,这主要和胶片打印发放的落后管理方式有关。打印胶片的成本约 23 元/张,而单个 U 盘可以储存同个病人的多张胶片,U 盘成本较打印成本低 30% 以上。

结合以上分析结果,标杆比较为甲院影像中心的运营分析优化提供了以下具体化、有针对性、可落实的建议。

（1）优化胶片领取流程和方式,节约人力与胶片成本。

（2）尽快建立排队叫号系统,提升患者体验,提高工作效率。

（3）采用"多班次、短时间"的模式调整优化科室人员排班,适当提高 MRI 技师的工作时间。

（4）调整绩效奖励标准,鼓励科室增加周六、日开放时间等。

二、上海市 5 家试点医院医疗服务项目成本核算结果分析[①]

（一）研究背景

上海申康医院发展中心于 2014 年正式发布了《关于开展市级医院医疗服务项目成本核算试点工作的通知》,在市级公立医院中开展医疗服务项目成本核算工作。本案例通过对上海市 5 家试点医院的医疗服务项目成本核算结果进行分析,为推进成本核算工作、调整医疗服务项目价格提供参考依据。

（二）试点医院的医疗服务项目成本核算基本情况

1. 核算对象

为便于分析,本案例将 3 634 项医疗服务收费项目细分为 13 类,对 5 家试点医院 2013 年开展的 3 634 项医疗服务收费项目进行成本核算。各类别项目分布情况如表 6-10 所示。

表 6-10　5 家试点医院医疗服务项目分布情况

一级类别	二级类别	三级类别	数量(项)
1. 综合医疗服务类	（1）一般医疗服务	① 床位费	10
		② 诊查费(住院)	2
		③ 诊查费(门诊)	4

① 彭颖,李潇骁,王海银,杨中浩,黄玲萍,金春林.上海市 5 家试点医院医疗服务项目成本核算结果分析[J].中国医院管理,2017,37(02)：5-8.

（续表）

一级类别	二级类别	三级类别	数量（项）
1. 综合医疗服务类	（1）一般医疗服务	④ 护理费	16
	（2）一般检查治疗	⑤ 一般检查治疗类	56
	（3）社区卫生服务		
	（4）其他医疗服务项目		
2. 医技诊疗类	（1）医学影像	⑧ 医技检查类	212
	（2）超声检查		
	（3）核医学		
	（4）放射治疗		
	（5）病理检查		
	（6）检验	⑨ 医技检验类	642
	（7）血型与配血		
3. 临床诊疗类	（1）临床各系统诊疗	⑥ 临床检查治疗类	874
	（2）经血管介入诊疗		
	（3）物理治疗与康复		
	（4）手术治疗	⑩ 麻醉费	20
		⑪ 手术费	1 618
4. 中医及民族医诊疗类		⑦ 中医治疗类	139
5. 手术特殊仪器设备使用		⑫ 手术仪器费	36
6. 自主定价项目		⑬ 自主定价类	5

2. 核算范围

根据医院新财务会计制度和《上海市医院成本管理暂行办法》（沪财社〔2014〕49号），本次医疗服务项目成本核算范围包括医疗业务成本、管理费用、财政项目补助支出形成的固定资产折旧、无形资产摊销、科教项目支出形成的固定资产折旧、无形资产摊销4大类，具体内容包括人员支出、卫生材料费、药品费、固定资产折旧费、无形资产摊销费、提取医疗风险基金、其他费用7大类。各类别下的具体核算内容如表6-11所示。

表6-11 医疗服务项目成本具体核算内容

类别	具体内容
1. 人员支出	人工费用（除奖金、离退休费的所有人员支出）、奖金、离退休费
2. 卫生材料费	卫生材料费（单独收费卫生材料除外）
3. 药品费	药品费（单独收费药品除外）
4. 固定资产折旧费	固定资产折旧费

(续表)

类别	具体内容
5. 无形资产摊销费	无形资产摊销费
6. 提取医疗风险基金	提取医疗风险基金
7. 其他费用	能耗(水费、电费、取暖费)、物业管理费、差旅费、因公出国(境)费、维修费、劳务费、其他费用(办公费、印刷费、咨询费、手续费、邮电费、租赁费、会议费、培训费、公务接待费、专用燃料费、工会经费、福利费、利息支出、公务用车运行维护费、其他交通工具运行维护费、其他)

3. 核算方法

本案例的医疗服务项目成本核算采用作业成本法作为科室级医疗服务项目成本核算方法,加权平均后作为院级医疗服务项目成本核算方法。

(三) 医疗服务项目成本核算结果与分析

1. 医疗服务项目收益分析

1) 总体收益情况

2013年市级公立医院的医疗成本由医疗服务项目成本、可单独收费卫生材料成本、药品费3个部分构成(图6-9)。2013年5家试点医院开展的3 634项医疗服务项目的成本为49.3亿元,总收入为35.0亿元,亏损达14.3亿元,加上财政基本补助收入4.2亿元,仍然亏损10.1亿元。医疗服务项目成本无法完全通过医疗服务收费和财政基本补助收入弥补,近16%的医疗服务项目成本需通过药品加成收入(5.5亿元,加成率为15.5%)和可单独收费卫生材料加成收入(2.2亿元,加成率为15.7%)弥补,即以药养医、以耗材养医。

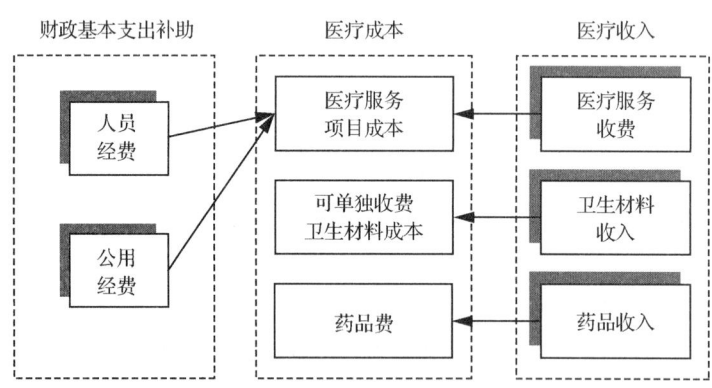

图6-9 公立医院医疗成本补偿渠道(2013年)

2) 各类别医疗服务项目收益情况

各类别医疗服务项目收益情况差异度较大。综合医疗服务类(包括床位费、诊查费、护理费、一般检查治疗类)项目由于服务量大,亏损较为严重,占所有亏损项目亏损总额的76.3%;医技诊疗类(包括医技检查类和医技检验类)项目盈利状况可观,其盈利额占所有盈利项目盈利总额的67.3%;临床检查治疗类、中医治疗类、手术类中虽有部分项目盈利,但其总体收入仍处于亏损状态;而麻醉费、手术仪器费项目总体处于盈利状态,5个自主定价类项目则全部盈利,如表6-12所示。这说明医疗服务项目价格的内部结构不合理,体现医务人员技术劳务价值的项目(如综合医疗服务类)的价格偏低、亏损严重;而部分依赖设备耗材的检查、检验类项目的现行成本可通过项目收费予以弥补。

表6-12　医疗服务项目总体收益情况及各类别收益情况

分类	盈利项目		亏损项目		总收益(万元)
	盈利额(万元)	占总盈利额比例	亏损额(万元)	占总亏损额比例	
1. 床位费	27.20	0.03%	14 279.70	5.89%	−14 252.60
2. 诊查费(住院)			42 958.80	17.72%	−42 958.80
3. 诊查费(门诊)			35 510.60	14.65%	−35 510.60
4. 护理费			40 559.90	16.73%	−40 559.90
5. 一般检查治疗类	29.20	0.03%	51 535.10	21.26%	−51 505.90
6. 临床检查治疗类	11 378.10	11.49%	27 421.00	11.31%	−16 042.90
7. 中医治疗类	817.40	0.83%	2 939.80	1.21%	−2 122.40
8. 医技检查类	29 413.00	29.71%	4 096.40	1.69%	25 316.70
9. 医技检验类	37 538.70	37.92%	7 301.60	3.01%	30 237.20
10. 麻醉费	3 782.20	3.82%	1 107.90	0.46%	2 674.40
11. 手术费	2 078.70	2.10%	14 647.10	6.04%	−12 568.40
12. 手术仪器费	4 415.40	4.46%	71.20	0.03%	4 344.30
13. 自主定价类	9 512.50	9.61%			9 512.50

2. 医疗服务项目成本构成分析

1) 医疗服务项目成本构成总体情况

根据医院新财务制度,医疗成本由人员经费、卫生材料费、药品费、固定资产折旧费、无形资产摊销费、提取医疗风险基金、其他费用构成。医疗服务项目成本在剔除可单独收费卫生材料成本和药品成本后,人员经费为61%,其他费用为19%,打包收费的卫生材料费为15%,固定资产折旧费为5%。因此,对医疗服务项目价格的调整重点应考虑对人力成本的弥补。按成本发生时计入的方法,医疗服务项目成本可以分为直接成本和间接成本,其中提供医疗服务项目的临床和医技科室的直接医疗成本占75.5%,从医辅和行政后勤类科室分摊而来的间接医疗成本占24.5%。

2) 各类别医疗服务项目成本构成情况

从各类别医疗服务项目成本构成来看,综合医疗服务类、临床诊疗类、中医及民族医诊疗类医疗服务项目中的人力成本均超过60%;而医技诊疗类和手术仪器设备使用类项目中的非人力成本超过50%,其中医技检验类项目中打包收费的卫生材料成本占比超过50%。

3. 市级公立医院医疗服务项目的单位成本与收费价格比较

1）盈亏项目基本情况

将 3 634 项医疗服务价格项目的单位成本与其收费标准进行比较后发现，盈利项目（项目成本≥收费标准）1 411 项，占项目总数的 38.8%；亏损项目（项目成本＜收费标准）2 223 项，占项目总数的 61.2%。诊查费、护理费两类项目全部处于亏损状态，一般检查治疗类中的亏损项目超过 95%，床位费、临床检查治疗类、中医治疗类、手术类中的亏损项目都超过 60%，麻醉费、医技检查检验类、手术仪器费中的亏损项目低于 40%。5 个自主定价类项目都处于盈利状态。

2）医疗服务项目成本与价格的偏离程度

3 634 项医疗服务价格项目中，项目价格与成本之间的差距达 500 元及以上的有 1 035 项，占项目总数 28.5%，主要分布在手术类中。其中价格高于成本 500 元以上的有 251 项，价格低于成本 500 元及以上的有 784 项；价格与成本之间的差距在 -100 元和 100 元之间的有 1 746 项，占项目总数的 48.1%；差距在 -20 元和 20 元之间的有 903 项，约占项目总数的 24.9%（表 6-13）。医疗服务项目价格基本围绕成本呈正态分布。

表 6-13　各类别医疗服务项目价格与成本的背离情况

单位：项

分类	≤-500 元	>-500～-100 元	>-100～0 元	>0～100 元	>100～500 元	>500 元
1. 床位费	1	1	6	2		
2. 诊查费（住院）		2				
3. 诊查费（门诊）			4			
4. 护理费		3	13			
5. 一般检查治疗类		4	50	2		
6. 临床检查治疗类	37	131	431	172	65	38
7. 中医治疗类	8	7	81	40	3	
8. 医技检查类	1	20	60	74	47	10
9. 医技检验类		6	202	402	30	2
10. 麻醉费			8	8	4	
11. 手术费	736	295	107	69	217	194
12. 手术仪器费	1	4	4	8	12	7
13. 自主定价类				3	2	

医疗服务项目收费对成本的弥补程度：在 3 634 项医疗服务价格项目中，有 895 个项目（占项目总数的 24.6%）的收费尚不能弥补其成本的 50%，其中 220 个项目的收费连成本的 20% 都无法弥补（表 6-14）。从项目类别上看：收费对成本弥补程度较低（≤50%）的项目

主要分布在诊查费、护理费、一般检查治疗类项目中;而检查检验类、麻醉类、仪器使用类中一半以上项目的成本可通过收费完全弥补;5 个自主定价项目的成本都可通过收费弥补。

表 6-14 各类别医疗服务项目收费对成本的弥补情况

单位:项

分类	≤20%	>20%~50%	>50%~100%	>100%~200%	>200%~500%	>500%
1. 床位费	2	2	4	2		
2. 诊疗费	2					
3. 挂号费		3	1			
4. 护理费	12	2	2			
5. 一般检查治疗类	30	18	6	1	1	
6. 临床检查治疗类	101	223	275	178	83	14
7. 中医治疗类	15	37	44	33	7	3
8. 医技检查类	6	36	39	66	58	7
9. 医技检验类	17	6	131	221	168	45
10. 麻醉费	1	3	4	8	3	1
11. 手术费	34	290	814	457	21	2
12. 手术仪器费		1	8	11	10	6
13. 特需项目				2	3	

(四)讨论与建议

1. 建立科学合理的公立医院补偿机制

从医疗服务项目的总体收益来看,在现行公立医院补偿模式下,医疗服务项目成本无法完全通过医疗服务收费和财政基本支出补助弥补,近 16% 的医疗服务项目成本需通过药品加成收入和可单独收费卫生材料加成收入弥补。作为新晋综合医改省级试点,上海市已按照国家要求逐步取消药品加成,并从 2016 年 7 月 1 日起将医疗器械加价率控制在 5% 以内(2017 年 2 月起上海已经取消全部药品加成)。因此,迫切需要通过调整医疗服务价格、加大政府投入、改革支付方式、降低医院运行成本等途径建立科学合理的公立医院补偿机制。

2. 加强对医疗服务价格的宏观管理,建立灵敏有度的价格动态调整机制

从各类别医疗服务项目的成本与价格比较来看,综合医疗服务类(包括床位费、诊查费、护理费、一般检查治疗类)项目基本处于亏损状态,而且由于综合医疗服务类项目服务量大,亏损十分严重。临床检查治疗类、中医治疗类、手术类中的亏损项目也都超过 60%。麻醉费、医技检查检验类中的部分项目存在亏损,但从整体上看处于盈利状态。研究结果与相关文件中提出的"降低大型医用设备检查治疗价格,合理调整、提升体现医务人员技术劳务价值的医疗服务价格"要求完全一致。从2015年开始,上海为推进医药分开改革工作,先后调整了护理费、康复治疗费、精神卫生、诊查费、床位费、中医针灸等项目价格,但调整后的项目价格与成本仍存在一定差距。因此,应加强对医疗服务价格的宏观管理,平衡好医疗事业发展需要和各方承受能力,在总量范围内突出重点、有升有降。要结合医疗服务特性加强分类管理,对普遍开展的通用项目,政府要把价格基准管住管好;对于技术难度大的复杂项目,政府要尊重医院和医生的专业性意见建议,更好体现技术劳务价值。此外,应尽快建立灵敏有度的价格动态调整机制,明确调价的启动条件和约束条件,做好价格监测评估和监督检查,确保价格机制稳定运行。

3. 加强医院成本核算与项目比价研究

医疗机构成本核算是一项重要的基础性工作,但其目前仍处于对实际成本进行核算的阶段,受历史条件、地方财政补偿政策以及服务量等因素影响,同一项目的成本核算结果在不同医疗机构中差异很大,对医疗服务项目价格调整的参考作用有限。为解决上述问题,一方面,应尽快在所有公立医院推广全成本核算工作,建立医疗机构成本信息库,通过对连续年度进行数据收集和成本分析,根据各类医院分项平均成本逐步形成本地区成本定额指导水平,最终建立医疗服务项目的标准成本,为确定医疗服务项目目标价格提供依据;另一方面,应同步开展医疗服务项目比价研究,形成医疗服务项目标化价值,通过建立主辅两套比价参照体系,优化现行价格比价结构和水平,理顺医疗服务比价关系。通过平行开展成本核算和比价研究,最终建立以成本和收入结构变化为基础的价格动态调整机制。

4. 改革付费方式

长远来看,随着我国深化医改的不断推进、医疗保障制度的逐步完善和医疗机构精细化管理水平的提升,加快推进支付方式的改革,建立以按病种付费为主,与按人头付费、按服务单元付费等方式相结合的复合型付费方式,逐步减少按项目付费,并鼓励推行按疾病诊断相关分组(DRGs)付费的方式,成为重要的改革要求和措施。

三、基于波士顿矩阵对骨科 DRG 病组分析

随着医疗体制改革的不断深入,医疗机构内部学科布局及精细化管理显得越来越重要。为更好地分析医院内部临床科室的运营绩效,将波士顿矩阵引入成本分析中,有助于找出医院在医疗服务、成本管控等方面存在的问题,为医院管理提供更多的决策根据。

(一)波士顿矩阵分析的基本概念

波士顿矩阵(BCG Matrix),又称市场增长率—相对市场份额矩阵、波士顿咨询集团法、四象限分析法、产品系列结构管理法等。波士顿矩阵通过分析市场占有率及销售增长率之间的相互关系,将某项业务的发展分成以下类型:①市场占有率和销售增长率"双高"的业务为明星产品;②市场占有率低、销售增长率高的业务为问题产品;③市场占有率和销售增长率"双低"的业务为瘦狗产品;④市场占有率高、销售增长率低的业务为现金牛产品。详情如图6-10所示。

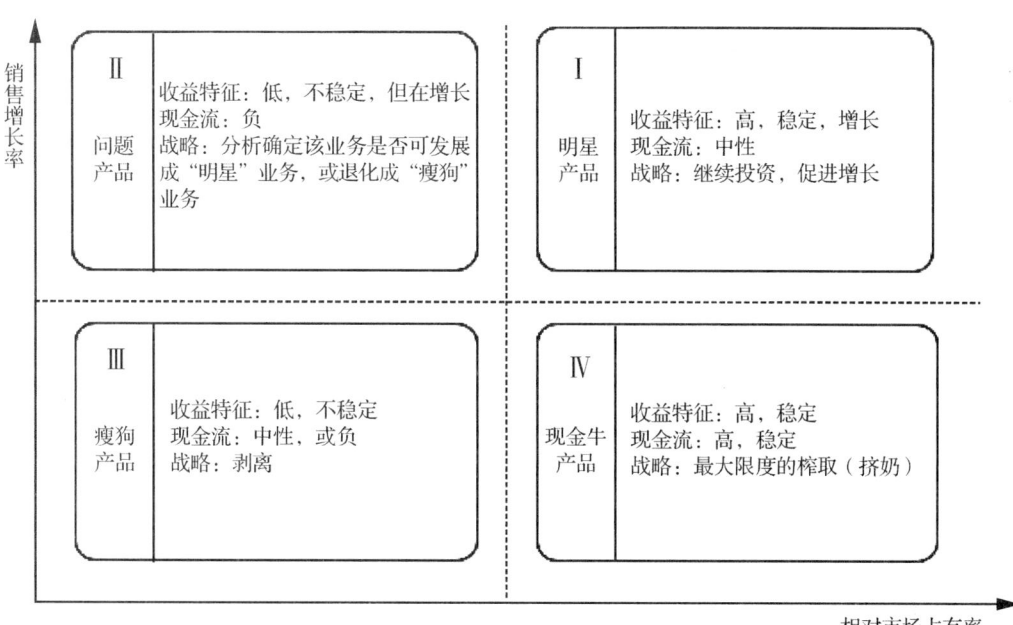

图 6-10　波士顿矩阵分类图

（二）波士顿矩阵分析工具在乙医院骨科 DRG 病组分析中的运用

乙医院在实践中借助波士顿矩阵并对其进行改造,构建 DRG 病组评估模型(该地区尚未开展 DRG 付费),根据模型分析结果对不同病组制定差异化成本管理策略和措施,使之成为撬动医院精细化成本管理的有效杠杆。

1. 基本情况

骨科为乙医院重点科室,下设 5 个亚专科。2021 年,骨科住院科室出院病人 34 434 例,入组 34 422 例,入组率为 99.96%,归入到 140 个 DRG 病组,组均病例数 246 例,各 DRG 病组中病例数最多有 3 250 例,最少有 1 例。经过基于项目叠加法的 DRG 成本核算,2021 年骨科 140 个 DRG 病组总医疗收入为 166 992.53 万元,总成本为 170 177.80 万元,总收益为－3 185.27 万元,例均收益为－925.36 元。140 个病组中有 46 个病组为盈利病组,病组盈利率为 32.86%,94 个病组为亏损病组,病组亏损率为 67.14%。从费用结构方面来看,药品费、耗材费、医疗服务项目占比分别为 3.30%、68.99%、27.71%,前二者因为零加成所以无盈亏,主要是医疗服务项目成本亏损。

2. 具体分析

1）划分类型

为针对各病组的具体情况进行有效管控,乙医院从平均病例数和病例的例均收益两个维度出发,建立 DRG 病组评估模型。即将疾病组的平均病例数和病例的例均收益分别作 X 轴和 Y 轴,根据设定的管理目标将骨科所有病组分为四种类型,四个象限依次为潜力病组、关注病组、弱势病组和优势病组,并划入相应的象限。

（1）潜力病组。该组对应波士顿矩阵中的"明星产品",特点为病组盈利、病组病例数在组平均病例数以下。对此,医院可以适当考虑将各类资源投入倾斜以促使业务放量,通过提升病例数的方法来提高科室整体 DRG 收益。

(2)关注病组。该组对应波士顿矩阵中的"问题产品",特点为病组亏损、病组病例数在组平均病例数以上。由于该类病种病例数占科室总病例数的比例较高,其盈亏情况对科室 DRG 整体收益会产生较大影响,是需要引起关注、重在提高病组收益的病组。

(3)弱势病组。该组对应波士顿矩阵中的"瘦狗产品",特点为病组亏损、病组病例数在组平均病例数以下。

(4)优势病组。该组对应波士顿矩阵中的"现金牛产品",特点为病组盈利、病组病例数在组平均病例数以上。优势病组是科室收治病例数量较高且病组收益盈利的病组,是科室 DRG 收益的主要来源。

2)各类病组分析

(1)总体分析。该院骨科四个象限的 DRG 病组情况如表 6-15 所示。

表 6-15　骨科 DRG 病组象限分布

序号	病组	DRG 病组数及占比		病例数（例）	DRG 病组总收入		DRG 病组总收益（万元）	例均收益（元）
		组数	占比		金额(万元)	占比		
1	潜力病组	36	25.71%	974	3 327.09	1.99%	59.99	615.91
2	关注病组	15	10.71%	20 869	104 559.51	62.61%	−3 302.74	−1 582.61
3	弱势病组	79	56.43%	2 576	9 215.97	5.52%	−1 199.90	−4 658.00
4	优势病组	10	7.15%	10 003	49 889.96	29.88%	1 257.38	1 257.00
	总计	140	100%	34 422	166 992.53	100%	−3 185.27	−925.36

潜力病组 36 组,病例数 974 例,DRG 总收入 3 327.09 万元,占科室总收入的 1.99%,总成本 3 267.1 万元,总收益 59.99 万元,例均收益 615.91 元。潜力病组虽然盈利,但由于其病组收入占比较小,对科室亏损弥补作用有限。此类病组在持续做好分级诊疗和成本管控工作的基础上,应持续培育扩大病源,增加诊疗数量。

关注病组 15 组,病例数 20 869 例,DRG 总收入 104 559.51 万元,占科室总收入的 62.61%,总成本 107 862.25 万元,总收益−3 302.74 万元,例均收益−1 582.61 元。关注病组病例数较多,且是亏损病组,是导致科室整体的 DRG 收益为负数的主要原因,是需要重点关注的病组。

弱势病组 79 组,病例数 2 576 例,收入占比为 5.52%,例均收益−4 658.00 元,严重影响科室的 DRG 收益。

优势病组 10 组,病例数 10 003 例,DRG 总收入 49 889.96 万元,占科室总收入的 29.88%,总成本 48 632.58 万元,优势病组总收益 1 257.38 万元,例均收益 1 257 元,是骨科 DRG 病组收益的主要来源,同时也是该学科发展的核心病组,应给予重点扶持与激励倾斜。

（2）针对例均收益亏损的关注病种和弱势病种进行具体分析。关注病组由于病例数占比较大,且均次费用较高,其收益情况直接影响科室整体的收益,从收入结构上来看,关注病组的费用结构中耗材费用占比普遍较高,耗材最高占比可达76.02%,造成医疗服务项目收入占比较小。在耗材零加成的政策下,耗材占比较大的病组普遍存在病组收益亏损且医疗服务项目收益同样亏损的情况。因此,医院需要重点关注此类病种的成本控制问题,如寻找高值耗材的替代品,对部分可收费耗材采取一物一码形式扫码收费。同时,采取措施对医疗服务类项目的成本进行控制。关注病组的部分DRG组情况如表6-16所示。

表6-16　骨科关注病组的部分DRG组情况

DRG 分组	DRG 名称	病例数（例）	耗材占比	总体			例均		
				总收入（万元）	总成本（万元）	总收益（万元）	例均收入（万元）	例均收益（万元）	其中服务项目收益（万元）
I09B	脊柱融合术不伴有极重度或严重的并发症和伴随症	2 471	72.11%	21 413.68	21 830.83	−417.16	8.67	−0.17	−0.17
I03B	髋关节置换术不伴有极重度或严重的并发症和伴随症	1 831	75.74%	16 536.91	16 833.27	−296.36	9.03	−0.16	−0.17
I04Z	膝关节置换术及翻修术	1 799	76.02%	16 231.55	16 466.92	−235.37	9.02	−0.13	−0.13
I08B	其他髋关节和股骨的手术不伴有极重度或严重的并发症和伴随症	1 189	69.83%	8 181.40	8 390.79	−209.39	6.88	−0.18	−0.18
X04A	下肢损伤的其他手术,年龄＞59岁或伴有并发症和伴随症	1 032	75.95%	6 025.44	6 162.90	−137.46	5.84	−0.13	−0.13

弱势病组由于病例数较小,住院天数较长,运行效率相对较低,例均收益亏损相对较高。与关注病组一样,弱势病组的医疗服务项目亏损是造成病组亏损的主要因素,其中平均住院天数较长是导致服务项目亏损的主要原因之一,如表6-17所示。对于此类病组占比较大的亚专科,医院可考虑选派专科经营助理下沉到科室,加强成本管控工作。同时,对其进行资源投入时需要严格区分新增类和更新类需求。对于新增类资源投入（专业设备购置等需求）进行强行约束,设置刚性指标,调整科室闲置资源,制定部分床位资源与房屋资源的调整方案。

表 6-17 骨科弱势病组的部分 DRG 组情况

DRG 分组	DRG 名称	住院天数（天）	病例数（例）	总体			例均		
				总收入（万元）	总成本（万元）	总收益（万元）	例均收入（万元）	例均收益（万元）	其中：服务项目收益（万元）
I08A	其他髋关节和股骨的手术,伴有极重度或严重的并发症和伴随症	13.50	22	227.74	250.35	−22.61	10.35	−1.03	−1.03
I11Z	肢体延长术	7.70	20	125.31	142.84	−17.53	6.27	−0.88	−0.88
B61B	脊髓病变有或无手术室操作,不伴有极重度或严重的并发症和伴随症	5.70	19	165.17	183.56	−18.39	8.69	−0.97	−0.97
I02A	显微血管移植或皮肤移植,伴有极重度或严重的并发症和伴随症,不包括手部	12.20	16	116.49	130.33	−13.84	7.28	−0.87	−0.87
B60B	原有的截瘫/四肢瘫痪,伴有或不伴有手术室手术,不伴有极重度并发症和伴随症	8.90	7	51.78	58.45	−6.67	7.40	−0.95	−0.95

此外,在关注病组和劣势病组中,要对其中严重亏损的病例精准施策,梳理评估收治病种与分级诊疗政策是否相符,将常见病、简单病症向下级医院分诊。对于病组 CMI(病例组合指数)较高的病例,医院应区别对待,如果是因为价格不合理导致的政策性亏损,医院要鼓励科室收治。

通过上述病组收益分析可知,病组亏损主要由医疗服务项目亏损导致。例如,人工膝关节表面置换术收费标准 4 370 元,成本 7 184 元,收益率为−64.39%;脊柱椎间融合器植入植骨融合术收费标准 4 830 元,成本 8 490 元,收益率为−75.78%;皮下注射收费标准 5 元,成本 12.13 元,收益率为−142.60%;小抢救收费标准 40 元,成本 71.69 元,收益率为−79.23%;Ⅱ级护理收费标准 42 元,成本 167.25 元,收益率−298.21%;Ⅰ级护理收费标准 60 元,成本 294.58 元,收益率−390.97%。以上项目多依赖医务人员的人力操作,人力成本与收费标准之间差异较大,造成项目收益亏损。在床位费方面,新冠疫情发生以来,医院对院感防控要求提高,消毒灭菌标准越来越严格,床位费成本持续上升,造成床位收益为−38.44%。

综上所述,医疗服务项目亏损是造成病种亏损的主要因素。针对这一现象,一方面要加强全成本核算,为医疗服务项目和 DRG 支付的合理定价提供参考;另一方面,对于骨科来讲,降低耗材占比、提高运行效率、缩短住院天数、加快手术周转效率也是合理成本管控的主要手段。

第七章

医院全成本核算管理信息系统

科技革命日新月异,管理方式层出不穷。近年来,随着数字化、大数据、智能化、移动应用、互联网+等运用的迅猛发展,新的管理思路、管理方法不仅快速进入了企业管理者的视野,也渗透到了医院运营管理中,并快速得到了强力运用。新医改的不断深入,特别是基本医疗保险支付方式的改革,迫使医院从外向型扩张转向内涵式发展,开展科学化、系统化、简洁化、透明化的医院全成本管理,向医院管理者提出了更高效的要求。

医院全成本核算管理信息系统(以下简称"成本核算系统")是医院信息化系统中十分重要的组成部分,其中医疗服务项目成本核算、病种成本核算、DRG/DIP 成本核算具有业务要求高、涉及范围广、应用程度深、核算方法细、分析决策难等特点,对医院全成本数字化管理提出了更系统、更精细、更快捷的要求,也引起了医院管理层及上级主管部门的高度重视。建立健全医院成本核算系统,将先进的成本管理理论与方法成功引入医院,形成规范化、标准化、一体化的全成本核算系统与管理制度,充分发挥成本管理的管理会计功能,才能提高医院的财务管理水平和运营效率,保障医院高质高效运营。精细化的全成本核算及多维度统计分析,能够协助医院掌握各医疗项目和病种的盈亏状况,为政府定价、价值补偿等提供客观、科学的核算依据;同时为主管部门对各医疗机构进行横向比较提供资料,对存在不足的环节采取措施进行完善,进而提高行业整体的资源配置率。

第一节 医院全成本核算管理信息系统的功能

医院成本核算系统作为医院运营管理的重要工具和手段,担负着收集成本原始数据、处理成本核算数据、分析成本产出数据、提供管理决策资料的重要任务。一个较好的医院全成本核算系统应该具有以下的功能。

一、数据收集处理功能

(一)数据采集模块

1. 基础数据采集

医院信息系统是一个庞大的体系,包括临床工作站、医技检查化验、手麻管理、病案管理、设备管理、物资管理、财务管理、绩效管理等数个子系统,其数据关系非常复杂。由于这些系统建设于不同的时期、不同的应用阶段,有不同的需求,大部分医院缺乏整体信息化系统的一体化建设规划方案,采用"简单的先上,急用的先上、常用的先上"的原则,先后分别进行了子系统的信息化系统建设,因而逐渐形成了"信息孤岛"。而且,不同的信息系统采用的数据库不尽相同,有 Sqlserver、Oracle,甚至还有早年的 Access 以及 Excel 处理方式等,其数据编码方式、数据存放格式以及数据导出格式呈现多样化形态。成本核算系统在收集这些数据时,存在一定的困难,需要采用多种方式进行处理。因此,医院开展全成本核算管理核算信息化工作时必须运用先进的信息化技术手段及工具,通过视图、中间表、XLS、TXT 等多种系统数据对接方式,定期进行数据的采集。被采集的数据或需要导出的数据应根据成本核算系统的需要转换成该系统所定义的数据格式及数据标准,并存放在指定的磁盘空间供该系统使用。需要指出的是,如果采用手工方式收集数据,需要大量的人力物力,也难以准确、完整、及时地进行开展数据收集工作。手工方式一般只能在成本核算系统不能采集到对应的电子数据时,对少量的数据进行处理,这是数据采集的补充形式。

目前,已有部分信息化领先的医院对"信息孤岛"进行了大规模地整合,统一了数据编码、数据标准、存放取出方式及应用处理权限等,规范了数据仓库,形成了医院信息化大数据管理平台,这为向精细化成本核算提供有效成本数据建立了强大的应用基础。

2. 成本动因采集

调研工作是成本核算工作的起点,目前的成本调研工作大多采用实地调研加 EXCEL 表形式。无须讳言,实地调研是必不可少的,但是依靠调研信息化平台的支撑可以事半功倍。因此,本书认为更广义上的信息系统数据收集工作还应包括成本核算前期的调研工作,特别是项目成本调研工作。如本书第三章所述,通过智慧成本动因采集平台——标准项目成本动因数据采集平台开展项目成本调研工作,抛弃了之前的"农耕式"项目成本调研方式,对医院多个信息化系统(如 HIS、HRP 等)所提供的基础数据进行清洗、分析和提炼之后,主要通过在线调查的成本动因采集模式,取得医院临床、医技科室各项医疗服务项目的作业流程及项目成本动因(要素)资料,是今后成本核算工作进阶的必经之路。

(二)数据清洗功能

1. 定期数据的清洗

由于医院子系统的数据一般是按照自身的需要而建立的,具有统一性、专用性,其数据形成有特定的处理流程、运行方式与数据算法,是不能轻易改变的。在这种情况下,成本核算系统需要取得尽量相近的数据内容来进行对接,一般方法是从这些子系统中取得原始数据后由成本核算信息系统进行二次加工,即重新进行数据梳理、编排或运算,形成新的视图或成本核算信息系统所需要的新数据。数据经过进行相应的清洗、整合加工过滤、校验和校正后,才能最终形成系统所需要的专用数据,以便成本核算系统进行核算运用。

2. 例外数据的清洗

例外数据是指在系统运行中出现的非常规、无定义、缺关系等来源不明的数据,这些数据信息不能被现有系统进行有效的处理,成为不可接收的数据。例外数据的产生,除了来源于系统本身处理不当,需要对其进行有效控制,多数是因为医院系统的数据处于一个动态的形成过程。在医疗活动中,常常会发生新的情况,产生新的数据内容与范畴,如科室的增减调整、医疗服务项目的增减变动、医嘱内容的变化等。对于成本核算信息系统来说,这些都是例外事件,需要建立报告、处理、验证等例外事件处理制度,及时进行动态维护,确保成本核算所需的数据能够及时入账,达到数据导入的真实、准确、快捷、高效。

二、精细化核算功能

由于医院医疗服务工作的特殊性以及医院全成本核算的特点,在建立成本核算系统时,应在进行科室全成本核算、医疗服务项目成本核算及病种成本核算等工作时,选择不同的成本核算方法,并可根据不同的成本对象,设置、建立或选择适合该成本核算对象的核算模型。

(一) 科室全成本核算

这是进行成本核算的最低要求与基础核算工作。科室全成本核算按照《成本规范》等制度规定的科室成本“四类三级分摊”模型(也可以根据医院的特点拓展到四级分摊、五级分摊)进行,对临床科室、医技科室、医辅科室、行政后勤科室按照“分步法”核算原则采用“平行结转”方式。同时,对能明确归集到医疗服务项目的成本费用,如医疗服务项目使用的特定非收费卫生材料,在科室成本核算时就应该直接归集到该医疗服务项目中。在此基础上,进行诊次和床日成本核算。

(二) 医疗服务项目成本核算

这是医疗服务收费定价的基础,也是病种成本核算的基础。可以预见,基本医疗保险按项目或按病种进行支付会长期并存,成为一个“双轨制”结算方式,没有医疗服务项目成本核算,主流的基于项目叠加法的病种成本核算只是空中楼阁、水中之月,其应用价值显然受到很多限制。医疗服务成本核算应根据各地医疗服务价格主管部门和卫生健康行政部门、中医药主管部门印发的医疗服务收费项目进行。项目成本核算根据医院规模的大小、管理要求的细度、核算对象的应用等方面的需求,同时针对不同类型科室或医疗小组的特点,分别采用成本比例系数法、点数成本法、作业成本法、时间驱动作业成本法等。在信息系统中,允许有多种方法供不同医院进行选择,各种方法应具有系统性、贯通性、独占性、交互性,以方便医院根据不同的成本对象进行选择。

其中,对医疗服务项目的专项成本费用,如检查项目中,CT检查所耗费的专用设备费用以及设备的电耗、不可收费材料等,应采用直接分配或计算分配的方式,直接归集到该医疗服务项目中,不能将此类费用列入共同费用在医疗服务项目中分摊,更不能混淆在公共成本费用中面向全部成本核算对象分摊。针对作业成本法,还是应该将材料费、设备费、人工费等归集到作业,便于内部管理需要。

(三)病种成本(DRG/DIP)核算

病种成本核算应根据医院管理要求的细度、核算对象的应用范围等方面的需求,采用项目叠加法、参数分配法、服务单元叠加法等开展核算。

三、成本核算数据分析功能

无论采用什么方法,医院开展精细化成本核算绝不只是为了核算一堆成本数据。核算最重要的目的是应用,是找到成本的分析点、控制点、决策点。应当指出,在政府或上级部门统一定价的环境下,成本数据更多还是对内的应用,包括成本预算制定与控制、成本控制点的精确定位、绩效评估及考核的资料来源、学科建设及发展的可行性研究。因此,医院管理对信息化系统的需求及依赖会日益增加。基于此,信息系统除了应该具有基本的对比分析、趋势分析、预算分析等成本分析,还应该具有一定的成本分析模型,包括杜邦分析、波士顿矩阵分析、学科发展分析、成本费用预警分析、收入预算分析,以及管理决策驾驶舱功能等,为医院高层管理做决策提供重要资料。

四、成本报表和模板分析报告功能

(一)成本报表

精细化成本核算就是对按成本对象核算所形成的每一个细小的核算单元、细小的成本要素,对其源头及结果的各种来源及各种去向,都要核算得明明白白。特别是对项目成本中耗费的专用人力支出、卫生材料耗费、专用设备、房屋折旧耗费等支出的核算,要按照直接归集、间接分摊、执行科室与协作科室归集等不同的核算方式,反映在各类报表中,并可以根据报表中的线索进行追踪访问与查询。一个好的成本报表模块能够清晰地提供所核算的每个成本项目的直接成本与间接成本的来源和去向,具备综合查询功能和自定义功能,支持按照多种指标分类方法(时间、科组、医生、业务特征等不同维度)进行综合查询和导出,以满足不同信息使用者对信息个性化的需求。

(二)自动化模板分析报告功能

借助数据挖掘等智能工具方法,填充业务数据自动生成模板统计分析报告、各类图形(柱状图、饼图、折线图等),支持 Word、Excel 等多种格式。

(三)移动端分析展示

医院管理层的工作性质导致他们对数据的需求不仅具备及时性和准确性,更有时间的不确定性。这样,成本核算系统就需要支持在智能手机等移动终端进行展示,管理者可以随时随地看到自己关注的成本数据,并实时转化为决策的依据。

第二节　医院全成本核算管理信息系统要求

一、管理路径(方式)设计要求

(一) 建立适合医院的成本核算模型

医院成本核算模型不能照搬工业企业的成本核算模型,而应根据中大型医院、综合专科医院的特点,在建立健全、补充完善医院基础管理工作体系的基础上,系统研究点数成本法、作业成本法、时间驱动作业成本法、项目叠加法、服务单元叠加法、参数分配法等方法在医院项目、病种成本核算管理中的应用,根据不同医院的管理要求构建包含项目、病种成本核算在内的全成本核算方法模型。

(二) 按照"三位一体"数据流设计,实现数据共享

"三位一体"的数据流是指在坚持科学性、系统性、规范性、实用性的基础上,形成适合医院自身特色的业务财务成本一体化体系,包括业财融合一体化(业务财务融合一体化)、财成同步一体化(财务成本同步一体化)、科项病三联动一体化(科室成本、医疗项目成本、病种成本三联动一体化)。

1. 业财融合一体化

医院 HRP 的建设为业财融合搭建了一个良好的基础,一方面,由于医院整体 HRP 的搭建往往晚于财务系统的建设,财务管理与业务管理双系统独立运行的现象在一些医院仍然普遍;另一方面,由于业务的复杂多变性,业财融合不仅会影响财务的管理方式与工作质量,还会影响业务活动的内部流程,业财融合的过程中会出现业务部门参与度不齐、数据获取不及时、信息系统不易整合等问题。越来越多的医院管理者寻求业财融合,将成本管理从单纯的财务部门"一手抓"逐渐转向财务与业务部门"共同抓"。因此,在设计成本核算系统的同时,运用基于业财融合的成本管理理念与方法,形成系统化的、基于业财融合的成本管理体系。在处理业务部门发生的业务数据的同时,进行财务会计数据的分类处理,使之"一次处理,两处应用",提高数据处理的及时性、准确性。

2. 财成同步一体化

医院全成本核算中的成本是财务会计意义上的成本,成本核算与财务核算具有密不可分的关联关系。成本核算不是游离于会计系统之外的,其实施过程不是临时的、分散的成本统计和测算分析,其制度设计亦不是以奖金分配等为目的自行地、随意地制定的方法,而是依据财务核算规则(政府会计制度规则)且与财务会计核算系统有机结合在一起周期性进行的常规核算,是有稳定程序且制度化的核算过程。目前,同"业财融合一体化"一样,许多医院都有进行成本与财务统一处理的需求,但是由于医院成本核算系统的搭建也往往晚

于财务系统的建设,医院财务核算与成本核算双系统独立运行的现象仍然普遍。本书认为,在医院全成本核算中,特别是在涉及医疗项目及病种成本时,系统地实现"财务成本一体化"显得尤其重要,是医院财务成本管理的最优化模型。医院财务成本一体化核算通过对医院的基础数据采集和业务流程的整合与重组,在保持期间一致、数据来源一致、统计口径一致等的前提下,会计核算与成本核算同期完成,最终实现财务核算与成本核算的并轨。这一流程可以从根本上确保成本核算与会计核算的数据的一致性,也避免了传统成本核算方式下成本核算信息系统和会计系统中存在大量重复数据的问题,从而全面、便捷、有效地反映医院成本信息,为医院经营管理与决策提供有效支持。同时,系统提供成本预算和成本控制功能,可以事先根据财务全面预算编制全院成本预算,定期与实际成本数据进行对比分析,与预算形成一体化。成本系统可根据预算值设定成本控制报警的范围,当实际成本数据超出警戒线时,系统会自动报警。财务成本一体化模型示意如图 7-1 所示。

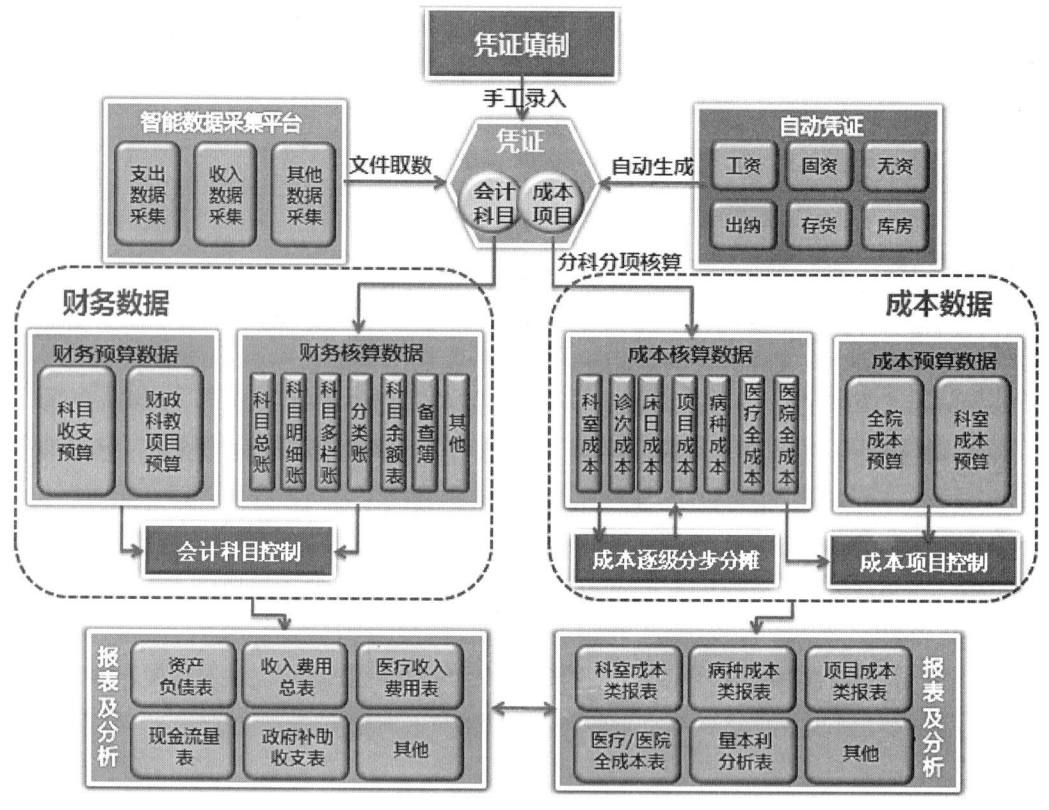

图 7-1　财务成本一体化模型示意图

3. 科项病三联动一体化

科项病三联动一体化是指进行医院全成本核算时,成本对象中最重要的科室成本、项目成本、病种成本三者的数据存在于同一个成本核算系统内,一体化发挥作用。

科室是医院成本的子中心,担负着归集各项成本的作用。然而科室的成本核算对象不是科室单元,相反项目成本、药品、耗材才是科室成本中心的最小基础单元。因此,在全成本信息化的建设中，要按照最小成本要素，采用"自下而上"的方式进行采集数据、处理数据、核算数据、汇总数据的工作，形成有核算明细、有核算层次、能追根溯源的科室成本。对此，"先核算汇总科室成本，再将其要素分摊到项目成本或病种成本中"这种核算方式并不是理想中的选择。医院成本核算系统应提供联动一体化数据采集功能，对外部系统或电子文档的各类收入数据、成本支出数据如工资、卫生材料、药品、设备耗用及电费、水费、气费等，以及其他相关数据，制定数据格式规范，提供相应接口模板，记录使用或耗费成本的"科室、项目、病种"等的特性，利用定义好的接口模板和数据格式，生成成本核算所需要的数据。进行数据处理后，所涉及的成本数据自动归集到对应的项目、对应的病种及对应的科室中，同步进行项目成本、病种成本及科室成本的核算，进而发挥系统的最大功能。在此基础上，通过多元、多级、多方式的成本核算，核算出不同类型、不同级次的科室全成本、项目全成本和病种全成本，构建符合医院业务特点的全成本核算与成本分摊模型。科项病联动一体化的成本信息化建设能大大减轻工作复杂度与工作跨度，提高整体业务工作的精度与质量。

综上所述，有条件的医院应当在财务核算的时候同步完成科室成本核算，在进行科室成本核算的时候同步完成项目或病种成本核算，达到"多种核算、并轨运行"，形成财务成本一体处理的"系统科学、同步处理、自然平衡、准确快捷"的优化模型。

（三）提供全方位的精细化核算模式

1. 提供多种成本核算模式

系统设计应充分考虑医院基础管理特点，在不同科室灵活运用成本比例系数法、点数成本法、作业成本法等成本核算方法，支持收入、工作量、成本点数、各种系数等多种成本动因的自定义成本分摊方案，实现成本对象准确化、成本核算精细化、分摊过程自动化，并不断改进核算方式，精益求精，以适应医院复杂多样化成本核算的管理需求。

2. 科室可以分组、分项对重要成本要素进行项目、病种成本核算

系统根据医院科室业务的特点，划分门诊和住院、医生和护理业务单元或按其他功能性划分核算单元。对于不能直接归集到项目、病种的各类科室成本或费用，提供了虚拟化的成本归集单元，建立共同和公共费用单元。在此基础上，一方面，理顺项目、病种成本与资源耗费的关系与特点，对科室进行分组，对重要成本要素设置专项进行分项归集分摊的成本核算模式；另一方面，结合医院的特点，可采用精细方式或简化方式的模式，灵活配置核算难度，简化方式得到的核算结果仍然会比传统成本核算方法更真实准确。

3. 支持分期核算模式

系统能够从最小成本核算单元中采集成本费用数据，按月、按季、按年（按月逐月累加或全期间通算）对成本核算对象进行分类，逐级地汇总分配、计算成本对象的总成本及单位成本，形成院科组三级乃至四级成本核算模式。

二、技术设计原则

成本核算信息系统的技术设计应当遵循以下原则。

（一）整体性

成本核算信息系统应当能与其他信息系统形成一个整体以成本核算系统为核心，实现与医院财务系统、医院信息管理系统（HIS）、实验室信息系统（LIS）、医学影像管理系统（PACS）、病案管理系统、物资管理系统、人力资源系统等系统的联通，形成医疗业务与成本核算系统一体化的成本核算数据仓库。

（二）兼容性

成本核算系统建设应当充分考虑系统兼容性。采用统一的技术规范和信息标准，提高系统的可维护性和可移植性，构建支持跨硬件平台、跨操作系统、跨数据库、跨中间件的开放、易扩充的系统架构，缩短开发周期，降低运行维护成本，便于未来系统的整合和兼容。

（三）先进及稳定性

应利用现行的、技术成熟的开发工具来辅助完成系统建设。系统稳定可靠，保证每周 7×24 小时不间断正常运行，工作日期间不能宕机，年平均宕机时间应小于 8 小时。例如，系统采用 B/S 架构、Oracle 数据库。系统各模块需采用同一技术架构，在统一的底层基础平台上进行设计。成本核算基础管理平台、智慧成本动因采集平台、医院成本核算主平台、报表管理平台等均采用 B/S 技术架构实现。精细化成本核算特别是进行成本大数据管理，对成本输入、输出数据的细度与广度的要求是以前成本核算的几何系数暴增，是科室全成本的 N 个质量级次。因此，在系统设计时应考虑采用大型数据库 Oracle 系统，以承受项目及病种成本核算中百万级、千万级、上亿级的高强度、高压力的数据运行。又如，系统采用 J2EE Web 技术。根据成本精细化、管理一体化功能需求和相关建设规范，系统可采用 J2EE 架构的 SSH 组合框架来设计，才能达到整个系统的跨平台性、松散耦合、动态性、实时性、可移植性、易维护性及可扩展性，确保成本管理系统的稳定运行及长远发展规划。

（四）安全性

信息管理全过程包括信息收集、录入、传输、储存、交流、查询、反馈、分析、利用、发布等，因此成本核算系统建设要严格遵守相关安全要求，确保系统安全、稳定和持续地运行。除物理安全外，在网络身份鉴别、访问控制、入侵防范、安全审计、设备防护、主机系统安全、应用安全、数据备份和恢复等方面都要严格按照相关信息系统建设规范和软件设计标准落实。为此，医院应建立全面的安全保障体系，动态地进行安全检测、结果评估，及时调整安全策略，运用新的安全技术进行持续改进，以控制新出现的安全隐患与风险。

（五）简洁灵活性

人机界面设计简洁美观、风格统一，方便基层业务人员简单操作。具有灵活多样的多字段查询功能，为组合查询、统计分析和信息利用提供方便；提供多种数据导出格式，如 Excel 和 XML 格式，满足医院进行数据分析的需要；支持建立合理、多样、灵活的数据采集方式，实现医院信息数据的共享。

（六）延展性与完整性

随着医院业务范围和财务管理需求的不断变化，对成本核算系统的功能需求和技术要求也将不断提高。在系统设计时应考虑到未来发展的需要,建立系统良好的扩展性和伸缩性,适度冗余也是系统建设的必要环节。同时,在数据采集和数据交换环节要确保数据的完整性。

第三节 医院全成本核算管理信息系统的选择和实施

一、医院成本核算系统的构建方式

医院成本核算系统的建立一般有以下几种方式。

(一)自主开发

医院依靠自身的力量,独立完成成本核算系统的需求分析、系统设计、程序代码编写、测试、系统维护、升级等阶段的工作。医院对开发的成本核算软件拥有全部版权,享有全部收益,同时也承担全部风险。

(二)委托开发

根据本医院的实际业务需求,委托软件开发企业进行成本核算系统的定制开发。在通常情况下,该委托开发所形成的软件著作权归属于医院所有。

(三)联合开发

医院和其他单位共同组成开发机构,发挥各自优势,利用双方的资源,共同完成本医院成本核算系统的开发工作。联合开发产品的版权一般归双方共同拥有。

(四)商品软件

医院在选择成本核算系统时,通常会在市场上寻找适合或接近满足自身需求的商品化软件。这类软件经过实施阶段,可能包括必要的定制化调整(即二次开发),以确保其能够充分适应医院的具体业务流程和管理要求。对于较为复杂、功能全面的商品化成本核算软件,其部署和实施工作往往由提供该软件的企业负责执行。这是因为此类软件的架构和功能设计相对复杂,需要专业的技术知识和经验来确保顺利上线运行。在此过程中,商品化成本核算软件的知识产权,即软件著作权,一般归属于开发该软件的企业所有。医院通过购买或许可使用的方式获得软件的使用权,而非所有权。这意味着,尽管医院可以使用该软件进行成本核算等操作,但并不具备对软件本身的修改权、复制权等权利,除非有特别的协议规定或者获得了相应的授权。因此,在选购商品化成本核算软件时,医院不仅要考虑软件的功能性和适用性,还需关注与软件供应商的合作条款,包括但不限于软件许可协议中的各项权利义务、后续服务支持以及升级维护等内容。这有助于保障医院在使用过程中的合法权益,并确保系统的长期稳定运行。

上述的几种方式,各有优缺点。在软件开发方式的选择上,自主开发模式能够更好地贴合医院的实际需求,具有较低的实施难度,适用于具备较强技术开发与系统维护能力的大型医疗机构。然而,成本核算系统的开发是一项高度复杂的系统工程,存在开发周期长、文档标准化难度大、质量控制难等突出问题。若缺乏科学的管理理念指导及经验丰富的开发团队,项目失败的风险较高。因此,若医院对成本核算系统有较高的定制化要求,拟采用创新性的管理会计方法,而现有商品化软件无法满足其特定需求,且不具备足够的内部开发能力,则可考虑选择委托开发或联合开发模式。在大多数情况下,如无特殊需求,建议医院优先选用功能成熟、运行稳定、能满足基本业务需要的商品化成本核算软件,这也是当前绝大多数医疗机构的主流选择。此外,无论采取何种非自主开发模式,在启动新成本核算系统建设之前,均应重视对合作方——软件供应商的评估与遴选,确保其具备相应的技术实力、行业经验和良好的服务支持能力,以保障项目的顺利实施与后续运维的可持续性。

二、软件企业选择

医院成本核算系统的构建需要具有成熟经验与方法积累的外部软件企业"保驾护航",这也是绝大多数医院的选择。当前,由于没有具体的医院成本核算信息化标准规则对成本核算系统建设加以规范与约束,各软件企业也就"八仙过海,各显神通"。那么,如何选择出适合医院的软件企业和最佳系统?依据什么标准选择?这些在实践中确实是大问题。依靠软件企业的宣传材料?这显然是行不通的。目前来看,各软件企业的介绍材料都是浮于表面。靠销售人员的说辞?显然更不行,因为不少企业的销售前台与技术实现的后台尚未完全达到一致,销售夸夸其谈的行为并不少见。靠甲方的详细要求与乙方的承诺做一一对照?就大多数情况来说,也不一定达到预想目标。对于软件企业和系统的选择可以从如下两个方面入手。

(一)可行性研究

在信息系统的构建中,关键决策环节"拍脑袋"的现象还比较多。决策者一味地想象项目成功的美好一面,很少考虑其中的困难和风险。一些成本核算项目之所以烂尾,一个重要原因就是项目经不起可行性研究,缺少结合医院实际的分析和考虑。运用的管理会计方法虽然符合所谓的"潮流""高大上",但是与医院现有的管理基础及信息化支撑有很大的矛盾,并不切实际。解决这类问题的方法主要是加强决策过程的科学性,尤其是加强可行性研究和适用性分析,谋定而后动。通过严谨、科学的项目顶层设计、可行性研究,可以有效地避开不成熟的成本核算项目建设,找到正确的、符合医院实际情况的管理会计方法和实施路径,使成本核算信息化工作步入稳定、科学、可治理的良性轨道。

"可行性"的内涵不仅限于技术实现上的可能性,还应包括实施的必要性与方案的合理性。在实际研究过程中,可行性分析的结论通常可分为以下三种情形:

(1)不具必要性。即该项目在当前管理需求或业务背景下无实施必要。牵头部门应详细说明项目不具备必要性的依据和理由。

（2）具备必要性，但当前条件下不可行。即项目从管理目标或发展角度看具有实施价值，但由于资源、技术、制度或其他外部条件尚不具备，短期内难以推进。牵头部门需明确指出不可行的具体原因，并提出相应的解决路径或改进建议。

（3）具备必要性，且当前条件下具备可行性。即项目符合医院管理发展的实际需要，相关资源和技术条件已基本具备，实施方案科学合理，具备启动和推进的基础。在此情况下，牵头部门应明确成本核算项目拟采用的主要管理会计方法、所需支持条件、医院内部的实施可行性评估以及具体的实施路径建议。

在医院完成对成本核算项目的可行性研究并予以通过后，方可进一步明确软件供应商及信息系统的选型范围，为后续系统建设奠定基础。

（二）实地考察

选择新系统如同谈一场恋爱，只看颜值不深知品德就"领证结婚"风险太大。对于欲购系统，必须在前往软件企业研发基地或样板医院应用现场进行实地考察、测试和比较的基础上作出选择。这样的挑选策略和方法，会让那些滥竽充数的产品无处藏躲，也会让那些凑合、马虎的企业的作风得以纠正，更会让那些对用户全面负责、设计工作严谨的医院成本核算软件企业和个人（主要是指项目经理）脱颖而出。

另外，医院在进行信息系统建设时，应根据卫生部关于印发《医院信息系统基本功能规范》（卫办发〔2002〕116号）的通知要求，根据自身需求及系统性能价格比，保证合理的资金投入，这也是保证系统建设成功的必要条件。

三、全成本核算系统的实施

医院成本核算软件企业及系统经过相应的程序遴选确定后，就进入实施阶段。医院成本信息化不是信息系统的简单堆集，而是具有丰富的内涵。它既要符合成本核算信息化建设的普遍规律，又要满足医院的特殊需求。信息化建设与治病救人从方法论上来看没有本质区别，中医强调望闻问切，西医强调望触扣听，本质上都遵循证据、诊断、治疗的基本原则。没有充分的证据，就不能准确地诊断，自然就不能有效地治疗。看病如此，信息化建设同样如此。如果没有对现状的有效分析和对痛点需求的充分把握，是做不出一个好规划的。然而，这么一个最基本的原则在现实中却很难执行到位，这一方面与医院的重视程度有关，看不好病会死人，信息化的失败案例比比皆是却好像习以为常；另一方面与专业化程度有关，对医院来讲，看病是专业，信息化就不是专业了。因此，医院成本核算系统的实施是一个比较复杂的过程，具有一定的实施周期与不同的实施阶段，是开展不同层次数据收集与处理的管理过程。同时，一个好的信息系统能否成功在医院得到很好的应用，与医院领导、医院相关部门和软件企业的紧密配合是分不开的。信息系统的实施上线需要医院方与软件企业进行应用需求沟通、业务处理沟通，专业与业务密切配合，最终实现信息系统数据处理流程与医院业务流程的紧密结合。医院成本核算系统实施过程中采用的实施方法是非常关键的，实施方法是医院方面能否快速熟悉系统、掌握应用方法、匹配业务关系、输入输出数据,成功应用信息系统的决定因素。

值得一提的是,医院在建立成本核算系统的过程中,不能盲目跟着软件企业跑,应树立"医院主导＋企业合作"的模式,在顶层设计上有想法,在实施层面予以随时指导和监督,业内很多成功的成本核算信息化典型案例也证明了这一模式的正确性和有效性。实践证明,不重视顶层设计和规划、将实施的所有过程和内容都交由软件企业承担、缺乏必要的组织保障和资源支撑、缺乏必要的计划和里程碑、缺乏必要的沟通等会给医院成本核算信息化工作的可持续性发展造成大问题。那么,采取怎样的实施步骤才能保证成本核算系统健康有序地实施并获取预期效果? 只有运用软件系统工程这一"组织管理技术",才有可能避免造成"问题项目""包袱工程"甚至"烂尾工程",对此本书总结了系统实施的"六步法"。

(一)实施准备与实施管理

为切实做好医院全成本核算信息化项目的实施,保证项目有计划、有步骤地顺利实施,在项目实施前期,医院方与软件企业应做好以下各方面的工作。

1. 建立健全医院成本核算项目组织机构

1)医院全成本核算信息化项目的组织架构

建立一个富有思想和执行力的项目组织是项目实施成功的重要因素,医院和软件企业应各自设立项目管理组织。在此基础上,双方成立项目工作小组共同推进全成本核算系统的构建。医院全成本核算信息化项目的组织架构如图 7-2 所示。

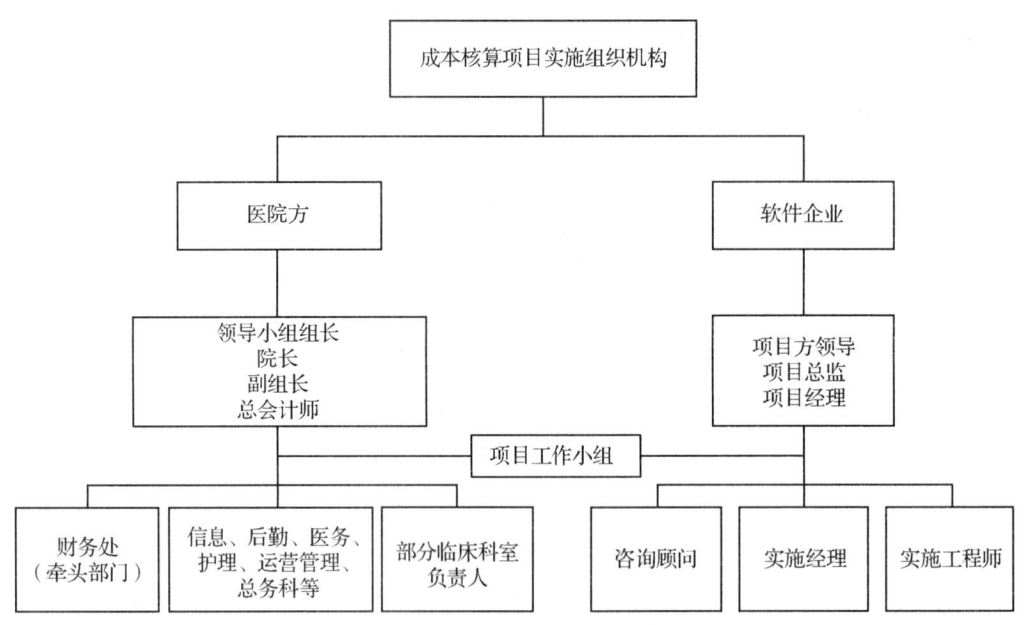

图 7-2　医院全成本核算信息化项目的组织架构

2)医院组织机构

医院项目领导小组:负责明确医院各部门在成本管理中的职责,督促各部门落实工作任务;确定医院成本管理工作制度和工作流程,督促提高成本数据的准确性和及时性;确定成本核算对象,包括核算科室、核算项目及核算病种等;结合成本分析数据及成本管理建议,确定年度医院成本控制方案;确定成本管理考核制度和考核指标,将其纳入医院绩效考核体系。

领导小组组长:项目总指挥,指导整个项目的规划与战略部署,一般由院长担任。

领导小组副组长:项目总协调,全面负责项目建设,指导与监督项目进度,一般由总会计师担任。从医院信息化的角度来看,甲方的业务需求代言人无论个人的专业相关程度、职位高低,无一例外都扮演着需求方面的权威角色。这个角色对业务的理解必须足够深、足够透、足够全面,其最重要的能力包括能够深刻地认识成本核算的业务需求,能够清晰无误地描述相关需求等。当然,作为个人,并不需要对所有业务面面俱到地精通,其最重要的职责是充当成本核算相关业务知识的组织者、呈现者和沟通者。医院总会计师无疑是最佳人选,作为一名医院管理者,总会计师要很好地分析其所在医院的具体情况,制订成本管理的发展战略,要有大格局,能抓住成本核算实施过程中的关键环节,在大的框架下把事做精、做细,把活干实、干好。

领导小组成员包括财务、医保、物价、运营管理、医务、药剂、护理、信息、人事、后勤、设备、资产、病案统计等相关职能部门负责人以及部分临床科室负责人。

成本核算的牵头职能部门一般是财务部门,作为开展成本核算的日常机构。该部门职责主要是依据《医院财务制度》《具体指引》《成本规范》等制度要求,制定医院内部成本管理实施细则、岗位职责及相关工作制度等;采集和归集成本数据,进行成本核算,按照相关主管部门的规定定期编制、报送成本报表;开展成本分析,提出成本控制建议,为医院决策、管理提供支持和参考;开展院内成本管理业务培训和工作指导;建立健全成本管理档案。

医院应根据自身规模和业务量大小在财务部门设置成本核算专职岗位,医院各相关部门均应设立兼职成本核算员,按照成本核算要求,及时、完整地报送本部门成本核算相关数据,并确保数据的真实性和准确性,做好本部门的成本管理和控制。

3)软件企业组织架构

领导小组:负责项目的统一管理,包括制订本项目的实施目标、实施内容、实施计划,以及咨询服务推进、软件配置实施、项目推广、知识传递、产品个性化开发与运行维护的指导工作。

领导小组组长:负责项目总体规划,整体协调工作。

项目总监:负责拟定总体规划、项目调研、项目监控、制定解决方案及应用设计思路,把控项目进度与质量及重要文档的审核。

项目经理:对内组织咨询队伍、实施队伍开展项目调研、项目计划制定、实施方案编写、项目范围与进度控制、项目质量的检查与控制、问题解决等工作;对外代表软件方参加项目例会、交流工作以及双方重要文档的验收与签字。

项目成员:配合经理分别进行项目调研、文档编写、产品配置、问题处理等实施中的各项工作。

项目成员的职务主要分为以下三种。

咨询顾问：负责项目管理业务调研与分析咨询工作,负责调研和实施方案设计与论证、沟通与确认;负责业务流程规范化培训、数据收集、系统上线过程的指导工作。

实施经理：协助咨询组工作,负责软件安装、系统匹配、数据处理、人员培训、试运行、问题解决。

实施工程师：配合实施经理开展系统实施工作,具体职责为:参与业务调研与分析、实施方案设计与论证、实施方案沟通与确认、数据收集过程支持、系统上线过程支持、硬件及其网络环境部署、软件安装部署、系统管理员培训、关键用户培训、数据导入与验证、系统参数设计与配置、系统运行支持。

4) 项目工作小组

双方的组织架构形成后,还应成立总会计师领导下的项目工作小组,共同推进、协调成本核算信息化项目的完成。

2. 成本基础工作与制度

由于医院全成本核算工作具有涉及范围广、数据细度密、基础管理要求高、工作量大等特点,在开展该项工作时,应结合医院成本基础管理工作的现状,按照"近期工作与长远规划相结合、重点推进与全面开展相结合、科室成本与项目成本、病种成本相结合"的原则,建立健全成本核算基础管理工作。例如,结合医院的实际情况进行清产核资、完善物资设备管理制度,包括计量、计价、验收入库、领退、转移、报废、清查和盘点制度、科组面积、设备、电力消耗等梳理、规范成本项目原始记录和单据传递流程,等等。医院应有计划、分步骤地开展该项工作,在工作中不断加以完善与提高。

3. 项目管理制度

1) 项目例会

项目应定期(如每周)召开项目工作会议,在例会上汇报项目进度,沟通项目的风险和下一步工作的重点以及解决办法。如参会人员遇特殊情况不能到会,可通过电话或邮件方式进行沟通,并形成会议记录。会议记录及工作计划、进度执行情况应存档保管。

项目工作计划要做到四个明确:

(1) 工作任务明确:做什么? 什么时候做?

(2) 责任单位明确:哪个部门来做? 责任人是谁?

(3) 行动措施明确:工作如何做? 有哪些保障措施? 何时完成?

(4) 目标效果明确:要明确工作要达到什么目标,是定性还是定量? 工作阶段成果有哪些?

2) 项目进度控制

项目双方按照进度计划进行进度控制,随时进行项目进度检查,如果存在偏差需尽快调查原因并采取措施纠正。如果存在重大变更,如项目范围变更、重大需求变更,需要将变更以变更申请的方式提交双方工作小组评审,评审通过之后方可实施变更。

3) 项目质量控制

每一个里程碑都必须有相关文档在成本核算工作小组内部进行评审,通过之后由项目工作小组负责人签字,方可进入下一阶段。项目的里程碑主要有:项目正式启动、业务分析报告、系统实施方案、系统配置与测试、系统数据准备、系统上线等。

4. 项目实施应注意的问题

本书在总结和分析中大型医院项目的实施经验的基础上,提出在项目启动后需要和必须引起各方重视的关键事件和要素。

1)高层领导的重视与决心

高层领导的重视和决心是影响项目成败的关键因素。由于全成本核算项目涉及面广、工作量大、需要协调的工作较多,只有得到医院领导的非常重视和支持,信息化系统的建设才能在克服困难中不断前进。所谓"上下同欲者胜",高层领导的重视和决心,必将成为项目胜利的最坚强的保障。

2)内部控制制度的建立与完善

任何一家医院,如果没有一套完备的内部管理制度和控制措施,提升管理水平和经营水平都是非常困难和艰苦的。特别是管理会计作为一个分析系统,需要用到的数据必须有内控机制的支持。如果内控不完善,数据收集就困难,数据的真实性也就没有保证,管理会计就没有基础。

3)编码体系的建立与贯彻

医院编码体系在基层的执行往往因为基层人员不理解编码设计的背景和目的,擅自对编码进行修改增删等行为而贯彻不力。这类行为对其自身核算可能影响不大,但对整个医院的数据一体化和数据汇总分析有相当严重的影响。对此,医院必须建立起对管理制度与执行体系进行约束的规章制度,禁止随意删改编码的行为,以保证医院整体信息化的稳定运行。同时,在软件实施前,医院应组织懂业务、懂信息化的团队,建立健全一套科学、标准、有弹性的编码体系,并与内部控制制度上升到同一高度予以重视。

4)培训工作的组织

内部控制制度和编码体系建立后,如果不进行有效推广和使用,也就失去了存在的意义。因此,培训工作的组织和考核,包括场地、时间、师资、课件、讲义、教材、习题的准备等等,都需要仔细考虑和慎重部署,才能保证培训的效果。同时,应用软件的基本功能和熟练操作,也离不开专门的培训和指导。

5)基础数据的准备与校验

基础数据的准备和校验工作往往难以引起大家的重视。但是,本书认为在具体实施时,此项工作关系到项目的进程,甚至成败。数据准备等前期工作之所以不受重视,是因为医院认为以前相关软件或者手工账本的余额可以直接作为基础数据使用。其实这是一种最原始的应用模式,只是照搬了原来的设计模式和使用方法,如果医院已经做了业务流程改造,或者应用的深度、广度有所加强,那么就需要做数据的重分类,甚至对数据进行大幅度的拆分。

6)参与人员的投入与态度

参与人员主要是指各部门的操作应用人员。软件的最终应用和应用效果,都离不开操作者的辛勤劳动和艰苦付出。系统初上线的过程,是手工与信息化并行或校验的过程,工作量会成倍地增加。上线成功人们才能从繁杂的劳动中解放,享受信息化带来的便利。由于参与人员的投入程度和工作态度都对项目建设的质量和效果有相当重要的影响,在项目实施阶段有必要制定一系列奖惩制度和考核制度,对实施过程中不配合的或配合不力的人员给予一定的惩罚,对做得好的人员给予一定的奖励,以此提升员工对实施工作的热情和重视程度,从而在一定程度上保证项目的顺利进行。

(二)实施调研与数据准备

经过详细周密的前期准备工作,实施进入项目启动与业务调研阶段。此阶段包括两种路径:一是医院没有系统全面开展过全成本精细化核算的情况,如全新开展科室、项目、病种成本核算,即基本从头开始,这就需要采取先"大张旗鼓"召开启动会,后详细调研,循序开展的路径;二是医院已经局部开展全成本核算,如科室成本核算的情况,这就需要采取对原来的系统进行优化完善或"换版",可以采取先简略调研,后召开启动会"布置任务"的路径,从而使实施工作"有的放矢"。以下按照第一种方式进行阐述。

1. 实施启动大会

启动大会标志着项目实施前期准备基本完成,成本核算工作正式启动。项目启动大会是医院组织宣布项目正式开始实施的会议,参加项目启动会的人员有医院领导小组成员、成本核算专员、兼职成本核算员和医院部分相关临床科室的负责人以及软件方相关人员。项目启动大会也代表了医院领导对项目的态度和决心。

项目启动会的主要内容有:双方各项目小组成员介绍以及各成员的工作安排(明确双方单位实施的负责人和对接人)、项目实施规划、工作内容与范围、实施例会制度、实施前双方需要准备的事项。医院领导对参会人员进行动员并提出要求,软件企业项目总监(或项目经理)介绍此次项目实施的计划安排、各环节预期完成时间节点及各环节双方的负责人,明确项目的运作、管理以及沟通方式。项目启动是项目实施工作由务虚到务实的开始过程。

启动大会是医院到科室层面进行思想统一、步调统一、要求统一、行动统一的重要环节。在实际工作中,有些医院可能忽视了项目启动会这样一个关键的环节与过程,造成项目在以后的实施过程中,医院部分相关科室人员不知道项目已实施启动及应该配合的工作,从而产生一些不必要的信息沟通阻碍与实施障碍。

2. 实施调研

医院全成本核算系统的实施就是软件信息化系统的功能特点与医院成本管理要求动态匹配的过程。在成本核算的规划阶段,应在前期可行性研究的基础上进行项目需求的详细调研,以确定项目实施的目标。IT行业有一句经验之谈:70%的项目失败都跟需求有关,需求把握好了,项目就成功了一大半。对需求方(医院)而言,把握好成本核算信息化的需求,掌握正确的目标、思路、方法,是项目成功的首要条件。运用系统工程原理进行需求实践的全过程,叫做需求工程,包括需求开发和需求管理。需求工程是一个甲乙双方都需要深度参与、深度协作,双方相互补台的过程。实施调研的目的是以医院提出的项目总体规划及建设目标为指南,按照国家关于公立医院改革的要求与精神,结合医院管理现状与特点,进行深入调研及分析,体现科室全成本、医疗服务项目成本与病种成本核算的管理特色,充分利用医院现有的信息化及各种资源并进行业务规则与系统的匹配,以利于今后的系统性建设。通过调研形成信息化规划与实施落地方案,在实施过程中是非常重要的步骤和里程碑。

一个优秀的软件系统的成功应用,并非仅通过简单的配置即可实现良好的运行效果和理想的产出数据。相反,其实施过程必须建立在充分调研与深入分析的基础之上。在系统实施前期,应深入医院各临床科室及职能部门开展实地调研,全面了解医院现有的信息化建设现状及各子系统的运行情况。通过对现有信息系统的功能、数据结构、业务流程的梳理,明确成本核算信息系统所需的关键数据来源、数据格式、信息内容、展示视图、接口调用方式以及数据流转与处理机制。基于上述调研与分析结果,方可制定科学合理的系统实施规划与具体落地方案。该方案应体现系统建设的全局性与前瞻性,统筹考虑已有信息资源、待处理信息内容以及当前尚不具备的信息条件,提出相应的解决方案与应对策略。只有在系统规划的基础上,合理安排基础配置、接口开发、数据导入或自动采集等关键环节,才能确保成本核算软件系统在医院环境中的高效部署与稳定运行,进而为医院精细化管理提供有力的数据支撑和技术保障。实施规划与实施落地方案包括:

(1) 医院领导及成本管理者对成本预算、成本控制、成本分析的基本要求。

(2) 现有的信息化数据源的调查。

(3) 非信息化数据源调查。

(4) 成本管理报表体系的勾画。

(5) 实施进度及工作安排。

项目调研咨询可以采用以下方式:

(1) 资料收集:收集与医院全成本相关的资料文档。如医院概况、组织架构、成本核算单元、绩效管理方式、医院内部管理制度、医院岗位说明书等。

(2) 调查问卷:针对医院全成本管理、绩效管理的情况、领导及职工对医院成本管理现状的评价,以及相关方面的建议,设计《医院管理问卷》《全成本管理问卷》《成本绩效管理问卷》等,以书面或线上的形式收集系统需求。

(3) 科室访谈:针对医院全成本管理、绩效管理的情况、医院领导及职工对医院成本管理现状的评价,以及相关方面的意见、建议,设计各科室《全成本调研提纲》,与相关科室领导及人员进行面对面的访谈,来获得有关问题和潜在解决方案整体特征的信息。

(4) 专题讨论:针对全成本核算管理的模式,与医院高层及相关职能科室进行研讨,细化实施思路,提出潜在解决方案。

(5) 现场实践:双方工作组成员在医院的实际环境中与医院相关人员共同工作一段时间,以更加深入地了解医院临床一线的问题、要求及应用环境。

在调研过程中,常常会发现医院自身存在的一些问题,如科室部门之间的业务划分不清、内部管理环节上的漏洞、使用其他系统形成的瓶颈、手工核算方式的问题等。这些问题有可能已经困扰医院多年,也可能是因为某些管理思路而没有被发现或是内部管理的原因导致沟通不畅,甚至涉及医院本身的定位和战略发展等。针对这些问题,医院成本核算领导小组可根据业务发展需要及信息化要求进行业务重组。

3. 业务(流程)重组

手工(半手工)处理与信息化对业务的理解及处理要求是有很大的区别的。信息化往往是在归纳、完善、提炼手工(半手工)处理业务的精华后形成的新业务流程。很多情况下,在实施过程中进行业务(流程)重组是必要和可行的。所谓业务(流程)重组,就是医院参照标准业务规范流程,结合医院业务自身特点将已有的业务流程转化为能够在新系统中处理的业务流程的组织过程,具体流程如下。

1)了解情况

详细了解科室部门的日常管理和运作细节情况,包括数据流程、工作流程、配合方式、重点需求、岗位职责、工作量等资料。

2)整理业务流程

系统的流程规范是保证信息系统正常运行的关键,也是全成本核算管理过程中人和人之间、人和计算机之间进行精确通信的保证。因此,要按照信息化系统建设要求,结合上述细节,针对性地提出新系统的解决方案,形成新系统的业务流程草案以及规范员工开展新流程的制度草案。

医院业务、信息化管理现状及需求调研完毕后,需要对调研得到的需求进行归类梳理,形成相应的调研文档,包括调研内容与纪要、医院需求收集、业务应用说明等,及业务重组方案,医院通过后正式执行写入实施文档。

实务中,成本核算工作的目标之一是通过开展全成本核算工作,不断改进医院的相关业务流程,不断提高医院的基础管理水平,进而反过来促进成本核算数据质量的提升。

4. 业务沟通会

完成上述工作之后,医院和软件企业选择时间召开业务沟通会,主要目的是对相关资料进行实施前沟通,包括提交调研报告、实施方案初稿(如对医院服务器及工作站的配置建议)等。实施方案初稿须经过双方确认并签署后,形成正式实施文档。

5. 基础及业务数据收集

数据收集是系统实施的基础,是一项十分重要而繁杂的工作。医院应指定熟悉财务成本专业,又了解信息化应用技术的人员作为总协调人,负责与内部各部门科室、软件企业与本项目的协调,按照实施计划安排,共同提供高质量的基础及业务数据。基础数据包括成本核算单元及对象、核算内容、各种基础编码、工作量、成本分摊方案等。业务数据包括医院各类收入数据、各类成本对象和与之相应的成本耗费数据、有关工作量数据等。医院有关部门科室,应按照"分级归口"的管理原则和信息系统的基本要求及格式内容,进行相关数据准备。在基础数据的准备中,确定项目工作量、划分作业或作业组、确定成本对象与成本耗费关系、成本分摊方案等是十分精细而复杂的工作。这些都涉及医院业务工作的方方面面,需要医务处、护理部及临床科室、医技科室业务专家的大力支持与配合,是反复测算、反复验证的过程,并力求符合"成本价值转移规律",确保核算结果的真实性、及时性、准确性、有用性。

6. 过程中需求的审核论证

在成本核算信息化项目的实施过程中,医院方随时都可能提出新的需求或修改意见,软件实施方的人员也可能随时提出修正意见,这实属正常,可称之为"过程中的需求把控"。项目工作小组对待这些新需求、新建议,既不能简单地驳回,也不能简单地全盘照收,需要认真分析论证,协调相关方,才能作出正确决断。现实中的项目实施纠纷大都来自需求变更,要想实现成本核算工作高质量发展、项目实施进展顺畅、保证质量达标,必须以医院方为主,协调各方,及时做好需求的审核论证。对于软件企业,需针对软件本身的特点、医院的业务流程及软件实施过程中的一些问题和困难,实事求是地与医院沟通说明,根据不同的需求进行完善或者二次研发处理。

（三）软件安装

1. 软件安装的条件和内容

医院需提供相应的硬件环境,才能开始由软件企业进行软件的安装。软件安装包括对操作系统、数据库、应用软件在工作站和服务器上的安装。

2. 培训工作

在对医院各相关岗位人员进行成本核算系统培训时,应注重培训的针对性与实效性,避免盲目追求覆盖面广而忽视实际应用需求。具体应注意以下几点:首先,应避免开展泛化的、大范围的功能性培训。这种培训方式不仅效率低,还容易使参训人员产生畏难情绪,反而影响后续系统的使用效果。培训内容应聚焦于使用者日常工作中高频涉及的核心功能模块,紧密结合其岗位职责和业务流程,确保所学即所用。其次,应根据医院不同岗位人员的业务范围和系统操作权限,分层次、分类别地组织培训。例如,财务部门通常设有财务、成本、物资、资产等细分岗位,均由专人负责;临床及其他业务科室也往往指定专人进行系统操作。针对不同角色开展差异化培训,有助于操作人员更快速地理解系统逻辑,提高学习效率,实现精准赋能。最后,每类岗位的培训都应配套设计简明扼要的模拟练习环节。通过构建简化数据环境,让参训人员完成关键业务流程的实操演练,从而快速掌握基本操作技能。实施工程师在此过程中主要承担指导和支持角色,而非直接操作。应为操作人员预留充足的练习时间,以帮助其熟悉系统界面、巩固操作流程,形成稳定的使用习惯和清晰的操作思路,为系统的顺利上线和高效应用打下坚实基础。

（四）模拟运行

上述实施流程完毕后,进入模拟试运行阶段,即用一个期间段的初始化数据在系统上进行模拟操作。

1. 模拟运行的目的

模拟运行的目的包括对初始化数据进行检查和修正;确定医院财务及相关科室的业务流程;确定医院成本分摊模型;根据重组后的业务流程,在信息化系统中进行各个环节的数据测试,使之经过新流程处理及数据验证;使操作人员熟悉系统以减少正式启用时的问题;在试运行过程中发现并解决存在的问题;建立和完善实施过程中的各项制度规定。

2. 系统模拟运行期

系统模拟运行主要分两种情况。一是针对没有开展全成本核算工作的医院。由于成本核算数据量大,关系复杂,宜采用局部的"典型数据"进行模拟运行,其主要目的是验证基础配置及软件算法的逻辑性、正确性,同时验证输出的成本报表数据的有效性。二是针对已开展成本核算,进行"换版升级"的医院,这类医院可根据现有成本核算数据量的多少、数据逻辑关系的复杂程度、新老版产品的特点,分别采用一个期间的"全部数据"或局部的"典型数据"进行同步模拟运行。通过模拟运行期的数据处理,分别验证、分段验收,推动软件系统进入启动阶段。

(五)系统启用

1. 系统启用准备

1)确认能否正式启用

医院成本核算专员必须确认系统是否具备正式启用的条件。首先,应再次校验系统模拟运行期对基础数据的配置是否正确反映成本核算的要求,各种关系、成本分摊方案是否正确,导入接口数据无误等。其次,要确认系统在模拟运行期间出现的各种问题都已得到解决,并且医院的操作人员能正确地操作、独立地解决已经出现的问题。系统与操作人员应当满足如下条件。

(1)网络正常连通,各工作站软件都可正常登录服务器。

(2)软件模块使用正常,操作员可以进行软件各模块的功能操作。

(3)业务模型能按医院确定的方式进行操作。

(4)业务人员职责清晰,业务流程通畅。

(5)所有报表数据正常。

(6)所有报表数据能正常打印。

2)静态数据与动态数据切换

系统在正式上线前,需要进行静态数据和动态数据的导入。这需要提前按照一定的规则来整理数据,整理完毕的数据才能录入信息系统。

静态数据,是指系统中必备的基础设置数据,包括医院分院区、科室、成本项目、医疗服务项目、病种属性、卫生材料及设备与医疗项目的关系、分项成本点数及分摊方案等数据。静态数据的准备必须统一法则、统一格式、统一执行,并定期进行补充完善。静态数据是系统运行的前端,要按照规范格式,快速整理、高质量录入系统,才能有利于系统对动态数据的处理。

动态数据,是一种与静态数据关联的、始终处于变动中的数据,一般是指在不同核算期间内发生的各种日常业务数据。例如,核算对象每个月的收入、人工支出、材料耗费、设备折旧的各项成本、工作量数据等。动态数据的准备与静态数据类似,在试运行期间,必须集中时间,按照一定的规范格式,定期定时收集,准确快速录入系统,才能保证系统的正常上线。

3）建立信息化成本管理制度

经过模拟运行、数据切换和对产品功能分步验收（"分验"），医院全成本核算系统初步具备了运行的基本条件。医院应据此在成本管理制度的基础上，建立完善规范的成本核算信息化管理制度，以确保信息化系统的正常运行。

2. 系统启用成功

系统启用标志着系统正式进入运行状态。正式运行前期，软件企业应继续提供现场指导，特别是对系统模拟期间发现的新问题及特殊操作重点关注。同时，软件企业应收集在正式启用阶段中出现的各类问题，对发现的问题进行分类并及时寻求解决方法，如软件需进行完善或二次研发的，应及时响应。

（六）系统验收

系统验收是把控质量的重要一环，无论是软件企业还是医院都希望顺利通过这一关。医院全成本核算系统完成模拟运行期，开启正式运行且医院各个业务部门能正常使用软件系统后，医院和软件企业就可以进行总体验收（"总验"）。同时，软件企业将产品的相关操作性文档提交给医院，验收完毕后双方应在验收文档上签字确认。

医院全成本核算系统经过验收，标志着该项目在实际的项目周期内已完成预定的项目目标，实施阶段全部结束，进入正式运行阶段。这是医院全成本管理中的一次重要变化与升级的过渡，标志着医院全成本管理进入一个新的起点。需要指出的是，在医院运营管理过程中，对实施后的成本核算系统进行深入地应用，是完善成本核算系统本身及提高管理水平的重要手段。再好的软件信息系统，如果不用或者用得不够深入，也发挥不了其应有的价值。只有不断应用，才能够将软件的功能尽可能发挥出来，使信息系统为医院成本管理和决策提供保障；才有可能发现系统中不尽完善之处，实现用户与软件企业在医院管理过程中共同成长，为提高医院综合运营管理水平提供有力的技术保障。因此，医院应当在已达到的实施成果的基础上，继续改进业务处理流程并和软件企业一起协调优化软件系统，巩固实施成果，算为管用。

第四节　医院成本核算软件行业的
现实格局与高质量发展路径

医院全成本核算是一项涉及面广、专业性强、综合度高的经济管理活动，不仅原始数据采集渠道众多、数据量庞杂，而且要进行汇总、归集、分摊等二次加工处理，以提炼出有价值的决策支持信息。《基本指引》中指出医院要"充分利用现代信息技术，加强和完善成本数据的收集、记录、传递、汇总和整理等基础工作，为成本核算提供必要的数据基础"。因此，要让成本核算和成本管理在医院运营管理中真正发挥作用，一个重要前提是以信息化技术为依托，建立健全信息化成本核算数据平台，从而实现成本核算与信息化系统的有机结合，全面提升成本核算的信息化水平。在此形势下,作为成本核算信息系统的需求方——广大公立医院已把成本核算作为医院经济管理的重要手段,并不断加大成本核算信息化的投入力度;而成本核算信息系统的供给方——医院成本核算软件行业能否提供和帮助开发高质量的成本核算信息系统成为当前医院成本核算与管理的瓶颈之一。

一、医院成本核算软件行业的现实格局

(一)我国医院成本核算软件行业发展历程

我国医院成本核算软件行业已有近20年的发展历程,成本核算系统"从无到有,从简到繁",各类成本核算软件百花齐放,共经历了三个发展阶段。通过几代产品的研究与实践,基本实现了医院科室、项目、病种成本核算的全覆盖,也涌现出一批在成本核算信息系统方面具有鲜明特色的企业,它们和医院共同见证了我国医院成本核算的发展历程。

1. 萌芽期(2000—2010年)

值得关注的是,原卫生部1997年颁布的《医院信息系统基本功能规范》及其2002年修订版,从政策层面为医院信息化建设提供了初步框架。该规范虽未专门针对成本核算系统作出规定,但通过确立信息系统建设的基本标准,客观上为成本核算软件的发展创造了制度环境。这一时期的实践探索为后续成本核算制度的正式建立积累了宝贵经验,其历史贡献主要体现在:①验证了成本核算在医院管理中的可行性,②培育了专业化的软件服务市场,③为政策制定提供了实践样本。这种市场先于制度的发展路径,典型反映了我国医疗卫生领域改革"摸着石头过河"的渐进式特征。

2. 探索期(2011—2020年)

在2011年新版《医院财务制度》和2015年《县级公立医院成本核算操作办法》颁布之后,软件企业积极响应政策要求,并结合医院管理的实际需求,推出了第二代成本核算产品。这些新产品不仅与HRP系统实现了深度融合,形成了"财务成本一体化"的解决方案,还各自发展出了具有特色的独立产品架构和功能,特别强调了项目成本核算和病种成本核算。北京望海作为该领域的先驱者之一,自2003年成立以来就预见到了中国医保支付向DRG发展的趋势,专注于成本核算领域并持续深入研究。其率先开发的基于作业成本法的医院全成本核算信息系统,引入了新的理念,填补了市场空白,对公立医院财政补偿机制改革及医疗服务价格调整起到了重要作用。与此同时,重庆金算盘则推出了应用于科室全成本核算的"财务成本一体化"平台,该平台采用了点数成本法(即成本当量法的升级优化版本),构建了全面的成本核算体系。而上海熙软也推出了基于成本收入比法的病种成本核算系统,以满足不同层次的成本核算需求。这些医疗IT骨干企业的努力,一方面极大地提高了医院成本核算工作的效率,更好地满足了医院内部管理和外部监管对于特定成本信息的需求;另一方面,它们也逐步转型成为能够提供综合性信息技术服务的供应商,支持医院运营管理的各个方面。这标志着中国医院成本核算从简单的科室成本核算走向更加精细化、专业化的管理阶段,同时也促进了医院整体管理水平和服务质量的提升。

3. 发展期（2021年至今）

2021年,财政部和卫健委相继发布《具体指引》和《成本规范》,标志着我国公立医院成本核算工作进入制度化、规范化的新阶段。这两项重要政策的出台,为医院全面、系统、科学地开展成本核算提供了明确的方向和操作依据,是我国公立医院成本管理发展历程中的重要里程碑。在政策推动和技术进步的双重驱动下,医院成本核算软件行业迎来了前所未有的发展机遇。一方面,政策对成本核算对象、核算方法、分摊路径、数据来源等方面提出了统一要求,促使医院对信息系统提出更高标准;另一方面,DRG/DIP支付方式改革、医保控费压力加剧以及医院内部精细化管理需求提升,也进一步推动了成本核算系统向项目成本、病种成本、诊次成本、床日成本等多维度拓展。在此背景下,软件企业纷纷加快产品升级步伐,推动第二代乃至第三代成本核算系统向平台化、集成化、智能化方向发展。新一代系统不仅能够兼容多种成本核算方法(如作业成本法、点数成本法、收入成本比法等),还实现了与HRP系统、财务系统、电子病历系统、物资管理系统等的高度集成,形成了覆盖"财务-业务-成本"一体化的数据协同体系。同时,行业也面临更高的挑战:包括对数据治理能力、系统集成能力、算法建模能力、合规性理解等方面的更高要求。这促使软件企业不仅要具备扎实的技术实力,还需深入理解医院管理逻辑和政策导向,才能提供真正贴合医院实际需求的解决方案。

总体来看,2021年以来,医院成本核算软件行业已迈入快速发展期,呈现出产品多样化、技术融合化、服务专业化的发展趋势,未来将有望成为推动公立医院高质量发展的重要信息化支撑力量。

(二)医院成本核算软件行业的现实问题

在这20年的快速发展中,由于需求方和供给方对信息化内涵及其应有的建设理念的认知未能及时跟上时代发展潮流,再加上支付改革压力下浮躁情绪的影响,这一期间行业发展属于粗放型,看似发展很快,实则基础并不扎实,不管是成本核算系统建设还是业务应用方面都暴露出不少问题。这些年来,成本核算系统信息化"失败"的案例并不少见,这里所指的信息化项目"失败",不一定是指系统未能上线、项目搁浅等,主要是指系统上线后闲置、应用一段时间后放弃、系统上线后满意度不高、数据质量差、无法挖掘应用等多个方面。

1. 用户需求和供给不足的矛盾

随着按病种付费由昔日星星之火成如今燎原之势,国家控费意志体现无遗。同时,政府在一年时间内先后针对公立医院成本核算发布相关建设规范及指引,以规范和提升医院成本核算工作。越来越多的医院或主动或被动地开始锚定成本核算工作,不断加大IT投入力度,希望和业内有影响力、有创新理念的成本核算软件企业开展合作。而与全国逾34 000家医院相比[①],能够提供全成本核算的软件企业也就10余家,具有较强的通用性和较强的生命力的产品屈指可数,磅礴而发的需求与寥寥无几的行业供给形成鲜明

---

① 国家卫生健康委.2020中国卫生健康统计年鉴[M].北京:中国协和医科大学出版社,2012.

的对比。

2. 软件系统的基础薄弱和应用扩展的矛盾

软件系统最终是面对客户的服务,所以是否理解客户需求、能否开发出软件帮助客户解决问题、给客户提供具有良好的使用体验的王牌产品是行业内各企业在竞争中取胜的关键因素。早期设计的软件产品往往是短期性、应付式、"依样画葫芦"地研发而来的,缺乏深度的系统分析与设计,一旦发生偏差,极容易在产品架构、功能、操作方式等方面造成严重缺陷。例如,一些成本核算软件是"黑匣子",其内部逻辑关系和成本核算方法及分摊标准都是提前设定的,与医院的实际情况出入较大,软件企业往往会陷入"只给数据不给过程"的被动局面,导致系统产生的成本数据无法应用。系统的薄弱基础又会导致医院的个性化需求和创新理念得不到软件企业的积极响应,往往会造成"补疤"式研发,甚至改变原来的结构"推倒重来",用户体验很差,由此产生诸多问题。

3. 软件企业和医院"不同心"的矛盾

一是以低价取胜。虽然行业面对的是一片蓝海,但一些软件企业为了争取到大型综合性医院作为标杆项目,不惜低价格竞争,"满口承诺"用户的各种要求。中标后,企业又考虑到投入的资源耗费过大,于是实施过程普遍存在急于求成等弊病。例如,项目经理忙于应付各类项目,为了控制实施周期减少成本,只能凑合应对用户,尽早获得"验收",建成了不少"鸡肋"型项目。二是一些软件企业支持服务的能力不强,没有与用户形成稳定的持续改进机制,导致部分用户"被绑架"。三是"保姆式服务"成为收入的重要来源。医院全成本核算系统特别是项目成本核算系统是一项复杂、知识密集、技术含量较高的系统工程,信息系统应做到易管理、易维护。但实务中,由于主观和客观原因,一些成本核算软件企业的产品尚未发展到用户可以自行使用的地步,成本数据仍需要软件企业在后台进行处理,项目完成后医院还须严重依赖软件企业的"保姆式服务"来产出成本核算数据,并为此每年付出不菲的费用。

4. 企业快速扩张和人才不足的矛盾

当前,软件企业首先是缺乏既精通成本核算理论与实践,又懂得软件系统工程的"两栖"高端领军人才。"单栖"人才难免遇见研发"瓶颈",形成功能缺失,导致产品研发与产品实践的"巨大落差"。此外也缺少优秀的项目经理,他们的业务积累、实践经验极其宝贵,在成本核算信息系统落地的过程中也扮演着举足轻重的角色。目前,上述两类骨干人才在这个行业的稀缺,严重阻碍了企业的快速扩张乃至整个行业的高质量发展。

5. 缺少对软件产品的系统评价标准

行业尚未形成针对医院成本核算信息化产品的功能与易用性评价、标准符合度评价、用户满意度评价等标准,造成医院在选购成本核算系统时缺乏可靠依据。

6. 成本核算软件价值失衡

由于医院层面对软件的重要作用与价值仍然认识不够,"重硬轻软"现象依然严重,成本核算软件价值失衡的局面尚未得到根本性扭转。成本核算软件的市场价格长期受抑制,对软件企业的可持续发展造成制约,也影响到行业综合竞争实力的提升。

二、成本核算软件行业的发展路径选择

国务院颁布的《关于推动公立医院高质量发展的意见》(国办发〔2021〕18号)中提出医院高质量发展要"强化信息化支撑作用";工业和信息化部发布的《"十四五"软件和信息技术服务业发展规划》(工信部规〔2021〕180号)中提出"以推动高质量发展为主题,以深化供给侧结构性改革为主线,深入实施国家软件发展战略,补齐短板、锻造长板,提升关键软件供给能力,推动软件产业做大做强"。因此无论是发展走高走强的时代要求,还是现存问题的倒逼,都要求成本核算软件全行业必须坚定不移地走高质量发展之路。

(一)发展目标

高质量医院成本核算软件系统对医院经济运行高质量发展具有基础性、支撑性的作用,医院成本核算软件行业要把这一责任真正担起来,向对医院提供持续优质的服务,这也是行业内各企业的生存法则。由此,成本核算软件行业的发展目标应是其软件产品既能满足各级各类医院的共性需求,也能包容合理的个性要求,实现医院成本核算的高质量和高效率发展,产出优质的成本数据资产,为医院经济运营提供基础支撑,以实现医院和软件行业的合作共赢。

(二)发展路径

1. 建立产品"以质量取胜"的理念

任何一个企业都不可能持续依靠低价竞标,"满口承诺"或不实宣传、"假大空"的"解决方案"到头来必然害人又害己。成本核算软件企业想从小到大、从弱到强,必须把用户的利益放在首位。行业内各企业应该加强医院成本理论研究,密切结合国家相关指引、规范的要求,认真倾听各级各类医院的声音,对医院的需求加以理解并转化成优质产品与服务来取胜。以此为理念,企业应积极与标杆医院联合,深挖医疗成本核算的规律,以系统、科学的思维开发自己的成本核算产品系列,从实践中总结成本核算系统的设计和运行规律,以现代信息技术引领医院成本核算智能化发展。

2. 提升系统实施效率及效果

1)提升系统实施效率

软件企业在设计、开发完成高水平软件系统的基础上,首先应提升系统实施效率。系统实施周期越长,实施成本越高,这对甲乙双方都是不利的。因此在成本核算信息化项目实施时,软件企业应运用先进的系统工程理念,将项目的总体论证、需求分析、数据采集、项目测试、试用完善等环节都抓好抓实。对于医院的个性化需求,企业只有依靠加强系统分析和综合、优化系统的功能结构设计,以更好、更快地完成在不同医院的系统二次开发工作,使自己具有实实在在的软实力。

2)提升系统实施效果

目前,各大医院选择新软件系统的能力和水平较以往已经大有提高,不仅会对比各个成本核算软件系统的功能、性能、用户体验,而且会全面比较系统产出的成本数据质量及数

据能够发挥出的效能。对此,软件企业一方面应放弃提供"保姆式服务"的思维,使得产品可以为医院充分自主驾驭;另一方面,要建立全生命周期服务保障能力,协同医院解决日常核算中出现的问题,确保医院能持续产出高质量成本数据,形成一批可复制、可推广的优秀案例。

3. 加强服务能力建设

软件行业是现代服务业的重要组成部分之一,因此行业内各企业应把服务打造为业务的品牌亮点,加强内部实施人员的业务培训,提升人员业务素质,打造与医院双赢的商业服务模式。推行项目经理＋行业专家的双负责人制,在项目实施中实现技术落地与业务咨询的有机结合。

4. 加强行业文化建设

加强行业文化建设是推动软件行业高质量发展的重要支撑,尤其在医院成本核算这一专业性极强、政策导向明确、业务逻辑复杂的细分领域中,行业文化的引领作用尤为关键。从行业整体视角来看,文化建设不仅有助于统一企业行为的方向,更能在深层次上塑造行业价值观,提升整个产业的协同效率与创新能力。软件行业的核心文化理念应聚焦于"以用户利益为核心,追求技术路线最优,实现最终效果最优"。这一理念不仅是技术和服务的标准,更是企业履行社会责任、构建可持续发展模式的根基。行业文化虽不直接创造利润,但其价值在于通过建立共同的行为准则和价值认同,间接服务于企业的长期盈利目标。它如同海洋之浩瀚大美、曲水流觞之和谐自然,形成一种"共赢共生"的良性生态,为企业的持续成长提供深厚的文化土壤。对于明智的成本核算软件企业而言,应当将行业文化深度融入企业文化之中,使每一位员工在各自岗位上都能践行行业本质要求。需求人员应按照用户需求、业务需求、系统需求的层次结构,系统化地开展需求收集、分析与管理工作,确保产品设计真正贴合医院实际;设计人员应遵循科学的设计原则与架构模式,打造结构清晰、扩展性强、可维护的技术框架;开发人员则应严守代码规范,注重代码可读性与可维护性,主动完成单元测试,保障系统的稳定性与可靠性;实施与服务人员要强化用户意识,注重沟通协作,确保系统落地后能够切实服务于医院管理需求。此外,行业文化还应体现在企业对外的合作方式、服务理念以及对政策法规的尊重与执行中。通过营造"以人为本、技术为基、质量为先、服务至上"的行业氛围,促使企业在竞争中走向理性化、专业化和协同化的发展路径。

总之,行业文化建设是软件企业实现从"生存型"向"发展型"乃至"引领型"转变的关键驱动力。唯有将行业文化内化为企业行动的自觉,才能真正实现技术进步、服务质量与用户价值的多维统一,推动医院成本核算软件行业迈向更加成熟、规范和可持续的发展新阶段。

5. 培育稳定的核心骨干团队

培育稳定的核心骨干团队是软件企业可持续发展的关键支撑,尤其是在医院成本核算这一专业性强、技术复杂度高的细分领域。尽管当前行业内高端人才相对紧缺,部分企业试图通过"高薪挖人"的方式快速补充关键岗位,但从长远来看,这种策略难以形成长期竞争优势。真正具有持续发展能力的企业,必须建立一套科学的人才选拔、培养与保留机制,依靠内部力量培养出一批既懂业务、又精技术、还善管理的复合型骨干人才。一个成熟的核心团队不仅能够显著提升信息系统的设计水平、实施质量和交付效率,更能在面对政策变化、技术迭代和客户需求升级时保持足够的应变能力和创新活力。可以预见,如果行业内涌现出更多具备战略视野和技术深度的领军人物,并形成数十乃至上百名全能型优秀项目经理梯队,我国医院成本核算信息系统的设计与应用水平将实现质的飞跃。因此,企业在人才建设方面应重点关注以下几个方面:

1)人才发现与选拔机制

建立科学的人才评估体系,从基层员工中识别潜力人才,注重其综合素质、学习能力、责任心和团队协作意识,为后续重点培养奠定基础。

2)核心骨干团队的组建与历练

针对关键岗位(如需求分析、系统架构、项目管理、实施交付等),构建结构合理、经验互补的项目团队,并通过实战项目不断锤炼其综合能力,逐步形成稳定、高效的骨干力量。

3)系统化人才培养体系

构建涵盖职业发展规划、技能培训、轮岗交流、导师带教等内容的人才培养机制,帮助员工在不同阶段实现能力跃迁,提升组织整体的专业素养和服务能力。

4)人才激励与保留机制

除薪酬激励外,更应注重职业发展空间、工作成就感、企业文化认同等方面的建设,为骨干人才提供清晰的成长路径和有吸引力的发展平台,增强归属感和忠诚度。

5)优秀企业文化的塑造

打造开放、协作、进取的企业文化,最大限度地减少内耗,提升组织协同效率。通过文化建设凝聚人心、激发潜能,使团队成员在共同价值观的基础上形成合力,推动企业高质量发展。

综上所述,打造一支稳定、专业、高效的核心骨干团队,不仅是提升企业核心竞争力的关键所在,更是推动整个成本核算软件行业向专业化、规范化、可持续化方向迈进的重要保障。唯有重视人才、培育人才、留住人才,才能真正实现从"技术驱动"到"人才引领"的跨越发展。

三、相关思考和建议

(一)加强政府对成本核算软件行业的扶持力度和管理

没有供给侧的高质量,就没有医院成本核算的高质量大发展。我国成本核算软件行业的发展处于新的时代坐标,具备乘势而上、大有作为的广阔空间。

1. 加强对骨干企业的扶持力度

1)建立骨干企业培育库

选择一些产品有特色、质量过硬、用户口碑好的企业入库,在项目支持、产品推广等方面给予倾斜支持,推动企业做大做强,提高行业创新活力,保障成本核算软件产品与服务的高效示范应用。

2）建立符合高质量发展要求的软件价值评估机制

根据国家标准《软件开发成本度量规范》(GB/T 36964—2018)推广成本核算软件的成本度量标准，加强对软件产品及服务价格的监管，维护市场价格秩序，引导医疗机构从"重硬轻软"到"软硬并重"。

2. 开展成本核算信息化系统评价

根据医院信息化评价侧重点的不同，评价内容可分为两种类型：功能评价和应用效果评价。

1）功能评价

功能评价主要针对软件企业提供的软件系统的功能、性能进行评价。例如，美国 KLAS 公司主要针对医院信息系统的供应商进行产品功能、性能评测以及用户评价，发布软件市场占有率、最佳软件排行以及厂商市场地位报告。卫生部曾于 1997 年颁布了《医院信息系统软件评审管理办法(试行)》，主要用于对医院信息系统(HIS)软件的评审。重点审查软件的功能是否符合医院信息管理的要求，信息分类编码是否符合卫生部发布的医院信息系统有关标准规范，同时对软件的主要技术性能、医院信息分析功能和相关信息处理的功能以及软件开发经销单位的售后服务能力也适当予以评价。

2）应用效果评价

应用效果评价可以较好地平衡软件企业的功能提供与医院使用者之间的矛盾，更深入评估信息系统在医院内的实际应用情况，及时有效地进行反馈，更易受到管理者的重视。国外典型的应用效果评价方式有：2006 年，美国医疗卫生信息与管理系统协会(HIMSS)开发了《电子病历应用成熟度评估》(EMRAM 模型)，将电子病历应用水平分为 0～7 共 8 个等级。通过回答调查问卷中的一系列问题，经过特定的模型归纳处理，可以将医院电子病历的应用情况划分为相应的等级。2007 年，Gartner 公司对电子病历的发展阶段给出了一种 5 个等级的划分方法，按照对医生的影响划分为数据采集、文档管理、助手、工作伙伴、业务指导 5 个逐步提高的阶段。当前，我国最为常见的医院信息化评审体系包括：卫生部 2011 年发布的《电子病历系统功能与应用水平分级标准(试行)》，将电子病历系统的应用水平分为 0～7 共 8 个功能等级，是我国实际意义上第一次进入评审应用的信息化评价体系；国家卫生计生委统计信息中心 2014 年发布的"医院信息互联互通标准化成熟度测评"；2018 年 12 月国家卫生健康委发布的《电子病历系统应用水平分级评价管理办法(试行)》和《电子病历系统应用水平分级评价标准(试行)》；2021 年 3 月国家卫生健康委医政医管局发布的《医院智慧管理分级评估标准体系(试行)》等。这些应用效果评测方法目标性强、操作简便、反馈明确、受评机构易于接受，在实践中广受医院认可并获得了较大范围的推广。

对比两种类型的医院信息化评价，功能评价侧重于判断相关功能"有没有"，应用效果评价则是判断医院信息化建设"好不好"，两个方面都很重要，不可偏废。但同时应该看到，从功能评价到应用效果评价的发展过程中，评价体系日渐完善，以往单一的功能评价对医院管理者帮助不大,对成本核算信息化建设进行应用评价将是未来医院成本核算信息化评价的主要驱动方向。建议对市场上的医院成本核算软件组织客观中立的用户满意度测评、产品测评、标准符合性测评,以确保核算规则和核算结果的准确性。

3. 鼓励校企合作

鼓励院校设立医院成本核算专业方向,与软件企业深化校企合作,对接产业链和技术链,培养高素质专项人才。

(二)树立"医院主导＋企业合作"的理念

医院成本核算必须树立"医院主导＋企业合作"的理念,这既是经验总结,也是现实情况的必然选择。成本核算软件企业要以"友直""友谅""友多闻"为指导原则,成为医院信赖的专业服务合作伙伴,其角色不仅是软件提供商,而且是专业咨询服务商。这些期望是建立在"友"字上面的,"友"字体现了专业服务下隐含着医院与软件企业之间有温度的关系,它是双方合同无法规定和约束的。

1."友直"

"友直"是指企业应摒弃浮躁之风,真诚相待,说到做到。

2."友谅"

"友谅"是指供需双方的沟通渠道必须畅通,这样才能通达人心、互相体谅。坚持认真做事,不辜负客户的期望,企业每做完一个项目就会结交一个朋友,行业内每个企业都能有一个庞大的医院朋友圈。如此,成本核算软件企业才能始终处于健康稳步的"螺旋上升"状态,与医院共成长。

3."友多闻"

软件企业对医院的重要价值包括服务的医疗机构客户多、知识覆盖面广、看到的问题深。"友多闻"的内涵是,一方面,软件企业要有专业见解、能够针对医院的具体情况提出切实有效的解决问题的方案;另一方面,要做好"知识转移",帮助医院攀爬陡峭的学习曲线,使得用户能够自己驾驭系统,获得实实在在高质量的用户体验。

高质量医院成本核算与管理需要理论研究、医院实务、信息平台三者高度融合,才能造就医院成本核算与管理的高质量发展。理论研究目前已经百花齐放、层出不穷,相关制度也已指明了前行的方向与路径,很多头部综合性医院也在运用一些创新的成本核算理念开展精细化成本核算。信息化平台产品在理论研究与落地实践中蜿蜒曲折、探索前行,光明已现,医院成本核算软件行业的春天已经到来!

第五节 医院全成本核算管理信息系统功能设计案例

医院成本核算系统按照成本核算的对象可以主要分为科室成本核算信息系统、医疗服务项目成本核算信息系统和病种成本(DRG)核算系统,在此基础上进行信息系统的功能开发设计。本节展示的是基于点数成本法的医院成本核算系统的功能设计案例。

一、基础架构设置

基础架构的设置维度取决于最终全成本核算数据的运用维度,本案例中基础架构设置包括组织机构设置、成本核算单元设置等基础设置。

(一)组织机构设置

本功能可以进行多组织管理。如图 7-3 所示,按照医院多院区进行设置管理。

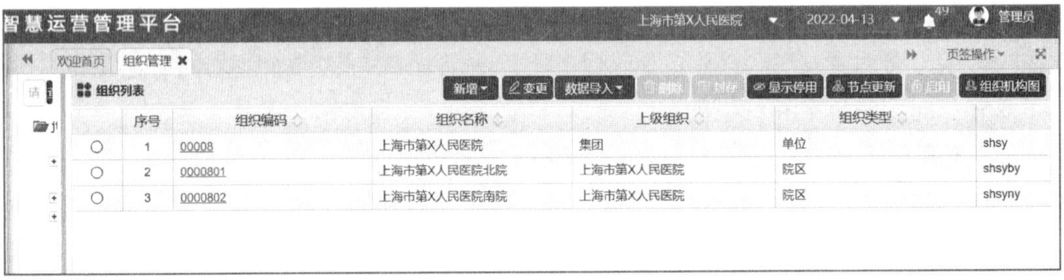

序号	组织编码	组织名称	上级组织	组织类型	
1	00008	上海市第X人民医院	集团	单位	shsy
2	0000801	上海市第X人民医院北院	上海市第X人民医院	院区	shsyby
3	0000802	上海市第X人民医院南院	上海市第X人民医院	院区	shsyny

图 7-3 某院多院区的组织机构设置

(二)成本核算单元设置

成本核算单元设置是进行科室成本、医疗服务项目成本、病种成本核算过程中的基础性工作。系统对核算科室的设置支持划分到亚专科乃至具体专业小组,支持对核算科室按照门诊/病房进行划分,也可以按照科室属性对临床服务类、医疗技术类、医疗辅助类、行政后勤类进行划分。某院北部院区部分临床科室设置,如图 7-4 所示。

序号	科室编码	科室名称	上级科室	核算属性	门诊/住院	是否参与分摊	是否末级
37	10030809	内分泌科公共	内分泌科	临床服务	其他	是	是
38	1004	外科	临床服务类科室	临床服务	门诊住院	是	否
39	100401	普外科	外科	临床服务	门诊住院	是	否
40	10040102	普外科甲乳血管外科	普外科	临床服务	门诊住院	是	否
41	1004010201	普外科甲乳血管外科门诊	普外科甲乳血管外科	临床服务	门诊	是	是
42	1004010202	普外科甲乳血管外科住院	普外科甲乳血管外科	临床服务	住院	是	是
43	1004010208	普外科甲乳外科护理	普外科甲乳血管外科	临床服务	其他	是	是
44	1004010209	普外科甲乳外科公共	普外科甲乳血管外科	临床服务	其他	是	是
45	10040103	普外科胃肠外科	普外科	临床服务	门诊住院	是	否
46	1004010301	普外科胃肠外科门诊	普外科胃肠外科	临床服务	门诊	是	是
47	1004010302	普外科胃肠外科住院	普外科胃肠外科	临床服务	住院	是	是
48	1004010308	普外科胃肠外科护理	普外科胃肠外科	临床服务	其他	是	是
49	1004010309	普外科胃肠外科公共	普外科胃肠外科	临床服务	其他	是	是
50	10040104	普外科肝胆胰外科	普外科	临床服务	门诊住院	是	否

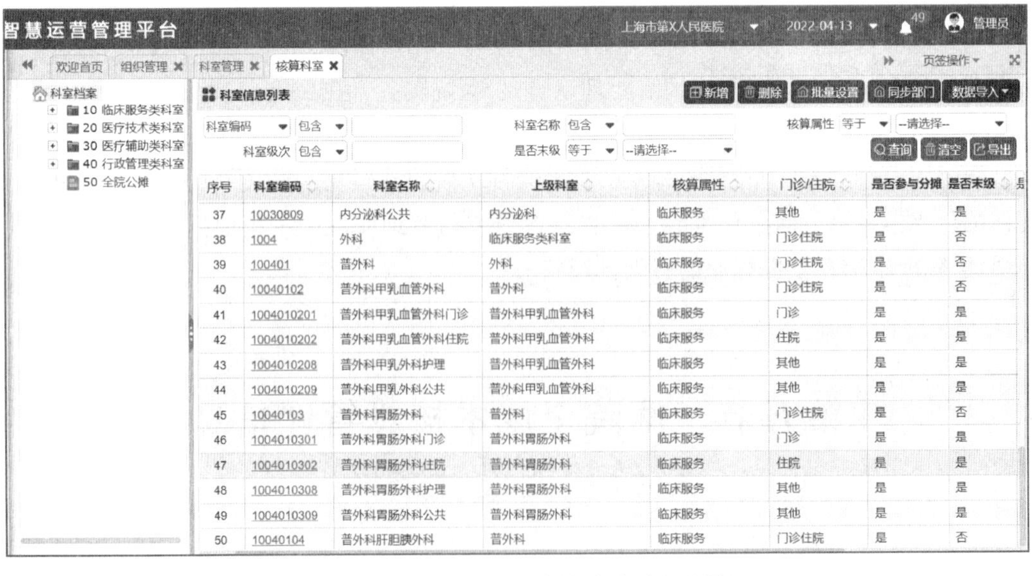

图 7-4 某院北部院区部分临床科室设置

二、业务框架设置

业务框架设置是指系统从业务的维度对系统的基础进行设置,主要包括成本分类设置、成本项目设置、分摊参数设置、收费类别设置、收费项目设置、点数方案设置等一些业务基础设置。

(一)成本分类设置

成本分类设置的内容包括成本预置人员经费、卫生材料费、药品费、固定资产折旧、无形资产摊销、提取医疗风险基金、其他运行费用等分类设置,系统支持医院根据业务情况继续增加或细化,如图 7-5 所示。

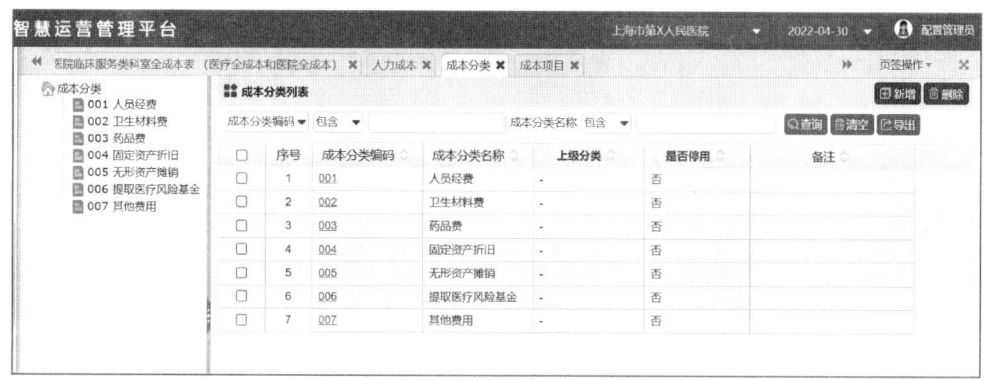

图 7-5 某院成本项目大类设置

(二)成本项目设置

图 7-6 显示某院卫生材料费细化分类设置。

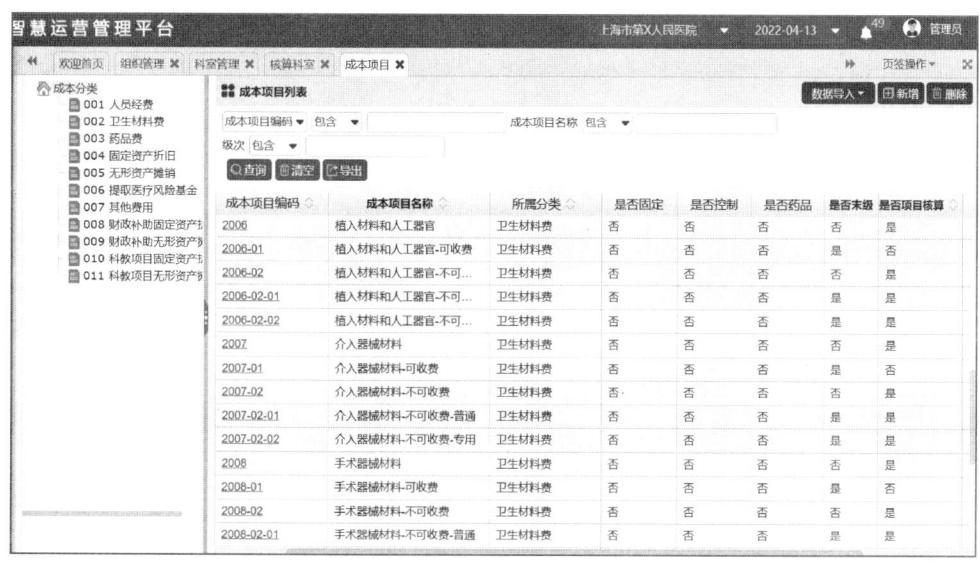

图 7-6 某院卫生材料项目细化分类设置

（三）分摊参数设置

系统根据医院业务情况，可自主增加分摊参数作为科室成本分摊的依据，例如，人数、面积、科室全额收入等，并且可以设置分摊参数的取数公式，如图 7-7 所示。

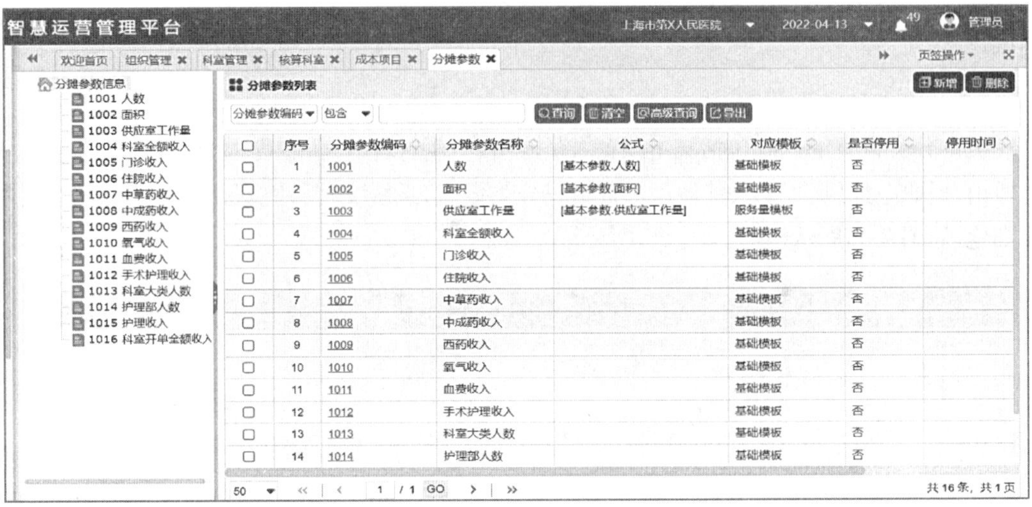

图 7-7　分摊参数设置

（四）收费类别设置

系统提供收费类别设置功能，收费类别对应 HIS 收费大类，并与财务收入项目进行对应，区分门诊/住院收费大类，如图 7-8 所示。

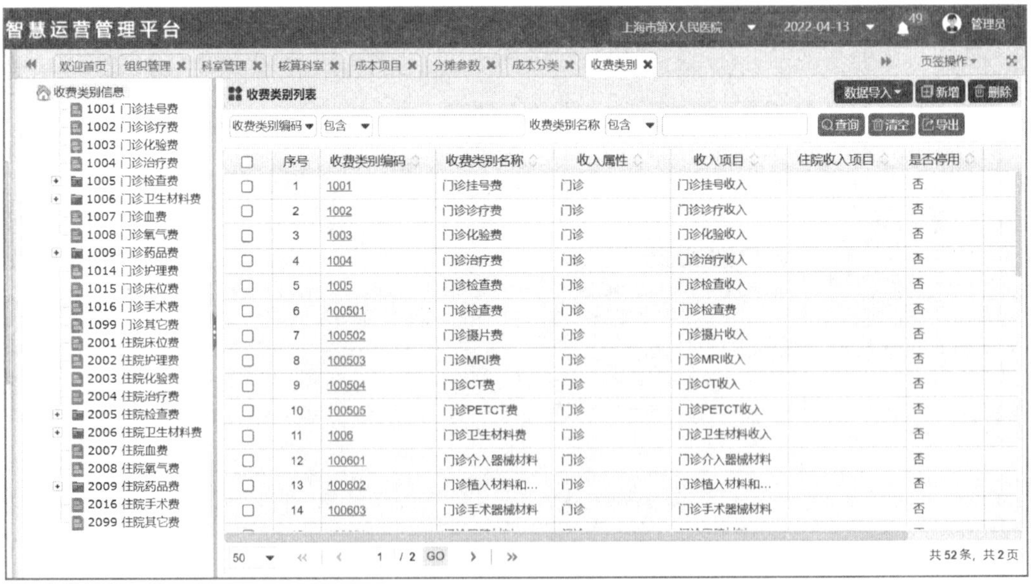

图 7-8　收费类别设置

（五）收费项目设置

系统提供医疗服务项目设置功能,医疗服务项目明细由 HIS 系统同步到成本核算系统后,可以进行展示和维护,也可以通过 EXCEL 或手工维护。它包括该医疗服务项目的收费大类及其是否参与项目成本核算等,如图 7-9 所示。

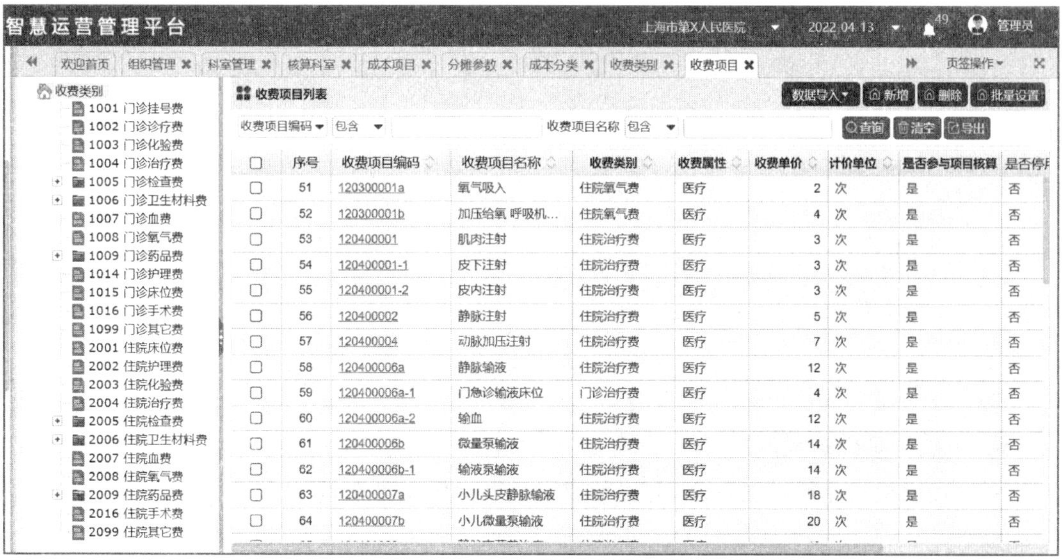

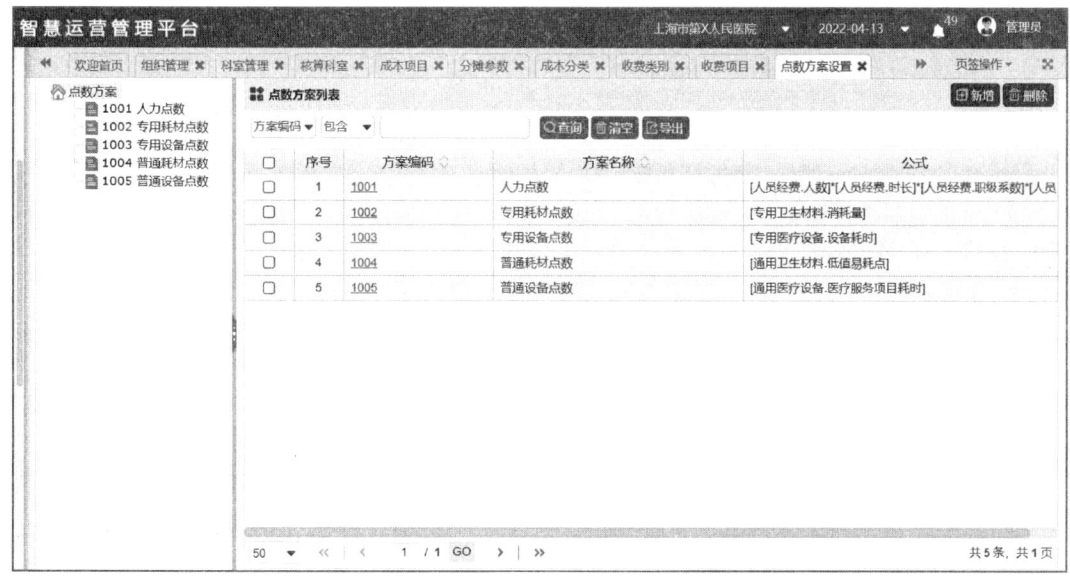

图 7-9　医疗服务收费项目设置

（六）点数方案设置

系统支持根据医院业务情况增加不同的点数方案,并对点数方案内容参数进行设置,如图 7-10 所示。

图 7-10　点数方案设置

（七）核算周期方案设置

系统支持设置多种期间的核算方式,可设置按照月度、季度、年度或自定义期间进行成本核算,如图 7-11 所示的核算方案设置。

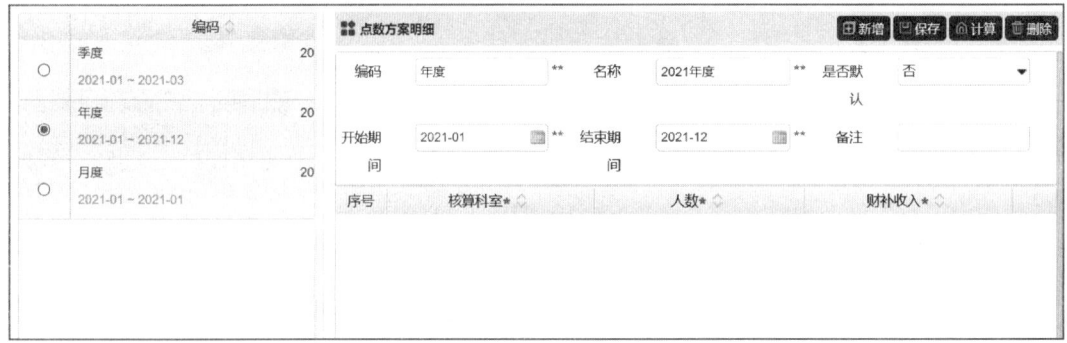

图 7-11　核算周期方案设置

（八）病种基础档案设置

系统提供病种基础档案定义,为病种成本核算提供基础准备,如图 7-12 所示。

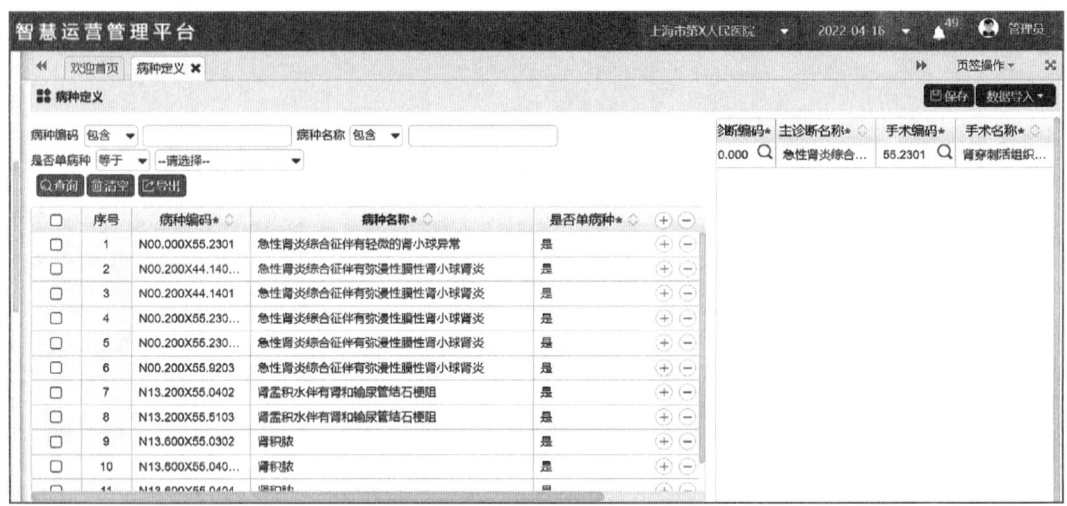

图 7-12　病种基础档案设置

三、数据调研平台

系统功能中,项目调研平台是全成本核算信息管理系统的前端平台,是医疗服务项目成本核算中点数库的参数来源。系统支持通过调研平台填写临床、医技科室在进行某项医疗服务项目时的各种资源耗费,如不可收费材料、使用设备、进行该项医疗服务项目的时长、医护人数及职称等原始参数数据,如图 7-13 所示。

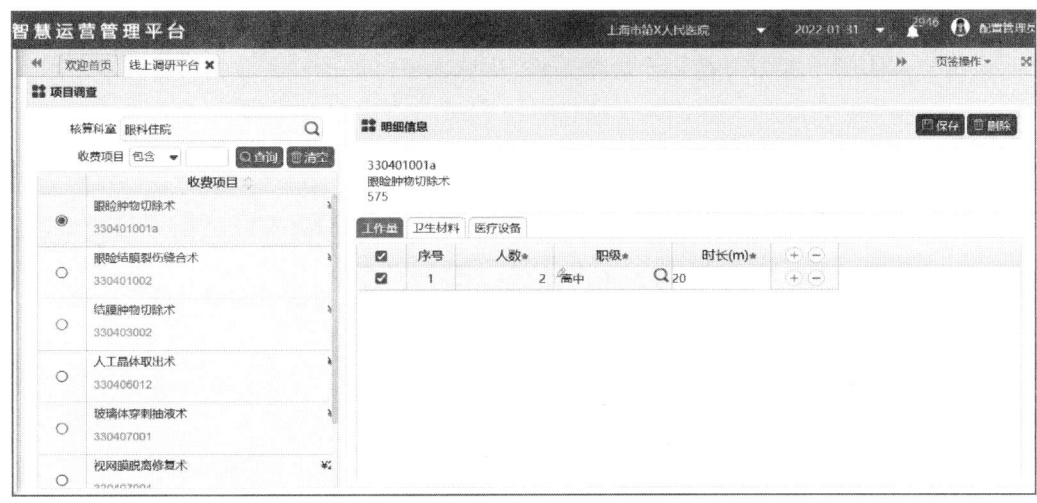

图 7-13　医疗服务项目基本情况调研

四、数据采集平台

一个好的数据采集平台应针对不同数据来源及不同的数据,采取相适应的数据采集模式。本案例系统支持根据医院现有 HIS 系统、病案系统、手术麻醉系统、物资系统、工资系统、固定资产系统等数据管理系统的现状,分别进行数据来源、格式、目标数据存放,及数据查询等功能;支持视图方式、中间表方式、EXCEL 表方式、TXT 方式等多方式的数据交换格式;支持项目和病种收入、各种科室收入、各项成本费用支出数据、医院病案数据、科室工作量数据等不同接口的灵活设置。

1. 数据采集规则

针对各系统间的科室字典、成本项目数据字典不一致的情况,系统提供了基础数据字典对照功能,将采集的数据依据对照规则进行数据字典转换,薪酬系统和成本核算系统中人员经费成本项目数据字典转换,如图 7-14 所示。

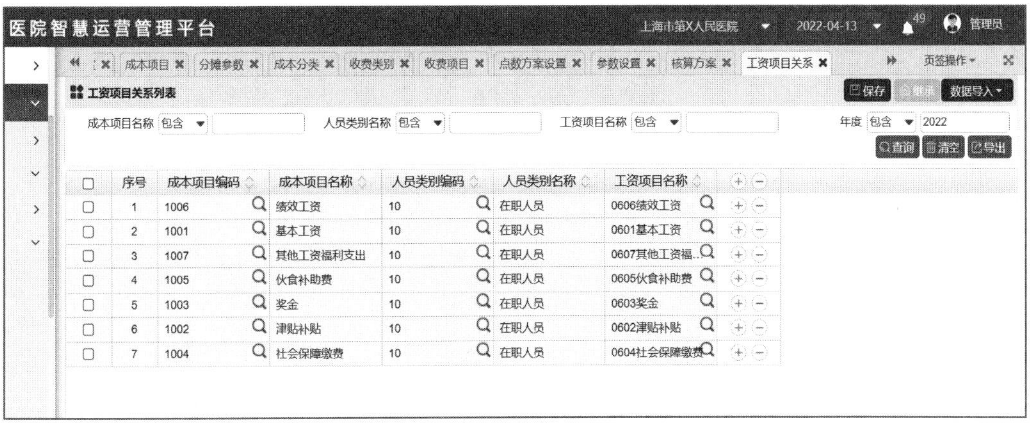

图 7-14　人员经费成本项目数据字典转换

2. 收入数据采集

系统支持从 HIS 接口进行收入数据采集、从总账平台进行收入数据采集或从 EXCEL 进行收入数据采集，如图 7-15 所示。核算科室成本时系统可以支持到收费项目大类粒度，核算医疗服务项目成本时系统可以支持到医疗服务项目粒度。

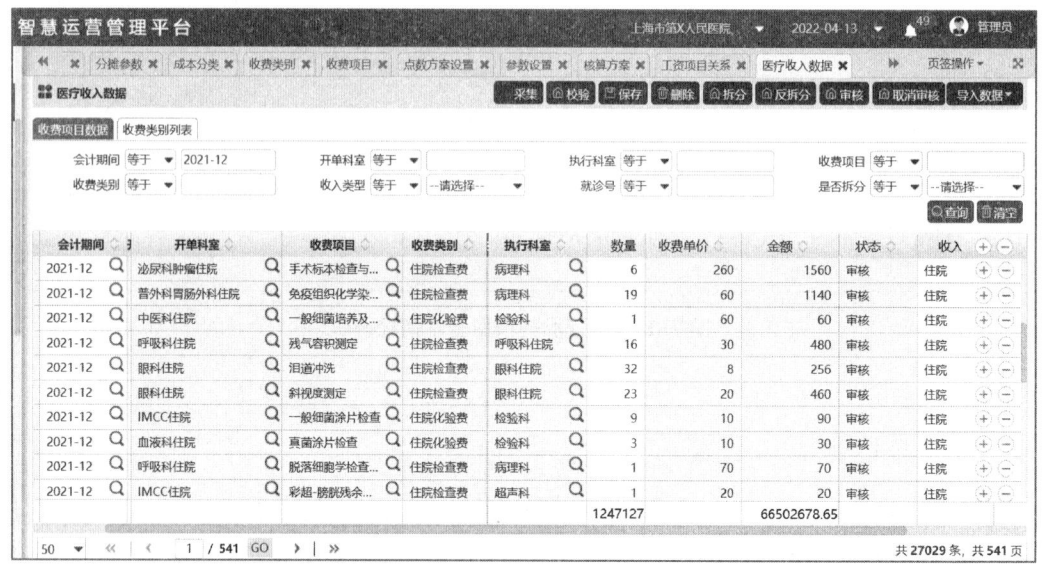

图 7-15　收入数据的采集

3. 支出数据采集

1）人力成本

系统支持从内部薪酬系统数据直接采集、从外部接口数据及从 EXCEL 直接导入等采集方式，具体包括工资、奖金、绩效、社保等人力成本数据采集，如图 7-16 所示。

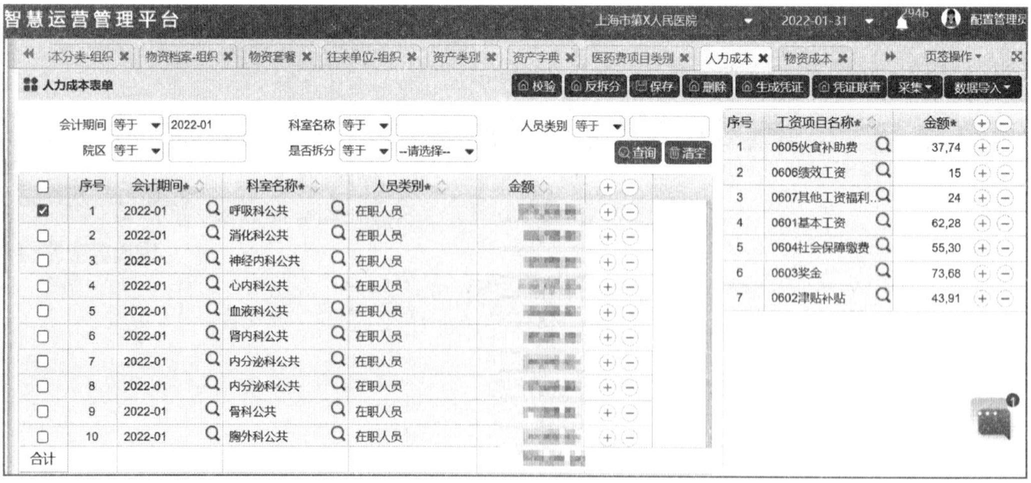

图 7-16　人力成本的数据采集

2）卫生材料费

系统支持从内部物资系统数据直接采集、从外部接口数据及从 EXCEL 直接导入等采集方式。系统可按使用科室、卫生材料大类以及是否可收费等性质进行数据采集,如图 7-17 所示。

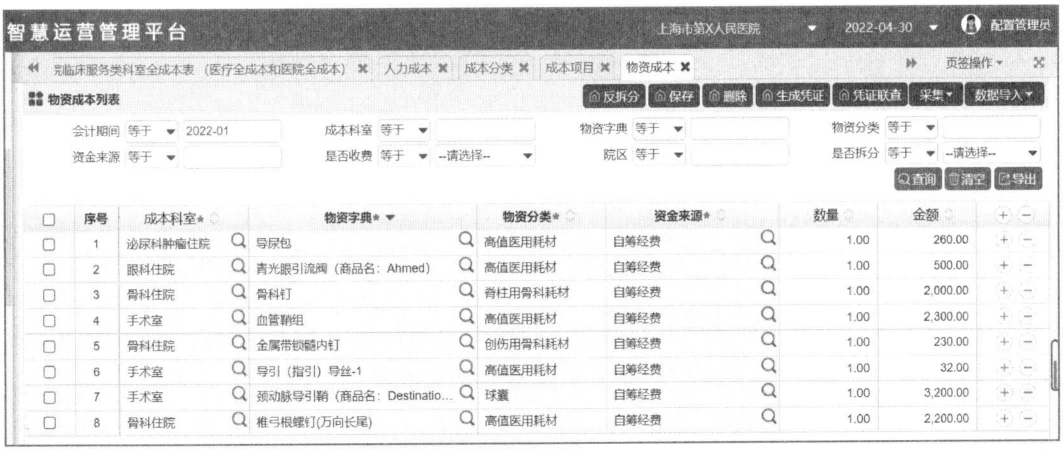

图 7-17 卫生材料费的数据采集

3）固定资产折旧、无形资产摊销支出数据采集

系统支持从内部资产管理系统数据直接采集、从外部接口数据及从 EXCEL 直接导入等采集方式。系统根据资金来源、设备大类、使用科室进行数据采集,如图 7-18 所示。

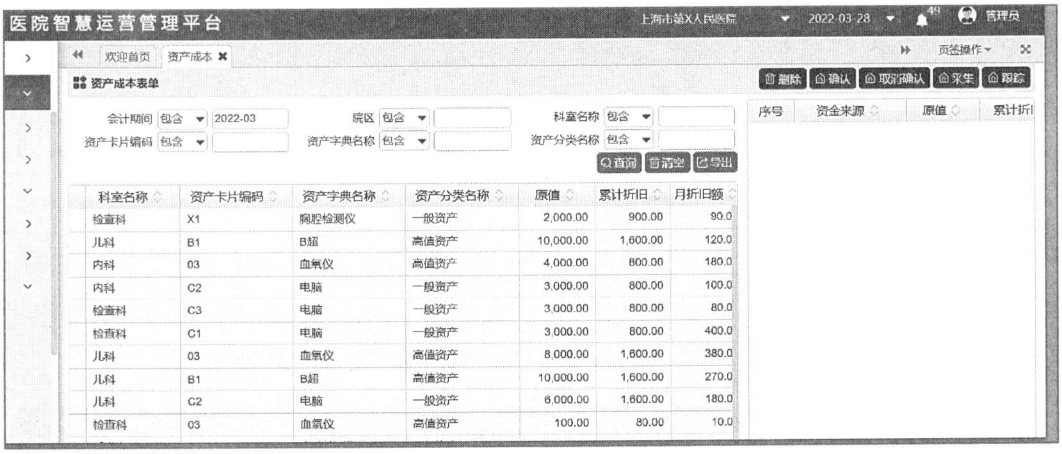

图 7-18 固定资产折旧的数据采集

4）其他运行费用

系统支持从内部财务管理系统数据直接采集、从外部接口数据及从 EXCEL 直接导入等采集方式。办公费、培训费、会议费、水电费等其他费用根据成本项目及使用科室进行数据采集,如图 7-19 所示。

	序号	会计期间	科室名称	成本项目	资金来源	金额	备注	状态
☐	1	2021-10	儿科	办公费		20.00	其他成本	保存
☐	2	2021-10	儿科	水费		166.89	大用户	保存
☐	3	2021-10	儿科	水费		166.48	大用户	保存
☐	4	2021-10	内科	水费		166.08	大用户	保存
☐	5	2021-10	手术室	水费		167.30	大用户	保存
☐	6	2021-10	内科	水费		165.67	大用户	保存
☐	7	2021-10	检查科	水费		1,000.00	其他成本	保存
☐	8	2021-10	检查科	办公费		100.00	其他成本	保存

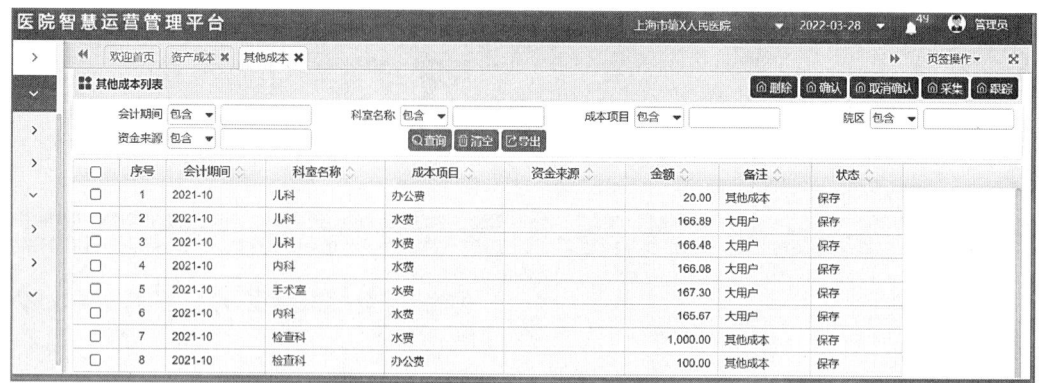

图 7-19　其他费用的数据采集

4. 分摊参数数据采集

成本分摊参数主要根据基础业务框架设置中的分摊参数进行工作量的采集，如门急诊人数、住院床日数、人数、面积等。科室人员数量的采集如图 7-20 所示。

	序号	会计期间	科室编码	科室名称	分摊参数编码	分摊参数名称	数值	状态	备注
☐	1	2021-01	040201	内科门诊	sys001	科室人数	4	审核	
☐	2	2021-01	040102	儿科住院	sys001	科室人数	2	审核	
☐	3	2021-01	040101	儿科门诊	sys001	科室人数	1	审核	
☐	4	2021-01	0301	手术室	sys001	科室人数	2	审核	
☐	5	2021-01	0201	供应室	sys001	科室人数	5	审核	
☐	6	2021-01	040202	内科住院	sys001	科室人数	3	审核	
☐	7	2021-02	0101	人事科	sys001	科室人数	2	审核	
☐	8	2021-02	040202	内科住院	sys001	科室人数	5	审核	
☐	9	2021-02	040201	内科门诊	sys001	科室人数	4	审核	

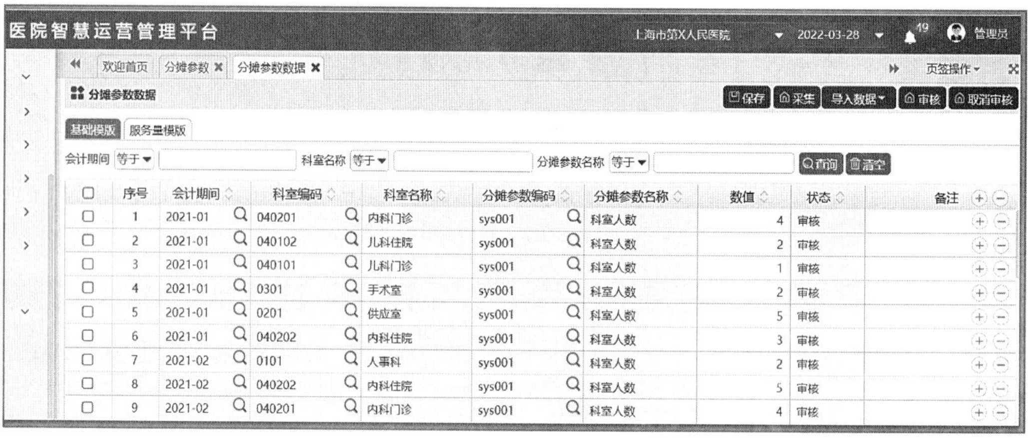

图 7-20　分摊数据的采集

5. 点数计算

系统支持根据调研平台的调研结果和点数方案计算各成本核算单元开展的医疗服务项目的分项点数分值，为医疗服务项目核算提供分摊标准，如图 7-21 所示。

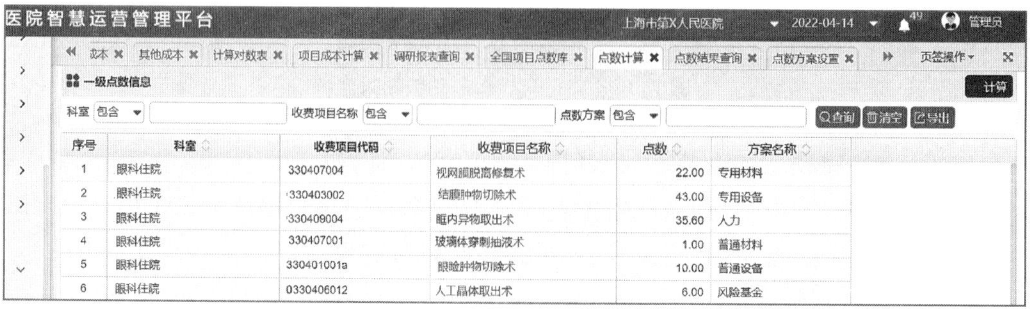

序号	科室	收费项目代码	收费项目名称	点数	方案名称
1	眼科住院	330407004	视网膜脱离修复术	22.00	专用材料
2	眼科住院	330403002	结膜肿物切除术	43.00	专用设备
3	眼科住院	330409004	眶内异物取出术	35.60	人力
4	眼科住院	330407001	玻璃体穿刺抽液术	1.00	普通材料
5	眼科住院	330401001a	眼睑肿物切除术	10.00	普通设备
6	眼科住院	0330406012	人工晶体取出术	6.00	风险基金

图 7-21　点数分值计算

6. 病种数据采集及分组

系统支持根据 HIS 及病案首页的数据采集病种核算源数据,进行分类后作为病种核算的依据,如图 7-22 示。

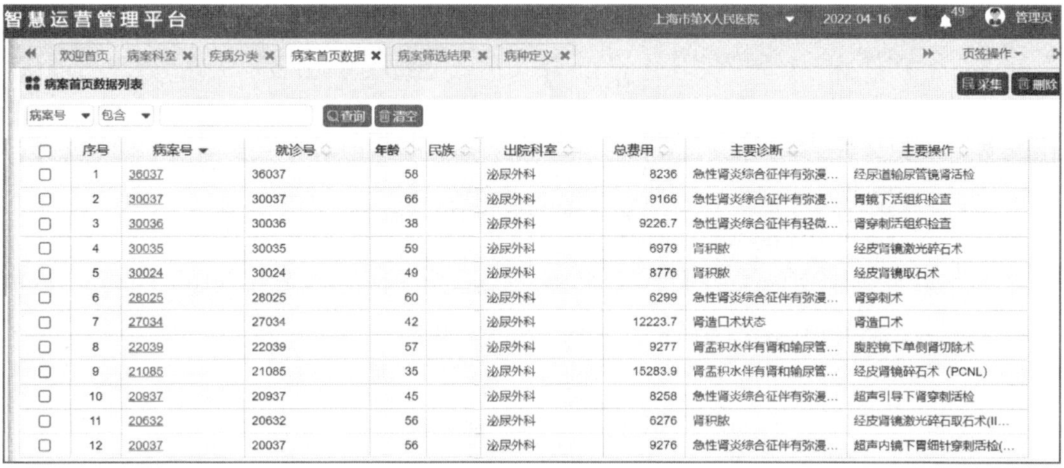

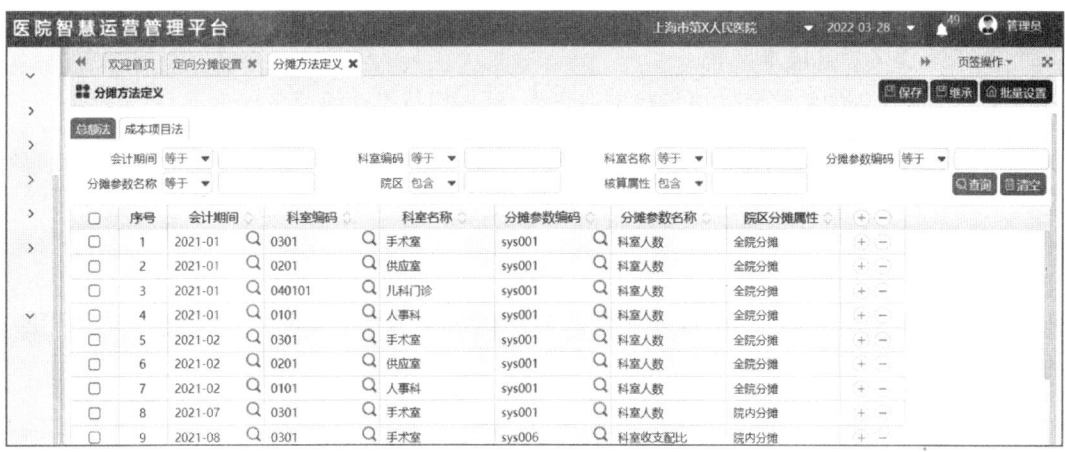

图 7-22 病案首页数据列表

五、成本分摊

系统提供逐级逐项对医院成本数据进行分摊的功能,支持大用户剥离和根据科室定向分摊。系统针对不同的支出项目采用不同的分摊标准进行分摊,如图 7-23 所示。

图 7-23 成本分摊方案设置

六、数据校验功能

系统支持在进行成本数据分摊之前对分摊方案的逻辑进行检查,如分摊方案逻辑有问题,会提示具体的问题。分摊完成之后对科室成本、医疗服务项目成本和病种成本之间的关系进行校验。科室成本和医疗服务项目成本数据的稽核如图 7-24 所示。

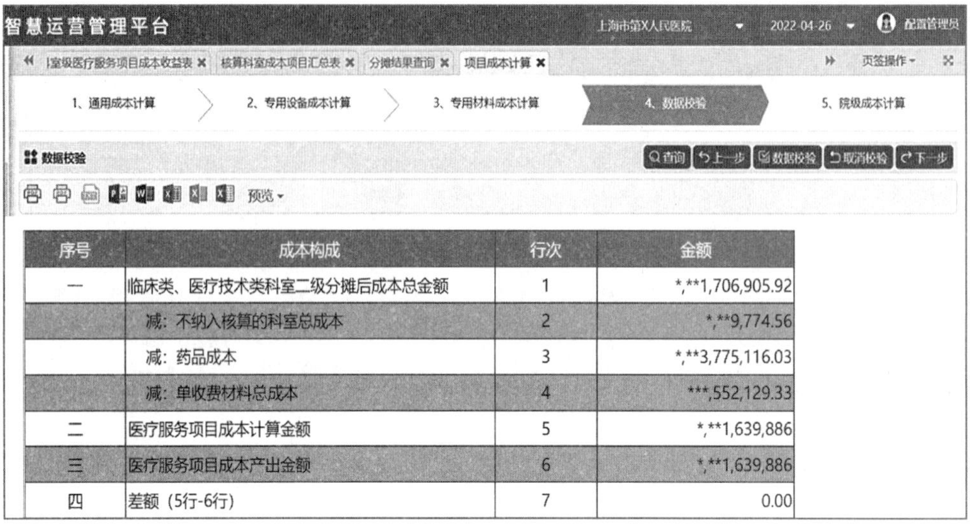

序号	成本构成	行次	金额
一	临床类、医疗技术类科室二级分摊后成本总金额	1	*,**1,706,905.92
	减:不纳入核算的科室总成本	2	*,**9,774.56
	减:药品成本	3	*,**3,775,116.03
	减:单收费材料总成本	4	***,552,129.33
二	医疗服务项目成本计算金额	5	*,**1,639,886
三	医疗服务项目成本产出金额	6	*,**1,639,886
四	差额(5行-6行)	7	0.00

图 7-24　成本和医疗服务项目成本数据稽核

七、成本报表及分析功能

系统对成本核算的结果提供不同维度和视角的报表与分析,包括综合分析、对比分析、趋势分析、因素分析、盈亏平衡分析、保本点分析、收益状况分析等,并实现多层次的数据挖掘。

1. 医疗服务项目成本报表

某院全院级别的医疗服务项目成本情况表、亏损项目汇总情况及保本点分析如图 7-25

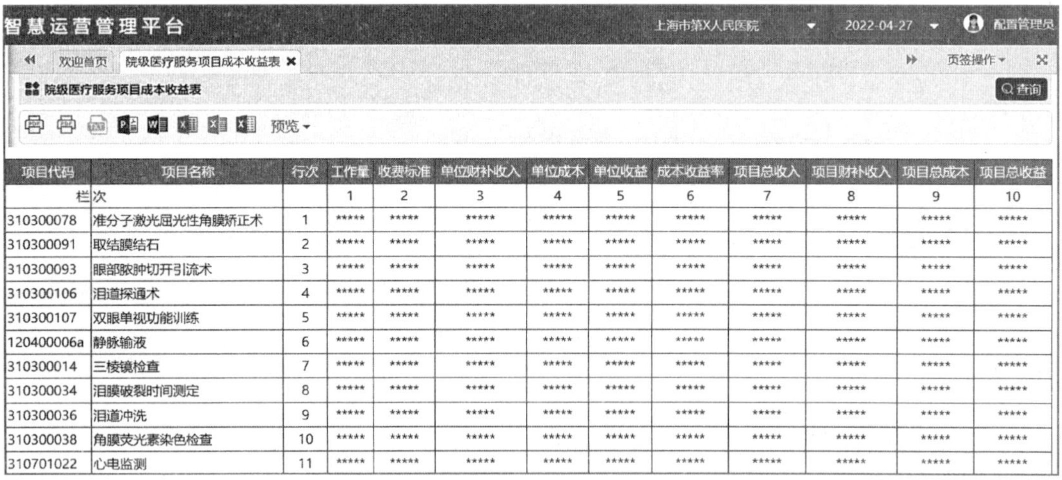

项目代码	项目名称	行次	工作量	收费标准	单位财补收入	单位成本	单位收益	成本收益率	项目总收入	项目财补收入	项目总成本	项目总收益
栏	次		1	2	3	4	5	6	7	8	9	10
310300078	准分子激光屈光性角膜矫正术	1	*****	*****	*****	*****	*****	*****	*****	*****	*****	*****
310300091	取结膜结石	2	*****	*****	*****	*****	*****	*****	*****	*****	*****	*****
310300093	眼部脓肿切开引流术	3	*****	*****	*****	*****	*****	*****	*****	*****	*****	*****
310300106	泪道探通术	4	*****	*****	*****	*****	*****	*****	*****	*****	*****	*****
310300107	双眼单视功能训练	5	*****	*****	*****	*****	*****	*****	*****	*****	*****	*****
120400006a	静脉输液	6	*****	*****	*****	*****	*****	*****	*****	*****	*****	*****
310300014	三棱镜检查	7	*****	*****	*****	*****	*****	*****	*****	*****	*****	*****
310300034	泪膜破裂时间测定	8	*****	*****	*****	*****	*****	*****	*****	*****	*****	*****
310300036	泪道冲洗	9	*****	*****	*****	*****	*****	*****	*****	*****	*****	*****
310300038	角膜荧光素染色检查	10	*****	*****	*****	*****	*****	*****	*****	*****	*****	*****
310701022	心电监测	11	*****	*****	*****	*****	*****	*****	*****	*****	*****	*****

图 7-25　某院医疗服务项目成本情况表

和图 7-26 所示。

院内收费类别	行次	亏损项目数量					亏损项目收益				
		亏损项目数量	有保本点项目		无保本点项目		亏损项目收益	有保本点项目		无保本点项目	
			数量	占亏损项目比例	数量	占亏损项目比例		收益	占亏损收益比例	收益	占亏损收益比例
栏	次	1	2	3	4	5	6	7	8	9	10
治疗费	1	*****	*****	**%	*****	**%	*****	*****	**%	*****	**%
检查费	2	*****	*****	**%	*****	**%	*****	*****	**%	*****	**%
护理费	3	*****	*****	**%	*****	**%	*****	*****	**%	*****	**%
手术费	4	*****	*****	**%	*****	**%	*****	*****	**%	*****	**%
化验费	5	*****	*****	**%	*****	**%	*****	*****	**%	*****	**%
床位费	6	*****	*****	**%	*****	**%	*****	*****	**%	*****	**%
挂号费	7	*****	*****	**%	*****	**%	*****	*****	**%	*****	**%
麻醉	8	*****	*****	**%	*****	**%	*****	*****	**%	*****	**%
诊疗费	9	*****	*****	**%	*****	**%	*****	*****	**%	*****	**%
摄片收入	10	*****	*****	**%	*****	**%	*****	*****	**%	*****	**%
CT费	11	*****	*****	**%	*****	**%	*****	*****	**%	*****	**%

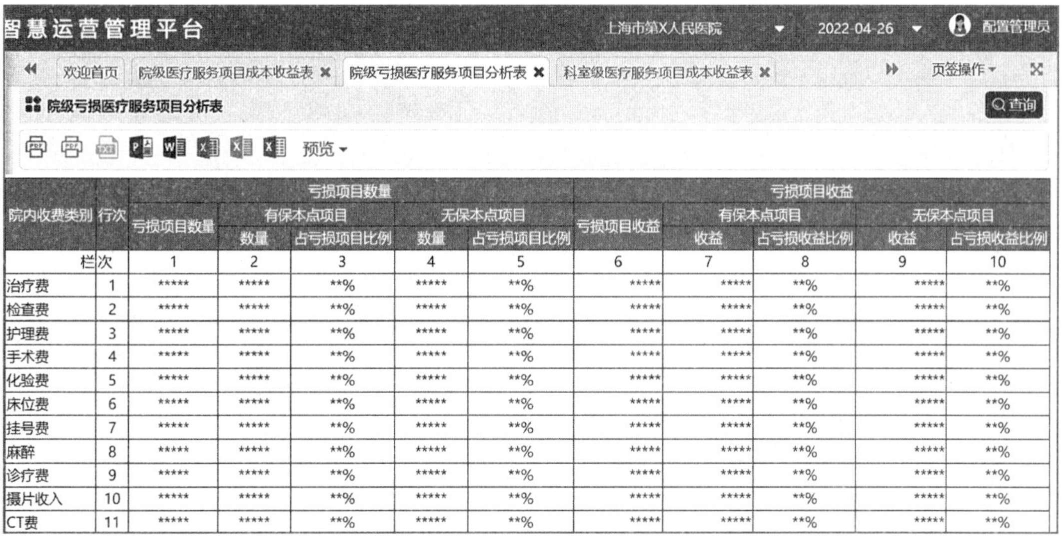

图 7-26　亏损项目汇总情况及保本点分析

2. 病种数据分析

病种数据明细表如图 7-27 所示。

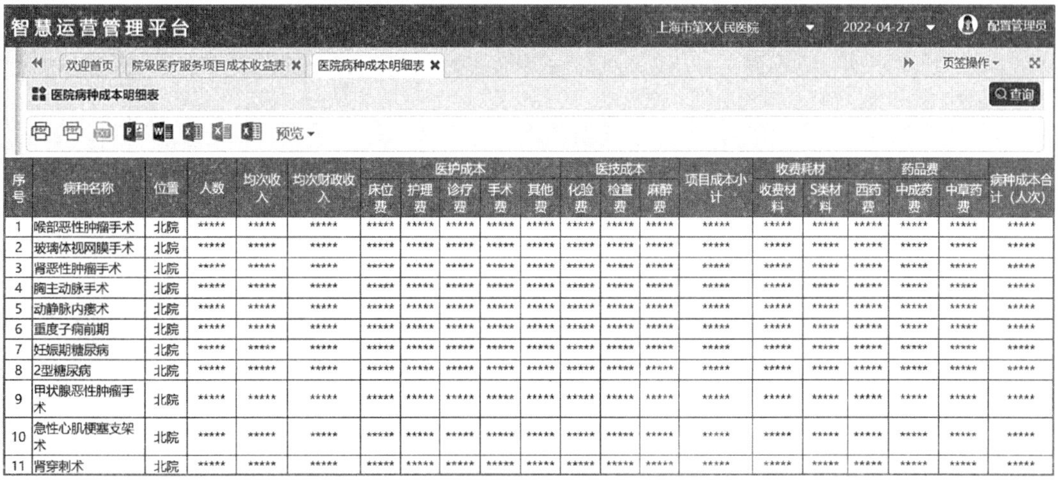

序号	病种名称	位置	人数	均次收入	均次财政收入	医护成本					医技成本			项目成本小计	收费耗材		药品费			病种成本合计（人次）
						床位费	护理费	诊疗费	手术费	其他费	化验费	检查费	麻醉费		收费材料	S类材料	西药费	中成药费	中草药费	
1	喉部恶性肿瘤手术	北院	*****	*****	*****	*****	*****	*****	*****	*****	*****	*****	*****	*****	*****	*****	*****	*****	*****	*****
2	玻璃体视网膜手术	北院	*****	*****	*****	*****	*****	*****	*****	*****	*****	*****	*****	*****	*****	*****	*****	*****	*****	*****
3	肾恶性肿瘤手术	北院	*****	*****	*****	*****	*****	*****	*****	*****	*****	*****	*****	*****	*****	*****	*****	*****	*****	*****
4	胸主动脉手术	北院	*****	*****	*****	*****	*****	*****	*****	*****	*****	*****	*****	*****	*****	*****	*****	*****	*****	*****
5	动静脉内瘘术	北院	*****	*****	*****	*****	*****	*****	*****	*****	*****	*****	*****	*****	*****	*****	*****	*****	*****	*****
6	重度子痫前期	北院	*****	*****	*****	*****	*****	*****	*****	*****	*****	*****	*****	*****	*****	*****	*****	*****	*****	*****
7	妊娠期糖尿病	北院	*****	*****	*****	*****	*****	*****	*****	*****	*****	*****	*****	*****	*****	*****	*****	*****	*****	*****
8	2型糖尿病	北院	*****	*****	*****	*****	*****	*****	*****	*****	*****	*****	*****	*****	*****	*****	*****	*****	*****	*****
9	甲状腺恶性肿瘤手术	北院	*****	*****	*****	*****	*****	*****	*****	*****	*****	*****	*****	*****	*****	*****	*****	*****	*****	*****
10	急性心肌梗塞支架术	北院	*****	*****	*****	*****	*****	*****	*****	*****	*****	*****	*****	*****	*****	*****	*****	*****	*****	*****
11	肾穿刺术	北院	*****	*****	*****	*****	*****	*****	*****	*****	*****	*****	*****	*****	*****	*****	*****	*****	*****	*****

图 7-27　病种组数据明细表

3. 医院项目成本数据驾驶舱

系统提供科室成本、项目成本、病种成本驾驶舱功能，医院项目成本数据驾驶舱如图 7-28 所示。

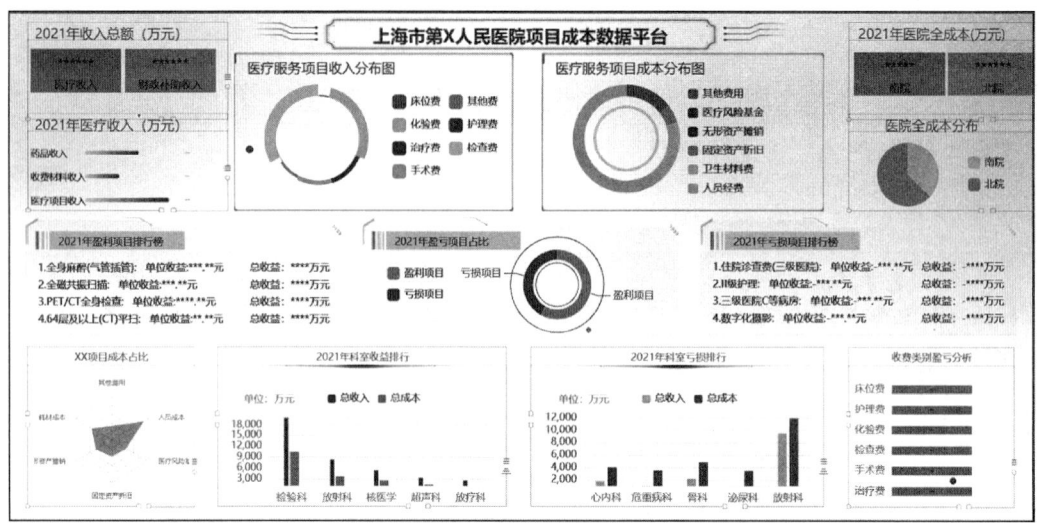

图 7-28　医院项目成本数据驾驶舱

第八章
医院成本核算若干问题探讨与思考

2021 年以来,政府有关部门先后发布了医院成本核算系列相关制度如《成本规范》《具体指引》等,来规范和指导基层医疗机构的成本核算工作,全面提升成本核算能级。医院全成本核算工作是一项非常复杂的系统性工程,即使在顶层设计的制度和规范下,在成本管理与核算的过程中仍需要开展一些理论和实践探索,例如,作业成本法能否改进医院间接费用的分摊效果,在公立医院中推行作业成本法会面临哪些困难,如何弥补推行作业成本法的短板;除了制度上提出的分配方法和分配标准,结合公立医院的具体情况,还有哪些更合理的方法和标准能够用于间接费用的分摊;医院成本核算范围与口径、药剂科在成本核算中的定位等。对此,本书根据实务中的一些探索和研究,尝试进行了探讨和分析以飨读者。

第一节　医院成本核算范围与口径探讨

虽然《成本规范》大致规定了成本核算范围与口径,《具体指引》中的第十三条也对此有涉及,但这些规定在实践上仍旧不清晰,缺乏可操作性。因此,有必要在新形势下特别是在政府会计准则制度实施下对医院成本核算的范围与口径进一步研究和探讨。只有在严格划分成本核算范围和口径的界限后,才能真实、准确地反映医院成本的全貌,为成本核算工作的开展奠定基础。

一、新制度对成本核算范围和口径的影响

(一)政府会计准则制度的影响

2019 年开始实施的政府会计准则制度是我国公立医院会计制度变革史上的一件大事。政府会计准则制度完全不同于医院以往执行的《医院会计制度》,政府会计准则制度要求医院会计核算实现"双功能""双基础""双分录""双报告",这是具有历史性意义的改革和飞跃。其引入了全新的核算体系与核算方法,为医院进一步全面开展成本核算提供了可行条件和基础。政府会计准则制度下的会计科目设置以及收入类、支出类会计核算的变化,也对医院开展成本核算工作带来了一定的影响和变化。

1. 收入核算的主要变化

1）收入核算进一步细化

《医院会计制度》下，会计科目设置了财政补助收入、医疗收入、科教收入、其他收入4个科目来核算医院收入。新制度下则设置了财政拨款收入（包括基本拨款收入和项目拨款收入）、事业收入、上级补助收入、附属单位上缴收入、经营收入、非同级财政拨款收入、投资收益、捐赠收入、利息收入、租金收入和其他收入共11个科目来细化核算医院各类收入。

2）新制度采用统一的、适合所有行业的事业收入科目

为了使医院的会计核算顺利衔接，在事业收入科目下设二级明细科目医疗收入和科教收入来核算医院的医疗和科教收入。

3）重新定义了其他收入

《医院会计制度》下，其他收入科目核算包括除财政补助收入、医疗收入、科教项目收入之外的所有收入，核算的内容包罗万象。医院执行新制度后，将《医院会计制度》中其他收入所核算的内容按照收入的特征分设总账科目，使得医院的收入核算进一步细化和具体。

医院执行新、旧制度下，收入类会计科目的对比如表8-1所示。

表8-1　医院执行新、旧制度下收入类会计科目对比

政府会计制度会计科目		医院会计制度会计科目	
编号	科目名称	编号	科目名称
4001	财政拨款收入	4101	财政补助收入
4101	事业收入	4001	医疗收入
		4201	科教项目收入
4201	上级补助收入	4301	其他收入
4301	附属单位上缴收入		
4401	经营收入		
4601	非同级财政拨款收入		
4602	投资收益		
4603	捐赠收入		
4604	利息收入		
4605	租金收入		
4609	其他收入		

2. 成本费用核算的主要变化

1）设置"业务活动费用"科目

新制度下，取消了医疗业务成本、财政项目补助支出、科教项目支出科目，将医院开展医教研及其辅助活动发生的费用统一在新设科目"业务活动费用"中核算。

2）设置"单位管理费用"科目

"单位管理费用"科目用于核算医院发生的行政费用及后勤管理部门为组织管理医疗、科研、教学业务活动所发生的各项费用。新制度下,医院的单位管理费用核算的内容有所减少,如利息费用、坏账损失不再在"单位管理费用"科目中核算,而在"其他费用"科目中核算。

3）细化成本费用类科目的设置

新制度下,增设了经营费用、资产处置费用、上缴上级费用、对附属单位补助费用、所得税费用科目。同时"其他费用"科目的核算范围大幅减少,而在《医院会计制度》中上述科目大多在"其他费用"科目中核算。

医院执行新、旧制度下成本费用类会计科目的对比如表 8-2 所示。

表 8-2 医院执行新、旧制度下成本费用类会计科目对比

政府会计制度会计科目		医院会计制度会计科目	
编号	科目名称	编号	科目名称
5001	业务活动费用	5001	医疗业务成本
		5101	财政项目补助支出
		5201	科教项目支出
5101	单位管理费用	5301	管理费用
5201	经营费用	5302	其他支出
5301	资产处置费用		
5401	上缴上级费用		
5501	对附属单位补助费用		
5801	所得税费用		
5901	其他费用		

（二）《基本指引》的影响

财政部 2019 年底发布的《基本指引》紧密结合政府会计准则制度的相关要求,明确了包括公立医院在内的各类事业单位进行成本核算的基本原则和基本方法,为公立医院开展成本核算工作提供了基本遵循依据。该指引提出"单位进行成本核算应满足成本控制、公共服务或产品定价、绩效评价等信息需求",也会对医院成本核算的范围与口径产生一定的影响。《基本指引》中指出"为满足公共服务或产品定价需求开展的成本核算,应当在对相关成本进行完整核算的基础上,按规定对成本范围予以调整,如按规定调减不符合有关法律法规规定的费用、有财政资金补偿的费用等"。在实务中,"有财政资金补偿的费用"主要是指财政基本拨款收入等。那么,如何在成本核算中扣除财政基本拨款收入呢？这也是一个值得探讨和研究的问题。

（三）《成本规范》的影响

《成本规范》主要基于原有核算体系和实务总结制定,尚未从政府会计准则制度层面对医院成本核算工作作出全面统一的规范,导致实务中已出台的核算办法或规范缺乏顶层设

计，与政府会计准则制度和《医院财务制度》的协调性不足。

1. 对医院成本核算范围的变化影响

医院开展成本核算工作是以医疗成本为基础，在扣除一定范围的成本支出后按照完全成本法的理念来开展进行的。《医院财务制度》为了正确反映医院正常业务活动的成本和管理水平，规定在进行医院成本核算时，凡属下列业务所发生的支出，一般不应计入成本范围。

（1）不属于医院成本核算范围的其他核算主体及其经济活动所发生的支出。

（2）为购置和建造固定资产、购入无形资产和其他资产的资本性支出。

（3）对外投资的支出。

（4）各种罚款、赞助和捐赠支出。

（5）有经费来源的科研、教学等项目支出。

（6）在各类基金中列支的费用。

（7）国家规定的不得列入成本的其他支出。

《成本规范》将《医院财务制度》中规定的七个方面简化为三大主要方面，但仍缺乏操作性。例如，各种罚款、赞助和捐赠支出根据《医院财务制度》需要扣除，而《成本规范》对其并没有明确规定，只是表述为"不属于成本核算对象的耗费，不计入成本核算对象的成本"。

2. 对医院成本核算口径的变化影响

《成本规范》对成本核算的四个口径的定义有所变，对医疗业务成本、医疗成本、医疗全成本三个口径的主要调整在于非同级财政项目经费，而对医院全成本口径的调整较大，增加了资产处置费用、上缴上级费用、对附属单位补助费用、其他费用等科目。特别是政府会计准则制度下，"其他费用"科目主要包括利息费用、坏账损失、罚没支出、现金捐赠支出及相关费用等。本书认为，"其他费用"科目全部进入医院全成本口径并不妥当，应进行分类分析后有选择地纳入。

3. 对收入核算的影响

要进行全面、科学的医院成本核算，首先必须有真实的收入、成本数据作为基础。换而言之，医院在开展成本核算时并不仅需要算成本核算对象的成本消耗，也需要算成本核算对象的收入。例如，科室成本核算，如果只计算消耗而没有统计相关医疗收入，则不能完整反映成本核算单元的经营成果，很多成本控制、绩效评价的指标也无法计算，比如科室结余、基于盈亏平衡点的本量利分析等。因此，只有计算出同口径的成本和收入，医院成本核算工作才有意义。应将与成本相对应的收入如医疗收入、财政基本拨款收入、捐赠收入、其他收入等纳入核算范围，以便与《成本规范》中"成本核算应当满足内部管理与外部管理"的要求相适应。

（四）《具体指引》的影响

《具体指引》作为政府会计准则制度体系的组成内容，充分体现了成本核算与财务会计核算的衔接，规范了成本核算如何从财务会计取数，确保了数据的同源性和一致性。《具体指引》虽然在第13条对成本核算的范围与口径做了大致的描述，制定了包括把财政基本拨款经费也纳入需要调减的有财政资金补偿的费用中等一系列条款，但严格说来还是一个提纲挈领式的顶层设计。

（五）《指导手册》的影响

《指导手册》对成本核算的范围和口径做了进一步的明确规定,提出了收入和成本的对应关系,但与《具体指引》类似,对一些细节问题仍需要明确和研究。

二、医院成本核算范围与口径探讨

在政府会计准则制度以及成本核算相关制度下,本书对于医院成本核算范围与口径做了进一步的研究和探讨。

（一）其他费用

1. 罚没支出、现金捐赠支出及相关费用等

这些支出虽然没有在新的成本核算相关制度中被明确提及,但在《医院财务制度》中明确规定此类支出不纳入成本核算范围,本书认为这些费用类似企业中的非经常性损益,应该在计算成本时继续予以剔除。

2. 利息费用

在政府会计准则制度中,利息费用在"其他费用"科目中反映,而利息收入单独在"利息收入"科目中反映,二者实质都属于财务费用大类。根据相关性原则,该部分收益或成本是医院运营管理的成果反映和医疗业务无关,且因利息费用差异较大而产生的成本核算结果差异并不利于医院间的横向比较。德国、奥地利、丹麦、匈牙利等一些国家在成本核算时都将利息费用排除在外。因而本书认为利息收入和利息费用都应不纳入医疗业务成本、医疗成本和医疗全成本中,而只纳入医院全成本口径。

3. 坏账损失

坏账损失原则上应纳入成本核算范畴。

（二）资产处置费用

政府会计准则制度将资产处置费用定义为:医院经批准处置资产时发生的费用,包括转销的被处置资产的价值以及在处置过程中发生的相关费用或处置收入小于相关费用形成的净支出。资产处置的形式按照规定包括无偿调拨、出售、出让、转让、置换、对外捐赠、报废、毁损、货币性资产损失核销等。新的成本核算相关制度在计算医院全成本口径时将该费用纳入,本书则认为"资产处置费用"科目中的支出应分析后纳入。原因在于:"资产处置费用"科目中的实物捐赠支出和"其他费用"中的现金捐赠支出都属于同一事项,只不过会计处理不同,后者已经在上述分析中予以剔除,因此医院对外所有的捐赠支出(实物和现金)都不应该纳入成本核算范围。

（三）接受捐赠收入形成的支出

《医院会计制度》下取得的捐赠收入反映在"其他收入"科目中,捐赠收入相对应的支出则配比在"其他支出"科目中,收支相配比。政府会计准则制度下,捐赠收入单独计列,对应的支出则反映在本期"业务活动费用"和"单位管理费用"中,收与支的核算并不配比。社会捐赠渠道是国外医院最主要的筹资渠道之一,大型综合性医院的此项费用可能会高达上千万元乃至更多。社会捐赠的实质和政府投入的实质是一样的,实务中不能将其忽视,应细化调整。虽然新的成本核算相关制度中未提及该内容,但本书认为在计算医疗业务成本、医疗成本和医疗全成本时应将其扣除,同时在计算医院全成本口径时纳入,从而形成完整的医院全成本核算口径。

(四)财政基本拨款经费的探讨处理

政府会计准则制度在"业务活动费用"和"单位管理费用"科目下都设有"财政基本拨款经费"科目,与"财政拨款收入"科目下的"基本拨款收入"相对应。由于这块财政补贴收入仅能弥补医院的部分人力资源消耗,一般情况下此项收入和支出是相等的且纳入到医疗盈余计算中。经过对比分析与研究,本书认为对此项费用可有两种方法来处理。

1. 直接将财政基本拨款经费在成本中予以扣除

此方法是在进行科室成本、医疗服务项目成本以及病种成本核算时,将财政基本拨款经费从相关成本中直接扣除,形成最终的成本数据。优点在于:操作简便,易于理解和执行;成本数据可用于初步定价决策;符合当前多数医院的实际核算习惯。缺点在于:导致医院实际人力资源消耗未被完整反映,削弱了成本信息的真实性;不利于精细化管理和内部成本控制;在绩效评价中可能误导资源配置和激励机制的设计。

2. 将基本拨款收入纳入成本核算范畴

该方法保留财政基本拨款经费,利用财政基本拨款经费与基本拨款收入相等的规律将基本拨款收入纳入成本核算范畴,以收入形式体现。如在科室成本核算中以人员数量为分摊参数把医院收到的基本拨款收入摊入各科室,在项目成本核算中再按科室项目收入比例将拨款分摊到各医疗服务项目中形成单位基本拨款收入,则项目单位盈亏=收费单价-(单位项目成本-单位基本拨款收入)。基于项目叠加法核算病种成本亦可按照此方法扣除财政基本拨款经费,这样的成本核算收支数据才更具说服力,才能为建立以成本和收入结构变化为基础的价格动态调整机制提供扎实的基础数据。

综上所述,本书建议在全成本核算体系中采用将财政基本拨款收入纳入成本核算范畴的方法。该方法不仅符合政府会计制度改革方向,也有助于构建更加科学、透明、可持续的医院经济运行管理体系,为政府部门制定医疗服务价格政策、完善财政补偿机制提供有力支持,同时满足医院内部精细化管理与绩效评价的实际需要。

(五)"配比原则"的运用

实务中,医院应根据"配比原则"来划分核算对象的收入与成本核算的范围和口径,即医院在进行成本核算时,应当按照"谁受益、谁负担"的原理,归集、分配各项成本费用,使各项收入与为取得该项收入的成本费用相配比,不同成本口径与不同的收入配比如表8-3所示。

表8-3 不同成本口径配比不同的收入一览表

成本口径	收入口径
医疗业务成本=临床科室直接成本+医技科室直接成本+医辅科室直接成本-捐赠收入对应的支出(业务活动费用)	医疗收入+财政基本拨款收入(业务活动费用中耗用的部分)

（续表）

成本口径	收入口径
医疗成本＝医疗业务成本＋行政后勤科室成本－捐赠收入对应的支出（单位管理费用）	医疗收入＋财政基本拨款收入
医疗全成本＝医疗成本＋同级、非同级财政拨款项目经费形成的各项费用	医疗收入＋财政基本拨款收入＋财政项目拨款收入＋非同级财政项目收入
医院全成本＝医疗全成本＋科教经费形成的各项费用、资产处置费用（不含实物捐赠）、上缴上级费用、对附属单位补助费用、经营费用、捐赠收入形成的支出、其他费用（不含罚款和现金捐赠）等各项费用	医疗收入＋财政基本拨款收入＋财政项目拨款收入＋非同级财政项目收入＋科教收入＋上级补助收入＋附属单位上缴收入＋经营收入＋投资收益＋捐赠收入＋利息收入＋租金收入＋其他收入

三、医院成本核算范围与口径计算案例

某大型市级综合医院 2019 年收入费用如表 8-4 所示。假设该院临床科室、医技科室、医辅科室的所有支出都在业务活动费用中记账，行政后勤科室的支出都在单位管理费用中记账。本期从区级财政拨款收到 6 000 000 元，专门用于医院绿化改造，本期已经全部实施完毕。捐赠收入全部为货币资金，本期已经全部使用完毕，对外捐赠贫困地区医疗设备（已经履行相关程序）900 000 元，现金捐赠 500 000 元，利息费用 200 000 元，坏账计提 800 000 元，罚款支出 30 000 元。

表 8-4 某医院 2019 年收入费用表

项目	本期数（元）	备注
一、本期收入	5 424 000 000	
（一）财政拨款收入	260 000 000	
其中：政府性基金收入		
其中：财政基本拨款收入	200 000 000	
财政项目拨款收入	60 000 000	
（二）事业收入	5 080 000 000	
其中：医疗收入	5 000 000 000	
科教收入	80 000 000	
（三）上级补助收入	13 000 000	
（四）附属单位上缴收入	5 000 000	
（五）经营收入	2 000 000	
（六）非同级财政拨款收入	6 000 000	
（七）投资收益	8 000 000	

(续表)

项目	本期数（元）	备注
（八）捐赠收入	20 000 000	
（九）利息收入	11 000 000	
（十）租金收入	7 000 000	
（十一）其他收入	12 000 000	
二、本期费用	5 378 130 000	
（一）业务活动费用	5 228 000 000	
其中：财政基本拨款经费	180 000 000	
财政项目拨款经费	40 000 000	
科教经费	78 000 000	
其他经费	4 930 000 000	含捐赠收入形成的支出 19 500 000 元
（二）单位管理费用	141 000 000	
其中：财政基本拨款经费	20 000 000	
财政项目拨款经费	6 000 000	区财政拨款 6 000 000 元用于绿化改造
科教经费	1 000 000	
其他经费	114 000 000	含捐赠收入形成的支出 500 000 元
（三）经营费用	1 500 000	
（四）资产处置费用	2 000 000	含对外捐赠贫困地区设备 900 000 元
（五）上缴上级费用	1 000 000	
（六）对附属单位补助费用	3 000 000	
（七）所得税费用	100 000	
（八）其他费用	1 530 000	利息费用 200 000 元，坏账计提 800 000 元，罚款支出 30 000 元，对外捐赠现金 500 000 元
三、本期盈余	45 870 000	
其中：财政项目盈余	20 000 000	
医疗盈余	24 870 000	
科教盈余	1 000 000	

1. 医疗业务成本＝180 000 000＋4 930 000 000－19 500 000＝5 090 500 000（元）

对应的收入＝5 000 000 000＋180 000 000＝5 180 000 000（元）

该口径盈亏＝5 180 000 000－5 090 500 000＝89 500 000（元）

2. 医疗成本＝5 090 500 000＋20 000 000＋114 000 000－500 000＝5 224 000 000（元）

对应的收入＝5 000 000 000＋180 000 000＋20 000 000＝5 200 000 000(元)

该口径盈亏＝5 200 000 000－5 224 000 000＝－24 000 000(元)

3. 医疗全成本＝5 224 000 000＋40 000 000＋6 000 000＝5 270 000 000(元)

对应的收入＝5 000 000 000＋180 000 000＋20 000 000＋60 000 000＋6 000 000＝5 266 000 000(元)

该口径盈亏＝5 266 000 000－5 270 000 000＝－4 000 000(元)

4. 医院全成本＝5 270 000 000＋79 000 000＋2 000 000－900 000＋1 000 000＋3 000 000＋1 500 000＋19 500 000＋500 000＋200 000＋800 000＝5 376 600 000(元)

对应的收入＝5 000 000 000＋180 000 000＋20 000 000＋60 000 000＋6 000 000＋80 000 000＋13 000 000＋5 000 000＋2 000 000＋8 000 000＋20 000 000＋1 100 000＋7 000 000＋12 000 000＝5 414 000 000(元)

该口径盈亏＝5 414 100 000－5 376 600 000＝37 500 000(元)

从本案例可以看出,在核算不同对象的成本时,除了要核算不同口径的成本,还要匹配核算同口径的收入,以得出不同对象按不同口径计算的盈亏。

其中:医院全成本口径的盈亏＝本期收入－本期费用＋所得税费用＋罚款支出＋对外捐赠支出(含实物＋现金)

第二节　新形势下药剂科在成本核算中的定位探讨

药剂科是医院里负责药剂工作的专业技术科室,也是临床医疗工作的重要组成部分。它集药品采购、供应、调剂、制剂、临床药学、科研工作、贯彻执行药政法规等职能为一体,是提高医疗质量、保证患者用药安全有效的重要部门。随着药品"零加成"政策的推行,"以药养医"的局面被彻底改变,医院的药剂科已经从原来的质量效率中心(利润中心)转变为成本费用中心,并有逐步过渡到临床药学服务中心的趋势,这也是推动公立医院高质量发展的内在要求。大型综合医院的药剂科往往拥有百余工作人员,加上药品仓储、运送、保管中产生的各类成本费用不菲,因此正确把握医院药剂科在成本核算中的定位,科学、合理地核算其成本是DRG/DIP支付改革下医院全成本核算中不能忽视的问题。

一、药剂科转型后的主要工作

近年来,国家卫生健康委发布了一系列文件,明确要求药剂科提升服务能力,加强药学部门建设,转变药学服务模式。越来越多的医院药剂科变被动为主动,结合医院实际,实现战略转型,逐步打造一支集药房管理、药师培养、药师服务为一体的专业化管理团队。转型后,药剂科下设的各部门及其主要工作内容如表8-5所示。

表 8-5　药剂科转型后下设各部门及其主要工作

序号	各部门名称	主要工作内容	收入情况
1	药库	药品采购及在药库的收、发、存院区间调拨等	药品收入
2	药房(门急诊、住院)	药品在门急诊和住院的收、发、存等	
3	制剂室	配制各类制剂	制剂产品收入
4	静脉药物配置中心(PIVAS)	进行各类静脉用药的集中调配,确保静脉用药安全	部分地区、部分项目可收取药物配置费用
5	药物实验室	进行各种药学检验检测	少部分项目有检验收入
6	临床药学中心	参与临床药物治疗方案与实施、开展药学信息咨询服务、进行临床药学研究等	一般无收入
7	GCP办公室	开展各类药物临床试验项目等	药物临床试验收入
8	药剂办及其他科室	负责药剂科日常办公事务、其他药事管理事务等	无收入

二、药剂科在医院成本核算中的问题

转型后,药剂科在成本核算中的主要问题是定位不清晰,成本分摊的时候处于灰色地带。

(一)《成本规范》下的定位

《成本规范》提出,原则上应当按照其附件《科室单元分类名称及编码》来设置科室单元,其中药剂科被划分为医技科室。在当前实务中,药剂科仅有少数部门如静脉药物配置中心、药物实验室等可能会开展很有限的医疗服务项目,而其发生人力成本的主要部门如药库、药房、临床药学中心等没有开展可收费的医疗服务项目。因此,在开展项目成本核算时,将药剂科四类二级分摊后的成本(扣除药品和可收费耗材)向其开展的极少部分的医疗服务项目归集和分摊其实是没有意义的,而其定位为医技科室却不参与项目成本核算则会导致科室成本与项目成本核算在勾稽关系上出现问题,即Σ科室成本－药品－可收费耗材≠Σ医疗服务项目成本。

(二)《具体指引》下的定位

《具体指引》中并没有把药剂科明确定位于某种类型的科室,而是将医技科室定义为"既直接开展医疗活动,也为临床服务类科室提供服务或产品"的科室、将医辅科室定位为"为临床服务类和医疗技术类科室提供服务或产品"的科室。因而,从《具体指引》对医技科室和医辅科室的定义来看,药剂科从严格意义上并不完全符合这两种类型中的任何一种。

(三)其他视角下的定位

1. 药品零差率视角

药品零差率政策施行后,从价值补偿成本的角度,药剂科成本应从调增的医疗服务项目价格中得到补偿。这一视角下,有研究者提出可将药剂科直接纳入医疗辅助类科室进行成本核算,这样药剂科成本可作为间接成本分摊入临床、医技科室开展的项目成本中,最终为医疗服务价格的调整夯实成本基础数据。此外,2020 年 7 月国家卫生健康委财务司内部下发的关于征求《公立医院成本核算暂行办法(征求意见稿)》意见的函中将药剂科单独列于医技科室及医辅科室之外,单独设立药剂科室单元来对其进行成本核算。该核算模式为:将二级分摊后的科室成本加上按药品收入比例(三级)分摊的药剂科成本,从而得到参与医疗服务项目核算的科室(临床和医技科室)成本,形成科室成本五类四级分摊的模式。上述两种观点虽然解决了药剂科成本摊入项目成本的问题,但没有考虑到药剂科部分部门如静脉药物配置中心、药物实验室等有一定的医疗业务收入,仍有单独核算项目成本的可能和必要,故在《成本规范》的最终定稿中并未予以采纳。

2. 特殊科室视角

北京市的《医院医疗服务项目成本核算办法(2014 年版)》(京财社〔2014〕1078 号)中将药剂科视为特殊科室,与特需服务科、体检科一样都不纳入医疗服务项目成本范围核算。但在医院经济运行中,特需服务科、体检科和药剂科还是有很大的不同。前二者是医院的收支结余的来源之一,执行特殊的价格政策能有效改善医院整体经济运行状况,反哺基本医疗服务;后者是成本中心,虽然可能会有很小一部分项目收入,但不足以弥补其庞大的成本。将药剂科类同于特需服务科、体检科,排除在项目成本核算之外,会导致基于医疗服务定价需求的项目成本核算数据低于实际成本,不利于医疗服务价格的调整,因此该规定并不合理。

三、对药剂科成本核算定位的探讨

当前,医院药剂科的运行方式已经发生了变化,其成本属性的内涵也更加丰富,是兼具医技、医辅、行政科室特点的混合型科室。本书认为,药剂科在成本核算中应根据其下设各部门的不同属性分别纳入医疗技术类科室、医疗辅助类科室及行政后勤科室进行核算。该分类核算模式既不会对原有的科室成本核算结果产生重大影响,也能满足下一步项目成本核算的需求。

(一)药库、药房

药库、药房是为医院医疗工作的正常开展提供药品保障的部门,也是本科室人员最多的单元。药库、药房相当于院内零收入的物流供应链,因此可以看作为医辅科室,以各临床医技科室的药品收入比例为参数分摊其成本。

(二)制剂室

医院自制制剂是为满足临床需要、自行研发和配制药物,以及为保证正常医疗工作的需要而发展起来的,医院自制制剂使用历史悠久,源自于 20 世纪我国制药工业落后、药品生产供不应求的时期。医院自制制剂往往能够在治疗过程中发挥独特的疗效,故目前很多二、三级医院设立有制剂室,主要生产本医院研制的各种制剂药品(普通、灭菌、中药等),以满足临床需要,弥补现代工业制剂的不足。如第一章中图 1-16 所示,根据《具体指引》中的附则规定,当医院成本核算对象服务于财务报表编制目的时,应当遵循政府会计准则制度进行成本核算,即医院自制制剂应当通过会计核算中的"加工物品"进行科目归集和结转成本,并在财务报表中列示即可。因此,制剂室发生的直接、间接成本都在月底归集入"加工物品"科目中,独立完成其产品的成本核算。

(三)静脉药物配置中心

静脉药物配置中心(pharmacy intravenous admixture Service,简称 PIVAS)是在洁净的操作环境下,由药学部门药学专业技术人员(或护理人员)依据医生处方或用药医嘱对静脉用药物(主要包括普通药物、抗菌药物、抗肿瘤药物、全肠外营养液)进行集中配置的场所。依据原国家卫生部的《医疗机构药事管理规定》和《静脉用药集中调配质量管理规范》规定,医疗机构应根据临床需要建立 PIVAS,实行集中调配供应。PIVAS 细化了静脉输液药物配置流程,改善了配液环境,避免了院内感染,保证了静脉输液质量和用药安全,提高了临床合理用药水平,已成为以合理用药为核心的药学服务的重要内容。

目前,全国部分省市如广东、山东、云南、重庆等颁布了全部或部分静脉药物配置的收费标准,因此,对于这些地区可以收费的静脉药物配置中心,可视作医技科室来开展全成本核算工作。同时,调配静脉用药需要高洁净的配置环境且运行和维护成本较高,而一些地区收费标准过低或长期未调整,一定程度上制约了该部门提升医疗质量和水平的积极性,因此做好项目成本核算工作为医保物价部门及时制订或者调整医疗服务收费标准显得尤为重要。对于未有收费标准的医院,静脉药物配置中心仍只能作为成本中心归入医辅科室核算。

(四)药物实验室

依靠药物实验室,一些医院的药剂科能够发挥药学学科优势,开展各类药学检验检测,如血清药浓度监测、高效液相色谱分析法、基因测序等来指导临床合理用药。这些项目大部分可以收费,带来一部分检验收入,其成本应分摊到相应的检验项目中,因此药物实验室也可以归入医技科室核算。但未开展药学检验检测项目或这些项目的收入微不足道的药物实验室仍只能作为成本中心归入医辅科室核算。

(五)临床药学中心

原国家卫计委 2017 年发布的《关于加强药事管理转变药学服务模式的通知》中提出药学部门要加强临床药师队伍建设。药品供应链 SPD 项目的实施,使很多医院的临床药师从简单劳动中解放出来,纷纷建立临床药学中心。虽然临床药师下驻临床专科,参与临床查房、会诊、疑难病例讨论,以及与临床医生共同提出合理用药方案等工作,但目前临床药师业务一般不能收费,因此临床药学中心是成本费用中心,故宜暂归入医辅科室核算。

(六)GCP 办公室

随着药物临床试验机构备案制的落地,越来越多的医疗机构参与临床研究,一些医院也把临床药物试验机构(Good Clinical Practice,简称 GCP)设在了药剂科。GCP 业务虽然有申办方的新药临床研究经费投入,但该项活动属于科研方面,并非医疗活动。《具体指引》明确将专业业务活动中的医疗活动成本作为基本成本核算对象,在附则中也指出非医疗活动成本核算可以参照医疗活动成本核算相关的规定。因此,基于《具体指引》,GCP办公室的成本核算理论上可以参考各个医院自身对非医疗活动的定位。考虑到目前医院主要围绕医疗活动进行成本核算,开展非医疗活动成本核算的需求很小、相关核算条件有限,本书认为GCP办公室可参考医院对科研部门的定位(也有些医院将GCP办公室设在科研处下),归入行政后勤科室核算。

(七)药剂办及其他科室

药剂办及其他科室都是成本费用中心,可参考药库、药房定位,归入医辅科室核算。

此外,如果上述的静脉药物配置中心和药物实验室项目开展较少,在项目收入与成本对比悬殊的情况下,盲目开展项目成本核算会导致摊入单项医疗项目的畸形成本庞大,达不到项目成本核算的目的。在这种情况下,本书建议根据重要性原则,不将这些部门作为医技部门参与项目成本核算,仍旧归入医辅科室核算。至于这些部门开展的医疗项目成本,可采用成本测算的方法来确定,为今后调价做好准备。

第三节　医疗服务项目成本核算的一些思考

一、医疗服务项目成本各种核算方法的优缺点

目前,绝大多数公立医院已按医院财务相关制度要求实施了成本核算与管理,但大多只停留在科室成本核算的管控层面,有对科室诊次成本、床日成本等的考量,但对医疗服务项目成本乃至病种成本的核算并不深入,甚至并未开展。医疗业务是由一个个医疗服务项目构成的,以科室作为成本核算基础的成本核算,无法实现科室成本和科室业务量的匹配。无论是数量还是金额,以科室为基础的成本核算结果都很难解释成本变化。但是不可否认的是,医疗服务项目成本核算在实务中颇具难度。在核算对象方面,2012年版《规范》所示的医疗项目有逾9 000项,一般综合性医院开展的项目在3 000项以上,考虑到单个项目多个科室共同开展的情况,核算过程中需设立的核算项目可能会在几万项以上;在核算方法方面,用一些主流方法来进行项目成本核算需要进行大量的间接费用分摊,计算烦琐,计算量与科室成本核算不在一个数量级上;在成本构成方面,医疗项目的成本类型更为细分,消耗方式更加多样。由于从科室到医疗项目,从医疗项目到成本明细,从成本明细到消耗方式等各个环节的关系错综复杂,再考虑到大型综合性公立医院每年数百万人次的诊疗规模等因素,医疗项目成本核算难度大幅度增加。目前,我国医疗服务项目成本核算仍处于探索阶段。金无足赤,核算方法也没有完美的,本书中提出的各种核算技术均或多或少存在

优点和缺点,如表 8-6 所示。

表 8-6　各种核算方法的优缺点和适用范围

项目成本核算方法	优点	缺点	适用范围
参数分配法(以收入为分配参数为例)	核算方法快捷,能用相对较少的核算成本快速计算相对较多的项目,便于在一定区域内快速统一推广	方法相对单一; 项目收入与成本不成正比例变化时,可能会造成分配的不适当; 价格与成本的比价关系背离较大	适合基础条件一般、刚开展项目成本核算的医院
作业成本法	突出医疗作业环节,分配标准精细化,测算成本结果更准确; 跟踪重点作业环节,找出成本控制点; 非常适合作业步骤清晰、人员相对固定的医技部门开展	实施、维护成本高,采访和调查程序太过耗费时间以及成本; 数据存储、运行、报告昂贵; 成本动因及分配标准由专业人员经验判断,主观性强; 面对复杂的临床科室医疗服务项目时,作业之间的划分难度加大,操作灵活性相对较弱; 人力成本核算中没有考虑医务人员的技术、风险要素	适合基础工作数据记录完整、成本管理水平很高、信息化水平建设很高的医院
时间驱动作业成本法	能够解决传统的作业成本法工作量大、核算工作相对困难等不足,更加简便; 能够发挥作业成本的优势,提高核算准确性; 模型容易维护; 能直观反映出资源的有效利用率	在人力成本核算中也没有考虑医务人员的技术、风险要素; 仍有一定主观性; 适用于与时间关联性高的人力、设备成本的分配,其他成本费用要素不完全适用; 若医疗服务项目较多,也同样存在工作量大且容易出错的问题; 存在未能分摊所有的成本的可能性; 未有在医院全面落地的案例	同作业成本法
当量系数法	成本当量法的一个分支,在核算逻辑上比较严密; 分项当量系数的确定考虑了各医疗服务项目的对比情况; 计算相对简便	综合成本当量系数法精确性较差且主观性较强; 分项成本当量系数法和作业成本法基础上的成本当量系数法能较为准确地表达各项目成本状况,但当量系数在实践中很难确定; 未有在医院全面落地的案例	适合基础工作数据记录较为完整、成本管理水平较高、信息化水平建设较为完善的医院
点数成本法	成本当量法的一个分支,脱胎于成本当量法,在核算逻辑上比较严密; 按资源消耗的分配的因果关系对"点数"进行量化来取得成本当量值,具有较高的科学性和精确性; 在人力成本核算中纳入技术难度和风险程度等因素体现医务人员劳务价值; 实施比作业成本法简单	"技术难度"和"风险程度"依靠的 2023 年版《规范》有待进一步完善; 作为一种全新的方法,需要更多的实证研究	同当量系数法

二、一个好的项目成本核算方法的特点

管理会计是随着社会实践的发展而逐步发展起来的,具有个性化需求明显和行业特点较突出的特征,是实践性很强的科学工具,其理论发展往往滞后于实践探索。因此,理论来源于实践,同时又指导实践,并经受实践的检验。1952年,国际会计师联合年会正式采用"管理会计"一词,标志着管理会计正式形成。经过70多年的发展,管理会计走出了一条跨界融合、开放包容的道路。根本原因就在于管理会计不是固定不变的金科玉律,不是一成不变的僵化教条,而是不断向现实、实践、时代开放的活的科学理论。

全面推进管理会计体系建设,是推进公立医院加强成本管理的重要手段。目前,如何按照成本管理理论推行适合医院特点又行之有效的"粗而不漏、细而不繁"的管理会计方法(主要是指项目成本核算)在学术界仍存在争议。即使在企业成本核算方面,间接费用的分摊至今仍是一个难题。2000年在费城举行的美国会计学会年会上,有位实务界人士问道:"我们实在太忙,我们也关心成本扭曲的问题,究竟有没有简易的准则可以帮助我们预测现行成本制度是否扭曲成本?"这个问题真是问得好,点出了忙碌的经理人面对产品成本分摊的共同心声。获得准确的产品成本是企业生存发展所必需的,企业依据准确的成本信息,才能判断哪些产品或服务项目具有竞争力,有利可图;哪些产品或服务项目缺乏竞争力,带来亏损,从而对经营作出科学规划,保证企业的发展壮大。成本扭曲的程度如果不太严重,短期内对企业的影响似乎不是很大。但长期看,在激烈的竞争环境中,扭曲的成本信息一定会干扰企业的经营,搅乱企业的发展方向。

企业成本核算如是,医院成本核算亦如是。广大公立医院的成本核算实务工作者同样在问:究竟有没有相对简易的管理会计方法来帮助医院打通成本核算的堵点——项目成本核算?在《具体指引》和《成本规范》出台前后,部分省市如北京、上海、江苏、安徽、福建等发布过相关成本核算的办法,如2023年北京市财政局出台了《北京市公立医院成本核算办法》,但也有一些省市并未发布过相关成本核算办法。许多公立医院更多的是从自身管理需要出发,搭建自身的成本核算体系,并在实践中不断修正和完善。《具体指引》与《成本规范》中对于项目成本核算提出的三种管理会计方法并无新意(其中,成本当量法主要是指当量系数法),且这些核算方法在基层长期以来的实践中已经被证明很难大面积复制、推广,因而制度上允许医院结合实际探索新方法。

那么一个项目成本核算方法如何才能算作好?本书认为应该具备以下三点。

(一)理论性

核算方法在理论上站得住脚,不是为了核算而核算,而是能满足多种管理需求、有助于解决医院实际管理问题。一个好的管理会计方法并非曲高和寡,而是雅俗共赏,具有较好的普适性。

(二)实践性

核算方法形成系统化,能够有在大型综合医院进行应用实践的整体信息化案例,使之

落地并上升为一种成熟的管理工具。

（三）操作性

一方面,该方法便于财务人员理解和操作,核算过程具有较强的透明性及一定的拓展性;另一方面,从长期来看,一个好方法必定有不止一个能据此能够运用其开发相关信息系统的软件企业,适度良性竞争能够提高和完善该方法的信息化水平,给用户以良好的交付体验,从而使得该方法能够在行业内广泛持续得到应用。

综上,一个好的管理会计方法应具备创新有高度、设计有韧度、复制推广有温度等特征。在病种成本核算方法中,项目叠加法核算思路清晰,获得了国内多数学者的认可。但是,由于项目成本核算长期以来一直是堵点和痛点,对项目叠加法的推广运用造成了巨大的挑战。作为长期探索范围内的主流方法——作业成本法不应成为束缚基层财务工作者思想的桎梏,点数成本法的出现和运用也为基于项目叠加法的病种成本核算提供了一种解决方案。

三、组合各种方法的优点开展项目成本核算工作

医院项目成本核算方法的确定除了受制于医院和科室成本管理要求,也取决于医疗服务项目的类型,不同类型的医疗项目应用不同的核算方法与之适应。换而言之,鉴于项目成本核算的复杂性,在实践中可以将各种核算方法进行组合运用。①手术项目特别是大型手术因其技术复杂、过程漫长、参与人员和使用设备材料众多、成本数额较大等特点决定了其适合采用按实计算的"品种法"来核算成本,如分项点数成本法、时间驱动作业成本法等。②医技科室(如放射、B超等)业务分工比较明确、作业之间员工相对固定,故适用于分项点数成本法、基于作业的分项点数成本法和作业成本法、时间驱动作业成本法等。③在一些科室如检验科,由于提供的服务项目品种繁多,各类检验项目与相应试剂材料的对应关系复杂,在计算成本时如果仍按医疗项目的品种来核算,则成本核算的工作将极其繁重。而检验科绝大多数项目的收入和成本呈正比例关系,即项目定价与成本的关系为价格÷成本＞1,因此检验科的材料成本可采用分类法(如可分为生化、免疫、分子、临检、微生物等类别)结合比例成本系数法来核算,可使得核算在结果相对合理的基础上变得更简单。

四、科室成本核算和医疗服务项目成本核算流程探讨

（一）理想中的科室成本核算和医疗服务项目成本核算流程

在本书第三章中,我们探讨了医疗服务项目成本核算流程的改进,提出了基于医疗服务项目成本的科室成本核算模式。一个理想中的成本核算模式是:以最小成本核算对象为基础进行成本的归集与分配,进行成本核算,然后逐级向上对较大的成本核算单元进行汇总,形成大单元成本数据。而医院六类成本核算对象中,最小单元是项目成本。因此,成本核算不应先开展科室成本核算,然后根据确定的分摊标准,分摊到项目成本中;而是应先进行项目成本核算,后计算科室成本(项目成本的汇总加上药品及可收费耗材之和)。科室成本核算的功能应该是对项目间接成本费用的归集与分摊,而不是对项目直接成本的归集与

分摊。比如,两台设备分别执行两个医疗项目,其折旧及维保费用应该先归集在不同的项目上,而不是归集到"科室成本",再按某种分摊标准进行分摊。传统上,项目成本从"四类二级分摊后的科室成本"分摊而来,从理论与实践上讲这种方法都有很大的改进优化空间。在医院进行成本核算时,应该建立科学的信息系统,将提供医疗服务项目所消耗的材料、动力、人力、设备等一系列成本因素进行成本数据的自动归集和分摊,把医疗服务项目作为成本归集的最基础业务单元,实现医疗服务项目成本核算的自动化,在信息系统建设的同时将医疗服务项目在人员操作时间、物资消耗、设备使用时间等方面的数据基础进行数据积累和流程固化。如果医院采用作业成本法,还应该在成本核算一体化信息系统建设中考虑作业划分并进行固化。这样,科室成本核算以医疗服务项目成本核算为源头,基于对科室所承担的医疗服务项目进行科室识别,并将该科室间接成本进行归集,形成间接成本向项目成本的分摊,实现基于医疗服务项目成本的科室成本自动核算。

当然,我们认为上述理论目前暂时难以在实践中完全实现,特别是人力成本难以直接计入项目成本,但基础数据的收集和核算应往这个方向努力,医疗服务项目成本核算是科室成本核算的源头,而科室成本核算也是医疗服务项目成本核算的基础,二者是互为依托的关系。

(二)目前科室成本核算和医疗服务项目成本核算流程的优化改进

传统的科室成本核算流程分为两步:第一步,归集所有成本核算单元的成本费用形成直接成本;第二步,按照四类科室三级分摊的步骤分项分摊间接成本形成科室全成本。其中,医疗服务项目成本的核算是建立在科室成本四类二级分摊之上的,即在临床科室和医技科室的科室成本核算之上来核算医疗项目成本。换而言之,科室成本的四类三级分摊并不建立在科室成本四类二级分摊后的项目成本核算基础上。对此,本书认为科室成本核算流程可以进行改进,即科室成本与项目成本核算互为依托,首先进行科室成本的四类二级分摊,其次开展项目成本核算,根据核算结果再进行科室第三级分摊,从而形成临床科室全成本。科室成本核算改进后的流程如图8-1所示。

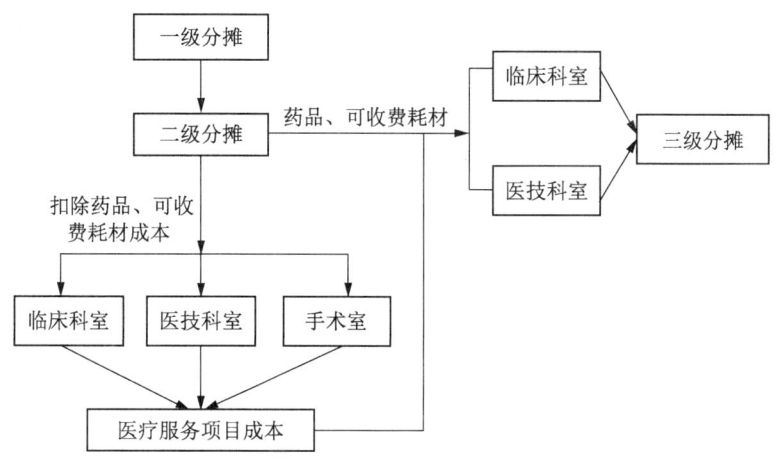

图8-1　科室成本核算改进后的流程

由图 8-1 可知,改进后的科室全成本核算流程和传统的科室成本核算流程之间的主要差异在于手术室成本的核算。在医院的成本核算中,手术室具有质量效率中心和成本中心的双重属性,其成本的归集分摊一直以来是医院项目成本核算的难点和重点。手术室作为一个特殊的医技科室,与其他医技科室不同,传统科室成本核算进行四类二级分摊时会将其产生的手术收入归集、分摊至具体执行手术的临床科室,手术室的成本也由相应的临床科室承担。但鉴于手术室成本内容的多样性和复杂性,将不同类成本统一分摊会大大降低数据的准确性,并且会导致手术类项目成本核算的误差加大。因此,改进后的科室成本核算在前瞻性地考虑项目成本核算后,规定手术室的成本在四类二级分摊的时候不再分摊,而是之后直接参与项目成本核算,再将手术室产生的各类项目成本、药品、可收费耗材归集入相应的临床科室,最后进行科室的三级分摊,完成整个科室成本的核算全流程。

第四节　门诊和住院单元成本核算探讨

在传统医院科室成本核算体系中,通常需要将临床服务类科室的成本进一步细分为门诊和住院单元。例如,骨科应区分为"骨科门诊"和"骨科住院",心内科也相应划分为"心内科门诊"和"心内科住院"。这种划分不仅是诊次成本和床日成本计算的直接依据,也是后续开展医疗服务项目成本、病种成本(包括 DRG/DIP)核算的重要基础。《具体指引》第二十二条中指出:"医院应当将临床服务类科室成本中进一步分为门急诊成本、住院成本。临床服务类科室成本中能够直接计入门急诊成本、住院成本的应当直接计入,不能直接计入的应当选择合理的分配方法分配至门急诊成本、住院成本,一般采用参数分配法进行分配,参数可以选择工时、工作量、收入等。"实务中,临床科室的门诊和住院核算单元的成本归集与分配一直是一个难点问题,故本节主要探讨临床科室的门诊和住院核算单元的成本归集与分配的问题。

一、临床科室门诊和住院成本核算的难点

(一)成本核算视角下临床科室门诊和住院医疗业务的特点

从行政组织关系上讲,大多数综合医院临床科室没有固定的门诊单元医生,人员一般集中在住院单元,门诊单元的医生只是住院医生定期坐诊;较大的专科医院临床科室会配置固定门诊医生名额,或定期与住院医生进行轮换。此外,还有一些特殊科室如皮肤科、口腔科,这些科室的特点是开展医疗业务的地点集中在门诊单元。因此,临床科室的门诊、住院作为成本核算单元,当业务组织与其一致时,成本的归集显得十分容易,而当门诊是虚拟组织时,各种成本要素会在实体组织与虚拟组织之间交集,造成成本数据去向模糊,给门诊和住院单元的成本归集和分配带来困难,应采用科学、合理的方法进行分摊。

（二）临床科室门诊和住院成本核算的难点

临床科室的成本可分为直接成本和间接成本。

1. 直接成本

直接成本中卫生材料费、药品费、固定资产折旧费、无形资产摊销费，以及其他运行费用的归集和分配界限一般是清晰的，一般能较准确地直接计入或计算计入临床科室的门诊和住院成本。对于成本中占比较大的人力成本，由于医疗业务的特点，其成本归集是不清晰的。除了一小部分门诊科室如皮肤科、口腔科等的科室成本可全部归入门诊单元，大部分临床科室门诊和住院单元的人力成本很难较为精确地归集。对此，《具体指引》提出可以按工时、工作量、收入为参数进行分摊，但以这些参数对临床科室的直接人力成本进行分摊都有不足之处。

1）工时的不足之处

在临床科室门诊与住院单元的成本核算过程中，《具体指引》虽提出可采用工时作为分配医生人力成本的重要参数，但在实际操作中仍面临诸多现实制约。从理论视角看，若能准确获取每位医生在门诊、住院、科研、教学等不同职能中的实际工作时间，则可基于其时间分布构建一个相对科学、合理的成本分摊模型，实现人力资源消耗的精细化归集。然而，在当前我国医疗机构的实际运行体系中，这一方法的应用仍存在较大障碍。首先，绝大多数医院尚未建立完善的考勤系统或工作时间记录机制，难以对医生在各类任务中的时间投入进行精确计量与分类汇总。尽管部分信息化水平较高的医院可通过门诊信息系统较为准确地统计医生的门诊服务时间，但住院医疗服务的时间投入并不能简单通过"每日8小时减去门诊时间"或"每周40小时减去每周门诊时间"的方式推算得出。原因在于，医生还需承担科研、教学、外出培训、学术交流、义诊等多样化职责，这些工作内容同样构成其职业活动的重要组成部分，且具有较强的非标准化特征，难以通过传统工时统计手段纳入统一核算框架。因此，虽然以工时为基础的人力成本分摊方法在理论上具有一定逻辑基础，但在当前医疗服务体系的实际情境下，其应用仍面临数据获取困难及操作可行性不足等问题。

2）工作量的不足之处

门诊和住院的工作量虽然容易统计，但是门诊和住院的工作内容和性质不同，门诊人次和住院人次彼此间的工作量无法对等，需要有一个折换系数。目前业界对此系数并无定论，造成工作量作为分摊参数也很难操作。

3）收入的不足之处

以门诊和住院收入作为分摊参数是目前医院广泛采用的方法。使用该参数的优点是简明快速，但缺点是医生的人力成本在门诊和住院的消耗分配中未必与收入成正比，其逻辑类似于在项目成本核算中运用的成本比例系数法，属于实务中的无奈选择。

2. 间接成本

在医院成本核算中，医技科室和医辅科室所发生的间接成本，在临床科室的门诊与住院单元之间的分配界限相对清晰，通常可依据合理的参数进行分摊。例如，门诊收费处的成本可按照收费工作量为参数，分摊至各临床科室的门诊单元；出入院结算处的成本则根据出入院人数作为参数，分摊至住院单元；检验科等医技科室的成本，可依据临床科室门诊与住院开单收入的比例,分别摊入相应的门诊和住院单元。但是,在科室成本一级分摊阶段中,行政后勤科室以人员数量向临床科室分摊人力成本时,由于临床科室门诊和住院医疗业务的特点,仍然无法将成本定向归集到门诊和住院单元。

基于上述分析,原模式下的主要问题在于人力成本很难真实、有效地分配到门诊和住院单元。由于人力成本在成本核算中占比较大,根据重要性原则必须予以关注。

二、门诊和住院成本核算新模式的探讨

《具体指引》和《成本规范》等制度都把诊次成本和床日成本作为成本核算的对象之一,但在医院全成本核算体系中,同样作为成本核算对象的医疗服务项目和病种成本的重要性显然更高。如果仅为了核算诊次成本和床日成本,在科室成本中强行区分门诊和住院成本,但分摊数据缺乏基础,会导致后续项目和病种成本核算的准确性降低,从而影响项目和病种成本数据的可使用性,因此制度中的方案并不是最优解。本书认为,科室成本和项目成本核算可互为依托,可按图8-2的流程开展科室和项目成本核算,即可解决临床科室门诊和住院成本的归集和分配问题。

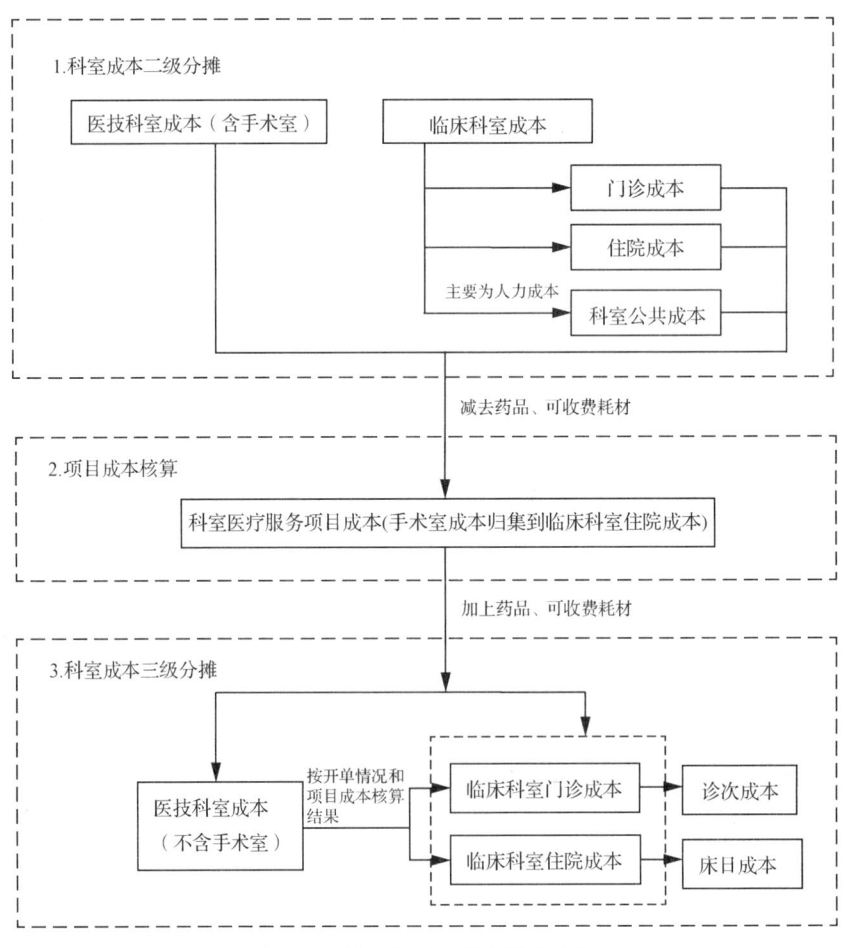

图8-2 科室和项目成本核算流程

（一）科室成本二级分摊

为了更准确地核算项目成本,在科室进行二级成本分摊时,对于不能区分到临床科室门诊和住院的成本可暂设临床科室公共成本单元,主要用于暂时归集以医生人力成本为主的各类成本。其中,手术室作为特殊的医技科室,归入临床科室核算。

（二）项目成本核算

在科室成本四类二级分摊的基础上,可运用点数成本法、作业成本法、时间驱动作业成本法等先进的管理会计工具开展项目成本核算,例如,点数成本法以每个医疗服务项目所消耗的人员数量及其职级、时长、项目例数,以及项目的技术难度和风险程度形成的二级点数为权重来分摊每个项目的人力耗费,最终把归集在临床科室公共成本单元的成本分配到本科室开展的各医疗服务项目成本上。与此同时,手术室的各类成本也通过项目成本核算归集到相应临床科室的住院手术项目成本。

（三）科室成本三级分摊

基于项目成本核算的结果,通过医疗服务项目的开单情况,即统计各临床科室在门诊期间开具的所有医疗服务项目,并根据这些项目的成本,将其归集到门诊单元;统计各临床科室在住院期间开具的所有医疗服务项目,并根据这些项目的成本,将其归集到住院单元。完成这一步骤后,一方面归集形成了临床科室门诊和住院成本,另一方面医技科室的成本也通过项目成本核算的结果准确计入临床科室,该方法将医疗服务项目的开单情况与资源消耗相结合,不仅实现了临床科室门诊与住院单元成本的精准归集,也重构了医技科室成本向临床科室传递的逻辑路径。相较于传统以开单收入为参数的单一化分摊方式,该方法更具科学性和实用性,标志着医院成本核算由"经验导向"向"数据驱动"的重要转型,是推进公立医院高质量发展和精细化运营管理的关键一步。

上述核算方式与理论界提出的科室成本核算应以项目成本核算为源头的理念是一脉相承的,本章中图 8-1 和图 8-2 的流程也是基本一致的。同时,该模式也巧妙解决了手术室作为一个重要的特殊医技科室在科室与项目成本中核算中的定位问题,这种核算在逻辑上显然优于传统的核算模式。

第五节 医院全成本核算工作的总体思考

医保支付变革后,费用管理压力转移到服务供方,促使公立医院既要确保医疗质量与安全,又要提高成本管控意识,维护医院经济安全运行。医院当前的粗放式经营模式越来越不符合社会经济发展的现状,作为一个独立的经济实体,它必须回归到一般经济实体的运作模式。按照成本发展的历史,人们核算成本最初的目的就是确定销售价格。而我国医院发展到现阶段,尚且没做到这一步,遑论高质量发展。随着医药卫生体制改革的不断深化,公立医院要不断完善内部运行,加强精细化管理,健全成本责任制。深化公立医院成本核算,强化成本管理和控制不仅是深化改革的需要,也是建立现代医院管理制度的重要基础。"公立医疗机构经济管理年"活动强调,重点围绕成本管理、运营管理、内部控制、绩效管理等薄弱环节,推进形成经济管理价值创造。其中,作为解决上述薄弱环节的基础性工作,成本核算也是实现医院精益化管理的重要工具与抓手。而《具体指引》和《成本规范》的出台无疑是助力成本核算工作的"及时雨",必将推动医改和医院治理走向"用数据说话"的时代。

因此,对于加强医院全成本核算工作,有如下思考和建议。

一、加强医院成本核算工作离不开"四要素"

管理会计是实践性很强的科学工具,其理论发展往往滞后于实践探索。管理会计的发展取决于时代的变化与要求,反映了单位在不同经营环境下对管理变革与创新的应对。医院管理会计的深度应用离不开"四要素",即"组织+算法+数据+算力"。

(一)组织

加强组织建设是高质量成本核算的坚实保障。首先,院长重视。若是医院的一把手对此事不重视,开展这项工作的难度就会很大。只有在医院高层领导的支持下,医院成本管理的组织机构——成本管理领导小组才能顺利运转。其次,总会计师发挥作用。总会计师的职责是协助院长管理医院的经济和运营工作,对院长负责并承担相应的领导和管理责任。其职责包括依据国家法律法规组织领导医院的经济管理和会计核算工作,参与医院重大财务、经济事项的决策并对执行情况进行监督。因此,医院总会计师制度是医院成本核算的人才保障和管理保障。总会计师作为医院经济管理活动的组织者应专注精益、融合和创新,带领财务团队与各院区其他部门协调、联动,以提升成本核算工作的时效、质量和应用性,让医院成本管理更好地支撑医院可持续健康高质量发展,为保障医改顺利实施和公立医院可持续性发展发挥重要作用。再次,医院要配备专职成本核算员。一方面,大力提升他们的专业素养、深化他们的业财融合能力;另一方面,配备可兼职专科运营助理,深入临床一线并与多部门联动,锻炼和培养良好的沟通协调能力,使得高质量的成本核算数据有高质量的应用,把成本核算的大数据结果真正运用于医院成本管控。

(二)算法

随着我国政府和企事业近几年全面大力开展管理会计实践,越来越多的单位开始系统性地认识管理会计、构建管理会计知识框架体系、总结管理会计应用工具。借助于后发优势,我国财政部颁发了管理会计基本指引以及管理会计应用指引,总结了八大类、几十项管理会计应用实践工具。例如,作业成本法(ABC)是企业管理会计实践中的一项经典应用,作业成本法改进了成本分摊依据,不是简单按工时等信息直接将间接成本分摊到成本,而是创造性地提出先将间接成本分摊到作业,然后再按照产品消耗的作业来实现比传统方法更精准的分摊。但作业成本法在医疗服务项目成本核算中的应用并非没有挑战,医疗服务领域具有高度的专业性、复杂性和公益性,直接套用企业中运用的作业成本法可能无法满足实际需求,难以在医疗机构中进行大规模、大范围的落地应用。在此形势下,公立医院需要运用各种先进的、符合医院特点的管理会计工具如点数成本法来进行医疗服务项目成本核算工作。此外,医院的一些费用(特别是人力资源成本)在各医疗服务项目成本之间的实际耗用关系是非常难精准确定的,只能采用在一定的假设基础上,运用一定先进合理的管理会计工具如点数成本法、作业成本法等方法去分配这些成本费用,通过这些方法核算出的成本数据虽不能保证十分精确,但也在一定程度上清晰了成本的形成过程。医院在成本核算中,特别是在项目成本核算中,方法不是唯一的,可以多种方法组合运用,哪种方法可操作强、准确度高就用哪种方法。

公立医院成本核算的深入推进和有效实施,有赖于顶层制度的建设跟进,应由政府统一主导组织、推进,使医院成本核算结果更具公允性、成本数据更可比,为政府制定卫生经济政策提供依据。国家级权威性指导文件《具体指引》与《成本规范》出台之前,各医疗机构的核算方法各异,包括数据归集方法、核算的框架及内容、分摊方法等,都尚未形成统一和公认的体系,致使医疗机构之间的核算数据缺乏可比性。这些制度出台后,便对成本核算的原则、组织机构设置及职责、分类和方法、成本报表和成本分析等内容进行了规定,成为医院成本核算工作的指南。

(三) 数据

数据获取是实现管理会计工具贯通的重要一环。有关管理会计工具的应用、衔接与使用,如果不从数据角度入手来实现升级,就无法完整系统地拥抱管理会计,只能是隔靴搔痒。现有的多种管理会计工具虽然逻辑规则明确,但毋庸讳言,一些"高大上"的方法在各类企业乃至医院中的应用实践并不活跃。一个重要原因是很多基础数据无法获取,直接限制了这些优秀算法的应用。典型的例子就是作业成本法,该算法所需的数据获取难度高、成本高,这极大程度上限制了其的应用实践推广。因此,如果数据不够精细、数量不够多、维度不全面,都将严重限制算法的应用。某种意义上来说,成本核算的基础数据能发挥多大的作用决定了项目成本核算能做多细、能走多远。例如,医疗服务项目成本核算工作最大的难题并不是不知道怎么算,而是没有数据记录或者数据过于粗放,导致多数医疗机构的核算工作基本处于"巧妇难为无米之炊"的状态。因此,医院要真正做好成本核算工作,就必须要做好各项基础工作。如在实施成本核算前要摸清医院的家底,通过资产清查,核实各科室资产数额,包括仪器设备、房屋等固定资产数额、低值易耗品价值、水、电、气的用量等,进行制表、建账,并统一核算口径,数据采源也统一口径,避免数出多门;做好资源消耗标准定额的制定工作;做好内部结算价格的制定工作;建立和健全各种物资的计量、计价、验收、领退、转移、报废制度;建立合理的成本核算原始凭证传递流程;完善成本管理制度等。

此外,医院运营管理中与财务相关的大数据庞大复杂,过去由于重要性原则或成本考虑,医院没有考虑怎么去精细化地获取这些数据,而是采用简单分摊原则、粗略的汇总计算等方法来实现管理,因为这样并不影响产出财务报表,甚至也不影响医院的运营。但在现阶段,在信息化建设较为先进的医院中,各项业务的流程再造工作使信息化渗入医院运行的各个环节。医院可使用自行开发的业务系统、外部购入的软件、大型仪器设备自带的操作系统等获取信息,采用各种方式记录和保留下来的信息均可以成为成本核算工作的数据源。数据获取、数据存储和运算成本的大幅下降,使管理大数据变得日益重要,这将对各项管理会计工具在医院中的运用产生革命性的影响。

良好的医院数据基础,是发挥管理会计作用的重要基石。因此,需要建立医院的数据治理体系,加强数据标准管理。现今的大数据与人工智能的发展实践表明,数据甚至比算法更重要。如果数据不够精细、数量不够多、维度不全面,将严重限制算法的应用。

(四)算力

管理会计工具深度应用往往离不开强大的计算机软、硬件的支持。医院成本核算特别是项目成本核算涉及海量的基础数据,需要依托信息化系统才能更加科学准确地实现核算。基于此,医院运用各类管理工具来核算项目成本,需要购买服务和与国内具有丰富医院成本管理经验的软件开发商合作,引进能融入医院"产品"特点的成本核算软件,并根据医院自身情况,不断扩充、完善成本核算软件,使其更好地为医院的成本核算及成本分析控制提供强有力的保障。同时,在合作过程中医院应"自我主导",在实施层面予以随时指导和监督。要提高成本数据校验的严肃性,为提高医疗项目成本数据质量,应在成本核算软件系统中嵌入逻辑性校验公式,在医院成本数据上报前进行数据合理性校验,对异常数据进行核验,提升数据的准确性。

当前,国内可供选择的成本核算软件并不多,其中能提供项目乃至病种成本核算软件的软件开发商更是凤毛麟角,特别是个别项目成本软件的算法并不透明、后台运算出数据即算完成任务,数据共享性和成本核算的及时性都存在不足,对医院的应用价值十分有限。这些问题的解决都需要由政府规范指导一些业内领头的软件公司搭建核算框架体系,并大力扶持更多的优秀软件开发商加入行业中,再将整套核算系统在全国各地各级的医院间推行开来。

基于上述分析,公立医院应以"组织为保障,数据为基础,算法为手段,算力为支撑"的理念,科学、有序地开展成本核算工作。

二、加强对制度的学习培训

在公立医院医保支付改革的大背景下,国家相关部门先后出台了《成本规范》《具体指引》等制度,对于医院开展成本核算工作具有很高的现实指导意义,是我国公立医院成本核算历史上的一个里程碑。其中,财政部出台的《具体指引》是政府成本核算指引体系的有机组成部分,从政府会计准则制度层面对医院成本核算进行了顶层设计,是《基本指引》在医院中的行业应用。而国家卫生健康委制定的《成本规范》则属于政府会计准则制度体系的"贯彻执行"环节,但由于二者在制定、发布日期上的逆序,不可避免地产生一些协调性不足的情况。例如,二者在一些成本核算的专业术语上有差异,甚至与医院层面长期使用的术语亦有差异,如表8-7所示。长此以往会造成基层在理解上产生偏差和混乱,削弱本应有的制度红利。因此,一方面,应根据《具体指引》来微调和完善《成本规范》,实现顶层设计与实务操作的统一协调;另一方面,组织开展相关宣传培训,促进医院增强成本核算意识,使广大医院基层人员更好地适应、学习和掌握国家权威文件以规范、提升成本核算工作。

表 8-7　部分专业术语对照表

成本项目	《具体指引》	《成本规范》	医院基层
项目成本核算	作业成本法	作业成本法	作业成本法
	当量系数法	成本当量法	成本当量法
	参数分配法	成本比例系数法	比例系数法
病种/DRG成本核算	项目叠加法	自下而上法	项目叠加法
	服务单元叠加法	成本收入比法	成本费用比法
	参数分配法	自上而下法	基于科室成本的二级分摊法

当然,由于成本核算的复杂性和多变性,不同的医院形成了不同的模式。这也造成了成本核算学习的困惑点——如何结合医院实际来学习? 如何把学到的知识用在实践上? 这些都是公认的难题。本书认为,成本核算是不能死搬硬套的,这不等同于做会计凭证,可以按照相同的套路一直进行。医院成本核算是会变化的,医院组织机构、运营管理方式也在不停地变动,如果只靠制度、书本上那点知识死板教条地做,实务中会发现无处下手。成本核算一是需要长时间的积累,二是需要一个“悟”字。一旦真的理解了所需技巧和技能,所有的核算不过是过眼云烟。就如同学会了原子结构和物理化学特性,它们如何组成物质,就可以一目了然了。所以说,在学习中多下点功夫学习成本核算的目的和方法,多问为什么,而不是人云亦云地照搬。

三、医院财务条线不但要守住财经底线,还要抓住医改主线

在总会计师的领导下,医院财务部门在医院管理岗位上要扮好两类角色:一是充当医院的守门员角色,守住财经底线,建立健全财会制度、内控制度和经济管理制度,并坚决贯彻执行。二是要成为医院经济运行的中场指挥者,致力于成为“善沟通、多技能、会管理、有远见、敢担当”的复合型管理人员。随着医改持续推进,取消药品耗材加成、调整医保支付制度、人力成本刚性递增等因素叠加,财务条线应着力研究相关政策,加强经济运行分析。没有成本核算工作,就没有医院经济运行的深度分析! 公立医院成本核算和管理工作决定着公立医院的经营与发展,关系着卫生资源的有效利用、关系着群众看病就医费用的高低,是体现公立医院公益性、社会性、积极性的重要方面。其中,加强成本核算工作特别是项目成本核算以及病种成本核算工作是重中之重,目前绝大多数医院并未开展。尚未开展项目和病种成本核算工作的医院的动态大致可以归纳为如下几种。

(1)对医院成本管理处于茫然状态,不知项目和病种成本核算从哪里下手,迟迟没有开展准备工作。

（2）对医院项目和病种成本核算工作停留在观望状态，认为核算过于复杂，医院管理基础差，看看其他医院的进度再说。

（3）对医院项目和病种成本核算工作首鼠两端，纠结于对软件开发公司的选择，始终没有敲定，采用手工操作又计算不出成本。

（4）舍不得投资，认识不足，殊不知医院不加强成本核算和控制而产生的损失和浪费，要比购买计算机软件高出几倍甚至几十倍。

《晏子春秋》中有曰："为者常成，行者常至。"意思是说，努力去拼往往可以做成，不倦前行通常可以抵达目的地。畅销书作家彼得·西姆斯在新书《小赌注》中写了这样一件事：有个团队要做一款软件，团队对这个软件的开发起了分歧。一位叫瓦尼尔曾的员工认为应该把软件做得性能强大再发布，另一位叫斯莱默的员工则认为一次性写出完美的代码这种事几乎不存在，应该尽快把软件发布，接受用户的使用反馈，然后进行改良。最后公司采纳了斯莱默的想法，在不断研发中改善产品缺陷，边做边更新迭代。因为投入市场及时，随着用户增加，他们的设计思路越来越宽，进而取得了空前的成功。本书中项目成本核算所推荐的起源于上海市第一人民医院、完善和成熟于上海市第六人民医院的点数成本法也是靠这样的想法发展起来，进而获得成功的。天下之事，总是困于想，而破于行。因此，财务条线需要解放思想，主动作为，拥抱改变，以更加积极进取的心态迎接支付方式改革的大潮，架起医院经济运行的卓越航线。

当然，医院成本核算工作不只是财务部门关起门来埋头苦干就可以完成的，该工作反映的不只是财务信息，更是全方位、全过程、多维度的数据，涉及医院方方面面的信息，需要医院所有部门共同配合推进。完善成本核算信息基础的过程实际是对医院医疗业务流程的梳理，对于人、财、物等方面管理工作的倒逼，需要财务部门"巧借东风"，争取医院领导层的支持，发动所有部门的积极性，共同推进医院各环节工作流程的完善和各部门管理制度的梳理、搭建和完善。而且，在DRG/DIP支付方式下，医院的成本管理与核算工作不再是财务部门孤军奋战，不再是无源之水，不再被广大医疗业务人员所诟病和抵触，不再是单纯地为降成本而降成本，而是将降成本与医院发展、技术提高、效率提升有机统一起来，形成医院全员、全院、全过程高度一致性的成本控制机制。所以，成本核算是医院成本管理最基础也是最核心的工作，一方面是梳理现状、改进流程，另一方面是建立规则，也就是推动建立相关工作的管理规章制度。这要求财务人员对全院业务和流程有全面的了解和掌握，也对财务人员的横向沟通和纵向渗透能力提出了较高的要求，同时是提高财务条线在本单位影响力的重要契机。成本是经济生活中永恒的主题，有关医院成本核算和成本管理的新情况、新课题不断涌现，没有穷尽。随着我国医保支付方式改革的深入推进，以及全面取消药耗材加成、带量采购等政策的不断出台，公立医院亟需通过成本核算改善运行管理，提高服务效率，完善分配机制，做好内部控制，提高管理的科学化、精细化水平，推进医院高质量发展。政府部门需要通过准确的医疗服务成本信息，为医疗服务创新技术定价及支付、医疗服务价格动态调整、政府卫生投入和监测、宏观财政规划等提供参考依据。卫生经济理论和医院实务工作者多年来坚忍不拔地探索，也积累了许多经验，为我们攻克成本核算难关奠定了基础。新时代下,我们必须鼓足干劲,开拓思路,不断进取,开创成本研究和成本管理的新局面。

医院成本核算的真谛从来都不只是医院财务部门的纸上谈兵,而是躬身入局的现场主义,是用数字翻译医疗服务能力和效率的语言,是把医院经营的点点滴滴编织成价值创造的密码本!

附录一

事业单位成本核算基本指引

第一章 总 则

第一条 为促进事业单位加强成本核算工作，提升单位内部管理水平和运行效率，夯实绩效管理基础，根据《中华人民共和国会计法》以及政府会计准则制度等，制定本指引。

第二条 本指引适用于执行政府会计准则制度且开展成本核算工作的事业单位（以下简称单位）。

第三条 本指引所称成本，是指单位特定的成本核算对象所发生的资源耗费，包括人力资源耗费，房屋及建筑物、设备、材料、产品等有形资产的耗费，知识产权等无形资产的耗费，以及其他耗费。

第四条 本指引所称成本核算，是指单位对实现其职能目标过程中实际发生的各种耗费按照确定的成本核算对象和成本项目进行归集、分配，计算确定各成本核算对象的总成本、单位成本等，并向有关使用者提供成本信息的活动。

第五条 单位进行成本核算应当满足内部管理和外部管理的特定成本信息需求。单位的成本信息需求包括但不限于以下方面：

（一）成本控制。为满足该需求，单位应当完整、准确核算特定成本核算对象的成本，揭示成本发生和形成过程，以便对影响成本的各种因素、条件施加影响或管控，将实际成本控制在预期目标内。

（二）公共服务或产品定价。为满足该需求，单位应当准确核算公共服务或产品的成本，以便为政府定价机构、有关单位制定相关价格或收费标准提供依据和参考。

（三）绩效评价。为满足该需求，单位应当设置与成本相关的绩效指标并加以准确核算，以便衡量单位整体和内部组织部门运行效率、核心业务实施效果、政策和项目资金使用效果。

第六条 单位应当以权责发生制财务会计数据为基础进行成本核算，财务会计有关明细科目设置和辅助核算应当满足成本核算的需要。

第七条 单位应当建立健全成本费用相关原始记录，充分利用现代信息技术，加强和完善成本数据的收集、记录、传递、汇总和整理等基础工作，为成本核算提供必要的数据基础。

第八条　单位进行成本核算,应当遵循以下原则:

(一)相关性原则。单位选择成本核算对象、归集分配成本、提供成本信息应当与满足成本信息需求相关,有助于成本信息使用者依据成本信息作出评价或决策。

(二)可靠性原则。单位应当以实际发生的经济业务或事项为依据进行成本核算,保证成本信息真实可靠、内容完整。

(三)适应性原则。单位进行成本核算,应当与单位行业特点、特定的成本信息需求相适应。

(四)及时性原则。单位应当及时收集、传递、处理、报告成本信息,便于信息使用者及时作出评价或决策。

(五)可比性原则。同一单位不同期间、相同行业不同单位,对相同或相似的成本核算对象进行成本核算所采用的方法和依据等应当保持一致,确保成本信息相互可比。

(六)重要性原则。单位选择成本核算对象、进行成本核算应当区分重要程度,对于重要的成本核算对象和成本项目应当力求成本信息的精确,对于非重要的成本核算对象和成本项目可以适当简化核算。

第九条　单位可以根据成本信息需求、成本核算对象等确定成本核算周期,并按照成本核算周期等编制成本报告,全面反映单位成本核算情况。

第二章　成本核算对象

第十条　单位应当根据其职能目标、所处行业特点,以及不同的成本信息需求等确定成本核算对象。

第十一条　单位可以多维度、多层次地确定成本核算对象。

第十二条　单位按照维度确定的成本核算对象主要包括:

(一)按业务活动类型确定的成本核算对象。

(二)按政策、项目确定的成本核算对象。

(三)按提供的公共服务或产品确定的成本核算对象。

第十三条　单位按照层次确定的成本核算对象主要包括:

(一)以单位整体作为成本核算对象。

(二)按内部组织部门确定的成本核算对象。

(三)按业务团队确定的成本核算对象。

第十四条　单位为满足成本控制需求,可以以业务活动类型、项目、内部组织部门等作为成本核算对象;为满足公共服务或产品定价需求,可以以公共服务或产品作为成本核算对象;为满足内部绩效评价需求,可以以项目、内部组织部门、业务团队等作为成本核算对象;为满足外部绩效评价需求,可以以政策和项目、单位整体等作为成本核算对象。

第三章 成本项目和范围

第十五条 单位应当根据成本信息需求设置成本项目,并对每个成本核算对象按照其成本项目进行数据归集。

成本项目是指将归集到成本核算对象的成本按照一定标准划分的反映成本构成的具体项目。

单位可以根据具体成本信息需求,按照成本经济用途、成本要素等设置成本项目。

第十六条 单位成本项目的设置,应当与政府会计准则制度中"加工物品""业务活动费用""单位管理费用"等科目的明细科目保持协调。

单位可以根据需要在本条前款规定的成本项目下设置进一步的明细项目或进行辅助核算。

第十七条 不属于成本核算对象的耗费,不计入该成本核算对象的成本。

成本核算对象为业务活动类型的,与单位开展业务活动耗费无关的费用,如资产处置费用、上缴上级费用、对附属单位补助费用等,一般不计入成本。

成本核算对象为单位整体的,单位负有管理维护职责但并非为满足其自身开展业务活动需要所控制资产的折旧(摊销)费用,如公共基础设施折旧(摊销)费、保障性住房折旧费等,一般不计入成本。

第十八条 为满足公共服务或产品定价需求开展的成本核算,应当在对相关成本进行完整核算的基础上,按规定对成本范围予以调整,如按规定调减不符合有关法律法规规定的费用、有财政资金补偿的费用等。

第四章 成本归集和分配

第十九条 单位一般通过"业务活动费用""单位管理费用"等会计科目,按照成本项目归集实际发生的各种费用,据此计算确定各成本核算对象的成本。

当成本核算对象为自制或委托外单位加工的各种物品、建设工程项目、自行研究开发项目时,应当按照政府会计准则制度等规定分别通过"加工物品""在建工程""研发支出"等会计科目,按照成本项目归集并结转实际发生的各种费用。

第二十条 单位应当根据成本信息需求,对具体的成本核算对象分别选择完全成本法或制造成本法进行成本核算。

完全成本法,是指将单位所发生的全部耗费按照成本核算对象进行归集和分配,计算出总成本和单位成本的方法。成本核算对象为单位整体、主要业务活动的,可以采用完全成本法。

制造成本法,是指只将与产品制造或业务活动有联系的费用计入成本核算对象,不将单位管理费用等向成本核算对象分配的方法。成本核算对象为公共服务或产品、项目、内部组织部门、业务团队的,可以采用制造成本法。

第二十一条　单位所发生的费用,按照计入成本核算对象的方式不同,分为直接费用和间接费用。

直接费用是指能确定由某一成本核算对象负担的费用,应当按照所对应的成本项目类别,直接计入成本核算对象。

间接费用是指不能直接计入成本核算对象的费用,应当选择合理的分配标准或方法分配计入各个成本核算对象。

第二十二条　单位应当根据业务特点,按照资源耗费方式确定合理的间接费用分配标准或方法。

间接费用分配标准或方法一般遵循因果关系和受益原则,将资源耗费根据资源耗费动因分项目追溯或分配至相关的成本核算对象,如根据工作量占比、耗用资源占比、收入占比等。

同一成本核算对象的间接费用分配标准或方法一旦确定,各期间应当保持一致,不得随意变动。

第二十三条　单位应当根据其职能目标确定主要的专业业务活动,作为基本的成本归集和分配的对象。

第二十四条　单位内直接开展专业业务活动的业务部门所发生的业务活动费用,如直接开展专业业务活动人员的工资福利费用、开展专业业务活动领用的库存物品成本、业务部门所使用资产的折旧(摊销)费用等,应当区分直接费用和间接费用,归集、分配计入各类业务活动等成本核算对象。

第二十五条　单位内为业务部门提供服务或产品的辅助部门所发生的业务活动费用,应当采用合理的标准或方法分配计入各类业务活动等成本核算对象。

辅助部门之间互相提供的服务、产品成本,应当采用合理的方法,进行交互分配。互相提供服务、产品的成本较少的,可以不进行交互分配,直接分配计入各类业务活动等成本核算对象。

第二十六条　单位本级行政及后勤管理部门开展管理活动发生的单位管理费用,如单位行政及后勤管理部门发生的人员经费、公用经费、资产折旧(摊销)等费用,以及由单位统一负担的费用,可以根据成本信息需求,采用合理的标准或方法分配计入相关成本核算对象。

第二十七条　成本核算对象为公共服务或产品的,可以合理选择品种法、分批法、分步法等方法进行成本核算。

第五章　附　　则

第二十八条　行业事业单位(如医院、高等学校、科学事业单位)的成本核算具体指引等,应当由财政部遵循本指引制定。

第二十九条 行政单位、参照执行政府会计准则制度的非行政事业单位主体开展成本核算工作,可以参照执行本指引。

第三十条 本指引由财政部负责解释。

第三十一条 本指引自 2021 年 1 月 1 日起施行。

附录二

事业单位成本核算具体指引——公立医院

第一章 总 则

第一条 为推动公立医院(以下简称"医院")高质量发展,健全现代医院管理制度,规范医院成本核算工作,提升医院内部管理水平和运营效率,根据《中华人民共和国会计法》、政府会计准则制度、《事业单位成本核算基本指引》(财会〔2019〕25号)等规定,制定本指引。

第二条 本指引适用于中华人民共和国境内各级各类执行政府会计准则制度且开展成本核算工作的医院,含综合医院、中医院、中西医结合医院、民族医院、专科医院、门诊部(所)、疗养院等,不包括城市社区卫生服务中心(站)、乡镇卫生院等基层医疗卫生机构。

第三条 医院进行成本核算应当满足内部管理和外部管理的特定成本信息需求。医院的成本信息需求包括但不限于以下方面:

(一)成本控制。加强运营管理,促使医院合理控制成本、优化资源配置、提升管理水平。

(二)医疗服务价格监管。提供医院财务成本状况,为政府有关部门监管医疗服务价格、完善医保支付政策等提供数据支持。

(三)绩效评价。夯实绩效管理基础,为衡量医院整体和内部各部门的运行效率、核心业务实施效果、政策项目预算资金使用效果等提供成本信息。

第四条 医院成本核算的基本步骤包括:

(一)明确成本核算部门和成本核算相关部门的职责,分别核算费用、收入,采集人员数量、工作量、房屋面积等成本相关基础数据。

(二)结合业务活动特点和管理需要,合理确定成本核算对象。

(三)根据成本信息需求确定成本核算对象的成本项目和范围。

(四)将直接费用归集至成本核算对象;选择科学、合理的成本动因或分配基础,将间接费用分配至成本核算对象;计算确定各成本核算对象的成本。

(五)根据成本核算结果编制成本报告。

第五条 医院开展成本核算的过程中,对医院成本及成本核算的定义、成本核算的会计数据基础、成本数据记录要求、成本核算原则和成本核算周期等内容,应当遵循《事业单位成本核算基本指引》的相关规定。

第二章　成本核算对象

第六条　医院可以根据成本信息需求，多维度、多层次地确定成本核算对象。

第七条　本指引主要规范医院专业业务活动（以下简称"业务活动"）相关成本核算对象的成本核算。医院的业务活动根据其职能目标确定，一般包括医疗、教学、科研、预防活动。

第八条　医院应当将业务活动中的医疗活动作为基本的成本核算对象，具备条件的医院可以核算教学、科研、预防活动（以下简称"非医疗活动"）的成本。

第九条　医疗活动成本按照不同的标准，可以进一步划分为以下成本核算对象：

（一）科室成本。按照科室划分，以各科室为成本核算对象，并进一步计算科室门急诊成本、住院成本的单位成本，即诊次成本、床日成本。

（二）医疗服务项目成本。按照各省级医疗服务价格主管部门制定的医疗服务价格项目（不包括药品和可以单独收费的卫生材料）划分，以各医疗服务价格项目为成本核算对象，并进一步计算其单位成本，即医疗服务项目成本。

（三）病种成本。按照病种划分，以各病种为成本核算对象，并进一步计算其单位成本，即病种成本。

（四）疾病诊断相关分组（Diagnosis Related Groups，以下简称"DRG"）成本。按照DRG组划分，以各DRG组为成本核算对象，并进一步计算其单位成本，即DRG成本。

医院应当核算科室、诊次、床日成本，具备条件的医院可以核算医疗服务项目、病种、DRG等成本。

第三章　成本项目和范围

第十条　医院应当根据成本信息需求，按照成本经济用途、成本要素等设置成本项目，并对每个成本核算对象按照其成本项目进行数据归集。

成本项目是指将归集到成本核算对象的成本按照一定标准划分的反映成本构成的具体项目。

第十一条　医院成本项目的设置，应当与成本核算对象所对应财务会计科目的明细科目或辅助核算项目保持协调，确保成本数据与财务会计数据的同源性和一致性。

第十二条　医院医疗活动的成本项目应当包括：人员经费、卫生材料费、药品费、固定资产折旧费、无形资产摊销费、提取医疗风险基金和其他医疗费用。医院应当根据"业务活动费用""单位管理费用"会计科目下的相关明细科目归集获取各成本项目的费用。

医院可以根据需要在上述成本项目下设置明细项目或进行辅助核算。

第十三条　医院成本范围的界定应当与成本核算对象相适应。

（一）当成本核算对象为医院整体时，其成本范围即医院全成本，包括医院发生的全部费用：业务活动费用、单位管理费用、经营费用、资产处置费用、上缴上级费用、对附属单位补助费用、所得税费用、其他费用。

（二）当成本核算对象为业务活动时，其成本范围包括业务活动费用、单位管理费用。

（三）当成本核算对象为医疗活动时，其成本范围即医疗全成本，包括业务活动成本中与开展医疗活动相关的全部耗费。

医院成本范围可以根据成本信息需求进行调整。例如，为满足医疗服务价格监管、制定医保支付标准等需求，应当在医疗全成本基础上，按规定调减不符合有关法律法规规定的费用、有财政资金补偿的费用等。财政资金补偿的费用一般包括"业务活动费用""单位管理费用"会计科目下通过"财政基本拨款经费""财政项目拨款经费"进行明细核算的费用。

第四章　业务活动成本归集和分配

第一节　业务活动成本归集和分配的一般要求

第十四条　医院应当根据成本信息需求，对业务活动相关成本核算对象选择完全成本法或制造成本法进行核算。

完全成本法下应当将业务活动费用、单位管理费用均归集、分配至成本核算对象。

制造成本法下应当只将业务活动费用归集、分配至成本核算对象。

第十五条　医院业务活动成本归集和分配的一般流程如图1所示：

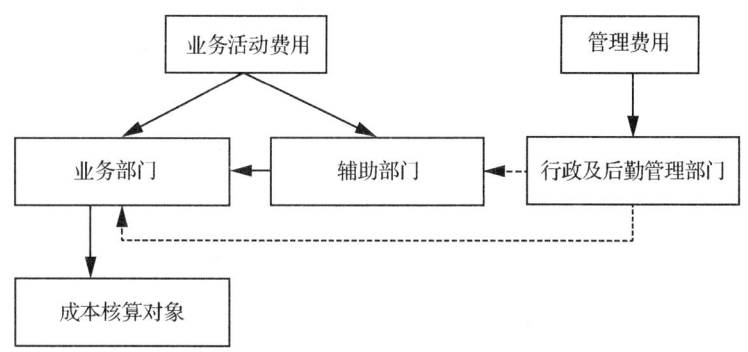

图1　医院业务活动成本归集和分配的一般流程

（一）将"业务活动费用"会计科目的本期发生额按照活动类型、成本项目，分别归集到直接开展业务活动的业务部门、为业务部门提供服务或产品的辅助部门；将"单位管理费用"会计科目的本期发生额按照成本项目，归集到开展行政管理和后勤保障等管理活动的行政及后勤管理部门。

（二）将行政及后勤管理部门归集的单位管理费用（仅限完全成本法）、辅助部门归集的业务活动费用分配至业务部门。其中，单位管理费用可以先分配至业务部门和辅助部门，再随辅助部门的费用分配至业务部门；也可以直接全部分配至业务部门。

（三）将业务部门归集的费用采用合理的分配方法分配至成本核算对象。

第十六条 医院应当将业务活动费用在医疗活动和非医疗活动之间进行划分。例如，通过"科教经费"进行明细核算的费用应当计入教学、科研活动成本。难以确定所属活动类型的业务活动费用应当计入医疗活动。

在完全成本法下，医院应当将单位管理费用分配至医疗活动和非医疗活动成本。非医疗活动成本占业务活动总成本比例不高的医院，可以按照重要性原则将单位管理费用分配至医疗活动成本。

第二节　按科室归集和分配医疗活动费用

第十七条 医院应当区分业务部门、辅助部门、行政及后勤管理部门，将开展医疗活动的科室划分为以下几类：

（一）直接开展医疗活动的临床服务类科室。

（二）既直接开展医疗活动，同时也为临床服务类科室提供服务或产品的医疗技术类科室。

（三）为临床服务类和医疗技术类科室提供服务或产品的医疗辅助类科室。

（四）开展行政管理和后勤保障等管理活动的行政后勤类科室。

医院应当根据成本核算对象，按照直接开展医疗活动、为业务部门提供服务或产品的标准，确定医疗技术类科室属于业务部门还是辅助部门。例如，计算诊次、床日成本时，医疗技术类科室为开展门急诊、住院活动的临床服务类科室提供医疗技术服务，属于辅助部门；计算医疗服务项目成本时，医疗技术类科室直接为患者提供医疗服务项目，属于业务部门。

第十八条 医院应当在科室分类的基础上，将业务活动费用归集和分配至各临床服务类、医疗技术类、医疗辅助类科室，将单位管理费用归集和分配至各行政后勤类科室。

按照费用计入科室方式的不同，分为科室直接费用和科室间接费用。

科室直接费用是指能确定由某科室负担的费用，包括人员经费、卫生材料费、药品费、固定资产折旧费、无形资产摊销费、提取医疗风险基金和其他医疗费用中可以直接计入科室的费用。

科室间接费用是指不能直接计入某科室的费用。医院应当根据业务特点、重要性、可操作性等因素，选择合理的分配方法将科室间接费用分配至相关科室。

间接费用分配方法一般遵循因果关系和受益原则，将资源耗费根据资源耗费动因进行分配。

第十九条 在完全成本法下，医院应当选择合理的分配方法将行政及后勤管理部门归集的费用分配至辅助部门和业务部门，或直接分配至业务部门。行政及后勤管理部门归集的费用一般采用参数分配法[①]进行分配，参数可以选择人员数量、工作量、房屋面积等。

[①] 医院在应用参数分配法时，可以按照成本项目分别采用不同的参数进行分配。

分配率 = 行政及后勤管理部门费用总额÷各科室分配参数之和(例如人员总数、工作量总数、房屋总面积)

某科室应分配的行政及后勤管理部门费用 = 该科室分配参数×分配率

第二十条　医院应当选择合理的分配方法将辅助部门归集的费用分配至业务部门。辅助部门的费用一般采用参数分配法进行分配,参数可以选择工作量、收入、房屋面积等。

医院辅助部门之间互相提供服务、产品的,可以根据相互提供服务或产品的金额、差异程度以及医院实际核算条件 选择直接分配法、顺序分配法、交互分配法等分配费用。在实际成本核算过程中一般采用顺序分配法,即按照受益多少的顺序分配费用,受益少的科室先分配,受益多的科室后分配,先分配的科室不负担后分配的科室的费用。当医疗辅助类、医疗技术类科室均为辅助部门时,应当先分配医疗辅助类科室的费用,后分配医疗技术类科室的费用。

第二十一条　医院按照第十八条至第二十条规定将业务活动费用、单位管理费用归集和分配至业务部门各科室后,即为业务部门各科室成本。

医院可以选择合理的分配方法,将业务部门各科室成本分配至诊次、床日、医疗服务项目、病种、DRG 等成本核算对象。

第三节　诊次、床日成本核算

第二十二条　医院应当将临床服务类科室成本进一步分为门急诊成本、住院成本。临床服务类科室成本能够直接计入门急诊成本、住院成本的应当直接计入,不能直接计入的应当选择合理的分配方法分配至门急诊成本、住院成本,一般采用参数分配法进行分配,参数可以选择工时、工作量、收入等。

第二十三条　以某临床科室门急诊成本,按该科室门急诊人次求平均,即为该科室诊次成本。以全院临床科室门急诊成本,按全院总门急诊人次求平均,即为全院平均诊次成本。

某临床科室诊次成本 = 某临床科室门急诊成本÷该临床科室门急诊人次

全院平均诊次成本 = $\left(\sum\right.$ 全院各科室门急诊成本$\left.\right)$÷全院总门急诊人次

第二十四条　以某临床科室住院成本,按该科室实际占用床日数求平均,即为该科室实际占用床日成本。以全院临床科室住院成本,按全院实际占用总床日数求平均,即为全院平均实际占用床日成本。

某临床科室实际占用床日成本 = 某临床科室住院成本÷该临床科室实际占用床日数

全院平均实际占用床日成本 = $\left(\sum\right.$ 全院各科室住院成本$\left.\right)$÷全院实际占用总床日数

第四节　医疗服务项目成本核算

第二十五条　医院应当以某临床服务类或医疗技术类科室成本剔除药品费、单独收费的卫生材料费后作为该科室医疗服务项目总成本,采用合理的分配方法分配至该科室各医疗服务项目,计算该科室单个医疗服务项目成本。

$$某科室医疗服务项目总成本 = 该科室总成本 - 药品成本 - 单独收费的卫生材料成本$$

对于多个科室开展的同一类医疗服务项目,应将各科室该医疗服务项目成本按其操作数量进行加权平均,得出该医疗服务项目的院内平均成本。

第二十六条 将科室医疗服务项目总成本分配至各医疗服务项目,应当根据医院实际核算条件选择适宜的分配方法,包括但不限于以下方法:

(一)作业成本法。使用该方法时,直接费用直接计入医疗服务项目,间接费用应首先根据资源动因分配至有关作业计算出作业成本,然后再将作业成本根据作业动因分配至医疗服务项目成本。

作业是指基于特定目的重复执行的任务或活动,是连接资源和成本核算对象的桥梁。医院应当在梳理医疗业务流程基础上划分作业,可以是提供某医疗服务项目过程中的各道工序或环节,例如诊断、治疗、检查、手术、护理等行为。

资源动因计量某项作业所耗用的资源数量,是将各项资源费用归集到不同作业的依据。作业动因计量某个成本对象所耗用的作业量,是将不同作业中归集的成本分配至医疗服务项目的依据。间接费用一般采用参数分配法进行分配,资源动因、作业动因参数可以选择工时、工作量、人员数量、房屋面积等。

(二)当量系数法。使用该方法时,应遴选典型的医疗服务项目作为代表项目,将其成本当量系数定为"1"作为标准当量。其他项目与代表项目进行单次操作资源耗费的比较,进而确定每个项目的成本当量值。再根据各项目成本当量总值计算出各项目成本。

$$某医疗服务项目成本当量总值 = 该医疗服务项目成本当量值 \times 该项目操作数量$$
$$当量系数的单位成本 = 某科室医疗服务项目总成本 \div 该科室医疗服务项目的成本当量总值$$
$$某医疗服务项目单位成本 = 当量系数的单位成本 \times 该医疗服务项目的成本当量值$$

(三)参数分配法。使用该方法时,将医疗服务项目总成本根据参数分配至各医疗服务项目,参数可以选择医疗服务项目的操作时间、工作量、收入等。

$$分配率 = \frac{某科室医疗服务项目总成本}{该科室医疗服务项目分配参数之和(例如操作时间总数、工作量总数、收入总数)}$$
$$某医疗服务项目的总成本 = 该医疗服务项目分配参数 \times 分配率$$

第五节 病种、DRG 成本核算

第二十七条 病种成本核算的基本步骤包括:

(一)将业务部门各科室成本采用合理的分配方法分配至患者,计算每名出院患者的成本。

(二)将患者按照有关标准归入相应的病种。

(三)将某病种出院患者的成本进行加总,得出该病种总成本。

$$某病种总成本 = \sum 该病种每名患者成本$$

（四）对各病种患者总成本求平均，即为各病种单位成本。

$$某病种单位成本 = 该病种总成本 \div 该病种出院患者总数$$

第二十八条　DRG 成本核算的基本步骤包括：

（一）将业务部门各科室成本采用合理的分配方法分配至患者，计算每名出院患者的成本。

（二）将患者按照疾病诊断相关分组归入相应的 DRG 组。

（三）将某 DRG 组出院患者的成本进行加总，得出该 DRG 组总成本。

$$某 DRG 组总成本 = \sum 该 DRG 组每名患者成本$$

（四）对各 DRG 组患者总成本求平均，即为各 DRG 组单位成本。

$$某 DRG 组单位成本 = 该 DRG 组总成本 \div 该 DRG 组出院患者总数$$

第二十九条　在核算病种、DRG 成本的步骤中，将业务部门归集的费用分配至各患者，应当根据医院实际核算条件选择适宜的分配方法，包括但不限于以下方法：

（一）项目叠加法。使用该方法时，应当根据出院患者的收费明细，将其实际耗用的医疗服务项目成本、药品成本、单独收费的卫生材料成本进行加总，得出该患者的成本。

$$某患者成本 = \sum \left(\begin{array}{c} 该患者某医疗 \\ 服务项目工作量 \end{array} \times \begin{array}{c} 该医疗服务 \\ 项目单位成本 \end{array} \right) + \sum 药品成本 + \sum \begin{array}{c} 单独收费的 \\ 卫生材料成本 \end{array}$$

（二）服务单元叠加法。医院在不具备核算医疗服务项目成本条件时，可以采用服务单元叠加法。使用该方法时，医院应当按照为患者提供的医疗服务内容类别设置服务单元，先将业务部门归集的费用归集至服务单元，再将费用从服务单元分配至患者，具体步骤如下：

1. 将业务部门归集的费用分配至各服务单元，服务单元一般包括病房、病理、检验、影像、诊断、治疗、麻醉、手术等，服务单元的划分取决于核算的精细程度。分配方法可参照医疗服务项目成本核算相关方法。

2. 将服务单元成本分配至出院患者，一般采用从患者取得的收入作为分配参数进行分配。

$$某患者应分配的某服务单元成本 = 该服务单元从该患者取得的收入 \times 分配率$$
$$分配率 = 服务单元成本总额 \div 服务单元收入总额$$

3. 将出院患者相关服务单元的成本、药品成本、单独收费的卫生材料成本进行加总，得出该患者的成本。

$$某患者成本 = \sum 该患者某服务单元成本 + \sum 药品成本 + \sum 单独收费的卫生材料成本$$

（三）参数分配法。使用该方法时，将出院患者实际耗用的药品成本、单独收费的卫生材料成本直接计入该患者成本,将除此以外的科室或服务单元的成本采用参数分配法分配至患者成本,参数可以选择患者的住院天数、诊疗时间等。

第五章 成 本 报 告

第三十条　医院成本报告是指反映医院一定时期成本状况的总结性书面文件,是医院成本核算成果的重要表现形式,旨在为报告使用者提供医院成本信息。

第三十一条　医院成本报告按使用者不同可以分为对内报告和对外报告。对内报告指医院为满足单位内部运营管理需要而编制的报告,对外报告指医院按相关政府主管部门等外部部门单位要求报送和公开的报告。

第三十二条　医院成本报告应包括成本报表和成本分析报告。

成本报表是用以反映医院成本构成及其变动情况,考核评价医院运营状况的各种报表及重要事项的说明。对外成本报表的内容至少应当包括:医院各科室的医疗活动费用及其各成本项目金额,医院各临床服务类科室的医疗全成本及其各成本项目金额等。

成本分析报告为对医院运营现状和未来发展趋势进行分析预测、提出改进建议等的文字报告。

第三十三条　医院对外成本报告应当至少按年度编制,由单位负责人和主管会计工作的负责人、会计机构负责人(会计主管人员)签名或盖章并加盖单位公章,按规定要求 报送相关政府主管部门或公开。

第六章 附   则

第三十四条　卫生健康行政部门等有关部门和医院应当遵循本指引的相关规定指导或开展成本核算工作。

卫生健康行政部门可以结合对医院行政管理的实际需要,制定具体成本核算规范、对外成本报表格式等。

医院可以结合本单位实际制定具体成本核算管理办法、对内成本报表格式等。

第三十五条　服务于财务报表编制的自制或委托外单位加工物品、建设工程项目、自行研究开发项目等资产成本的核算应当遵循政府会计准则制度的规定。

医院确需对非医疗活动进行成本核算的,可以参照本指引中医疗活动成本核算相关规定。财政部对医院非医疗活动成本核算作出专门规定的,应当从其规定。

第三十六条　本指引由财政部负责解释。

第三十七条　本指引自 2022 年 1 月 1 日起施行。

附录二 附件1

医院医疗活动有关成本核算对象主要关系示意图

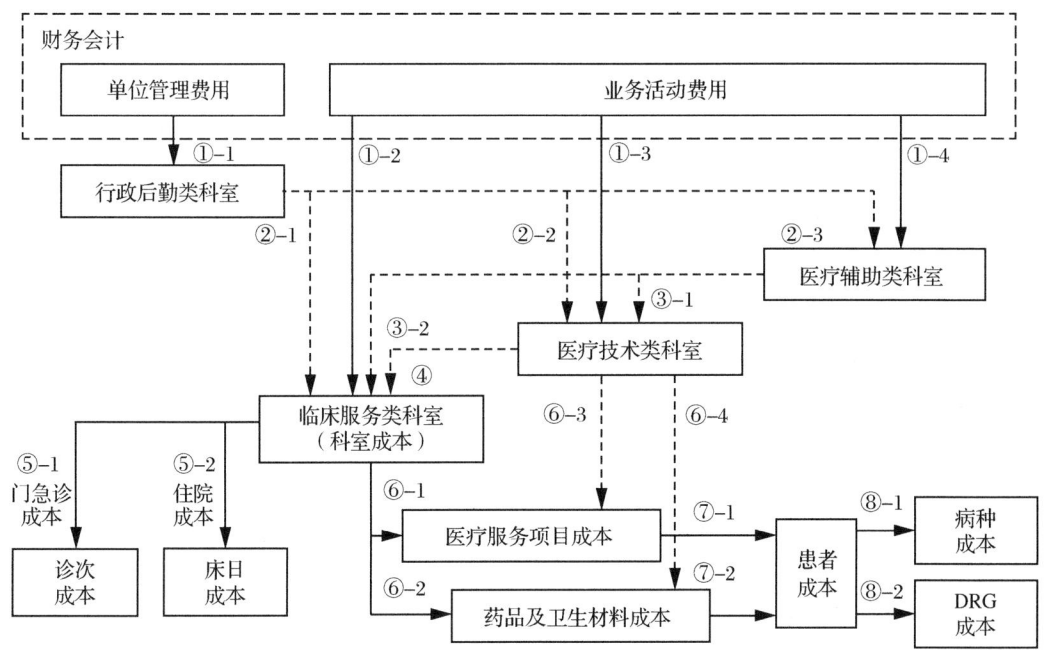

① 按科室归集和分配费用(第 18 条)

② 将行政及后勤管理部门归集的费用分配到辅助部门和业务部门(第 19 条)

③④ 将辅助部门归集的费用分配到业务部门(第 20 条)

⑤ 诊次、床日成本的核算(第 23、24 条)

⑥ 医疗服务项目成本核算,药品及卫生材料成本单列(第 25、26 条)

⑦ 患者成本的核算(第 29 条)

⑧ 病种、DRG 成本的核算(第 27、28 条)

注：1. 该示意图中选择采用完全成本法进行核算。

　　2. 该示意图中单位管理费用选择先分配至业务部门和辅助部门,再随辅助部门的费用分配至业务部门。

　　3. 该示意图中病种、DRG 成本选择项目叠加法核算患者成本。

　　4. 该示意图中核算医疗服务项目成本、药品及卫生材料成本时(对应⑥-1 至⑥-4),无需将医疗技术类科室成本分配至临床服务类科室(对应④)。

医院医疗活动有关成本核算流程示意图

一、诊次、床日成本核算(完全成本法)

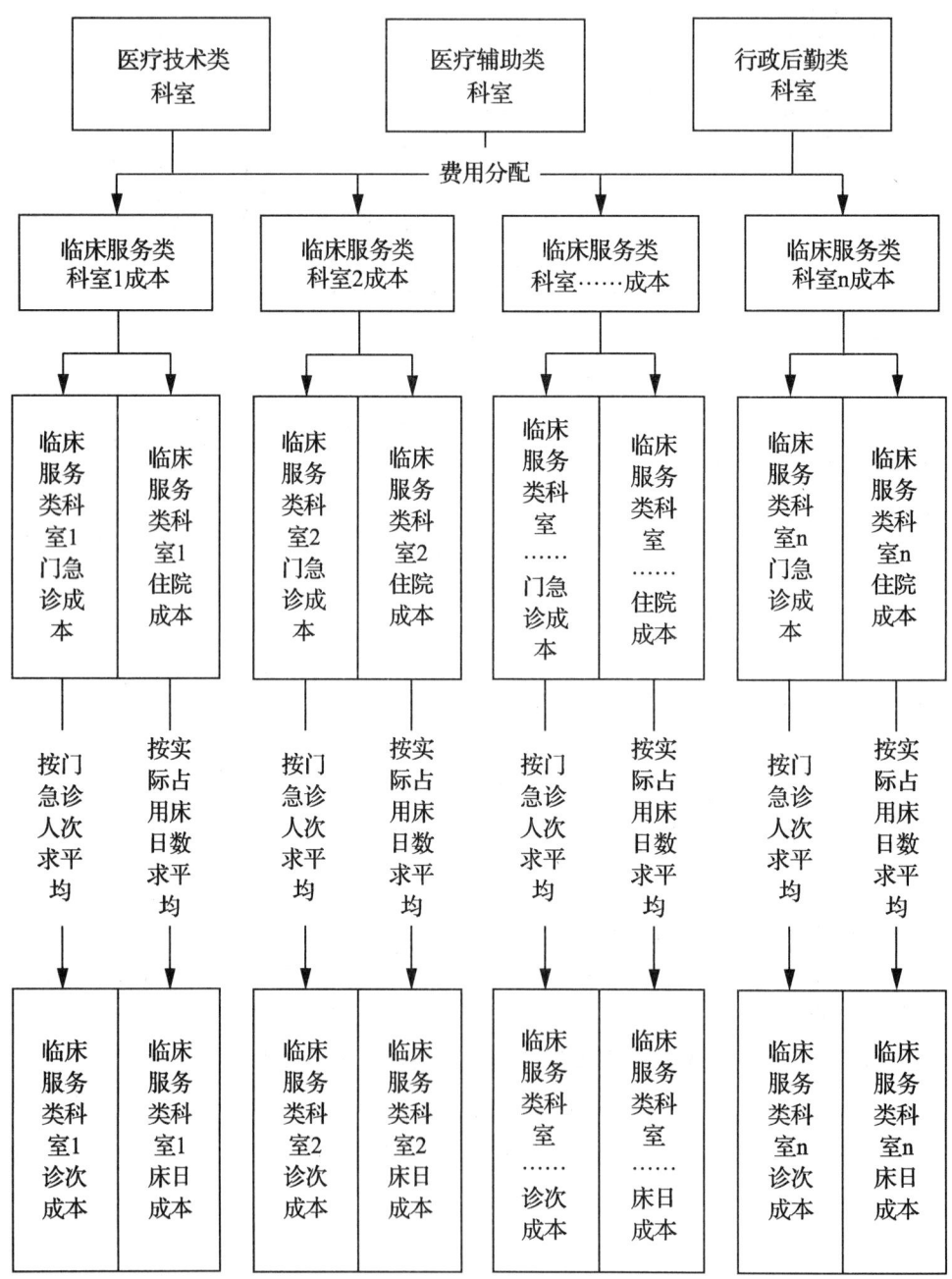

二、医疗服务项目成本核算

（一）归集和分配科室医疗服务项目总成本（完全成本法）。

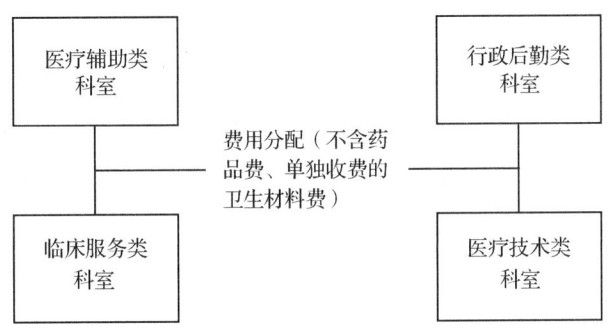

（二）分配得出各医疗服务项目总成本。

1. 作业成本法。

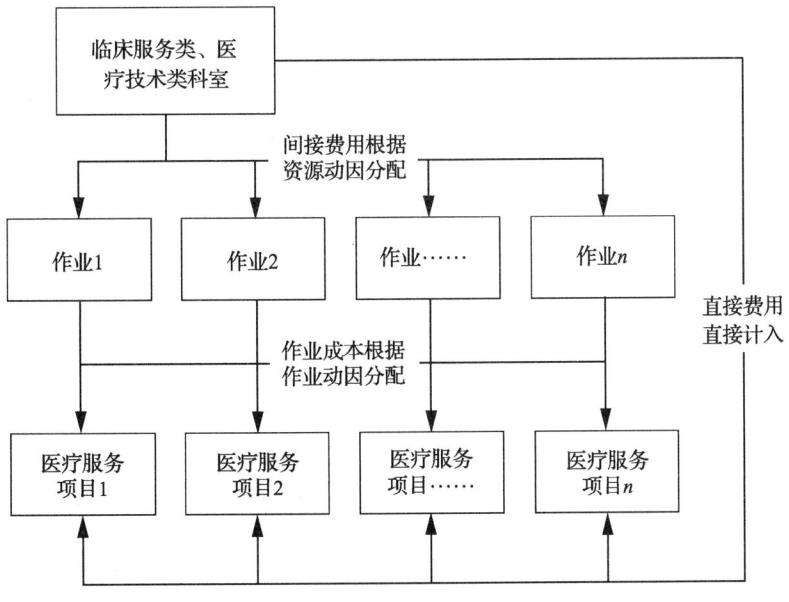

2. 当量系数法。

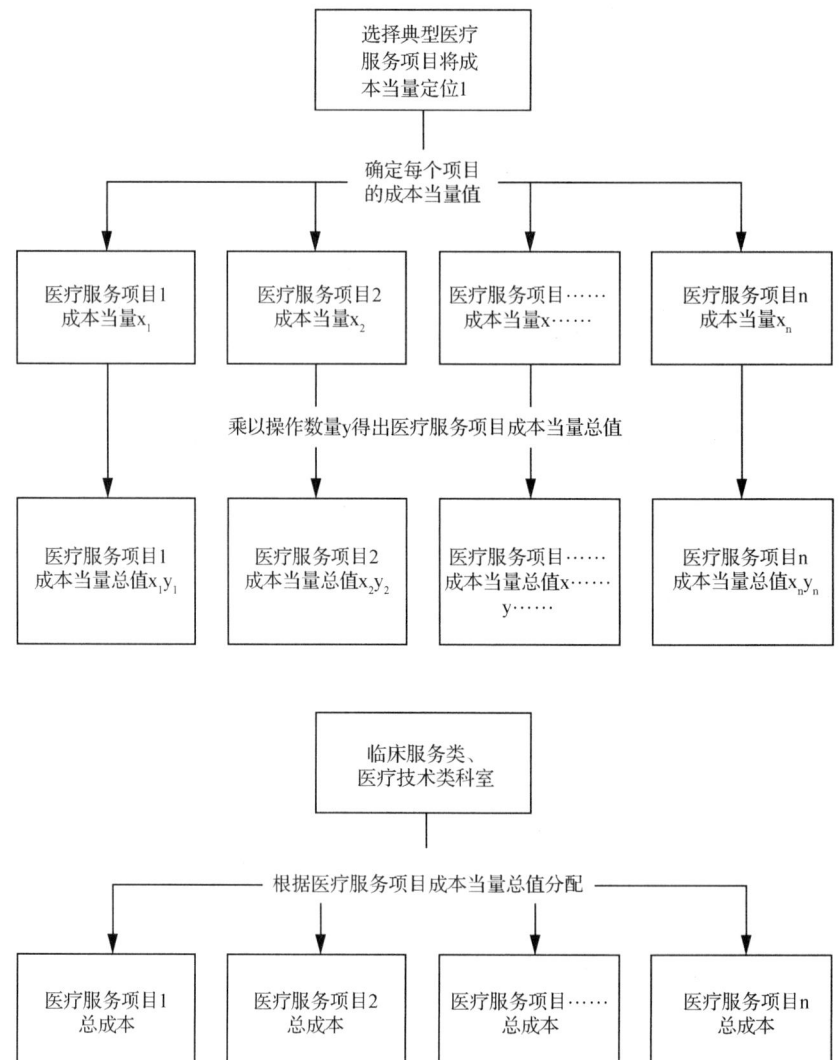

3. 参数分配法。

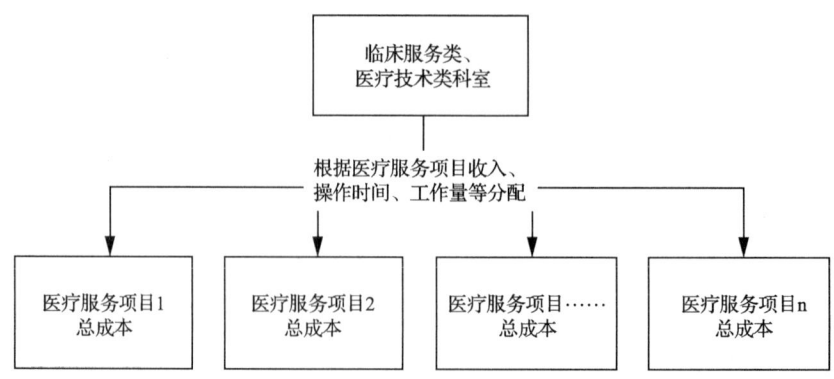

三、病种、DRG 成本核算

（一）病种、DRG 成本核算流程。

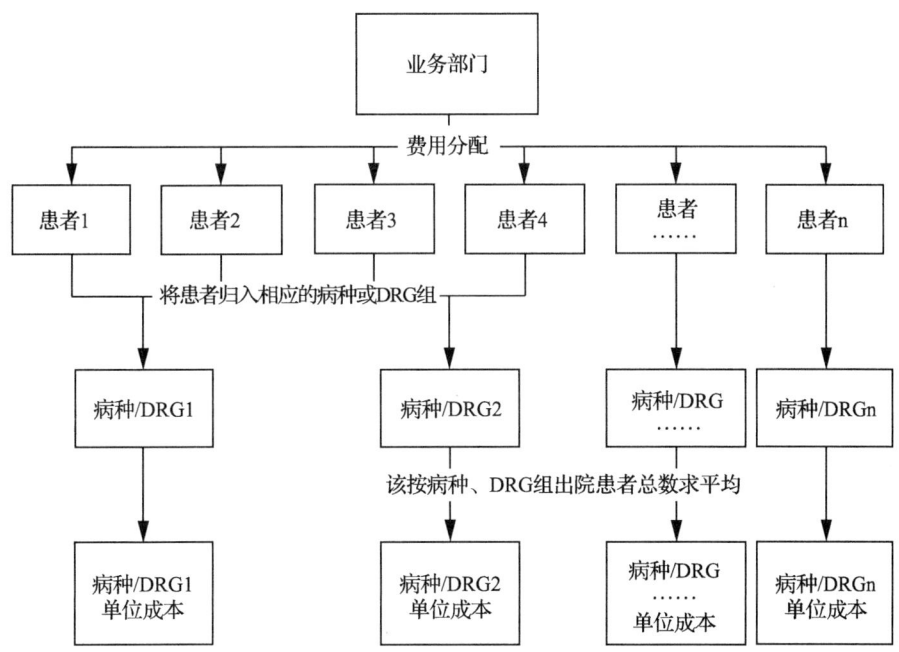

（二）患者成本分配。

1. 项目叠加法、服务单元叠加法。

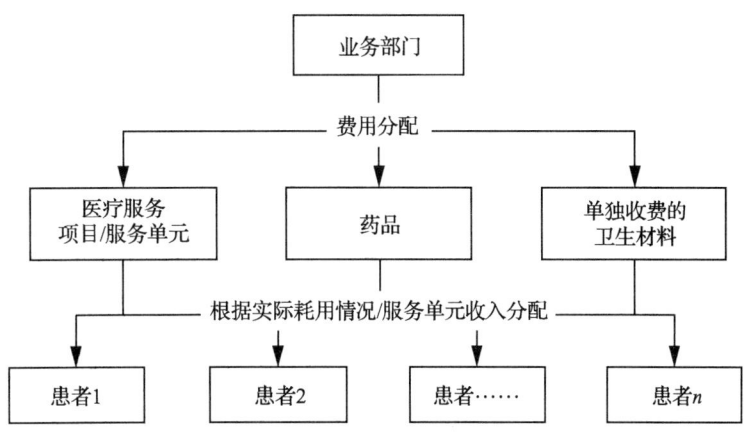

2. 参数分配法。

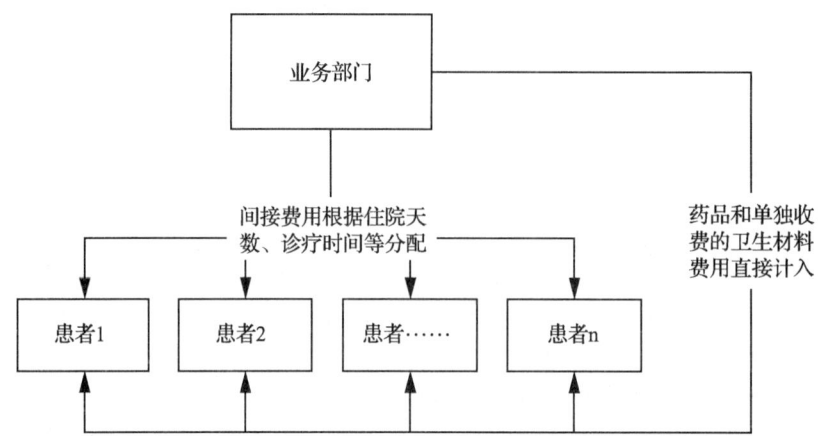

公立医院成本核算规范

第一章　总　　则

第一条　为健全现代医院管理制度,优化资源配置,规范公立医院成本核算工作,发挥成本核算在医疗服务定价、公立医院成本控制和绩效评价中的作用,提升单位内部管理水平和运营效率,推进公立医院高质量发展,根据财政部公布的政府会计准则制度、《事业单位成本核算基本指引》《关于医院执行政府会计制度——行政事业单位会计科目和报表的补充规定》《医院财务制度》等规章制度,制定本规范。

第二条　本规范适用于全国各级卫生健康行政部门、中医药主管部门举办的各级各类公立医院(以下简称医院)。其他部门举办的医院参照执行。

第三条　医院成本是指医院特定的成本核算对象所发生的资源耗费,包括人力资源耗费,房屋及建筑物、设备、材料、产品等有形资产耗费,知识产权等无形资产耗费,以及其他耗费。

第四条　医院成本核算是指医院对其业务活动中实际发生的各种耗费,按照确定的成本核算对象和成本项目进行归集、分配,计算确定各成本核算对象的总成本、单位成本等,并向有关使用者提供成本信息的活动。

第五条　医院进行成本核算应当遵循以下原则:

(一)相关性原则。医院选择成本核算对象、归集分配成本、提供成本信息等应当与满足成本信息需求相关,有助于使用者依据成本信息作出评价或决策。

(二)真实性原则。医院应当以实际发生经济业务或事项为依据进行成本核算,确保成本信息真实可靠、内容完整。

(三)适应性原则。医院进行成本核算应当与卫生健康行业特点、特定的成本信息需求相适应。

(四)及时性原则。医院应当及时收集、处理、传递和报告成本信息,便于信息使用者及时作出评价或决策。

(五)可比性原则。相同行政区域内不同医院,或者同一医院不同时期,对相同或相似的成本核算对象进行成本核算所采用的方法和依据等应当保持连续性和一致性,确保成本信息相互可比。

（六）重要性原则。医院选择成本核算对象、开展成本核算应当区分重要程度，对于重要的成本核算对象和成本项目应当力求成本信息精确，对于非重要的成本核算对象和成本项目可以适当简化核算。

第六条 医院进行成本核算应当满足内部管理和外部管理的需求，包括但不限于以下方面：

（一）成本控制。医院应当完整、准确核算特定成本核算对象的成本，揭示成本的发生和形成过程，以便对影响成本的各种因素、条件施加影响或管控，将实际成本控制在预期目标内。

（二）医疗服务定价。医院应当在统一核算原则和方法的基础上准确核算医疗服务成本，为政府有关部门制订医疗服务相关价格或收费标准提供依据和参考。

（三）绩效评价。医院应当设置与成本相关的绩效指标，衡量医院整体和内部各部门的运行效率、核心业务实施效果、政策项目资金实施效益。

第七条 医院可根据相关部门对成本信息的需求以及成本管理的要求确定成本核算周期，并根据工作需要定期编制成本报告，全面反映医院成本核算情况。原则上，成本核算周期应当与会计核算周期保持一致。

第八条 医院应当以权责发生制为基础，以财务会计数据为准进行成本核算，财务会计有关明细科目设置和辅助核算应当满足成本核算需要。

第九条 医院应当确保成本数据原始记录真实完整，加强收集、记录、传递、整理和汇总等工作，为成本核算提供必要的数据基础。

第二章　组织机构与职责

第十条 为保证医院成本核算工作正常有序开展，医院应当成立成本核算工作领导小组，明确承担成本核算工作的职能部门。

第十一条 成本核算工作领导小组应当由医院主要负责人担任组长，总会计师或分管财务的副院长担任副组长，成员包括财务、医保、物价、运营管理、医务、药剂、护理、信息、人事、后勤、设备、资产、病案统计等相关职能部门负责人以及部分临床科室负责人。成本核算工作领导小组主要负责审议医院成本核算工作方案及相关制度，明确各部门职责，协调解决成本核算相关问题，组织开展成本核算，加强成本管控，制订相匹配的绩效考核方案，提升运营效率。

第十二条 承担成本核算的职能部门（以下简称"成本核算部门"）是开展成本核算工作的日常机构。医院根据规模和业务量大小设置成本核算岗位。成本核算部门主要职责是：制订医院成本核算工作方案及相关工作制度等；确定成本核算对象和方法，开展成本核算；按照相关政府主管部门的规定定期编制、报送成本报表；开展成本分析，提出成本控制建议，为医院决策与运营管理提供支持和参考。

第十三条 医院各部门均应当设立兼职成本核算员，按照成本核算要求，及时、完整报送本部门成本核算相关数据,并确保数据的真实性和准确性,做好本部门成本管理和控制。

第十四条　医院各部门在成本核算过程中应当提供的数据信息资料主要包括:

(一)财务部门:各部门应发工资总额,邮电费、差旅费等在财务部门直接报销并应当计入各部门的费用;门诊和住院医疗收入明细数据。

(二)人事薪酬部门:各部门人员信息、待遇标准(包括职工薪酬、社会保障等)、考勤和人员变动情况。

(三)医保部门:与医保相关的工作量和费用。

(四)后勤部门:各部门水、电、气等能源耗用量及费用;相关部门物业、保安、保洁、配送、维修、食堂、洗衣、污水处理等工作量和服务费用。

(五)资产管理部门:各部门固定资产和无形资产数量、使用分布与变动情况,设备折旧和维修保养、内部服务工作量和费用。

(六)物资管理部门:各部门卫生材料、低值易耗品等用量、存量和费用。

(七)药剂部门:各部门药品用量、存量和费用。

(八)供应室、血库、氧气站等部门:各部门实际领用或发生费用及内部服务工作量。

(九)病案统计部门:门诊、住院工作量,病案首页及成本核算相关数据。

(十)信息部门:负责医院成本核算系统的开发与完善,并确保其与相关信息系统之间信息的统一与衔接,协助提供其他成本相关数据。

(十一)其他部门:其他与成本核算有关的数据。

医院应当根据自身实际情况确定提供成本核算数据的部门。

第三章　成本项目、范围和分类

第十五条　按照成本核算的不同对象,可分为科室成本、诊次成本、床日成本、医疗服务项目成本、病种成本、按疾病诊断相关分组(Diagnosis Related Groups, DRG)成本。

第十六条　医院应当根据国家规定的成本核算口径设置成本项目,并对每个成本核算对象按照成本项目进行数据归集。成本项目是指将归集到成本核算对象的按照一定标准划分的反映成本构成的具体项目。医院成本项目包括人员经费、卫生材料费、药品费、固定资产折旧费、无形资产摊销费、提取医疗风险基金、其他运行费用等7大类。

第十七条　成本项目核算数据应当与政府会计准则制度中"业务活动费用""单位管理费用"等科目的有关明细科目数据保持衔接,并确保与财务报表数据的同源性和一致性。

第十八条　不属于成本核算对象的耗费,不计入成本核算对象的成本。主要包括:

(一)不属于医院成本核算范围的其他核算主体及经济活动发生的费用;

(二)在各类基金中列支的费用;

(三)国家规定不得列入成本的费用。

第十九条　按照医院管理的不同需求,对成本进行分类:

（一）按照计入成本核算对象的方式分为直接成本和间接成本。

1. 直接成本：是指确定由某一成本核算对象负担的费用，包括直接计入和计算计入的成本。

2. 间接成本：是指不能直接计入成本核算对象的费用，应当由医院根据医疗服务业务特点，选择合理的分配标准或方法分配计入各个成本核算对象。

间接成本分配标准或方法一般遵循因果关系和受益原则，将资源耗费根据动因（工作量占比、耗用资源占比、收入占比等）分项目追溯或分配至相关的成本核算对象。

同一成本核算对象的间接成本分配标准或方法一旦确定，在各核算期间应当保持一致，不得随意变动。

（二）按照成本属性分为固定成本和变动成本。

1. 固定成本：是指在一定期间和一定业务范围内，成本总额相对固定，不受业务量变化影响的成本。

2. 变动成本：是指成本总额随着业务量的变动而成相应比例变化的成本。

（三）按照资本流动性分为资本性成本和非资本性成本。

1. 资本性成本：是指医院长期使用的，其经济寿命将经历多个会计年度的固定资产和无形资产的成本，包括固定资产折旧和无形资产摊销费用。

2. 非资本性成本：是指某一会计年度内医院运营中发生的人员经费、卫生材料费、药品费、提取医疗风险基金和其他运行费用。

第二十条 按照成本核算的不同目的，医院的成本可分为医疗业务成本、医疗成本、医疗全成本和医院全成本。

（一）医疗业务成本是指医院业务科室开展医疗服务业务活动发生的各种耗费，不包括医院行政后勤类科室的耗费及财政项目拨款经费、非同级财政拨款项目经费和科教经费形成的各项费用。

医疗业务成本 ＝ 临床服务类科室直接成本 ＋ 医疗技术类科室直接成本 ＋ 医疗辅助类科室直接成本

（二）医疗成本是指为开展医疗服务业务活动，医院各业务科室、行政后勤类科室发生的各种耗费，不包括财政项目拨款经费、非同级财政拨款项目经费和科教经费形成的各项费用。

医疗成本 ＝ 医疗业务成本 ＋ 行政后勤类科室成本

（三）医疗全成本是指为开展医疗服务业务活动，医院各部门发生的各种耗费，以及财政项目拨款经费、非同级财政拨款项目经费形成的各项费用。

（四）医院全成本是指医疗全成本的各种耗费，以及科教经费形成的各项费用、资产处置费用、上缴上级费用、对附属单位补助费用、其他费用等各项费用。

第二十一条 医院成本核算单元应当按照科室单元和服务单元进行设置。成本核算单元是成本核算的基础，根据不同的核算目的和服务性质进行归集和分类。

科室单元是指根据医院管理和学科建设的需要而设置的成本核算单元。例如消化病房、呼吸门诊、手术室、检验科、供应室、医务处等。主要用于科室成本核算、医疗服务项目成本核算、诊次成本核算、床日成本核算等。

服务单元是指以医院为患者提供的医疗服务内容类别为基础而设置的成本核算单元，例如重症监护、手术、药品、耗材等服务单元。服务单元根据功能可细化为病房服务单元、病理服务单元、检验服务单元、影像服务单元、诊断服务单元、治疗服务单元、麻醉服务单元、手术服务单元、药品供应服务单元、耗材供应服务单元等。主要用于病种成本核算、DRG 成本核算等。

第四章　科室成本核算

第二十二条　科室成本核算是指以科室为核算对象，按照一定流程和方法归集相关费用、计算科室成本的过程。科室成本核算的对象是按照医院管理需要设置的各类科室单元。

第二十三条　医院应当按照服务性质将科室划分为临床服务类、医疗技术类、医疗辅助类、行政后勤类。

（一）临床服务类科室是指直接为患者提供医疗服务，并能体现最终医疗结果、完整反映医疗成本的科室。

（二）医疗技术类科室是指为临床服务类科室及患者提供医疗技术服务的科室。

（三）医疗辅助类科室是指服务于临床服务类和医疗技术类科室，为其提供动力、生产、加工、消毒等辅助服务的科室。

（四）行政后勤类科室是指除临床服务类、医疗技术类和医疗辅助类科室之外，从事行政管理和后勤保障工作科室。

第二十四条　医院原则上应当按照《科室单元分类名称及编码》（附件 1）设置科室单元。

（一）临床服务类科室设置的专业实验室或检查室，其发生的人员经费、房屋水电费等耗费若由所属临床科室承担，则该实验室或检查室的收入和成本计入所属临床科室。

（二）各临床服务类、医疗技术类、医疗辅助类科室下设的办公室，其成本计入所属科室。

第二十五条　医院开展科室核算时，应当将提供医疗服务所发生的全部费用，按照成本项目归集到科室单元。通过"业务活动费用""单位管理费用"等会计科目，按照成本项目归集实际发生的各种费用，据此计算确定各科室的成本，包括直接成本和间接成本。

第二十六条　科室直接成本分为直接计入成本与计算计入成本。

（一）直接计入成本是指在会计核算中能够直接计入到科室单元的费用。包括人员经费、卫生材料费、药品费、固定资产折旧费、无形资产摊销费，以及其他运行费用中可以直接计入的费用。

（二）计算计入成本是指由于受计量条件所限无法直接计入到科室单元的费用。医院应当根据重要性和可操作性等原则,将需要计算计入的科室直接成本按照确定的标准进行分配,计算计入到相关科室单元。对于耗费较多的科室,医院可先行计算其成本,其余的耗费再采用人员、面积比例等作为分配参数,计算计入其他科室。

第二十七条 科室间接成本应当本着相关性、成本效益关系及重要性等原则,采用阶梯分摊法,按照分项逐级分步结转的方式进行三级分摊,最终将所有科室间接成本分摊到临床服务类科室。

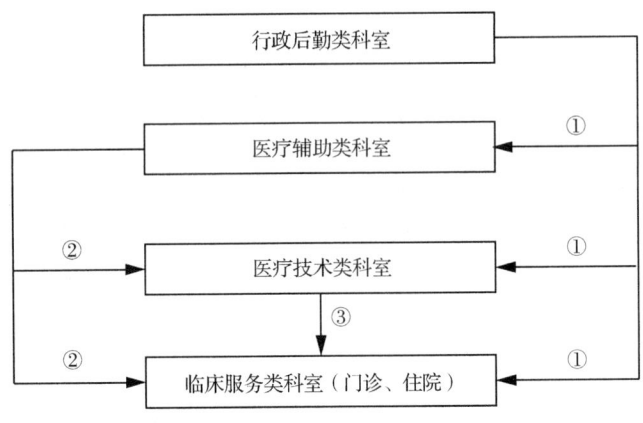

注:①一级分摊;②二级分摊;③三级分摊

具体步骤为:

(一)一级分摊:行政后勤类科室费用分摊。

将行政后勤类科室费用采用人员比例、工作量比重等分摊参数向临床服务类、医疗技术类和医疗辅助类科室分摊,并实行分项结转。

(二)二级分摊:医疗辅助类科室费用分摊。

将医疗辅助类科室费用采用收入比重、工作量比重、占用面积比重等分摊参数向临床服务类和医疗技术类科室分摊,并实行分项结转。

(三)三级分摊:医疗技术类科室费用分摊。

将医疗技术类科室费用采用收入比重等分摊参数向临床服务类科室分摊,分摊后形成门诊、住院临床服务类科室的成本。

第五章　诊次成本核算

第二十八条 诊次成本核算是指以诊次为核算对象,将科室成本进一步分摊到门急诊人次中,计算出诊次成本的过程。采用三级分摊后的临床门急诊科室总成本,计算出诊次成本。

$$全院平均诊次成本 = \frac{\sum 全院各门急诊科室成本}{全院总门急诊人次}$$

$$某临床科室诊次成本 = \frac{某临床科室门急诊成本}{该临床科室门急诊人次}$$

第六章 床日成本核算

第二十九条 床日成本核算是指以床日为核算对象,将科室成本进一步分摊到住院床日中,计算出床日成本的过程。采用三级分摊后的临床住院科室总成本,计算出床日成本。

$$全院平均实际占用床日成本 = \frac{\sum 全院各住院科室成本}{全院实际占用总床日数}$$

$$某临床科室实际占用床日成本 = \frac{某临床住院科室成本}{该临床住院科室实际占用床日数}$$

第七章 医疗服务项目成本核算

第三十条 医疗服务项目成本核算是指以各科室开展的医疗服务项目为对象,归集和分配各项费用,计算出各项目单位成本的过程。医疗服务项目成本核算对象是指各地医疗服务价格主管部门和卫生健康行政部门、中医药主管部门印发的医疗服务收费项目,不包括药品和可以单独收费的卫生材料。医疗服务项目应当执行国家规范的医疗服务项目名称和编码。

第三十一条 医疗服务项目成本核算分两步开展:首先确定医疗服务项目总成本,其次计算单个医疗服务项目成本。应当以临床服务类和医疗技术类科室二级分摊后成本剔除药品成本、单独收费的卫生材料成本作为医疗服务项目总成本,采用作业成本法、成本当量法、成本比例系数法等方法计算单个医疗服务项目成本。

医院可结合实际探索适当的计算方法。

第三十二条 作业成本法是指通过对某医疗服务项目所有作业活动的追踪和记录,计量作业业绩和资源利用情况的一种成本计算方法。该方法以作业为中心,以成本动因为分配要素,体现"服务消耗作业,作业消耗资源"的原则。提供某医疗服务项目过程中的各道工序或环节均可视为一项作业。成本动因分为资源动因和作业动因,主要包括人员数量、房屋面积、工作量、工时、医疗服务项目技术难度等参数。

作业成本法按照以下步骤开展核算:

(一)划分作业。在梳理医院临床服务类科室和医疗技术类科室医疗业务流程基础上,将医疗服务过程划分为若干作业。各作业应当相对独立、不得重复,形成医院统一、规范的作业库。

(二)直接成本归集。将能够直接计入或者计算计入到某医疗服务项目的成本直接归集到医疗服务项目。

(三)间接成本分摊。将无法直接计入或者计算计入到某医疗服务项目的成本,首先按照资源动因将其分配至受益的作业,再按照医疗服务项目消耗作业的原则,采用作业动因将作业成本分配至受益的医疗服务项目。

第三十三条 成本当量法是指在确定的核算期内,以科室单元为核算基础,遴选典型的医疗服务项目作为代表项目,其成本当量数为"1",作为标准当量,其他项目与代表项目进行比较,进而得到其他项目各自的成本当量值,再计算出各项目成本的方法。

成本当量法按照以下步骤开展核算:

(一)选取代表项目。确定各科室单元典型项目作为代表项目,将其成本当量数设为"1"。

(二)计算科室单元的总当量值。

1. 以代表项目单次操作的资源耗费为标准,将该科室单元当期完成的所有医疗服务项目单次操作的资源耗费分别与代表项目相比,得出每个项目的成本当量值。

2. 每个项目的成本当量值乘以其操作数量,得出该项目的总成本当量值。

3. 各项目总成本当量值累加得到该科室单元的成本当量总值。

(三)计算当量系数的单位成本。

$$当量系数的单位成本 = \frac{该科室单元当期总成本 - 药品成本 - 单独收费的卫生材料成本}{该科室单元的成本当量总值}$$

(四)计算项目单位成本。

$$项目单位成本 = 当量系数的单位成本 \times 该项目的成本当量值$$

第三十四条 成本比例系数法是指将归集到各科室单元的成本,通过设定某一种分配参数,将科室单元的成本最终分配到医疗服务项目的计算方法。核算方法主要有收入分配系数法、操作时间分配系数法、工作量分配系数法。

(一)收入分配系数法。将各医疗服务项目收入占科室单元总收入(不含药品收入和单独收费卫生材料收入)的比例作为分配成本的比例。

(二)操作时间分配系数法。将各医疗服务项目操作时间占科室单元总操作时间的比例作为分配成本的比例。

(三)工作量分配系数法。将各医疗服务项目工作量占科室单元总工作量的比例作为分配成本的比例。

第三十五条 不同科室单元开展的同一个医疗服务项目成本的确定方法:将各科室单元该医疗服务项目的核算成本通过加权平均法形成该医疗服务项目院内的平均成本。

(一)计算各个科室单元该医疗服务项目总成本。用该科室单元医疗服务项目的核算成本乘以其操作数量,得出该科室单元医疗服务项目总成本。

(二)计算医院内该医疗服务项目的成本。将各个科室单元该医疗服务项目总成本除以当期内该医疗服务项目操作总数,得到项目成本。

第八章 病种成本核算

第三十六条 病种成本核算是指以病种为核算对象,按照一定流程和方法归集相关费用,计算病种成本的过程。医院开展的病种可参照临床路径和国家推荐病种的有关规定执行。

第三十七条　病种成本核算方法主要有自上而下法(Top-Down Costing)、自下而上法(Bottom-Up Costing)和成本收入比法(Cost-to-Charge Ratio,CCR)。

(一)自上而下法。自上而下法以成本核算单元成本为基础计算病种成本。按照以下步骤开展核算:

1. 统计每名患者的药品和单独收费的卫生材料费用,形成每名患者的药耗成本。

2. 将成本核算单元的成本剔除所有计入患者的药品和单独收费的卫生材料费用后,采用住院天数、诊疗时间等作为分配参数分摊到每名患者。

3. 将步骤1和步骤2成本累加形成每名患者的病种成本。

4. 将同病种患者归为一组,然后将组内每名患者的成本累加形成病种总成本,采用平均数等方法计算病种单位成本。

$$病种总成本 = \sum 该病种每名患者成本$$

$$某病种单位成本 = \frac{该病种总成本}{该病种出院患者总数}$$

(二)自下而上法。自下而上法以医疗服务项目成本为基础计算病种成本。按照以下步骤开展核算:

1. 将医疗服务项目成本、药品成本、单独收费的卫生材料成本对应到每名患者后,形成每名患者的病种成本。

$$某患者病种成本 = \sum \left(\begin{array}{c} 该患者核算期间内某医疗 \\ 服务项目工作量 \end{array} \times \begin{array}{c} 该医疗服务项目 \\ 单位成本 \end{array} \right) + \sum 药品成本 + \sum 单独收费的卫生材料成本$$

2. 将同病种患者归为一组,然后将组内每名患者的成本累加形成病种总成本,采用平均数等方法计算病种单位成本。

$$病种总成本 = \sum 该病种每名患者成本$$

$$某病种单位成本 = \frac{该病种总成本}{该病种出院患者总数}$$

(三)成本收入比法。成本收入比法以服务单元的收入和成本为基础计算病种成本,通过计算医院为患者提供的各服务单元的成本收入比值,利用该比值将患者层面的收入转换为成本。按照以下步骤开展核算:

1. 计算各服务单元的成本收入比值。

$$某服务单元成本收入比 = \frac{该服务单元成本}{该服务单元收入}$$

2. 计算患者病种成本。

$$某患者病种成本 = \sum 该患者某服务单元收入 \times 该服务单元成本收入比$$

3. 将同病种患者归为一组,然后将组内每名患者的成本累加形成病种总成本,采用平均数等方法计算病种单位成本。

$$病种总成本 = \sum 该病种每名患者成本$$

$$某病种单位成本 = \frac{该病种总成本}{该病种出院患者总数}$$

第九章　DRG 成本核算

第三十八条　DRG 成本核算是指以 DRG 组为核算对象,按照一定流程和方法归集相关费用计算 DRG 组成本的过程。

第三十九条　DRG 成本核算方法主要有自上而下法、自下而上法和成本收入比法。

(一)自上而下法。自上而下法以成本核算单元成本为基础计算 DRG 组成本。按照以下步骤开展核算:

1. 统计每名患者的药品和单独收费的卫生材料费用,形成每名患者的药耗成本。

2. 将成本核算单元的成本剔除所有计入患者的药品和单独收费的卫生材料费用后,采用住院天数、诊疗时间等作为分配参数分摊到每名患者。

3. 将步骤 1 和步骤 2 成本累加形成每名患者的成本。

4. 将每名患者归入到相应的 DRG 组,然后将组内每名患者的成本累加形成该 DRG 组总成本,采用平均数等方法计算该 DRG 组单位成本。

$$DRG 组总成本 = \sum 该 DRG 组每名患者成本$$

$$某 DRG 组单位成本 = \frac{该 DRG 组总成本}{该 DRG 组出院患者总数}$$

(二)自下而上法。自下而上法以医疗服务项目成本基础计算 DRG 组成本。按照以下步骤开展核算:

1. 将医疗服务项目成本、药品成本、单独收费的卫生材料成本对应到每名患者后,形成每名患者的成本。

$$某患者成本 = \sum \left(\substack{患者核算期间内某医疗 \\ 服务项目工作量} \times \substack{该医疗服务 \\ 项目单位成本} \right) + \sum 药品成本 + \sum 单独收费的卫生材料成本$$

2. 将每名患者归入到相应的 DRG 组,然后将组内每名患者的成本累加形成该 DRG 组总成本,采用平均数等方法计算该 DRG 组单位成本。

$$DRG 组总成本 = \sum 该 DRG 组每名患者成本$$

$$某 DRG 组单位成本 = \frac{该 DRG 组总成本}{该 DRG 组出院患者总数}$$

(三)成本收入比法。成本收入比法以服务单元的收入和成本为基础计算 DRG 组成本,通过计算医院为患者提供的各服务单元的成本收入比值,利用该比值将患者层面的收入转换为成本。按照以下步骤开展核算:

1. 计算各服务单元的成本收入比值。

$$某服务单元成本收入比 = \frac{该服务单元成本}{该服务单元收入}$$

2. 计算患者成本。

$$某患者成本 = \sum 该患者某服务单元收入 \times 该服务单元成本收入比$$

3. 将每名患者归入到相应的 DRG 组,然后将组内每名患者的成本累加形成该 DRG 组总成本,采用平均数等方法计算该 DRG 组单位成本。

$$DRG 组总成本 = \sum 该 DRG 组每名患者成本$$

$$某 DRG 组单位成本 = \frac{该 DRG 组总成本}{该 DRG 组出院患者总数}$$

第十章　成本报表

第四十条　为保证成本信息质量,开展成本核算的医院应当按照要求定期形成成本报表和成本核算报告,并对成本核算结果和成本控制情况作出详细说明。医院应当按照月度或年度编制报表,也可以按照季度编制。成本报表数据应当真实、准确。医院应当至少每年产出年度成本核算报告。

第四十一条　成本报表按照不同的管理需要进行分类。

(一) 按照使用者不同可分为对内报表和对外报表。对内报表指医院为满足内部管理需要而编制的成本报表;对外报表指医院按照相关政府主管部门要求报送的成本报表。

(二) 按照核算对象不同分为科室成本报表、诊次成本报表、床日成本报表、医疗服务项目成本报表、病种成本报表、DRG 成本报表。科室成本报表主要包括直接成本表、全成本表、成本分摊汇总表等;诊次成本报表主要包括院级诊次成本构成表、科室诊次成本表等;床日成本报表主要包括院级床日成本构成表、科室床日成本表等;医疗服务项目成本报表主要包括项目成本汇总表、项目成本明细表等;病种成本报表主要包括病种成本明细表、病种成本构成明细表等;DRG 成本报表主要包括 DRG 成本明细表、DRG 成本构成明细表等。

第十一章　成本分析

第四十二条　医院要结合经济运行等相关信息,开展成本核算结果分析,重点分析成本构成、成本变动的影响因素,制订成本控制措施,提出改进建议。

第四十三条　医院开展成本分析主要方法包括:

(一) 按照分析目的和要求不同,可分为全面分析、局部分析、专题分析等。

(二) 按照指标比较方法不同,可分为比较分析法、结构分析法、趋势分析法、因素分析法等。

（三）本量利分析：医院通过对保本点的研究分析，确定医疗服务正常开展所达到的保本点业务量和保本收入总额，反映出业务量与成本之间的变动关系。

第四十四条 各级卫生健康行政部门、中医药主管部门应当加强地区间、医院间成本数据的分析比较，服务于政策的制订和完善，优化卫生资源配置，提高资源利用效率。医院应当加强成本数据和分析结果的应用，促进业务管理与经济管理相融合，提升运营管理水平，推进医院高质量发展。

第十二章 附 则

第四十五条 本规范由国家卫生健康委、国家中医药管理局负责解释。

第四十六条 本规范自印发之日起施行。《县级公立医院成本核算操作办法》（国卫办财务发〔2015〕39号）同时废止。

附录三 附件1

科室单元分类名称及编码

序号	一级科室编码	一级科室名称	二级科室编码	二级科室名称	三级科室编码	三级科室名称
1	1	门诊临床科室	101	预防保健科门诊	101001	预防保健科门诊
2			102	全科医疗科门诊	102001	全科医疗科门诊
3			103	内科门诊	103001	呼吸内科门诊
4					103002	消化内科门诊
5					103003	神经内科门诊
6					103004	心血管内科门诊
7					103005	血液内科门诊
8					103006	肾病学门诊
9					103007	内分泌门诊
10					103008	免疫学门诊
11					103009	变态反应门诊
12					103010	老年病门诊
13					103099	内科其他门诊
14			104	外科门诊	104001	普通外科门诊
15					104002	肝脏移植门诊
16					104003	胰腺移植门诊

（续表）

序号	一级科室编码	一级科室名称	二级科室编码	二级科室名称	三级科室编码	三级科室名称
17					104004	小肠移植门诊
18					104005	神经外科门诊
19					104006	骨科门诊
20					104007	泌尿外科门诊
21					104008	肾病移植门诊
22					104009	胸外科门诊
23					104010	肺脏移植门诊
24					104011	心脏大血管外科门诊
25					104012	心脏移植门诊
26					104013	烧伤外科门诊
27					104014	整形外科门诊
28					104015	介入科门诊
29					104099	外科其他门诊
30			105	妇产科门诊	105001	妇科门诊
31					105002	产科门诊
32					105003	计划生育门诊
33					105004	优生学门诊
34					105005	生殖健康与不孕症门诊
35					105099	妇产科其他门诊
36			106	妇女保健科门诊	106001	青春期保健门诊
37					106002	围产期保健门诊
38					106003	更年期保健门诊
39					106099	妇女保健科其他门诊
40			107	儿科门诊	107001	新生儿门诊
41					107002	小儿传染病门诊
42					107003	小儿消化门诊
43					107004	小儿呼吸门诊
44					107005	小儿心脏病门诊
45					107006	小儿肾病门诊
46					107007	小儿神经病学门诊
47					107008	小儿内分泌门诊

(续表)

序号	一级科室编码	一级科室名称	二级科室编码	二级科室名称	三级科室编码	三级科室名称
48					107009	小儿遗传病门诊
49					107010	小儿免疫门诊
50					107099	儿科其他门诊
51			108	小儿外科门诊	108001	小儿普通外科门诊
52					108002	小儿骨科门诊
53					108003	小儿泌尿外科门诊
54					108004	小儿胸心外科门诊
55					108005	小儿神经外科门诊
56					108099	小儿外科其他门诊
57			109	儿童保健科门诊	109001	儿童生长发育门诊
58					109002	儿童五官保健门诊
59					109099	儿童保健科其他门诊
60			110	眼科门诊	110001	眼科门诊
61			111	耳鼻咽喉科门诊	111001	耳科门诊
62					111002	鼻科门诊
63					111003	咽喉门诊
64					111099	耳鼻咽喉科其他门诊
65			112	口腔科门诊	112001	牙体牙髓病门诊
66					112002	牙周病门诊
67					112003	口腔黏膜病门诊
68					112004	儿童口腔门诊
69					112005	口腔颌面外科门诊
70					112006	口腔修复门诊
71					112007	口腔正畸门诊
72					112008	口腔种植门诊
73					112009	预防口腔门诊
74					112099	口腔科其他门诊
75			113	皮肤科门诊	113001	皮肤病门诊
76					113002	性传播疾病门诊
77					113099	皮肤科其他门诊
78			114	医疗美容科门诊	114001	医疗美容科门诊

（续表）

序号	一级科室编码	一级科室名称	二级科室编码	二级科室名称	三级科室编码	三级科室名称
79			115	精神科门诊	115001	精神病门诊
80					115002	精神卫生门诊
81					115003	药物依赖门诊
82					115004	精神康复门诊
83					115005	精神心理社区防治门诊
84					115006	临床心理门诊
85					115007	司法精神门诊
86					115099	精神科其他门诊
87			116	传染科门诊	116001	肠道传染病门诊
88					116002	呼吸道传染病门诊
89					116003	肝炎门诊
90					116004	虫媒传染病门诊
91					116005	动物源性传染病门诊
92					116006	蠕虫病门诊
93					116099	传染科其他门诊
94			117	结核病科门诊	117001	结核病科门诊
95			118	地方病科门诊	118001	地方病科门诊
96			119	肿瘤科门诊	119001	肿瘤科门诊
97			120	急诊医学科	120001	急诊医学科
98			121	康复医学科门诊	121001	康复医学科门诊
99			122	理疗科门诊	122001	理疗科门诊
100			123	运动医学科门诊	123001	运动医学科门诊
101			124	职业病科门诊	124001	职业中毒门诊
102					124002	尘肺门诊
103					124003	放射病门诊
104					124004	物理因素损伤门诊
105					124005	职业健康监护门诊
106					124099	职业病科其他门诊
107			125	临终关怀科门诊	125001	临终关怀科门诊
108			126	特种医学与军事医学科门诊	126001	特种医学与军事医学科门诊

(续表)

序号	一级科室编码	一级科室名称	二级科室编码	二级科室名称	三级科室编码	三级科室名称
109			127	重症监护门诊	127001	重症监护门诊
110			128	麻醉科门诊	128001	麻醉科门诊
111			129	疼痛科门诊	129001	疼痛科门诊
112			130	手术室门诊	130001	手术室门诊
113			131	临床营养科门诊	131001	临床营养科门诊
114			132	中医科门诊	132001	中医内科门诊
115					132002	中医外科门诊
116					132003	中医妇产科门诊
117					132004	中医儿科门诊
118					132005	中医皮肤科门诊
119					132006	中医眼科门诊
120					132007	中医耳鼻咽喉科门诊
121					132008	中医口腔科门诊
122					132009	中医肿瘤科门诊
123					132010	中医骨伤科门诊
124					132011	中医肛肠科门诊
125					132012	中医老年病科门诊
126					132013	中医针灸科门诊
127					132014	中医针灸理疗门诊
128					132015	中医推拿科门诊
129					132016	中医康复医学门诊
130					132017	中医急诊科门诊
131					132018	中医预防保健科门诊
132					132099	中医科其他门诊
133			133	中西医结合科门诊	133001	中西医结合科门诊
134			134	民族医学科门诊	134001	维吾尔医学门诊
135					134002	藏医学门诊
136					134003	蒙医学门诊
137					134004	彝医学门诊
138					134005	傣医学门诊
139					134099	民族医学科其他门诊

（续表）

序号	一级科室编码	一级科室名称	二级科室编码	二级科室名称	三级科室编码	三级科室名称
140			135	互联网（远程）中心	135001	互联网（远程）中心
141			199	其他科室门诊	199001	其他科室门诊
142	2	住院临床科室	201	预防保健科住院	201001	预防保健科住院
143			202	全科医疗科住院	202001	全科医疗科住院
144			203	内科住院	203001	呼吸内科住院
145					203002	消化内科住院
146					203003	神经内科住院
147					203004	心血管内科住院
148					203005	血液内科住院
149					203006	肾病学住院
150					203007	内分泌住院
151					203008	免疫学住院
152					203009	变态反应住院
153					203010	老年病住院
154					203099	内科其他住院
155			204	外科住院	204001	普通外科住院
156					204002	肝脏移植住院
157					204003	胰腺移植住院
158					204004	小肠移植住院
159					204005	神经外科住院
160					204006	骨科住院
161					204007	泌尿外科住院
162					204008	肾病移植住院
163					204009	胸外科住院
164					204010	肺脏移植住院
165					204011	心脏大血管外科住院
166					204012	心脏移植住院
167					204013	烧伤外科住院
168					204014	整形外科住院
169					204015	介入科住院
170					204099	外科其他住院

(续表)

序号	一级科室编码	一级科室名称	二级科室编码	二级科室名称	三级科室编码	三级科室名称
171			205	妇产科住院	205001	妇科住院
172					205002	产科住院
173					205003	计划生育住院
174					205004	优生学住院
175					205005	生殖健康与不孕症住院
176					205099	妇产科其他住院
177			206	妇女保健科住院	206001	青春期保健住院
178					206002	围产期保健住院
179					206003	更年期保健住院
180					206099	妇女保健科其他住院
181			207	儿科住院	207001	新生儿住院
182					207002	小儿传染病住院
183					207003	小儿消化住院
184					207004	小儿呼吸住院
185					207005	小儿心脏病住院
186					207006	小儿肾病住院
187					207007	小儿神经病学住院
188					207008	小儿内分泌住院
189					207009	小儿遗传病住院
190					207010	小儿免疫住院
191					207099	儿科其他住院
192			208	小儿外科住院	208001	小儿普通外科住院
193					208002	小儿骨科住院
194					208003	小儿泌尿外科住院
195					208004	小儿胸心外科住院
196					208005	小儿神经外科住院
197					208099	小儿外科其他住院
198			209	儿童保健科住院	209001	儿童生长发育住院
199					209002	儿童五官保健住院
200					209099	儿童保健科其他住院
201			210	眼科住院	210001	眼科住院

(续表)

序号	一级科室编码	一级科室名称	二级科室编码	二级科室名称	三级科室编码	三级科室名称
202			211	耳鼻咽喉科住院	211001	耳科住院
203					211002	鼻科住院
204					211003	咽喉住院
205					211099	耳鼻咽喉科其他住院
206			212	口腔科住院	212001	牙体牙髓病住院
207					212002	牙周病住院
208					212003	口腔黏膜病住院
209					212004	儿童口腔住院
210					212005	口腔颌面外科住院
211					212006	口腔修复住院
212					212007	口腔正畸住院
213					212008	口腔种植住院
214					212009	预防口腔住院
215					212099	口腔科其他住院
216			213	皮肤科住院	213001	皮肤病住院
217					213002	性传播疾病住院
218					213099	皮肤科其他住院
219			214	医疗美容科住院	214001	医疗美容科住院
220			215	精神科住院	215001	精神病住院
221					215002	精神卫生住院
222					215003	药物依赖住院
223					215004	精神康复住院
224					215005	精神心理社区防治住院
225					215006	临床心理住院
226					215007	司法精神住院
227					215099	精神科其他住院
228			216	传染科住院	216001	肠道传染病住院
229					216002	呼吸道传染病住院
230					216003	肝炎住院
231					216004	虫媒传染病住院
232					216005	动物源性传染病住院

（续表）

序号	一级科室编码	一级科室名称	二级科室编码	二级科室名称	三级科室编码	三级科室名称
233					216006	蠕虫病住院
234					216099	传染科其他住院
235			217	结核病科住院	217001	结核病科住院
236			218	地方病科住院	218001	地方病科住院
237			219	肿瘤科住院	219001	肿瘤科住院
238			220	急诊医学科住院	220001	急诊医学科住院
239			221	康复医学科住院	221001	康复医学科住院
240			222	理疗科住院	222001	理疗科住院
241			223	运动医学科住院	223001	运动医学科住院
242			224	职业病科住院	224001	职业中毒住院
243					224002	尘肺住院
244					224003	放射病住院
245					224004	物理因素损伤住院
246					224005	职业健康监护住院
247					224099	职业病科其他住院
248			225	临终关怀科住院	225001	临终关怀科住院
249			226	特种医学与军事医学科住院	226001	特种医学与军事医学科住院
250			227	重症监护住院	227001	重症监护住院
251			228	麻醉科住院	228001	麻醉科住院
252			229	疼痛科住院	229001	疼痛科住院
253			230	手术室住院	230001	手术室住院
254			231	临床营养科住院	231001	临床营养科住院
255			232	中医科住院	232001	中医内科住院
256					232002	中医外科住院
257					232003	中医妇产科住院
258					232004	中医儿科住院
259					232005	中医皮肤科住院
260					232006	中医眼科住院
261					232007	中医耳鼻咽喉科住院
262					232008	中医口腔科住院

（续表）

序号	一级科室编码	一级科室名称	二级科室编码	二级科室名称	三级科室编码	三级科室名称
263					232009	中医肿瘤科住院
264					232010	中医骨伤科住院
265					232011	中医肛肠科住院
266					232012	中医老年病科住院
267					232013	中医针灸科住院
268					232014	中医针灸理疗住院
269					232015	中医推拿科住院
270					232016	中医康复医学住院
271					232017	中医急诊科住院
272					232018	中医预防保健科住院
273					232099	中医科其他住院
274			233	中西医结合科住院	233001	中西医结合科住院
275			234	民族医学科住院	234001	维吾尔医学住院
276					234002	藏医学住院
277					234003	蒙医学住院
278					234004	彝医学住院
279					234005	傣医学住院
280					234099	民族医学科其他住院
281			299	其他科室住院	299001	其他科室住院
282	3	医技科室	301	病理科	301001	病理科
283			302	医学检验科	302001	临床体液、血液专业
284					302002	临床微生物学专业
285					302003	临床化学检验专业
286					302004	临床免疫、血清学专业
287					302005	临床细胞分子遗传学专业
288					302099	医学检验科其他
289			303	输血科	303001	输血科
290			304	医学影像科	304001	X线诊断
291					304002	CT诊断
292					304003	磁共振成像诊断
293					304004	核医学

（续表）

序号	一级科室编码	一级科室名称	二级科室编码	二级科室名称	三级科室编码	三级科室名称
294					304005	超声诊断
295					304006	心电诊断
296					304007	脑电及脑血流图诊断
297					304008	神经肌肉电图
298					304009	介入放射学
299					304010	放射治疗
300					304099	医学影像科其他
301			305	功能检查科	305001	功能检查科
302			306	内镜中心	306001	内镜中心
303			307	碎石中心	307001	碎石中心
304			308	血透室	308001	血透室
305			309	激光室	309001	激光室
306			310	震波室	310001	震波室
307			311	高压氧治疗中心	311001	高压氧治疗中心
308			312	药剂科	312001	药剂办
309					312002	药库
310					312003	门诊药房
311					312004	住院药房
312					312005	制剂室
313					312006	临床药学及实验室/GCP
314					312099	药剂其他科室
315			399	医技其他科室	399001	医技其他科室
316	4	医辅科室	401	供应室	401001	供应室
317			402	挂号室	402001	挂号室
318			403	病案室	403001	病案室
319			404	门诊收费处	404001	门诊收费处
320			405	入院接诊室	405001	入院接诊室
321			406	住院处	406001	住院处
322			407	氧气室	407001	氧气室
323			408	真空负压吸引站	408001	真空负压吸引站

序号	一级科室编码	一级科室名称	二级科室编码	二级科室名称	三级科室编码	三级科室名称
324			499	医辅其他科室	499001	医辅其他科室
325	5	行政后勤	501	院长办公室	501001	院长办公室
326			502	党委办公室	502001	党委办公室
327			503	宣传处	503001	宣传处
328			504	纪检办公室	504001	纪检办公室
329			505	监查办公室	505001	监查办公室
330			506	审计处	506001	审计处
331			507	人事处	507001	人事处
332			508	绩效办公室（经管办）	508001	绩效办公室（经管办）
333			509	运营管理部	509001	运营管理部
334			510	医务处	510001	医务处
335			511	护理部	511001	护理部
336			512	院感办公室	512001	院感办公室
337			513	质量控制办公室	513001	质量控制办公室
338			514	门诊办公室	514001	门诊办公室
339			515	科研处	515001	科研处
340			516	教学处	516001	教学处
341			517	医疗保险办公室	517001	医疗保险办公室
342			518	财务处	518001	财务处
343			519	设备处	519001	设备处
344			520	保卫处	520001	保卫处
345			521	信息管理中心	521001	信息管理中心
346			522	统计室	522001	统计室
347			523	档案室	523001	档案室
348			524	工会	524001	工会
349			525	团委	525001	团委
350			526	离退休管理办公室	526001	离退休管理办公室
351			527	图书馆	527001	图书馆
352			528	总务处	528001	总务处
353			529	医学工程管理处	529001	医学工程管理处

（续表）

序号	一级科室编码	一级科室名称	二级科室编码	二级科室名称	三级科室编码	三级科室名称
354			530	基建处	530001	基建处
355			531	采购中心	531001	采购中心
356			532	供应科	532001	供应科
357			533	电话总机室	533001	电话总机室
358			534	设施维修组	534001	设施维修组
359			535	电工组	535001	电工组
360			536	电梯组	536001	电梯组
361			537	洗衣房	537001	洗衣房
362			538	营养食堂	538001	营养食堂
363			539	职工食堂	539001	职工食堂
364			540	汽车队（班）	540001	汽车队（班）
365			541	太平间	541001	太平间
366			599	管理其他	599001	管理其他

附录三 附件2

公立医院成本报表

序号	编号	报表名称	报表类型
1		**科室成本报表**	
1-1	科室01表	医院科室直接成本表（医疗成本）	对外报表
1-2	科室02表	医院科室直接成本表（医疗全成本和医院全成本）	对内报表
1-3	科室03表	医院临床服务类科室全成本表（医疗成本）	对外报表
1-4	科室04表	医院临床服务类科室全成本表（医疗全成本和医院全成本）	对内报表
1-5	科室05表	医院临床服务类科室全成本构成分析表	对外报表
1-6	科室06表	医院科室成本分摊汇总表	对内报表
1-7	科室07表	医院科室成本差异分析表	对内报表（补充）
1-8	科室08表	医院科室结余分析表	对内报表（补充）
2		**诊次成本报表**	
2-1	诊次01表	医院诊次成本构成表	对内报表
2-2	诊次02表	医院科室诊次成本表	对内报表

（续表）

序号	编号	报表名称	报表类型
3		**床日成本报表**	
3-1	床日 01 表	医院床日成本构成表	对内报表
3-2	床日 02 表	医院科室床日成本表	对内报表
4		**医疗服务项目成本报表**	
4-0	项目 00 表	科室成本与院级医疗服务项目成本数据校验表	对内报表（补充）
4-1	项目 01 表	医院医疗服务项目成本汇总表	对内报表
4-2	项目 02 表	医院医疗服务项目成本明细表	对内报表
4-3	项目 03 表	医院医疗服务项目单位成本分摊表	对内报表（补充）
4-4	项目 04 表	医院医疗服务项目收费类别总体情况表	对内报表（补充）
4-5	项目 05 表	医院医疗服务项目成本收益表	对内报表（补充）
4-6	项目 06 表	医院医疗服务项目盈亏数量分析表（收费类别）	对内报表（补充）
4-7	项目 07 表	医院亏损医疗服务项目分析表（收费类别）	对内报表（补充）
4-8	项目 08 表	医院医疗服务项目盈亏情况汇总表（按科室统计）	对内报表（补充）
	项目 09 表	医院医疗服务项目成本构成明细表	对内报表（补充）
	项目 10 表	医院医疗服务项目排名分析表（占收入比重）	对内报表（补充）
	项目 11 表	医院医疗服务项目排名分析表（占收益比重）	对内报表（补充）
	项目 12 表	医院医疗服务项目保本成本表	对内报表（补充）
5		**病种成本报表**	
5-1	病种 01 表	医院病种成本明细表	对内报表
5-2	病种 02 表	医院病种成本构成明细表	对内报表
5-3	病种 03 表	医院服务单元病种成本构成明细表	对内报表
5-4	病种 04 表	医院病种成本结余表	对内报表（补充）
6		**DRG 成本报表**	
6-1	DRG 01 表	医院 DRG 成本明细表	对内报表
6-2	DRG 02 表	医院 DRG 成本构成明细表	对内报表
6-3	DRG 03 表	医院服务单元 DRG 成本构成明细表	对内报表
6-4	DRG 04 表	医院 DRG 成本结余表	对内报表（补充）

注：1.《成本规范》外的报表在报表类型一栏里用括号"补充"表示。
　　2. DIP 成本报表可参考 DRG 成本报表编制。
　　3. 如本书前述，在各类成本的核算中除了考虑医疗收入，还应考虑财政基本拨款收入等收入。可在本书提供的报表中再加入这些收入项目，如科室成本报表中"收入"项目可拆分为"医疗收入"和"财政基本拨款收入"项目；项目成本报表中"单位收入"项目可拆分为"单位收费"与"单位财政基本拨款收入"项目；病种和 DRG/DIP 成本报表中"收费水平"项目可拆分为"收费标准"和"财政基本拨款收入"项目等。

附录三 附件 2 附表 1-1

编制单位：＿＿＿＿

医院科室直接成本表

（医疗成本）

＿＿＿年＿＿月

科室 01 表
单位：元

科室名称	成本项目							合计 (8)＝(1)＋(2)＋(3)＋(4) ＋(5)＋(6)＋(7)
	人员经费 (1)	卫生材料费 (2)	药品费 (3)	固定资产折旧费 (4)	无形资产摊销费 (5)	提取医疗风险基金 (6)	其他运行费用 (7)	
临床服务类科室 1 临床服务类科室 2 …								
医疗技术类科室 1 医疗技术类科室 2 …								
医疗辅助类科室 1 医疗辅助类科室 2 …								
医疗业务成本合计								
管理费用						—		
总计								

附录三 附件 2 附表 1-2

医院科室直接成本表

(医疗全成本和医院全成本)

____年____月

编制单位:____

科室 02 表
单位:元

科室名称	成本类别						
	医疗成本合计 (1)	财政项目拨款经费形成的各项费用 (2)	非同级财政拨款项目经费形成的各项费用 (3)	医疗全成本合计 (4)=(1)+(2)+(3)	科教经费形成的各项费用 (5)	资产处置费用,上缴上级费用,对附属单位补助费用,其他费用等 (6)	医院全成本合计 (7)=(4)+(5)+(6)
临床服务类科室 1							
临床服务类科室 2							
…							
医疗技术类科室 1							
医疗技术类科室 2							
…							
医疗辅助类科室 1							
医疗辅助类科室 2							
…							
医疗业务成本合计							
管理费用							
总计							

医院临床服务类科室全成本表

（医疗成本）

____年____月

科室 03 表

单位：元

编制单位：____

科室名称	人员经费 (1)			卫生材料费 (2)			药品费 (3)			固定资产 折旧费(4)			无形资产 摊销费(5)			提取医疗 风险基金(6)			其他运行 费用(7)			合计 (8)＝(1)＋(2) ＋(3)＋(4)＋ (5)＋(6)＋(7)		
	直接成本	间接成本	全成本*	直接成本	间接成本	全成本	直接成本	间接成本	全成本	直接成本	间接成本	全成本	直接成本	间接成本	全成本	直接成本	间接成本	全成本	直接成本	间接成本	全成本	直接成本	间接成本	全成本
临床服务类科室 1																								
临床服务类科室 2																								
…																								
科室全成本合计																								

成本项目

注：* 全成本＝直接成本＋间接成本。

医院临床服务类科室全成本表

（医疗全成本和医院全成本）

编制单位：_____　　　　_____年____月

科室 04 表
单位：元

科室名称	成本类别																				
	医疗成本合计(1)			财政项目拨款经费形成的各项费用(2)			非同级财政拨款项目经费形成的各项费用(3)			医疗全成本合计(4)=(1)+(2)+(3)			科教经费形成的各项费用(5)			资产处置费用，上缴上级费用，对附属单位补助费用，其他费用等(6)			医院全成本合计(7)=(4)+(5)+(6)		
	直接成本	间接成本	全成本*	直接成本	间接成本	全成本	直接成本	间接成本	全成本	直接成本	间接成本	全成本	直接成本	间接成本	全成本	直接成本	间接成本	全成本	直接成本	间接成本	全成本
临床服务类科室1																					
临床服务类科室2																					
……																					
科室全成本合计																					

注：*全成本＝直接成本＋间接成本。

附录三 附件 2 附表 1-5

医院临床服务类科室全成本构成分析表

编制单位：_____

____年___月

科室 05 表

单位：元

成本项目	科室名称					各临床服务类科室合计	
	内科		...	...	...		
	金额	占比				金额	占比
人员经费 卫生材料费 药品费 固定资产折旧费 无形资产摊销费 提取医疗风险基金 其他运行费用							
科室全成本合计		（100%）					（100%）
科室收入——成本							
床日成本							
诊次成本							

医院科室成本分摊汇总表

编制单位：＿＿＿＿＿＿＿

＿＿＿年＿＿月

科室 06 表

单位：元

科室名称	成本类别						
	医疗成本 (1)＝(2)＋(3)	直接成本 (2)	间接成本				
			小计 (3)＝(4)＋(5)＋(6)	分摊行政后勤类 科室成本 (4)	分摊医疗辅助类 科室成本 (5)	分摊医疗技术类 科室成本 (6)	
临床服务类科室 1							
临床服务类科室 2							
……							
小计							
医疗技术类科室 1						—	
医疗技术类科室 2							
……							
小计							
医疗辅助类科室 1					—	—	
医疗辅助类科室 2							
……							
小计							
行政后勤类科室 1				—	—	—	
行政后勤类科室 2							
……							
小计							
总计							

附录三 附件 2 附表 1-7

医院科室成本差异分析表

_____年____月

科室 07 表

单位：元

编制单位：_____

科室名称	本期成本	与同期比较			与上期比较				与预算比较		
		同期数值	差异	差异率	上期成本	差异	差异率	预算成本	差异	差异率

表1-8 医院科室结余分析表

科室08表

编制单位：_____ ___年___月 单位：元

核算单元名称	收入		成本		结余	
	本期	累计	本期	累计	本期	累计

医院诊次成本构成表

诊次01表

编制单位：_____ ___年___月 单位：元

成本项目	每诊次成本		
	医疗成本	医疗全成本	医院全成本
总计			
人员经费			
卫生材料费			

（续表）

成本项目	每诊次成本		
	医疗成本	医疗全成本	医院全成本
药品费			
西药费			
中药饮片			
中成药			
固定资产折旧费			
无形资产摊销费			
提取医疗风险基金			
其他运行费用			

附录三　附件2　附表2-2

医院科室诊次成本表

诊次02表

编制单位：_____　　　___年___月　　　单位：元

科室编码	科室名称	服务量	每诊次成本		
			医疗成本	医疗全成本	医院全成本

医院床日成本构成表

床日01表

编制单位：＿＿＿＿＿＿＿＿＿　　　＿＿年＿＿月　　　　　　　单位：元

成本项目	每床日成本		
	医疗成本	医疗全成本	医院全成本
总计			
人员经费			
卫生材料费			
药品费			
西药费			
中药饮片			
中成药			
固定资产折旧费			
无形资产摊销费			
提取医疗风险基金			
其他运行费用			

医院科室床日成本表

床日02表

编制单位：＿＿＿＿＿＿＿＿＿　　　＿＿年＿＿月　　　　　　　单位：元

科室编码	科室名称	服务量	每床日成本		
			医疗成本	医疗全成本	医院全成本

附录三　附件2　附表4-0

科室成本与院级医疗服务项目成本数据校验表

项目00表

编制单位：＿＿＿＿＿＿＿＿＿＿　　　　＿＿＿年＿＿月　　　　　　　　　单位：元

序号	成本构成	行次	金额
一	临床类、医疗技术类科室二级分摊后成本总金额	1	
	减：不纳入核算的科室总成本	2	
	减：药品总成本	3	
	减：单收费材料总成本	4	
二	医疗服务项目成本核算计算金额	5	
三	医疗服务项目成本核算产出金额	6	
四	差额（5行～6行）	7	

附录三　附件2　附表4-1

医院医疗服务项目成本汇总表

项目01表

编制单位：＿＿＿＿＿＿＿＿＿＿　　　　＿＿＿年＿＿月　　　　　　　　　单位：元

项目类别	医疗成本	医疗全成本	医院全成本
一、综合医疗服务			
其中：床位类			
诊察类			
护理类			
监护类			
二、病理学诊断			
三、实验室诊断			
（一）临床血液学检验			
（二）临床体液检验			
（三）临床化学检验			
（四）临床免疫学检验			
（五）临床微生物与寄生虫学检验			
（六）临床分子生物学及细胞遗传学检验			

（续表）

项目类别	医疗成本	医疗全成本	医院全成本
四、影像学诊断			
（一）X线检查			
（二）X线计算机体层检查			
（三）磁共振检查			
（四）超声诊断			
（五）核医学诊断			
（六）其他成像检查			
五、临床诊断			
（一）神经系统			
（二）内分泌系统			
（三）眼部			
（四）耳部			
（五）鼻咽喉			
（六）口腔			
（七）呼吸系统			
（八）循环系统			
（九）造血及淋巴系统			
（十）消化系统			
（十一）泌尿系统			
（十二）男性生殖系统			
（十三）女性生殖系统			
（十四）孕产			
（十五）肌肉骨骼系统			
（十六）体被系统			
（十七）精神心理			
六、临床手术治疗			
（一）麻醉			
（二）神经系统			
（三）内分泌系统			
（四）眼部			
（五）耳部			

（续表）

项目类别	医疗成本	医疗全成本	医院全成本
（六）鼻咽喉			
（七）口腔颌面			
（八）呼吸系统			
（九）循环系统			
（十）造血及淋巴系统			
（十一）消化系统			
（十二）泌尿系统			
（十三）男性生殖系统			
（十四）女性生殖系统			
（十五）孕产			
（十六）肌肉骨骼系统			
（十七）体被系统			
七、临床非手术治疗			
（一）神经系统			
（二）内分泌系统			
（三）眼部			
（四）耳部			
（五）鼻咽喉			
（六）口腔			
（七）呼吸系统			
（八）循环系统			
（九）造血及淋巴系统			
（十）消化系统			
（十一）泌尿系统			
（十二）男性生殖系统			
（十三）女性生殖系统			
（十四）孕产			
（十五）肌肉骨骼系统			
（十六）体被系统			
（十七）精神心理			
八、临床物理治疗			

（续表）

项目类别	医疗成本	医疗全成本	医院全成本
（一）放射治疗			
（二）放射性核素治疗			
（三）聚焦超声治疗			
（四）热疗			
（五）理疗			
九、康复医疗			
十、中医医疗服务			
（一）中医诊断			
（二）中医治疗			
（三）中医综合			
总计			

附录三　附件2　附表4-2

医院医疗服务项目成本明细表

项目02表

编制单位：_____　　　　___年___月　　　　单位：元

项目编码	项目名称	服务量	每项目成本		
			医疗成本	医疗全成本	医院全成本

附录三 附件2 附表4-3

医院医疗服务项目单位成本分摊表

项目03表

编制单位：＿＿＿＿＿＿＿＿　　　＿＿年＿＿月　　　　　　　　　　单位：元

项目编码	项目名称	项目频次	项目单位成本	项目单位直接成本	项目单位间接成本

附录三 附件2 附表4-4

医院医疗服务项目收费类别总体情况表

__年__月

编制单位：____

项目04表

单位：元

收费类别	全院医疗服务项目数量					全院项目医疗收入金额		全院项目成本金额		全院项目收益金额	
	总数量	盈利项目		亏损项目		盈利项目	亏损项目	盈利项目	亏损项目	盈利项目	亏损项目
		数量	占总数量比例	数量	占总数量比例	金额	金额	金额	金额	金额	金额
栏次	1	2	3	4	5	6	7	8	9	10	11
1											
2											
3											
4											
5											
6											
7											
8											
9											
10											
11											
12											
13											
……											

医院医疗服务项目成本收益表

项目 05 表

单位：元

____年__月

编制单位：_____

项目代码	项目名称	行次	工作量	收费标准	单位成本	单位收益	成本收益率	项目总收入	项目总成本	项目总收益
栏次			1	2	3	4	5	6	7	8
		1								
		2								
		3								
		4								
		5								
		6								
		7								
		8								
		9								
		10								
		11								
		12								
		13								
		……								

附录三 附件 2 附表 4-6

项目 06 表
单位：元

医院医疗服务项目盈亏数量分析表（收费类别）

____年___月

编制单位：____

院内收费类别	行次	项目总数	盈利项目		亏损项目	
			数量	占总数量的比例	数量	占总数量的比例
		1	2	3	4	5
栏次	1					
	2					
	3					
	4					
	5					
	6					
	7					
	8					
	9					
	10					
	11					
	12					
	13					
	……					

项目 07 表

单位：元

医院亏损医疗服务项目分析表（收费类别）

____年___月

编制单位：____

院内收费类别	行次	亏损项目数量					亏损项目收益				
		亏损项目数量	有保本点项目		无保本点项目		亏损项目收益	有保本点项目		无保本点项目	
			数量	占亏损项目比例	数量	占亏损项目比例		收益	占亏损收益比例	收益	占亏损收益比例
栏次		1	2	3	4	5	6	7	8	9	10
	1										
	2										
	3										
	4										
	5										
	6										
	7										
	8										
	9										
	10										
	11										
	12										
	13										
	……										

附录三 附件2 附表4-8

医疗服务项目盈亏情况汇总表（按科室统计）

___年___月

编制单位：___

项目 08 表

单位：元

科室编码	科室名称	行次	开展医疗服务项目数量	科室医疗服务项目数量					科室项目医疗收入金额					科室项目成本金额					科室项目收益金额				
				盈利项目		亏损项目			盈利项目		亏损项目			盈利项目		亏损项目			盈利项目		亏损项目		
				数量	比例	数量	比例		金额	比例	金额	比例		金额	比例	金额	比例		金额	比例	金额	比例	
栏次			1	2	3	4	5		6	7	8	9		10	11	12	13		14	15	16	17	
		1																					
		2																					
		3																					
		4																					
		5																					
		6																					
		7																					
		8																					
		9																					
		10																					
		11																					
		12																					
		13																					
		……																					

医院医疗服务项目构成明细表

项目 09 表

年____月

编制单位：_____

单位：元

项目代码	项目名称	工作量	单位成本	人员经费		卫生材料费		固定资产折旧费		无形资产摊销费		提取医疗风险基金		其他费用	
				金额	比例	金额	比例	金额	比例	金额	比例	金额	比例	金额	比例
栏次		1	2	3	4	5	6	7	8	9	10	11	12	13	14
	1														
	2														
	3														
	4														
	5														
	6														
	7														
	8														
	9														
	10														
	11														
	12														
	13														
	……														

附录三　附件 2　附表 4-10

编制单位：＿＿＿＿＿＿

医院医疗服务项目排名分析表（占收入比重）

＿＿＿年＿＿＿月

项目 10 表

单位：元

项目代码	项目名称	行次	工作量	单位收入	单位成本	单位收益	项目总收入	占收入比重
栏次			1	2	3	4	5	6
		1						
		2						
		3						
		4						
		5						
		6						
		7						
		8						
		9						
		10						
		11						
		12						
		13						
		……						

附录三 附件 2 附表 4-11

编制单位：＿＿＿＿＿＿

医院医疗服务项目排名分析表（占收益比重）

＿＿年＿＿月

项目 11 表

单位：元

项目代码	项目名称	行次	工作量	单位收入	单位成本	单位收益	项目总收益	占收益比重
栏次			1	2	3	4	5	6
		1						
		2						
		3						
		4						
		5						
		6						
		7						
		8						
		9						
		10						
		11						
		12						
		13						
		……						

附录三 附件 2 附表 4-12

医院医疗服务项目保本分析表

编制单位：_____

____年____月

项目 12 表
单位：元

项目代码	项目名称	行次	工作量	单位收入	单位成本	固定成本	变动成本	单位收益	是否保本	保本点业务量	安全边际
	栏次		1	2	3	4	5	6	7	8	9
		1									
		2									
		3									
		4									
		5									
		6									
		7									
		8									
		9									
		10									
		11									
		12									
		13									
		......									

附录三 附件 2 附表 5-1

医院病种成本明细表

_____年_____月

编制单位：_____

病种 01 表

单位：元

病种编码	病种名称	服务量	医疗成本	每病种成本		医院全成本
				医疗全成本	医院全成本	

附录三 附件 2 附表 5-2

医院病种成本构成明细表

____年___月

病种 02 表

编制单位：____

单位：元

病种编码	病种名称	病种成本	人员经费		卫生材料费		固定资产折旧费		无形资产摊销费		提取医疗风险基金		其他运行费用	
			金额	占比	金额	占比	金额	占比	金额	占比	金额	占比	金额	占比

附录三 附件 2 附表 5-3

医院服务单元病种成本构成明细表

____年___月

编制单位：____

病种 03 表
单位：元

病种编码	病种名称	病种成本	服务单元 1		服务单元 2		服务单元 3		服务单元 4		服务单元 5		服务单元…	
			金额	占比	金额	占比	金额	占比	金额	占比	金额	占比	金额	占比

附录三 附件 2 附表 5－4

医院病种成本结余表

病种 04 表

编制单位：＿＿＿＿＿＿＿＿ ＿＿年＿＿月 单位：元

病种编码	病种名称	服务量（1）	病种收费标准（2）	病种成本（3）	病种结余	
					单位病种结余（4）＝（2）－（3）	病种总结余（5）＝（1）×（4）

附录三 附件 2 附表 6-1

医院 DRG 成本明细表

编制单位：＿＿＿＿＿

＿＿＿年＿＿＿月

DRG 01 表

单位：元

DRG 编码	DRG 名称	服务量	每 DRG 成本		
			医疗成本	医疗全成本	医院全成本

附录三 附件2 附表6—2

医院 DRG 成本构成明细表

编制单位：_____ __年__月

DRG 02 表
单位：元

DRG编码	DRG名称	DRG成本	人员经费		卫生材料费		固定资产折旧费		无形资产摊销费		提取医疗风险基金		其他运行费用	
			金额	占比	金额	占比	金额	占比	金额	占比	金额	占比	金额	占比

附录三 附件 2 附表 6-3

医院服务单元 DRG 成本构成明细表

DRG 03 表

单位：元

编制单位：＿＿＿＿＿＿＿＿ ＿＿＿年＿＿月

DRG 编码	DRG 名称	DRG 成本	服务单元 1		服务单元 2		服务单元 3		服务单元 4		服务单元 5		服务单元…	
			金额	占比	金额	占比	金额	占比	金额	占比	金额	占比	金额	占比

医院 DRG 成本结余表

DRG 04 表

____年____月

编制单位:____

单位:元

DRG 编码	DRG 名称	服务量(1)	DRG 收费标准(2)	DRG 成本(3)	DRG 结余	
					单位 DRG 结余(4)=(2)-(3)	DRG 总结余(5)=(1)×(4)

附录四

医院财务制度（节选）

第五章 成 本 管 理

第二十六条 成本管理是指医院通过成本核算和分析，提出成本控制措施，降低医疗成本的活动。

第二十七条 成本管理的目的是全面、真实、准确反映医院成本信息，强化成本意识，降低医疗成本，提高医院绩效，增强医院在医疗市场中的竞争力。

第二十八条 成本核算是指医院将其业务活动中所发生的各种耗费按照核算对象进行归集和分配，计算出总成本和单位成本的过程。

成本核算应遵循合法性、可靠性、相关性、分期核算、权责发生制、按实际成本计价、收支配比、一致性、重要性等原则。

第二十九条 根据核算对象的不同，成本核算可分为科室成本核算、医疗服务项目成本核算、病种成本核算、床日和诊次成本核算。成本核算一般应以科室、诊次和床日为核算对象，三级医院及其他有条件的医院还应以医疗服务项目、病种等为核算对象进行成本核算。

在以上述核算对象为基础进行成本核算的同时，开展医疗全成本核算的地方或医院，应将财政项目补助支出所形成的固定资产折旧、无形资产摊销纳入成本核算范围；开展医院全成本核算的地方或医院，还应在医疗成本核算的基础上，将科教项目支出形成的固定资产折旧、无形资产摊销纳入成本核算范围。

第三十条 科室成本核算是指将医院业务活动中所发生的各种耗费以科室为核算对象进行归集和分配，计算出科室成本的过程。

（一）科室区分为以下类别：临床服务类、医疗技术类、医疗辅助类和行政后勤类等。临床服务类指直接为病人提供医疗服务，并能体现最终医疗结果、完整反映医疗成本的科室；医疗技术类指为临床服务类科室及病人提供医疗技术服务的科室；医疗辅助类科室是服务于临床服务类和医疗技术类科室，为其提供动力、生产、加工等辅助服务的科室；行政后勤类指除临床服务、医疗技术和医疗辅助科室之外的从事院内外行政后勤业务工作的科室。

（二）科室成本的归集。

通过健全的组织机构，按照规范的统计要求及报送程序，将支出直接或分配归属到耗用科室，形成各类科室的成本。成本按照计入方法分为直接成本和间接成本。

直接成本是指科室为开展医疗服务活动而发生的能够直接计入或采用一定方法计算后直接计入的各种支出。间接成本是指为开展医疗服务活动而发生的不能直接计入、需要按照一定原则和标准分配计入的各项支出。

（三）科室成本的分摊。

各类科室成本应本着相关性、成本效益关系及重要性等原则，按照分项逐级分步结转的方法进行分摊，最终将所有成本转移到临床服务类科室。

先将行政后勤类科室的管理费用向临床服务类、医疗技术类和医疗辅助类科室分摊，分摊参数可采用人员比例、内部服务量、工作量等。

再将医疗辅助类科室成本向临床服务类和医疗技术类科室分摊，分摊参数可采用人员比例、内部服务量、工作量等。

最后将医疗技术类科室成本向临床服务类科室分摊，分摊参数可采用工作量、业务收入、收入、占用资产、面积等，分摊后形成门诊、住院临床服务类科室的成本。

第三十一条 医疗服务项目成本核算是以各科室开展的医疗服务项目为对象，归集和分配各项支出，计算出各项目单位成本的过程。核算办法是将临床服务类、医疗技术类和医疗辅助类科室的医疗成本向其提供的医疗服务项目进行归集和分摊，分摊参数可采用各项目收入比、工作量等。

第三十二条 病种成本核算是以病种为核算对象，按一定流程和方法归集相关费用计算病种成本的过程。核算办法是将为治疗某一病种所耗费的医疗项目成本、药品成本及单独收费材料成本进行叠加。

第三十三条 诊次和床日成本核算是以诊次、床日为核算对象，将科室成本进一步分摊到门急诊人次、住院床日中，计算出诊次成本、床日成本。

第三十四条 为了正确反映医院正常业务活动的成本和管理水平，在进行医院成本核算时，凡属下列业务所发生的支出，一般不应计入成本范围。

（一）不属于医院成本核算范围的其他核算主体及其经济活动所发生的支出。

（二）为购置和建造固定资产、购入无形资产和其他资产的资本性支出。

（三）对外投资的支出。

（四）各种罚款、赞助和捐赠支出。

（五）有经费来源的科研、教学等项目支出。

（六）在各类基金中列支的费用。

（七）国家规定的不得列入成本的其他支出。

第三十五条 医院应根据成本核算结果，对照目标成本或标准成本，采取趋势分析、结构分析、量本利分析等方法及时分析实际成本变动情况及原因，把握成本变动规律，提高成本效率。

第三十六条 医院应在保证医疗服务质量的前提下，利用各种管理方法和措施，按照预定的成本定额、成本计划和成本费用开支标准，对成本形成过程中的耗费进行控制。

医院应建立健全成本定额管理制度、费用审核制度等，采取有效措施纠正、限制不必要的成本费用支出差异，控制成本费用支出。

主要参考文献

［1］李信春,王晓钟.医院成本核算［M］.北京：人民军医出版社,2000.

［2］周文贞,秦永方,陈瑛海.医院成本核算［M］.北京：中国经济出版社,2003.

［3］卞鹰.医疗服务成本及项目成本点数测算方法研究［D］.2003.

［4］崔爽,韩成禄.浅析技术劳务价值在医疗服务项目价格中的体现［J］.卫生经济研究,2004(3)：47-47.

［5］葛人炜,李林贵,孙强,等.作业成本法在医院成本核算中的应用探讨(上)［J］.中国卫生经济,2006,25(10)：61-64.

［6］李勇,李卫平.发达国家医院成本核算进展及对我国的启示［J］.卫生经济研究,2007(05)：3-8.

［7］葛人炜,李林贵,孙强,等.作业成本法在医院成本核算中的应用探讨(中)［J］.中国卫生经济,2007,26(1)：60-62.

［8］葛人炜,李林贵,孙强,等.作业成本法在医院成本核算中的应用探讨(下)［J］.中国卫生经济,2007,26(2)：78-80.

［9］李勇,李卫平.我国医院成本核算研究方法比较分析［J］.中国医院管理,2007,27(1)：11-14.

［10］侯常敏,吴倩.基于作业成本法的医疗项目成本管理［J］.医院管理论坛,2009(11)：46-49.

［11］陈有孝,亢泽峰,褚以德.现代医院全成本核算［M］.北京：人民卫生出版社,2009.

［12］黄成礼,朱微微.以时间驱动作业成本法核算病人护理成本方法探索［J］.中国医院管理,2009,29(2)：60-62.

［13］刘辉,苗青,崔柳.基于作业成本理念实证医疗服务项目成本［J］.会计之友,2010(4)：48-50.

［14］刘建民.基于医疗项目成本核算基础的公立医院改革探索［J］.中国医院,2010(7)：2-5.

［15］罗伯特·S.卡普兰,史蒂文·R.安德森.估时作业成本法：简单有效的获利方法［M］.陈宇学,黎来芳,译.北京：商务印书馆,2010.

［16］刘重,赵雪.探析作业成本法的优缺点［J］.商场现代化,2010,20(2)：98-99.

［17］倪君文.医院成本管理引入作业成本法的可行性分析［J］.中国卫生资源,2011,14(4)：225-228.

［18］汪丹梅,王岚.基于作业成本法的医院医疗服务成本核算研究［J］.商业会计,2011,5(14)：49-51.

［19］沈虹.作业成本法在医疗服务项目成本核算中的运用［J］.中医药管理,2011,19(12)：1136-1139.

［20］郭宛丽.公立医院项目成本核算方法比较［J］.卫生经济研究,2011(4)：52-53.

［21］胡守惠.基于当量法的医疗服务项目成本计算方法研究［J］.中国卫生经济,2011,30(10)：90-92.

［22］柴冬丽,吴幼斐,张仁华.医院病种成本核算方法比较研究［J］.中国卫生经济,2011,30(12)：81-83.

［23］刘微,关兵,唐婵懿,等.医院成本数据采集的优化与改进［J］.中国医院,2011,15(2)：50-52.

［24］俞卫,陈建国,赵大海.医院成本核算决策支持系统和政府补偿研究［M］.桂林：漓江出版社,2011.

［25］程薇.医院成本管理［M］.北京：经济科学出版社,2012.

[26] 邹俐爱,刘琳,姚丽萍,等.病种成本测算理论与方法的研究[J].中国卫生经济,2012,31(2):83-84.

[27] 宣嘉.作业成本法在医院医疗服务项目成本核算中的应用[J].中国卫生资源,2013,16(4):251-254.

[28] 邹俐爱.《全国医疗服务价格项目规范(2012版)》政策特点解析[J].中国卫生经济,2013,32(1):71-73.

[29] 邹俐爱,许崇伟,龙钊,等.医疗服务项目定价模型研究[J].中国卫生经济,2013,32(1):74-75.

[30] 张振忠,陈增辉,李敬伟.2012年版《全国医疗服务价格项目规范》修订原则及思路[J].中国卫生经济,2013,32(2):5-7.

[31] 于丽华,常欢欢,赵颖旭.我国医疗服务价格项目技术难度和风险程度赋值的设计与应用[J].中国卫生经济,2013,32(2):16-19.

[32] 李春,陈颖,线春艳,等.两种DRGs成本核算方法的比较研究[J].中华医院管理杂志,2013(3):175-178.

[33] 韩斌斌,张军华.医院成本管理研究[M].北京:经济管理出版社,2013.

[34] 盛国林.医院内部数据字典编码规则探讨[J].中国卫生统计,2014,31(2):366-367.

[35] 徐立新,梁允萍,娄兴汉.医疗项目成本核算的现状研究[J].现代医学,2014,5(14):6-8.

[36] 鲁献忠,谭琳琳,许梦雅.医疗服务项目成本核算方法探讨[J].卫生经济研究,2014(12):51-53.

[37] 张慧,于丽华,张振中.我国医疗服务项目定价方法探析[J].中国卫生经济,2014,33(7):61-62.

[38] 胡静,池文瑛.资源消耗分类法在医疗项目成本核算中的应用[J].中国卫生经济,2014,33(8):83-85.

[39] 胡静.数据挖掘在医疗项目成本核算中的应用[J].中国卫生经济,2014,33(11):87-88.

[40] 朱倩.医院公用成本核算实践与探讨[J].财会月刊.2014(12):55-57.

[41] 李磊,夏景林,罗力.RBRVS在公立医院薪酬分配改革中的应用分析[J].中国医院管理,2014,34(11):42-45.

[42] 徐静晗.北京市中医医疗服务项目的成本与定价研究[D].北京:北京中医药大学,2014.

[43] 陈涛,潘荷君.新环境下的医院全成本核算[M].南京:江苏大学出版社,2014.

[44] 李卫平.多院区医院管理[M].北京:世界图书出版社,2014.

[45] S.保罗·加纳.1925年前成本会计的演进[M].上海:立信会计出版社,2014.

[46] 贾同英,袁蕙芸.多院区医院管理难点与对策探析[J].中国医院,2014,18(8):28-30.

[47] 陈民,马俊.作业成本法快速成型技术在医疗项目成本核算中的实践[J].中华医院管理杂志,2014,30(6):476-478.

[48] 江其玟,戚枫茗.公立医院时间驱动作业成本管理体系研究[J].中国卫生经济,2015(15):87-89.

[49] 许坦.医疗服务项目成本核算简化模式探讨[J].中国卫生经济,2015,34(5):92-94.

[50] 宋喜国,姚丽平,王海燕,等.基于TDABC法的医疗服务项目成本测算模型[J].中国卫生经济,2015,34(9):82-84.

[51] 江蒙喜,李卫平.科室成本核算过程中成本责任中心划分的实践与探索[J].中国卫生经济,2015,34(10):82-84.

[52] 宋喜国,姚丽平,柏鹰,等.基于TDABC的2012版腹膜透析诊疗项目成本测算研究[J].中国卫生经济,2015,34(11):90-92.

[53] 陈媚,王晓飞,韦健,等.基于单患者的C型病种成本核算实践创新[J].中国卫生经济,2015,34(12):110-112.

[54] 周海平.基于作业成本法的医疗服务项目成本核算探索[J].中国卫生资源,2015,(3):136-138.

[55] 周海平. 现行医院科室成本核算存在问题的思索[J]. 中国卫生资源,2015,(5):178-180.

[56] 彭颖,王贤吉,王力男,等. 上海市公立医疗机构成本核算现状调查与分析[J]. 中国医院管理,2015,35(3):11-13.

[57] 兰晶. 上海市医疗服务项目成本核算的研究[D]. 上海:第二军医大学,2015.

[58] 冯书. TDABC 在公立医院科室成本控制中的应用研究[D]. 唐山:华北理工大学,2015.

[59] 戚枫茗. 三级甲等公立医院时间驱动作业成本管理应用研究:以 JSPH 医院为例[D]. 南京东南大学,2015.

[60] 许岩,孙木,何萍,等. 上海市医院疾病诊断分组模型及分组器的建立[J]. 中国卫生政策研究. 2015,8(9):15-18.

[61] 徐力新,梁允萍,巫敏姬. 医院成本核算的标准化流程和方法探索[J]. 现代医院,2015,15(5):133-135.

[62] 贾同英,袁蕙芸. 上海市三级医院一院多区现状分析[J]. 中国医院,2015,19(7):22-24.

[63] 刘泉伶,于丽华,张振忠. 基于作业成本法核算手术项目成本流程探讨[J]. 中国卫生经济,2016(6):88-91.

[64] 许涛,申轶,吴曼,等. 北京市公立医院病种成本核算实施与问题探讨[J]. 中国卫生经济,2016,25(11):81-84.

[65] 周韵砚,江芹,张振忠. 欧美国家 DRG 相对权重计算方法分析[J]. 中国卫生经济,2016,35(5):94-96.

[66] 王文炯. 基于作业成本法的北京市属医院医疗项目成本核算研究[J]. 经济研究参考,2016(44):99-102.

[67] 王兴鹏,万国华,钟力炜. 医院全质量管理理论与实践[M]. 上海:上海交通大学出版社,2016.

[68] 王珊,王涤非,陶琳,等. 我国公立医院成本核算影响因素分析及制度建设[J]. 中华医院管理杂志,2016,32(10):760-762.

[69] 李卫平,高一红,陈宇峰,等. 公立医院成本核算制度问题思考及改进建议[J]. 中华医院管理杂志,2016,32(10):763-765.

[70] 周伟,李昌琪. 县级公立医院成本核算操作办法[J]. 中国医院,2016,20(4):72-75.

[71] 王成,许涛,孙磊,等. 加强公立医院成本核算的几点思考:基于北京市的调研[J]. 卫生经济研究,2016(1):14-19.

[72] 周海平,马鸣. 公立医院成本核算信息化建设的思考[J]. 中国总会计师,2016(5):90-92.

[73] 施琼娴. 作业成本法下的 R 医院项目成本管理研究[D]. 上海:华东理工大学,2016.

[74] 王棣华. 估时作业成本法:企业管理的新选择[N]. 财会信报,2016-09-05(D02).

[75] 江其坟,朱翔,戚枫茗. 时间驱动作业成本法及其在公立医院的应用[J]. 财会月刊,2016(8):44-47.

[76] 李军山,刘秋旭,李永强. 医院间接成本分摊方法比较分析[J]. 卫生经济研究,2016(2):50-52.

[77] 郑大喜. 医院成本核算制度设计、实施进展及其局限性分析[J]. 中国医院管理,2017(12):52-55.

[78] 彭颖,李潇骁,王海银,等. 上海市 5 家试点医院医疗服务项目成本核算结果分析[J]. 中国医院管理,2017,37(2):5-8.

[79] 谭华伟,张培林,刘宪,等. 我国医疗服务项目成本核算研究述评—基于演变历程的视角[J]. 中国医院管理,2017,37(10):36-39.

[80] 金丽霞,于丽华,李奕辰,等. 基于费用成本转换法的病种成本核算流程探讨[J]. 中国卫生经济,2017,26(3):87-89.

[81] 孙鲁红,周金玲. 公立医院成本核算实施与推广的政府管理建议[J]. 中国卫生经济,2017,36(9):85-87.

[82] 金玲,毛文,戴秀兰. 医院经济分析与管理:跟着案例学[M]. 北京:中国财政经济出版社,2017.

［83］赵星.医疗机构血液净化服务成本核算应用研究［D］.北京：北京中医药大学,2017.

［84］侯晓凤.估时作业成本法在医疗项目成本核算中的研究［D］.内蒙古：内蒙古农业大学,2017.

［85］王海银,彭颖,金春林.美国医疗服务价格动态调整机制及启示［J］.中国卫生政策研究,2017,10(6)：
54-59.

［86］张培林,刘宪,颜维华,等.县级公立医院成本核算科室归类与编码的探讨与建议［J］.卫生经济研究,
2017(7)：36-39.

［87］李乐波.管理会计在公立医院改革中的应用研究［M］.杭州：浙江工商大学出版社,2017.

［88］张培林,刘宪,郑万会,等.公立医院成本核算的理论与实践［M］.重庆：西南师范大学出版社,2017.

［89］杨振然,谭华伟,吴开明,等.重庆市公立医院成本核算实践的问题与对策［J］.卫生经济研究,2018
(6)：49-52,57.

［90］胡文杰,刘明,徐俊英,等.医院病种成本核算的实践及探索［J］.卫生经济研究,2018(7)：54-56.

［91］谭华伟,张培林,姚旭,等.公立医院医疗项目作业成本核算方法实践研究［J］.卫生经济研究,2018
(10)：41-46.

［92］陈慧媛.作业成本法在医疗项目成本核算中的应用及改进［J］.卫生经济研究,2018(12)：61-63.

［93］李瑛,陈晓丽.医院信息化管理下的成本核算方案探讨［J］.医院管理论坛,2018(12)：57-59＋68.

［94］郭淑岩,韩刚,李萌,等.医院成本核算方法现状及分析［J］.中国医疗管理科学,2018,8(1)：5-11.

［95］应晓华.从外出就餐看医保支付改革［J］.中国社会保障,2018(1)：83.

［96］徐秋萍,鲁一鸣.公立医院医疗服务项目成本的应用研究［J］.中国总会计师,2018(7)：49-51.

［97］刘凤委.管理会计发展与数据升级［J］.新理财,2018(12)：55-57.

［98］唐李一华.基于RBRVS的公立医院项目成本核算研究：以MC医院为例［D］.福州：福州大学,2018.

［99］郑琳莎.时间驱动作业成本法在医疗服务项目成本核算中的应用研究［J］.中国注册会计师,2018(9)：
86-89.

［100］卿放.TDABC在医院精细化成本核算中的运用研究［J］.会计之友,2018(14)：6-11.

［101］徐元元,田立启,侯常敏,等.医院经济运行分析［M］.北京：企业管理出版社,2018.

［102］郭淑岩,韩刚,李萌,等.医院成本核算方法现状及分析［J］.中国医疗管理科学,2018,8(1)：5-11.

［103］刘雅娟,程明,王贤吉,等.资源利用视角下的公立医院成本分析与管理策略实践：以XH医院为例
［J］.中国卫生政策研究,2018,11(11)：31-35.

［104］刘雅娟.补偿机制改革背景下公立医院成本管理策略研究［J］.中国医院管理,2018,38(10)：39-42.

［105］吴红兵,陈朝晖,冯丹,等.病种成本核算方法对比及实施路径研究［J］.中国卫生经济,2018,37(9)：
54-57.

［106］林祥.公立医院病种成本核算方法对比研究［D］.福州：福州大学,2018.

［107］王海银,周佳卉,房良,等.美国DRGs发展演变、支付特征及对我国的启示［J］.中国卫生质量管理,
2018,25(6)：25-27.

［108］吴李鸣,高启胜,顾国煜,等.组织变革视角下多院区医院行政管理模式研究［J］.中国医院,2018,22
(12)：26-28.

［109］夏培勇.基于医院新型供应链SPD管理模式的风险与监管［J］.中国医院,2018,22(1)：53-55.

［110］姚燕娟,徐圆圆,汤有为.医院多院区成本核算模式探讨［J］.医院管理论坛,2018,35(3)：38-39.

［111］徐元元,田立启,侯常敏,等.医院经济运行分析［M］.北京：企业管理出版社,2018.

［112］蔡宏伟,雷三宏,卫荣,等.大型医院统一单元数据字典的研究与实践［J］.中国数字医学,2018,13

（5）：52-54.

[113] 李利平,徐芳会,侯准科.技术、风险要素在医疗服务人力价值测算中的应用研究[J].中国卫生经济,2019,38(1)：67-70.

[114] 肖佳,廖惠英.药品零差率下医疗服务项目成本核算及比价关系分析[J].中国卫生经济,2019,38(2)：46-48.

[115] 王美凤,王海银,王力男,等.上海市医疗服务价格调整后公立医院医疗收支构成变动分析[J].中国卫生经济,2019,38(3)：23-26.

[116] 周春媛.公立医院临床服务类科室交叉成本的分摊方式探索[J].中国卫生经济,2019,38(8)：81-82.

[117] 陈佳.医院成本核算的标准化流程和方法探索[J].财会学习,2019(22)：123＋125.

[118] 易颜新,胡虹.基于TDABC的医疗项目成本核算研究[J].卫生经济研究,2019(2)：42-45.

[119] 陈良将.时间驱动作业成本法在医疗服务项目成本核算中的应用[J].卫生经济研究,2019,36(5)：46-49.

[120] 郑晨.运用DRG进行医院精准控费的实践探索[J].卫生经济研究,2019,36(9)：54-56.

[121] 宋雄,杨中浩,王贤吉,等.成本单元评估模型在公立医院成本管理中的应用探索[J].中国医院,2019,23(7)：61-64.

[122] 宋雄.基于DRGs的病种成本核算方法研究[J].中国总会计师,2019(6)：85-87.

[123] 刘雅娟,倪君文,黄玲萍,等.基于DRG的医院病种成本核算实践与探索[J].中国医院管理,2019,39(8)：54-56.

[124] 李军山,李永强,刘秋旭,等.公立医院中医医疗服务项目成本测算与定价研究[M].北京：海洋出版社,2019.

[125] 徐力新.医院经济管理系统理论指引与实务指南[M].广州：暨南大学出版社,2019.

[126] 徐元元,田立启,陈新平,等.政府会计制度-医院会计实务与衔接[M].北京：企业管理出版社,2019.

[127] 和雯婷,翁怡毅.上海市某三甲综合性医院一院两址的管理实践[J].解放军医院管理杂志,2019,26(6)：522-524.

[128] 甘银艳,彭颖.澳大利亚疾病诊断相关分组支付制度改革经验及启示[J].中国卫生资源,2019,22(4)：326-330.

[129] 卿放.基于TDABC的医院成本控制机制研究[M].成都：四川大学出版社,2019.

[130] 王端.中医医院科室字典编码研究及建议方案[J].办公自动化,2019,24(16)：63-64＋54.

[131] 黄捷,师仁祥.公立医院一院多区成本核算的难点及其对策探讨[J].中国市场,2019(4)：155-156.

[132] 李百兴,付磊.成本核算和成本管理的回顾与思考：从我国注册会计师考试增加成本核算内容谈起[J].会计研究,2019(10)：15-19.

[133] 夏培勇,童杨.医疗服务项目成本核算若干问题思考与建议[J].中华医院管理杂志,2020,36(5)：370-374.

[134] 夏培勇,许冠吾,李昌琪.点数成本法在医院项目成本核算中的研究和实践[J].中华医院管理杂志,2020,36(12)：1002-1006.

[135] 刘娟,王志粉,卢新翠,等.构建精细化运营质量管理模式[J].中国卫生质量管理,2020,27(2)：1-3＋25.

[136] 刘雅娟.DRGs支付改革背景下病种成本管理体系的构建及应用[J].中国医院,2020,24(5)：1-4.

[137] 宋雄,刘雅娟.基于DRGs的病种成本核算方法比较研究[J].中国医院,2020,24(5)：5-8.

[138] 刘雅娟,宋雄.基于成本费用率的病种成本核算方法应用研究[J].中国医院,2020,24(5)：9-12.

[139] 刘雅娟.基于成本费用率的病种成本核算方法在医疗机构内部运营管理中的应用[J].中国医院,2020,24(5)：13-15.

[140] 刘雅娟,郑开源,黄玲萍,等.XH医院病种成本管理信息系统构建和探索[J].中国医院,2020,24(6)：64-66.

[141] 许梦瑶,许啸天,蒋丽洁,等.病种定价方法及机制的研究进展与思考[J].中国卫生经济,2020,39(4)：58-61.

[142] 戴小喆,王轶,郑大喜,等.DRG付费体系下医院成本核算探索[J].中国卫生经济,2020,39(12)：96-101.

[143] 夏培勇,童杨.基于作业的分项点数成本法在医技科室项目成本核算中的运用研究[J].卫生经济研究,2020,37(1)：35-37,41.

[144] 张培林,谭华伟,颜维华,等.医院科室成本核算的国际经验及启示[J].卫生经济研究,2020,37(2)：16-20.

[145] 谭华伟,张培林,颜维华,等.医疗成本核算方法的国际经验及启示[J].卫生经济研究,2020,37(2)：21-24+27.

[146] 夏培勇,童杨.以RBRVS为基础的分项点数成本法在手术项目成本核算中的应用[J].卫生经济研究,2020,37(3)：42-45.

[147] 朱先,张露文,向前.基于业财融合视角的影像科室运营分析实践探索[J].中华医院管理,2020,36(5)：379-382.

[148] 张培林,刘宪,程伟,等.点值法在中国公立医院运用创新的理论与实践[M].重庆：西南师范大学出版社,2020.

[149] 张娴静,王爱荣.DRG相对权重计算方法比较与探讨[J].中国医院管理,2020,40(9)：70-71+76.

[150] 杨宗庆.公立医院多院区成本核算的探索及优化[J].中国总会计师,2020(8)：132-133.

[151] 赵敏,文雯,朱思悦,等.公立医院多院区管理模式下的成本核算难点与实践[J].江苏卫生事业管理,2020,31(5)：637-641.

[152] 李叶.两端发力 管控病组成本[N].健康报,2021-08-02(007).

[153] 夏培勇.全成本核算用上"点数法"[N].健康报,2021-05-13(006).

[154] 乐虹.DRG与护理 成本账怎样细算[N].健康报,2021-10-11(007).

[155] 张毓辉.医院成本核算的宏观思考[N].健康报,2021-01-18(005).

[156] 侯常敏.医院成本管理如何转型[N].健康报,2021-02-01(005).

[157] 徐泽宇,邱恒,姚奕婷,等.按病种付费背景下病种成本核算方法的研究进展与思考[J].卫生软科学,2021,35(1)：43-46.

[158] 毛宇辉.基于资源消耗会计的医院内部服务成本核算：以消毒供应中心为例[J].卫生经济研究,2021,38(5)：58-62.

[159] 陈新平,吴月红,诸葛丽.公立医院DRG病组成本核算探析[J].卫生经济研究,2021,38(6)：72-75.

[160] 周海龙,江芹,于丽华,等.医院成本核算方法和体系构建探讨[J].中国卫生经济,2021,40(5)：72-73.

[161] 夏培勇,徐迅,杨中浩,等.公立医院成本核算工作的思考与建议[J].中国卫生经济,2021,40(7)：68-71.

[162] 徐雨虹,秦立峰,雷玉菲,等.基于估时作业成本法的诊疗全路径医疗服务项目成本核算应用研究[J].中国卫生经济,2021,40(12):104-110.

[163] 张义丹,胡豫,许栋,等.基于文献计量分析的公立医院多院区建设与管理焦点问题研究[J].中华医院管理杂志,2021,37(3):211-215.

[164] 张庆龙,周欣,窦雪霞,等.事业单位成本核算与管理[M].北京:中国财政经济出版社,2021.

[165] 刘雅娟,陈志军,何堃,等.公立医院财务管控理论与实践:上海的探索[M].上海:立信会计出版社,2021.

[166] 规范公立医院成本核算工作 健全政府成本核算指引体系[N].中国会计报,2021-11-26(006).

[167] 陈奕冰.强化顶层设计 提供基本遵循指南[N].中国会计报,2021-12-03(002).

[168] 刘劲,段磊.软件行业的底层逻辑是什么[N].第一财经日报,2021-09-22(A11).

[169] 河南省财政厅,《政府会计主体成本核算应用研究》课题组.公立医院成本核算参考指南与应用案例[M].北京:经济科学出版社,2021.

[170] 戴小喆,史金秀,田志伟,等.医院 DRG/DIP 成本管理方法、场景及案例[M].北京:中国财政经济出版社,2021.

[171] 任连仲,陈一君,郭旭,等.HIS 内核设计之道:医院信息系统规划设计系统思维[M].北京:电子工业出版社,2021.

[172] 李敏强,彭颖,程明,等.国外 DRGs 定价与支付体系对我国医保支付方式改革启示[J].中国医院,2021,25(1):58-61.

[173] 夏培勇,黄玲萍.医院成本核算范围与口径探讨[J].卫生经济研究,2022,39(1):10-12.

[174] 黄成庆,董文宇,刘依婷.药品零差率下药剂科成本分摊探析:基于医疗服务项目成本核算视角[J].卫生经济研究,2022,39(1):13-16.

[175] 郑晨.DRG/DIP 付费下的医院成本管理[J].卫生经济研究,2022,39(3):88-90.

[176] 周海龙.支付方式改革背景下的 DRG 成本核算探析[J].中国卫生经济,2022,41(1):88-92.

[177] 刘俊勇,安娜,段文镪,等.结构化理论视角下的成本管理变革:来自公立医院的经验启示[J].中央财经大学学报,2022(3):59-68.

[178] 徐泽宇,朱宏,邹俐爱,等.费用成本转换法的优化及实证研究[J].中国医院管理,2022,42(3):87-90.

[179] 刘雨,蔡文妍,李兰,等.公立医院多院区成本数据口径治理实践[J].中华医院管理杂志,2022,38(1):11-15.

[180] 夏培勇,徐迅,颜涛,等.公立医院单体多院区高质量成本核算思考和建议[J].中华医院管理杂志,2022,38(1):6-10.

[181] 许祝愉,杨泽,韦健,等.《公立医院成本核算规范》背景下 3 种病种成本核算方法的对比研究[J].现代医院,2022,22(6):893-895＋898.

[182] 夏培勇,颜涛,殷佳,等.临床科室门诊和住院单元成本核算新模式探讨[J].中国卫生经济,2022,41(10):90-92.

[183] 夏培勇,殷佳,汪盛凯,等.基于成本当量法的医疗服务项目成本核算研究进展与思考[J].中华医院管理杂志,2022,38(12):887-890.

[184] 夏培勇.医院药剂科在成本核算中的定位探讨[J].中国卫生经济,2023,42(05):90-92.

[185] 夏培勇,徐迅,殷佳,等.管理会计与业财融合视角下护士人力成本核算问题分析[J].中国卫生经济,2024,43(03):85-87.

［186］夏培勇,时玉梅,徐迅,等.公立医院成本核算单元数据字典的构建与建议［J］.中国卫生信息管理杂志,2024,21(01)：64-68.

［187］夏培勇,徐迅,殷佳,等.基于点数成本法的医院床位费成本核算探究［J］.卫生经济研究,2024,41(07)：80-82.

［188］夏培勇,秦樾,宣嘉,等.基于参数分配法的病种成本核算模型研究进展与思考［J］.中国卫生经济,2024,43(08)：75-79.

［189］夏培勇.医保支付改革视角下DRG成本核算若干问题及建议［J］.卫生经济研究,2025,42(01)：65-67+71.

［190］Cotterill P, Bobula J, Connerton R. Comparison of alternative relative weights for diagnosis-related groups［J］. Health Care Financing Review, 1986, 7(3)：37-51.

［191］Cooper R, Kaplan R S. How Cost Accounting Distorts Product Costs［J］. Management Accounting, 1988, 69(10)：20-27.

［192］Helmi M A, Tanju, M N. Activity-based costing may reduce costs, aid planning［J］. Healthcare Financial Management：Journal of Healthcare Financial Management Association, 1991, 45(11)：95-96.

［193］Chan Y C. Improving hospital cost accounting with activity-based costing［J］. Health Care Management Review, 1993, 18(1)：71-77.

［194］Canby J B. Applying activity based costing to healthcare settings［J］. Health Care Financial Management, 1995, 49(2)：5022-5426.

［195］Udpa S. Activity-based costing for hospitals［J］. Health Care Management Review, 1996, 21(3)：83.

［196］Baker J J, Boyd G F. Activity-based costing in the operating room at Valley View［J］. Journal of Health Care Finance, 1997, 24(1)：1-9.

［197］Michael W M, Laurentius M M. A field study on the limitations of activity-based costing wheources are provided on a joint and indivisible basis［J］. Journal of Accounting Research, 1998, 36：129-142.

［198］Schoute M. De ABC-paradox nadir beschreibung［J］. Main Accountancy de Drifts Economic, 2003, (77)：332-339.

［199］Kaplan R S, Anderson S R. Time-driven activity-based costing［J］. Harvard Business Review, 2004, 82(11)：131-138.

［200］Marvin E, Gonzalez G Q, Rhonda M, et al. Building an activity-based costing 1 modequality function deployment and benchmarking［J］. Benchmarkin an International Journal, 2005, 12(4)：310-329.

［201］Medicare Payment Advisory Commission. Report to the congress：physician-owned specialty hospitals［M］. Washington D. C.：Medicare Payment Advisory Commission, 2006.

［202］Finkler S A, Ward D M, Baker J J, et al. Essentials of cost accounting for health care organizations［M］. Boston：Jones and Bartlett Publishers, 2007.

［203］Demeere N, Stouthuysen K, Roodhooft F. Time-driven activity-based costing in an outpatient clinic environment：development, relevance and managerial impact［J］. Health Policy, 2009, 92(2-3)：296-304.

［204］Kaplan R S, Porter M E. The big idea：how to solve the cost crisisin health care［J］. Harvard Business Review, 2011(9)：46-52.

[205] Hennrikus W P, Waters P M, Bae D S, et al. Inside the value revolution at Children's Hospital Boston: time-driven activity-based costing in orthopaedic surgery[J]. The Harward Orthopaedic Journal, 2012, 14(2): 13-18.

[206] Donovan C J, Hopkins M, Kimmel B M, et al. How Cleveland Clinic used TDABC to improve value [J]. Healthcare financial management: journal of the Healthcare Financial Management Association, 2014, 68(6): 84-88.

[207] Kaplan A L, Agarwal N, Setlur N P, et al. Measuring the cost of care in benign prostatic hyperplasiausing Time-Driven Activity-Based Costing(TDABC)[J]. Healthcare, 2015(3): 43-48.

[208] Schutzer. MEI, Arthur. DW2, Anscher, MS2. Time-Driven Activity-Based Costing: A Comparative Cost Analysis of Whole-Breast Radiotherapy Versus Balloon-Based Brachy therapy in the Management of Early-Stage Breast Cancer. Oncol Pract, 2016(5): 584-593.

[209] Yangyang R. Yu, Paulette I. Abbas, Carolyn M. Smith, et al. Time-driven activity-based costing: A dynamic value assessment model in pediatric appendicitis[J]. Journal of Pediatric Surgery, 2017 (3): 1045-1049.

[210] George Keel, Carl Savage, Muhammad Rafiq, et al. Time-driven activity-based costing in health care: A systematic review of the literature[J]. Health policy, 2017(04): 755-763.

[211] Stephani V, Quentin W, Van Den Heede K, et al. Payment methods for hostpital stays with a large variability in the care process [R]. Brussels: Health Care knowledge Centre (KCE), 2018.

后　记

　　经过在上海两家大型国企 18 年的财务工作历练后,2014 年 4 月,我通过上海申康医院发展中心的层层选拔,被委派到业内以管理创新著称的上海市第一人民医院担任总会计师。在时任院长王兴鹏的带领下,医院开拓创新,在全质量管理上成绩斐然,我本人也在此浓厚的医院精益化管理环境中获益匪浅。从企业到卫生行业,我的初心就是想发挥自身专业优势,弥补医院在财务管理水平和资金运营效率方面的短板,希望把企业管理的一些先进理念与卫生行业相结合,运用到医院的实践中。随着对医院财务各方面如医院会计核算、全面预算、内部控制等逐步熟悉和上手,我所分管的财务工作在医院的经济运营中发挥出越来越重要的作用。

　　2016 年年底,兴鹏院长和我谈起要尽快开展医院病种成本核算工作,为将来的 DRG 支付改革未雨绸缪。的确,在 DRG 支付变革下,医院成本核算工作不再是原先食之无味、弃之可惜的“鸡肋”,而是大型综合医院的规定动作。彼时,我已深知疾病诊疗过程中充满了复杂性和变异性,医院非标准产品的成本核算与企业标准产品的成本核算相比,难度有过之而无不及,因此不能生搬硬套企业原有的成本核算方法。病种成本核算的主流方法——项目叠加法一直受限于项目成本核算,学术界仍在不断研究、探索如何科学、有效地在大型医院开展项目成本核算。医疗是个精细活,医院管理特别是成本管理更需要有精益求精的工匠精神。对此,我迎难而上,经过大半年的充分调研后,在 2017 年 9 月开始组织团队开展医院全成本核算体系的构建工作。为了方便工作,我特地把成本核算专项小组的工作地点设在我的办公室对面。每周二上午由我组织召开周例会,对上周成本核算工作进行小结和盘点,对项目运行过程中产生的问题集思广益、积极商讨对策。平时,我只要有空就会到专项小组参与讨论,经常碰撞出新火花,迸发新思路。在实践工作开展中,我带领团队对项目成本进行了深入研究与系统实践,在借鉴 RBRVS 理论的基础上,以复杂问题适度简单化为逻辑开展了以点数成本法为核心的医院全成本核算及其信息化系统研发,取得了初步阶段性成果。2020 年 11 月,我转任上海市第六人民医院总会计师。我带领六院财务团队继续以务实求真、探索创新、兼收并蓄的态度进行医院成本核算体系建设的探索,终于形成了具有海派风格的基于点数成本法的医院全成本核算体系,并逐步在上海以及全国各地区推广应用。

　　此外,我们还借助上海市会计学会重点课题等进行了相关研究,为点数成本法的运用奠定了坚实的理论基础,并把实操算法、经验、心得体会进行了全面提炼和总结,陆续发表在《中华医院管理》《中国卫生经济》《卫生经济研究》《健康报》等业内核心期刊和报纸上。

在此基础上,我们根据多年在医院成本核算中的实践经验,分别撰写了对《事业单位成本核算具体指引——公立医院(征求意见稿)》和《公立医院成本核算暂行办法(征求意见稿)》的反馈意见给国家相关部门,部分意见也已纳入正式印发的制度中;相关案例也获得了2020年度上海市企业管理现代化创新成果的二等奖,并在中国总会计师协会卫生健康分会举办的公立医疗机构经济管理年案例征集活动中获评"特优案例"。

进入卫生行业以来,我深感医院精细化成本核算之复杂与核算基础之薄弱,故在此投入大量的精力,认真学习研究了业内几乎所有成本核算的专业书籍以及核心期刊上大多数相关论文。所谓行之力则知愈进,知之深则行愈达。近几年,国家从顶层设计上越来越重视成本核算工作,出台了一系列重要的政策制度,但医院成本核算方面的专题书籍较少,尤其是结合这些政策制度、既有理论性又有操作性、全面系统的指导性书籍几乎还是空白。从进入财务这个行当开始,我就有个梦想——出一本还算有用的书。在上海市第一人民医院成本核算工作的第一次例会时,我就提出数个目标,其中之一就是要出一本业内认可的成本核算专业书籍。如今出本书没有以前那么难,但我认为出书就要出有新思想、新见解的书,出读者喜欢看的书,出对行业有用的书,这样的书才有价值。所幸在埋头苦干几年后,目标一个一个在实现。五年多来,我几乎放弃了所有的休闲、娱乐活动,把工作之余的可用时间都投入写作中。每当夜深人静,正是我笔耕之时。虽辛苦但看到逐渐成形的书稿,内心亦有淡淡的愉悦,正所谓"人间有味是清欢"。唯愿本书能够为医疗行业的成本管理作出一些贡献,对卫生行业的经济管理工作者提供有益的帮助。

本书在内容安排上主要从公立医院的特点出发,适用于公立医院的精细化成本核算。当然,包含公立医院和民营医院在内的各类医疗机构的业务流程与核算对象是基本一致的,所以本书的大多数内容同样适用于公立医院以外的医疗机构。本书第一、第四章由夏培勇、彭颖撰写,第二、第五、第六、第八章由夏培勇撰写,第三、第七章由夏培勇、李昌琪撰写。在本书的撰写过程中,我们参阅了大量的文献资料,各位作者多年实践和理论的结晶,犹如散落一地的珍珠,本书希望能把它们较好地串联起来,在这里谨向各位作者致以衷心的感谢。医院成本核算的理论与实践需要根据医疗机构内外部环境的变化不断地改革探索,是一个持续优化的过程。由于知识和经验局限,本书难免有不足和疏漏,我们真诚地希望广大读者能多多提出宝贵的意见和建议,以便将来对本书做进一步的修订和完善。

在本书完成之际,我要感谢我的家人,她们在生活和精神上给予了我大力的支持,使我能克服各种困难,持之以恒,坚定写作的决心。同时,我还要感谢申康中心和医院的各位领导、同事,是他们一直鼓励我去完成这一艰巨的任务。

志之所趋,无远弗届。新医改下,各方对医院总会计师寄予很高的期待,这对于委派制下第一代总会计师既是挑战,也是机遇。我坚信,在这个时代,医院总会计师大有可为,也必将大有作为。面对疾风骤雨般的医疗改革,我会继续秉持申康中心"惟新笃行"的精神,在优化医院经济运营管理、促进公立医院改革深化等方面砥砺深耕。

夏培勇
2025年春于上海